Carl-Auer

Systemische Therapie und Beratung

In den Büchern der Reihe zur systemischen Therapie und Beratung präsentiert der Carl-Auer Verlag grundlegende Texte, die seit seiner Gründung einen zentralen Stellenwert im Verlag einnehmen. Im breiten Spektrum dieser Reihe finden sich Bücher über neuere Entwicklungen der systemischen Arbeit mit Einzelnen, Paaren, Familien und Kindern ebenso wie Klassiker der Familien- und Paartherapie aus dem In- und Ausland, umfassende Lehr- und Handbücher ebenso wie aktuelle Forschungsergebnisse. Mit den roten Bänden steht eine Bibliothek des systemischen Wissens der letzten Jahrzehnte zur Verfügung, die theoretische Reflexion mit praktischer Relevanz verbindet und als Basis für zukünftige nachhaltige Entwicklungen unverzichtbar ist. Nahezu alle bedeutenden Autoren aus dem Feld der systemischen Therapie und Beratung sind hier vertreten, nicht zu vergessen viele Pioniere der familientherapeutischen Bewegung. Neue Akzente werden von jungen und kreativen Autoren gesetzt. Wer systemische Therapie und Beratung in ihrer Vielfalt und ihren transdisziplinären und multiprofessionellen Zusammenhängen verstehen will, kommt um diese Reihe nicht herum.

Tom Levold

Herausgeber der Reihe *Systemische Therapie und Beratung*

Carmen C. Unterholzer
Herbert Gröger (Hrsg.)

Handbuch der systemischen Gruppentherapie

Ansätze, Methoden, Zielgruppen, Störungsbilder

Mit einem Vorwort von Fritz B. Simon

2022

Themenreihe: »Systemische Therapie und Beratung«
hrsg. von Tom Levold
Reihengestaltung: Uwe Göbel
Umschlaggestaltung: B. Charlotte Ulrich
Umschlagfoto: © vegefox.com – stock.adobe.com
Redaktion: Anja Bachert
Satz: Drißner-Design u. DTP, Meßstetten
Printed in Germany
Druck und Bindung: CPI books GmbH, Leck

MIX
Papier | Fördert gute Waldnutzung
FSC® C083411
www.fsc.org

klimaneutral
Mehr Bäume. Weniger CO_2

Erste Auflage, 2022
ISBN 978-3-8497-0437-7 (Printausgabe)
ISBN 978-3-8497-8390-7 (ePUB)

Bibliografische Information der Deutschen Nationalbibliothek:
Die Deutsche Nationalbibliothek verzeichnet diese Publikation
in der Deutschen Nationalbibliografie; detaillierte bibliografische
Daten sind im Internet über http://dnb.d-nb.de abrufbar.

Informationen zu unserem gesamten Programm, unseren Autoren
und zum Verlag finden Sie unter: **https://www.carl-auer.de/**
Dort können Sie auch unseren Newsletter abonnieren.

Carl-Auer Verlag GmbH
Vangerowstraße 14 • 69115 Heidelberg
Tel. +49 6221 6438-0 • Fax +49 6221 6438-22
info@carl-auer.de

Inhalt

Vorwort

»*Systemische Gruppentherapie*« – »Ja …?!« (die drei Punkte und die Kombination aus Frage- und Ausrufezeichen stehen für das überrascht-neugierige Zögern, mit dem man konfrontiert wird, wenn man diesen Begriff gebraucht). Es gibt nur wenig zu lesen zu diesem Thema, und es wird auch wenig diskutiert, obwohl das, wofür der Name steht, in vielfältigen Formen praktiziert wird. Erklären lässt sich dieses Zögern, weil wir es bei der systemischen Gruppentherapie wieder einmal mit einem jener Fälle zu tun haben, wo man feststellen und fragen kann: In der Praxis funktioniert es, aber tut es das auch in der Theorie?

Im vorliegenden Buch werden Antworten auf diese Frage (und viele, die mit ihr verbunden sind) gegeben. Es eröffnet den Blick auf ein bislang wenig kartiertes Territorium und die Autorinnen und Autoren malen die weißen Flecke auf der Landkarte umfassend und in vielfältigen Farben aus.

Unter den verschiedenen Erklärungen, welche die Herausgeberin und der Herausgeber des vorliegenden Bandes für die geringe öffentliche Wahrnehmung der systemischen Gruppentherapie in ihrer Einleitung geben, scheint mir diejenige am plausibelsten, die in den familientherapeutischen Wurzeln der Systemischen Therapie die Ursache der Unkenntnis und oft auch Vorbehalte gegenüber systemischen Formen der Gruppentherapie sehen. Diese Skepsis entspricht der Reaktion, die Gunthard Weber und ich vor gefühlten hundert Jahren (1987) ernteten, als wir einen Artikel mit dem Titel »Systemische Einzeltherapie« publizierten. Denn der revolutionäre Schritt des systemischen Ansatzes war die Arbeit der Therapeuten oder Berater mit einem sozialen System, das von mehreren Individuen gebildet wurde, die im Alltag eine gemeinsame Interaktionsgeschichte durchlaufen (haben). Wenn eine Familie im Therapiezimmer sitzt, geschieht etwas ganz anderes, als wenn ein Klient über Mama und Papa und die mehr oder weniger lieben Geschwister auf der Couch redet. Der Therapeut kann Spielregeln der familiären Kommunikation direkt beobachten, statt sie aus dem »Hörensagen« – d. h. durch die Brille des Klienten gefiltert – zu rekonstruieren.

Das war zwar der revolutionäre Schritt, der zur Entwicklung systemischer Therapie- und Beratungsansätze geführt hat, aber seine

Wirkungen überschritten die reine Settingfrage. Denn durch die Beobachtung der aktuellen Interaktionen eines sozialen Systems – sei es eines Paares, einer Familie oder, später dann, eines Teams – wurden alternative Erklärungsmodelle stimmig, die nicht mehr primär in der Psychodynamik eines Individuums oder auch in den psychischen Strukturen vieler Einzelner die Ursache für entstehende und aufrechterhaltene Probleme sahen, sondern in den Spielregeln der Kommunikation. Das heißt, aus der durch das Setting bedingten Beobachtung von Interaktionssystemen entwickelte sich fast zwangsläufig ein für Psychotherapie und Beratung neues – systemtheoretisches – Paradigma, d. h. ein neues Theoriegebäude.

Da Theorien ja, zumindest wenn sie von Praktikerinnen und Praktikern verwendet werden, Handlungskonsequenzen haben, wurden – dritter Schritt der Evolution der Systemischen Therapie – neuartige Interventionsmethoden entwickelt. Theorien liefern Erklärungen (= Hypothesen) für die Entstehung des Ist-Zustands, d. h. der jeweils aktuell zu beobachtenden Phänomene – z. B. eines Verhaltens, das als Symptom bewertet wird –, und sie liefern Hypothesen (= Erklärungen) über den Weg zu einem angestrebten Soll-Zustand, einem Therapieziel, einer Lösung, d. h. der Überwindung einer Ist-Soll-Differenz (wer immer diese wie definieren mag).

Methoden sind zwar »an sich« weder »systemisch« noch »katholisch«, »evangelisch« oder »grün«, doch aus unterschiedlichen Theorien ergibt sich die Logik von Methoden. – Dies ist ein signifikantes Unterscheidungsmerkmal der Systemischen Therapie: *Systemtheoretische (und meist auch konstruktivistische) Prämissen liefern die Grundlage für die Entwicklung eines breiten und meist auch neuartigen Methodenrepertoires* (soll heißen, auch etliche bewährte Therapiemethoden lassen sich in dieses Paradigma integrieren).

Wir haben also – zugegeben etwas vereinfachend – drei Ebenen, in denen sich Systemische Therapie und Beratung von anderen Ansätzen unterscheiden können:

1) im Setting (Arbeit mit einem System, das auch im Alltag miteinander kommuniziert und lebt und/oder arbeitet)
2) in der Konstruktion von Erklärungen (der Kommunikationstheorie/Theorie sozialer Systeme)
3) im konkreten Handwerkszeug, d. h. den Methoden.

Mit Blick auf das Thema systemische Gruppentherapie heißt das im Einzelnen (in umgekehrter Reihenfolge):

Zu Punkt 3: In den folgenden Seiten wird von den jeweiligen Autoren und Autorinnen ein breites Spektrum höchst kreativer Methoden dargestellt, mit denen sich systemtheoretische Konzepte in einem Gruppensetting anwenden lassen. Es ist eine Fundgrube für jede Praktikerin und jeden Praktiker.

Zu Punkt 2: Auch die theoretischen Ansätze zeigen eine große Variationsbreite, was demonstriert, dass Theorien in der Regel – zumindest im systemischen Feld – nicht mit dem Anspruch verbunden sind, eine einzige, unfehlbare Wahrheit abzubilden; in aller Bescheidenheit stellen sie lediglich Landkarten zur Verfügung, die jedem, der als Praktiker unter Handlungszwang steht, Orientierung geben.

Zu Punkt 1: Die größte Abweichung von der Gründungsphase der Systemischen Therapie zeigt sich in der neugewonnenen Freiheit in der Gestaltung des Settings. Ich erinnere mich noch gut daran, dass in den Anfangsjahren der Entwicklung der Systemischen Therapie das Mailänder Team (Mara Selvini Palazzoli, Gianfranco Cecchin, Luigi Boscolo, Giuliana Prata), das zu den kreativsten Vorreitern der Systemischen Therapie gehörte, Familien, die aus Sizilien nach Mailand zur Therapie gekommen waren, wieder nach Hause schickte, wenn sie die Oma in Palermo vergessen hatten (d. h., sie hatten sie natürlich nicht vergessen, sondern sie wollten ihr die weite Reise nicht zumuten). Aber das war in den Anfangsjahren, als noch viel experimentiert wurde, und in Berufung auf eine, vermeintlich durch die Theorie bestimmte, Orthodoxie Sicherheit gesucht wurde. Inzwischen sind Theorie und Praxis der Systemischen Therapie erwachsen – d. h. pragmatischer – geworden. Sie sind etabliert, selbstbewusst und anerkannt, sodass derartige Anfälle von prinzipienreitender Rigidität offenbar nicht mehr nötig sind.

Die systemische Gruppentherapie mit all ihren, dem jeweiligen institutionellen Kontext angepassten, Variationen ist ein blendendes Beispiel dafür. Wer sie studieren will, für den ist das vorliegende Buch Pflichtlektüre.

Berlin, September 2021
Prof. Dr. med. Fritz B. Simon

Vorwort der Herausgeber:innen[1]

Als wir vor etwa zwanzig Jahren begannen, uns verstärkt für systemische Gruppentherapie zu interessieren, waren wir überrascht, wie wenig Literatur wir dazu fanden. Obwohl unsere Ausbildung zu systemischen Psychotherapeut:innen hauptsächlich in Gruppen organisiert war, war die Gruppe kaum Thema, weder in theoretischen Konzepten, noch in praktischen oder methodischen Überlegungen. Wir schienen nicht die einzigen zu sein, die sich darüber wunderten. Auch Deetz und Dithmer stellten fest, »dass zwar die Ausbildung häufig in Gruppen stattfindet, bisher jedoch praktisch keine Veröffentlichung über systemische Gruppentherapie vorlag.« (Deetz u. Dithmer 2000, S. 35).

Nach unserer Ausbildung suchten wir nach Fortbildungen zur systemischen Gruppentherapie, auch hier: ein spärliches Angebot. Die systemische Psychotherapie, eine Therapierichtung, die auf Mehrpersonensettings fokussiert, vergisst die Gruppe? Wie ist das möglich? Die Frage ließ uns nicht mehr los, zumal wir selbst viel mit und in Gruppen arbeiten – einerseits in Ausbildungs- und Fortbildungskontexten, andererseits bei uns am Institut für Systemische Therapie (IST), Wien.

Gruppen sind wesentlich für unsere Entwicklung, wir alle sammeln wichtige Erfahrungen in Kinder- oder Jugendgruppen und Schulklassen. Gruppen sind auch im Erwachsenenleben hochrelevante Systeme. Niemand von uns kommt um sie herum. Sei es im Arbeitsalltag, in der Freizeit oder im Bildungsbereich, sei es in Seminaren zur persönlichen Weiterentwicklung oder im gesellschaftlichen Engagement. Es ist »in unserem Alltag schwierig, nicht Teil einer Gruppe zu sein« (Caby 2002a, S. 362). Für König und Schattenhofer ist die Gruppe eine »Grundform des sozialen Lebens« (König u. Schattenhofer 2016, S. 9).

Wir machten aus der Not eine Tugend und begannen, selbst zu überlegen, zu forschen und zu publizieren (u. a. Unterholzer 2005, 2011, Unterholzer u. Gröger 2017, Gröger u. Unterholzer 2017), und wir begannen, Fortbildungen zu organisieren. Seit 2017 entwickeln wir am Institut für Systemische Therapie (IST), Wien, Curricula zur

1 Wir bemühen uns, die Texte in diesem Buch gendersensibel zu formulieren. Es geht uns darum, dass sich alle Menschen angesprochen fühlen. Typografisch verwenden wir den Doppelpunkt. Der besseren Lesbarkeit wegen werden Artikel oder Adjektive im Singular in den meisten Fällen in der weiblichen Form dekliniert. An Stellen, an denen die jeweilige Geschlechtszugehörigkeit von Bedeutung ist, differenzieren wir sprachlich.

systemischen Gruppentherapie. Zunächst konzentrierten wir uns auf verschiedene Zielgruppen (Kinder, Jugendliche, Angehörige, ältere Menschen), dann auf unterschiedliche systemische Zugänge (lösungsorientiert, narrativ, hypnosystemisch), auf Familienrekonstruktion und Multifamilientherapie. Das dritte Curriculum setzte zum einen auf bisher wenig berücksichtigte Themen in der systemischen Gruppentherapie wie Körper und Gefühle, zum anderen auf Methodisches. Da es uns gelang, für die Curricula hochkarätige Referent:innen zu gewinnen, und da es bis heute wenig Publikationen über systemische Gruppentherapie gibt, schlugen wir zwei Fliegen mit einer Klappe. Viele der Beiträger:innen dieses Buches entstammen dem Referent:innenpool. Die Autor:innen sind in stationären Kontexten tätig (psychiatrische und psychosomatische Abteilungen), in klinisch-ambulanten Bereichen (entwicklungsfördernde und psychotherapeutische Ambulanzen) und im niedergelassenen Feld. Viele von ihnen lehren an Ausbildungseinrichtungen zur Psychotherapie, einige an Universitäten, alle in Fort- und Weiterbildungsinstitutionen.

Zum Aufbau des Buches

Was erwartet nun die Leser:innen? Worauf haben wir Herausgeber:innen den Fokus gelegt? Die beiden Beiträge zu den Grundlagen systemischer Gruppentherapie – die Einleitung durch uns Herausgeber:innen sowie der Artikel von *Haja Molter* und *Christopher Klütmann* – bemühen sich, das erwähnte theoretische Defizit abzumildern. Wir Herausgeber:innen, *Carmen C. Unterholzer* und *Herbert Gröger*, beide Psychotherapeut:innen (systemische Familientherapie) am Institut für Systemische Therapie (IST), Wien, nähern uns dem Begriff der Gruppe an und zeigen, dass die Gruppe in der Systemischen Therapie im Vergleich zu anderen Therapierichtungen erst spät zum Thema wurde, obwohl Systemiker:innen ausreichend Rüstzeug für die Arbeit mit Gruppen haben. Sowohl ihre theoretischen Ansätze als auch ihre Haltungen und Methoden sind für die Arbeit mit Gruppen prädestiniert.

Haja Molter, systemischer Psychotherapeut in Düsseldorf und Pionier in Sachen systemische Gruppentherapie, und *Christopher Klütmann*, systemischer Berater, Supervisor und Dozent am IF Weinheim, suchen Antworten auf die Fragen: »Woher wissen wir, was wir tun, und auf welchen Theorien bauen sich unsere Interventionen in Gruppen auf?« Dabei bemühen sie sich um die Darstellung einer »vermittelbare[n] Praxistheorie«. Ein Vorhaben, das gelingt. Theoretische

Positionen werden immer wieder heruntergebrochen auf ihre praktische Umsetzungsmöglichkeit in der konkreten Arbeit mit Gruppen. Ihre Einschätzung von der Position der Gruppe in der Systemischen Therapie unterscheidet sich von der unseren. Sie verweisen auf frühe Arbeiten z. B. von Helen E. Durkin aus dem Jahre 1975.

Unterschiede, die Unterschiede machen?

Den »Grundlagen« folgen vier Beiträge, die sich um verschiedene systemische Ansätze drehen. *Gunther Schmidt*, hypnosystemischer Psychotherapeut und ärztlicher Direktor der Privatklinik sysTelios in Siedelsbrunn, holt in seiner Abhandlung über hypnosystemische Gruppentherapie weit aus. Zunächst legt er die Prämissen dieses Ansatzes dar, er umreißt kompakt u. a. systemtheoretische, konstruktivistische Perspektiven und die Primingforschung, er definiert Interventionsprinzipien. Daraus folgen Implikationen für die therapeutische Arbeit mit Gruppen. Zweck der Gruppen ist es, »Kompetenztreibhaus« und »co-therapeutisches System« für die anderen Gruppenmitglieder zu sein. Schmidt legt die Aufgaben der Gruppenleitung dar – u. a. Aktivitäten zu setzen, die den Zielen der Teilnehmer:innen dienen, ihre Selbstakzeptanz stärken und sie immer wieder einladen, eine Metaposition einzunehmen.

Der zweite Text thematisiert den narrativen Zugang zur systemischen Gruppentherapie. Sich auf Foucault, Lyotard und K. Gergen beziehend, definiert *Axel Gerland* – Sozialpsychologe, Psychotherapeut und psychologisch-psychotherapeutischer Fachleiter einer Lebensberatungsstelle in Hannover – die Gruppe als dialogisches System, gruppentherapeutische Prozesse als Co-Kreationen von Geschichten. Er beschreibt Haltungen, die sowohl Teilnehmer:innen als auch Gruppentherapeut:innen in Gesprächen einnehmen können. Dabei geht es um die Wahrung von Kohärenz und Vielstimmigkeit, um die Anwaltschaft für Ambivalenz und für reflexive Positionen. *Cornelia Hennecke*, Systemische Therapeutin und Dozentin am Institut für Systemische Ausbildung und Entwicklung (IF) in Weinheim, präsentiert den lösungsorientierten Ansatz. Sie teilt das Thema in drei Bereiche: theoretische Aspekte, Implikationen für die Praxis und methodische Vorschläge (der »Spickzettel«).

Das Kapitel »Ansätze« schließt *Corina Ahlers*, Psychologin, Gruppendynamikerin und systemische Psychotherapeutin in Wien, mit ihrem Aufsatz »Wie hängen sie zusammen? Gruppendynamik und systemische Gruppentherapie«. Anschaulich beschreibt sie als »Zeitzeugin« in anekdotischen Einschüben die Entwicklung der Gruppendynamik und deren Wirkprinzipien. Sie nennt die konstruktivistische Wende als Moment der Neuorientierung für systemische Gruppen, in deren Folge die Dynamik von Gruppen als etwas objektiv Beobachtbares in Zweifel gerät und zur subjektiven Hypothese »degradiert« wird. Sie arbeitet Unterschiede der beiden Richtungen heraus und benennt Verdienste der Gruppendynamik für die Systemische Therapie.

Konkrete Vorgehensweisen

Den Fokus des dritten Kapitels bildet Methodisches. Wie Vorgespräche gestaltet, Einzeltherapie für die Gruppentherapie genutzt und wie ein gemeinsames Regelwerk vereinbart werden kann, zeigt *Gunther Schmidt* in seinem zweiten Beitrag. Er schöpft aus dem Vollen. Ideomotorische Übungen wie die Problem-Lösungs-Gymnastik oder andere Interventionen wie der Wechselsprechgesang oder der Einsatz von Geschichten und Anekdoten sind nur ein paar seiner zahlreichen Vorschläge, stets verbunden mit theoretischer Rahmung. Ausführlich erörtert Schmidt den konstruktiven Umgang mit destruktiven Dynamiken und mit Konflikten – etwas, das viele Kolleg:innen abhält, Gruppen anzubieten. Seine Ideen dazu sind – scheinbar – einfach, aber nicht simpel. Wie in der Gruppe Erfahrenes in den Alltag transferiert werden kann, damit schließt er ab.

Anika Jaffé, Musiktherapeutin in der Privatklinik sysTelios in Siedelsbrunn, zeigt, wie Musik und die Gruppe als therapeutischer Resonanz- und Erfahrungsraum genutzt werden kann. Sie weist auf die besonderen Potenziale der Musiktherapie hin. Auf diese Weise können Klient:innen Schwieriges und Schamhaftes metaphorisch, ohne darüber sprechen zu müssen, ausdrücken. Überdies versetzt Musik unser Gehirn in eine höhere Aufnahmebereitschaft, ist also optimal für das In-Gang-Setzen von Veränderungsprozessen. So wird die Gruppe zum lernenden System, das gemeinsam schwingen kann, in dem aber auch jede ihr Tempo beibehalten darf und trotzdem Teil der Gruppe bleibt. Das Repertoire reicht von mehrstimmigem Singen über Improvisationen bis hin zur musiktherapeutischen Teilearbeit.

Michael Krämer, Körpertherapeut, und *Alexander Herr*, Psychotherapeut und Psychologe, beide in der Privatklinik sysTelios in Siedelsbrunn tätig, setzen den hypnotherapeutischen Reigen fort. Sie wenden sich der Körperarbeit zu. Der Körper wird nicht – wie in manchen

Richtungen der klassischen Körpertherapie – vorrangig zum Diagnoseinstrument, sondern zum Kooperationspartner, dessen Reaktionen wichtige Rückmeldungen in Richtung Veränderungsbedarf sind. Hypnosystemische Körpertherapeut:innen fördern das Wahrnehmen, Wertschätzen und Nutzen somatischer Marker. Wie eine kooperative Beziehungsgestaltung zum Körper aufgebaut werden kann, zeigen sie anhand konkreter Übungen.

An die Körpertherapie schließt die Kunsttherapie an. Wir sind beim Beitrag von *Alexandra Mesensky*, systemische Psychotherapeutin und Kunsttherapeutin in Wien, und bei ihrer Frage, wie sich Kunsttherapie mit systemischer Psychotherapie vereinen lässt. So, wie die Musiktherapie mithilfe von Tönen und Klängen und die Körpertherapie durch somatische Marker den Zugang zu den oft verborgenen Ressourcen von Klient:innen finden, begreift die Kunsttherapie Bilder, die angeboten oder gestaltet werden, als innere Kompetenzen der Klient:innen. Das gemeinsame Arbeiten an einem Tisch, jede für sich an ihrem Bild, löst Impulse aus, die von den anderen am Tisch aufgegriffen werden und das Eigene verändern. Durch die Beschreibung einiger kunsttherapeutischer Methoden gelingt es Mesensky, den Prozess in der Gruppe zu veranschaulichen und gleichzeitig zu verdeutlichen, wie systemische Prinzipien wie Unterschiedsbildung, Zirkularität und Ressourcenorientierung diesen Prozess und den anschließenden Austausch in der Gruppe maßgeblich unterstützen.

Wie sich schreibend Denk-, Wahrnehmungs- und Erlebensräume eröffnen und wie Schreiben in Gruppenkontexten eingesetzt wird, führt *Petra Rechenberg-Winter*, Psychologin und Systemische Therapeutin in Hamburg, vor. Sei es in Form von Resonanztexten oder durch mündliches Feedback auf vorgelesene Texte, die Gruppe verstärkt den therapeutischen Prozess. Viele systemische Interventionen lassen sich schreibend umsetzen, die Schriftlichkeit erzeugt zudem noch nachhaltige Wirkung.

Inhaltlich stimmig schließt sich der Text von Herausgeberin *Carmen C. Unterholzer* über narrative Methoden in der Gruppentherapie an. Damit wirft sie einen Blick auf ein Feld, das bisher noch wenig dokumentiert ist. Wie arbeiten narrative Therapeut:innen wie Cheryl White oder David Denborough mit Gruppen? Welche Methoden nutzen sie und welche Ideen begleiten sie dabei? Wie deren Arbeit mit großen Gruppen und Gemeindeversammlungen in die ambulante Praxis übertragen werden kann, zeigt die Autorin anhand konkreter Beispiele.

Die nächsten beiden Beiträge sind Prototypen systemischer Gruppentherapie gewidmet: der Familienrekonstruktion und der Multifamilientherapie. *Ilke Crone*, Lehrende für systemische Beratung, Therapie und Supervision in Bremen und Osnabrück, zeichnet die Entwicklung der Familienrekonstruktion nach, benennt ihre Merkmale und ihre Struktur. Sie veranschaulicht die Vorgehensweise der Familienrekonstruktion anhand eines Beispiels aus der Praxis.

In dem Text von *Katja Scholz*, systemische Paar-und Familientherapeutin und langjährige Multifamilientherapeutin in der Familientagesklinik für Essgestörte des Uniklinikums Dresden, über die Multifamilientherapie wird deutlich, wie die Gruppe in ihrer Potenz genutzt werden kann. Die Teilnehmer:innen erleben sich im Verhalten der anderen, die Reflexion über deren Tun wird automatisch zur Selbstreflexion – nach Scholz der wichtigste Wirkfaktor von Multifamilientherapie. Die dynamischen Gruppenbildungsprozesse – von der Eltern- und Kindergruppe über die »Leihfamilie« bis zu der zeitweiligen »Adoption« – brechen alte Muster und eingefahrene Verhaltensweisen auf. Den Ablauf von Multifamilientherapie illustriert die Autorin mit Beispielen aus ihrer Arbeit.

Unterschiedliche Zielgruppen

Was gilt es zu berücksichtigen, wenn wir in Gruppen mit Kindern, Jugendlichen, Angehörigen oder älteren Menschen arbeiten? Die nächsten vier Beiträge befassen sich mit diesem Aspekt. Es gibt nichts Praktischeres als ein Modell. – Mit dieser Abwandlung des Zitats von Kurt Lewin sind wir bei *Manfred Vogt*, Psychotherapeut am Norddeutschen Institut für Kurzzeittherapie (NIK) in Bremen. Er stellt das mehrdimensionale Modell »Konzeptioneller Arbeitsraum« vor, das sich als nützliches Navigationsinstrument für den therapeutischen Prozess bewährt. Wie er damit der Komplexität des Geschehens gerecht wird, führt er am Beispiel eines Gruppenkonzepts für Adoptiv- und Pflegekinder vor – nicht ohne vorher Kontextbedingungen für die Arbeit mit Kindern zu erörtern. Die vier Dimensionen seines Modells (zeitliche Perspektive, emotionale Perspektive, Wahrnehmungsperspektive und logische Ebene mit Kategorien wie Verhalten, Fähigkeiten oder Werte) verknüpft er jeweils mit konkreten Übungen, wir dürfen an seinem vielfältigen Methodenrepertoire für Kinder teilhaben.

Björn Enno Hermans, Kinder- und Jugendpsychotherapeut in Essen, weist in seinem Beitrag über Gruppentherapie mit Jugendlichen auf ein Paradoxon hin: In diesem Alter sind Gruppen zwar von großer Bedeutung, aber speziell im ambulanten Bereich sind Gruppentherapien für Jugendliche eine Rarität. Warum das so ist und wie wir diesem Mangel abhelfen können – indem wir z. B. in Schulen gehen –, darauf und auf typische Vorgehensweisen in der Arbeit mit dieser Altersgruppe geht der Autor in seinem Beitrag schwerpunktmäßig ein.

Bewältigungsmechanismen zu stärken und Belastungen zu reduzieren – dazu dienen Gruppen für Angehörige. *Bettina Wilms*, Psychiaterin und Chefärztin am Klinikum Saalekreis, Klinik für Psychiatrie, Psychotherapie und Psychosomatik, weist auf strukturelle und inhaltliche Besonderheiten in der Arbeit mit dieser Klientel hin. Belasteten Angehörigen steht ein relativ kleines Zeitfenster offen, wenn es darum geht, sich Hilfe von außen zu holen: Entweder schätzen sie die Belastung nicht so vehement ein oder sie sind bereits so belastet, dass sie nicht mehr in der Lage sind, sich Unterstützung zu organisieren. Das Zeitfenster zwischen den beiden Polen gilt es zu nutzen und das berechtigte Bedürfnis nach rascher Hilfe, nach Tipps und Tricks mit anderen Ideen wie jener von der »Weisheit der Gruppe« zu ergänzen. Gelingt dieser Balanceakt, können selbstgeleitete Angehörigengruppen – ohne professionelle Helfer:innen – eine gute Weiterentwicklung sein.

Herta Schindler, als systemische Psychotherapeutin u. a. spezialisiert auf Biografiearbeit, befasst sich in ihrem Text mit gruppentherapeutisch orientierter Biografiearbeit mit älteren und alten Menschen. Damit im »alten Leben« Neues geschehen kann, müssen Erinnerungen aktiviert und vielleicht erstmals zum Ausdruck gebracht werden. Der Autorin dient dafür Schreiben und Erzählen, die Gruppe wird zum Resonanzraum für das Erleben der Gruppenmitglieder und die Therapeut:in zur Begleiter:in auf dem Weg zu neuen Geschichten im alten Leben.

Mit Blick auf Störungsbilder

Gegenstand des fünften Kapitels sind störungsspezifische Gruppen. Den Reigen eröffnen *Vanja Poncioni-Rusnov, Markus J. Daimel* und *Hannah Bischof* von einer Wiener Psychotherapie-Ambulanz mit der grundsätzlichen Frage nach Sinn oder Unsinn von »Depressionsgruppen« oder »Gruppen für Anorektiker:innen«. Schließlich liegt es doch im Interesse von Systemiker:innen, Symptome und Diagnosen zu verflüssigen und nicht – wie es in störungsspezifischen Gruppen passieren kann – Menschen mit Diagnosen zu klassifizieren. Sie fassen den Stand der Diskussion über Störungswissen unter Systemiker:innen zusammen und skizzieren ihren Umgang mit Diagnosen in der ambulanten Tätigkeit. Deutlich wird dabei, wie entscheidend es ist, welche Bedeutung Diagnosen in störungsspezifischen Gruppen erhalten und inwieweit auch andere Kategorien wie existenzielle und soziale Faktoren eine Rolle spielen.

Sozial ängstliche Kinder drohen oft neben lauten, verhaltensoriginellen unterzugehen. Um diese Gruppe zu stärken, entwickelten *Kornelia Kofler*, Kindergartenpädagogin und systemische Familientherapeutin, und *Agnes Burghardt-Distl*, Psychologin und Musiktherapeutin, beide in einem Wiener Ambulatorium für Entwicklungsförderung tätig, ein sehr komplexes Modell, das sowohl Gruppentherapie mit Kindern als auch Elternarbeit vorsieht und das gleichzeitig Synergien aus Systemischer Therapie und Musiktherapie nutzt. Was in der Arbeit mit diesen Kindern beachtet werden soll und welche Übungen sich anbieten, illustrieren die beiden Autorinnen mit vielen Beispielen.

Wie wichtig es ist, bei störungsspezifischen Gruppen auf die Zusammensetzung zu achten, unterstreicht *Dagmar Pauli*, Chefärztin der Klinik für Kinder- und Jugendpsychiatrie der Psychiatrischen Universitätsklinik Zürich, in ihrem Beitrag über systemische Gruppentherapie mit essgestörten Jugendlichen und jungen Erwachsenen. Wie groß ist die Störungseinsicht? Wie hoch die Motivation? Wie stark die Chronifizierung? Eine gute Durchmischung mindert die Gefahr von nicht hilfreichen Dynamiken (z. B.: Wer ist die/der Dünnste?). Diesen kann auch mit sinnvolleren Fragen (z. B.: Wer erkennt zuerst das destruktive Muster?) begegnet werden. Als sinnvoll erwies sich folgende Vorgehensweise: Bevor Gruppentherapie für diese Klientel infrage kommt, ist Familientherapie angeraten, um weitere Eskalation und eine Zunahme der Symptomatik zu verhindern.

Welch besondere Herausforderung Gruppentherapie mit Drogenabhängigen darstellt, thematisiert *Nina Schöninkle*, psychotherapeutische Leiterin eines ambulanten Beratungs- und Betreuungszentrums in Wien, in ihrem Beitrag. Abwertung, Abbrüche, vergessene Termine, Hoffnungslosigkeit sind selbst in der Einzeltherapie keine guten Ingredienzien für einen gelingenden therapeutischen Prozess. In der Gruppentherapie drohen sie sich zu potenzieren. Anliegen und Ziele der Klient:innen sind oft konträr zu denen der Überweiser:innen oder Kostenträger:innen. Menschen, die Drogen konsumieren, wollen sich berauschen, um möglichst wenig zu spüren, Therapeut:innen wollen hingegen, dass sie ihre Emotionen wahrnehmen. Gruppentherapie kann trotzdem gelingen. Wie dieses Vorhaben zu einer emotional berührenden Reise werden kann, das ist in dem Text überzeugend beschrieben.

Patrick Burkard, langjähriger leitender Psychologe an einer Suchtklinik nahe Trier, beschreibt die Eckpfeiler der Arbeit mit alkoholkranken Menschen: kontinuierliche Förderung der Motivation und der Kooperation. Oft stehen Erfahrungen und Grundannahmen der Klient:innen im Wege, wenn es in der Gruppentherapie darum geht, sich vertrauensvoll zu öffnen. Ambivalenzkonflikte kennzeichnen die Gruppentherapie mit dieser Klientel, die Methoden, die er für mögliche Lösungen zeigt, sind vielfältig.

Umreißt Katja Scholz in ihrem Beitrag über Multifamilientherapie Arbeits- und Wirkweisen, schildert *Esther Strittmatter* die multifamilientherapeutische Arbeit mit geschlechtsdysphorischen Jugendlichen und ihren Eltern. Strittmatter ist leitende Ärztin der Tagesklinik für Familien in einem Gesundheitszentrum im Münsterland und ebendort Leiterin der Trans-Spezialsprechstunde. Neben dem genauen Ablauf einzelner Treffen zeigt die Autorin auf, welch vielfältige Fähigkeiten Teilnehmer:innen in der Multifamilientherapie entfalten können.

Kirsten von Sydow, Psychologin, Psychotherapeutin und Lehrende an der Universität Hamburg, wirft einen Blick auf die Forschungslage in Sachen systemische Gruppentherapie. Sie analysiert in ihrem Aufsatz randomisierte, kontrollierte Studien, die belegen, dass systemische Gruppentherapie bei einigen Störungsbildern wirksamer ist als bei anderen.

Welche Wirkfaktoren sind in der Gruppentherapie relevant? Was wirkt bei systemisch orientierten Gruppen und wie können traditionelle Items systemisch ergänzt werden? Diesen Fragen stellen wir, die Herausgeber:innen *Herbert Gröger* und *Carmen C. Unterholzer*, uns und beenden den Reigen mit abschließenden Überlegungen.

Bei der Auswahl der Beiträge war es uns Herausgeber:innen ein Anliegen, die theoretischen Überlegungen ins Praktische zu transferieren. Wir wollen Kolleg:innen, die daran denken in Zukunft mit Gruppen zu arbeiten, eine praxisrelevante Orientierung bieten. Kolleg:innen, die bereits gruppentherapeutisch arbeiten, soll unser Buch Anregungen und Ideen zum Weiterdenken bieten. Forscher:innen, die an Gruppen interessiert sind, präsentieren die Autor:innen des Buches das vielfältige Feld »Gruppe«. Und wir hoffen, dass alle Interessantes für die Weiterentwicklung der systemischen Gruppentherapie finden.

Wien, im Juni 2022
Carmen C. Unterholzer, Herbert Gröger

Teil 1: Grundlagen systemischer Gruppentherapie

Viel Praxis, wenig fachlicher Diskurs – Einleitung

Carmen C. Unterholzer, Herbert Gröger

Die Blütezeit therapeutischer Gruppen ist vorbei. Waren sie in den 60er- bis 80er-Jahren des letzten Jahrhunderts ein beliebtes Format und reichten ihre Ambitionen von der Selbsterfahrung und Persönlichkeitsentwicklung bis hin zum politischen Veränderungsinstrument (etwa Horst Eberhard Richters Ansatz der Selbstbefreiung und der Befreiung anderer), wurden Gruppen – vor allem im ambulanten Kontext – in den letzten Jahrzehnten seltener. In stationären Kontexten gehören sie freilich zum Standard, ein augenfälliges Missverhältnis. Aber viele Kolleg:innen in niedergelassenen Praxen scheuen den Aufwand, den die Organisation einer Gruppe für ihr Zustandekommen benötigt. Viele schrecken vor negativen Dynamiken zurück, begleitet von der Angst, mit ihnen nicht adäquat umgehen zu können. Woher sollten sie auch das Wissen haben? In den Ausbildungen wird in Österreich die Gruppe häufig ausgespart (siehe Vorwort der Herausgeber:innen), in Deutschland braucht es – nach der Psychotherapie-Richtlinie – eine Zusatzqualifikation (Mattke u. Mohnke 2020, S. 31). Wir wollen für die Gruppe, vor allem im ambulanten Bereich, eine Lanze brechen. In Zeiten zunehmender Vereinzelung und Vereinsamung können therapeutische Gruppen einen Ausweg aus der Isolation bieten. Strauß und Mattke schreiben in ihrem Lehrbuch:

> »Wir gehen davon aus, dass Gruppen nicht nur aus ökonomischen Gründen, sondern aufgrund ihres großen Potenzials [...] eine positive Zukunft haben werden und bei der Behandlung vieler Störungsbilder bzw. in vielen Anwendungsbereichen noch sehr an Bedeutung gewinnen werden« (Strauß u. Mattke 2012, S. 3).

Diese Hoffnung tragen wir mit.

Späte und spärliche Integration – zur Rolle der Gruppe in der Systemischen Therapie

Im systemischen Feld sind Paare und Familien – neben Einzelnen – die relevanten Systeme. Über sie wird diskutiert, theoretisiert und publiziert. Gruppen sind zwar seit circa 20 Jahren stärker im Fokus der theoretischen Auseinandersetzung, eine dominante Rolle spielen sie bis heute nicht. Wir sind mit unserer Einschätzung nicht allein. Greve spricht 2001 von der Gruppe in der Systemischen Therapie als einem »späten und zarten Pflänzchen« (Greve 2001, S. 3), elf Jahre später halten Herr et al. fest, »dass im Vergleich zu anderen Formen systemischen Arbeitens [die Gruppentherapie] auf eine relativ kurze Zeitspanne zurückblickt« (Herr et al. 2012, S. 161). Auch Wilms betont die späte Integration gruppentherapeutischer Konzepte in die Systemische Therapie (Wilms 2018, S. 380).

Um die Jahrtausendwende wenden sich Systemiker:innen vorsichtig der Gruppe zu. Artikel über systemische Gruppentherapie finden Eingang in die systemische Literatur (u. a. Deetz u. Dithmer 2000, Keller 2001, Caby 2002a, Hennecke 2005, Gerland 2006, Wedekind u. Georgi 2010, Obendiek 2020). 2000 und 2002 fanden das 1. und das 2. »Forum Systemische Gruppentherapie«, organisiert vom Langenfelder Institut in Nordrhein-Westfalen, statt. Zwei Jahre später traf sich die »European family therapy association« (EFTA) – u. a. zum Thema »Bridging family therapy with systemically oriented group work: The quest for theoretical models, approaches, methods and techniques«.

Fachzeitschriften erscheinen mit dem Schwerpunkt »Gruppentherapie«:

- Zeitschrift für systemische Therapie 2001 (1)
- Psychotherapie im Dialog 2001 (1)
- Systhema 2004 (1)
- Familiendynamik 2010 (4)
- Zeitschrift für systemische Therapie und Beratung 2013 (4)
- Psychotherapie im Dialog 2020 (2).

Um die Jahrtausendwende entstehen erste Sammelbände – meist Fall- oder Gruppendarstellungen in unterschiedlichem Rahmen, mit unterschiedlichen Zielgruppen (z. B. Molter u. Hargens 2006, Erstauflage 2002). In den beiden »großen« Lehrbüchern der Gruppentherapie (Tschuschke 2010, Strauß u. Mattke 2012) ist die systemische Gruppentherapie mit jeweils einem Beitrag vertreten (Hesse 2010, Herr et al. 2012). Lehrbücher und Lexika der Systemischen Therapie (Schwing u. Fryzer 2006, Wirth u. Kleve 2012, Levold u. Wirsching 2014, von Schlippe u. Schweitzer 2016, von Sydow u. Borst 2018, Hunger-Schoppe 2021) beinhalten neben den Settings Paare und Familien inzwischen auch das Setting Gruppe.

Steigende Tendenz und Differenz

Mittlerweile hat sich die systemische Gruppentherapie ausdifferenziert. Man kann nicht mehr von der einen systemischen Gruppentherapie sprechen. Wir unterscheiden lösungsorientierte von problemorientierter Gruppentherapie, wir sprechen von narrativen und von hypnosystemischen Gruppen. Was – unserer Einschätzung nach – nach wie vor fehlt, ist die verstärkte Auseinandersetzung mit theoretischen systemischen Fundamenten der systemischen Gruppentherapie, deren konsequente Übersetzung in die systemische Praxis und die Übertragung abstrakter systemtheoretischer Erkenntnisse auf die systemische Gruppentherapie. Aber keine Behauptung ohne Ausnahmen. Drei davon möchten wir nennen.

Theoretische Überlegungen zur systemischen Gruppentherapie stammen von Molter, bereits aus dem Jahr 2001 (Molter 2001). Da Molter gemeinsam mit Klütmann die theoretische Einführung verfasst hat, verweisen wir auf den entsprechenden Abschnitt in diesem Buch. Auch Schmidt, der vor allem an der theoretischen Fundierung der hypnosystemischen Gruppentherapie arbeitet, ist als Autor in diesem Buch prominent vertreten. Bleiben also noch Hesse et al., die kurz angesprochen werden sollen. Sie haben bereits 2001 ein Modell vorgelegt, das dazu dient, die komplexen Geschehnisse von Gruppentherapien unter systemischer Perspektive zu beschreiben und zu erklären. Dieses dreidimensionale Konzept bezieht kontextuelle, relationale und zeitliche Aspekte ein:

> »Im Wesentlichen geht es um die folgenden Fragen:
>
> - Wer von welchen Beteiligten in welchem Kontext (Dimension I)
> - tut (im Sinne von Aktivitäten und Haltungen) was und wie mit welchen Auswirkungen und Ergebnissen (Dimension II)[,]
> - wann, in welchem Zeitraum, mit welchem Zeitkonzept (Dimension III),
>
> sodass die Beteiligten relevante, hilfreiche und sinnvolle Resultate feststellen und bemerken können?« (Hesse et al. 2001, S. 45).

Zur kontextuellen Dimension (Dimension I) zählen sie Aspekte des Therapeut:innenteams, der Gruppenmitglieder und des institutionellen Kontextes, die relationalen Aspekte (Dimension II) berücksichtigen Aspekte der Wirklichkeitskonstruktionen, Organisationsmuster und affektive Dynamiken. Die Dimension III fokussiert zeitliche Aspekte.

Hesse et al. konkretisieren:

> »Die von Therapeuten, Gruppenmitgliedern oder einer Einrichtung verwendeten Zeitkonzeptionen bestimmen auch den Gesamtzeitraum einer Gruppentherapie sowie die Frequenz und Dauer einer einzelnen Gruppentherapiestunde« (Hesse et al. 2001, S. 49).

Hesse erweitert 2002 dieses Modell mit konkreten Ideen, wie Unterschiede als Ressource in der Gruppe genutzt werden können (Hesse 2006, Hesse 2010).

Trotz geringer theoretischer Beschäftigung mit dem Thema Gruppentherapie tun wir systemischen Psychotherapeut:innen es: Wir bieten Gruppentherapien an – vor allem im stationären Kontext, in psychiatrischen, in psychosomatischen Abteilungen. Prototypisch für die systemische Gruppentherapie sind die Multifamilientherapie (Hennecke 2001, Asen u. Scholz 2009, siehe auch Scholz und Strittmatter 2022, in diesem Buch) und die Familienrekonstruktion (Crone 2018). Aber auch in anderen Kontexten arbeiten Systemiker:innen mit und in Gruppen, sei es in Reflecting Teams, bei Helferkonferenzen, bei Aufstellungen (Brandl et al. 1998) oder im nicht klinischen Bereich in der Organisationsentwicklung (Königswieser et al. 2013). Auch unsere Aus-, Fort- und Weiterbildungen mit ihren Theorie- und Selbsterfahrungsseminaren finden nahezu ausschließlich in Gruppen statt (Wagner u. Waas 2009). Es gibt also viel praktische Expertise. Die Brücke zwischen theoretischem – vor allem systemtheoretischem Wissen – und praktischem Tun steht noch auf wackeligen Beinen. Uns hat interessiert, woran die späte Integration und der lose Theorie-Praxis-Bezug liegen könnten.

Mögliche Gründe für die Außenseiterposition

Bei der Suche nach Antworten, stoßen wir auf unterschiedliche Annahmen.

- Die Wurzel Systemischer Therapie ist die Familientherapie, sie ist die »historisch primäre und immer noch bedeutsame Arbeitsform« (Schiepek 1999, zit. n. Wittmund et al. 2004, S. 58). Gruppen gehören nicht zur Standardklientel Systemischer Therapeut:innen. Lässt also die Konzentration auf Familien keine Aufmerksamkeit für Gruppen zu? Allerdings hat sich die Systemische Therapie eine bedeutsame Expertise im Bereich der Paartherapie erarbeitet. Dies deshalb, weil Paare zu den »gewachsenen Systemen« gehören, wie Wilms es formuliert? Dass Systemiker:innen schwerpunktmäßig auf »gewachsene« Systeme wie Familien fokussieren und nicht auf »künstlich[e], meist durch Therapeuten zusammengesetzte Systeme«, wie Wilms 2009 schreibt (Wilms 2009, S. 375), ist in Zeiten, in denen Patchworkfamilien zur Standardklientel Systemischer Therapeut:innen zählen, nur mehr schwer nachvollziehbar.

- Systemiker:innen sind es gewohnt, in einem Mehrpersonensetting zu arbeiten. Braucht es deshalb keine explizite Expertise, wenn es um Gruppen geht? Mehta, Jorniak und Wagner bestätigen, dass in der systemischen Community wenig über Gruppen gesprochen wird, seien sie doch systemischem Denken immanent. Sie formulieren: »Gruppen sind so etwas Grundlegendes und Selbstverständliches für SystemikerInnen, dass darüber kein Wort zu verlieren ist, weil es für SystemikerInnen ein zu allgemeiner Ausdruck ist, der zu wenig differenziert« (Mehta, Jorniak u. Wagner 2006, S. 118).
- Wimmer weist darauf hin, dass die Gruppe in den 60er- und 70er-Jahren des letzten Jahrhunderts zum Synonym für unverfälschte Emotionalität und authentisches Sein wurde. »Mit dieser Aufladungstendenz hat sich der Gruppenbegriff in der neueren Systemtheorie jedoch eine tiefe Skepsis, ja geradezu eine Aversion eingehandelt« (Wimmer 2012a, S. 3). Luhmann hat sich Mitte der 1980er-Jahre vom Begriff der Gruppe verabschiedet, er sprach nur mehr von »sozialen Systemen« oder von »Interaktionssystemen«. Der Begriff der Gruppe wurde aus dem »theorierelevanten Begriffsrepertoire der neueren Systemtheorie gestrichen« (Wimmer 2007, S. 270). Dadurch sollten u. a. überhöhte Vorstellungen von Gruppe als Gegenwelt zur bestehenden Welt verabschiedet werden (Wimmer 2012a). Der Preis dafür: Die Gruppe verschwand aus dem Blickfeld Systemischer Therapeut:innen. Luhmanns »soziale Systeme« haben nicht zu mehr Differenziertheit geführt. Es wurde nicht mehr zwischen Familien, Institutionen und Gruppen unterschieden, es gab nur mehr »Interaktionsysteme« (Wimmer 2012a, S. 3) und diese wurden definiert als ein »fließendes Netzwerk interagierender Ideen und verbundener Handlungen« (Goolishian u. Anderson 1997, S. 284). Liegt das geringe Interesse

von Systemiker:innen an Gruppen also darin begründet, dass oft nicht zwischen Familien, Institutionen und Gruppen unterschieden wird?

- Wilms – vormals Wittmund – führt ein weiteres Argument für die Vernachlässigung der Gruppe an. Gruppentherapien finden schwerpunktmäßig in stationären Kontexten statt. Systemiker:innen waren dort lange Zeit nicht zu finden. Und in stationären Kontexten sind störungsspezifische Konzepte gefragt, die nicht im zentralen Fokus von Systemiker:innen stehen. (Wittmund 2001)
- Viele Systemische Therapeut:innen sind in Privatpraxen tätig. Dort erfordert das Arbeiten mit Gruppen, das zudem noch schlecht bezahlt ist, eine lange Vorlaufzeit. Oft kommen Gruppen nur mit viel Anstrengung zustande, manchmal hingegen trotz vieler Mühen gar nicht. Auch dies ist möglicherweise ein Grund dafür, wieso die Gruppe in der systemischen Literatur eher nur am Rande behandelt wird.

Prädestiniert für die Arbeit mit Gruppen

Obwohl das Gruppensetting bisher im systemischen Kontext wenig Beachtung fand, sind systemische Denkansätze prädestiniert für die Arbeit mit Gruppen – dies sowohl ausgehend von theoretischen Prämissen als auch von den sich daraus ergebenden Haltungen und Methoden. Auch Obendiek plädiert: »Gerade Systemiker sollten mit Gruppen arbeiten« (Obendiek 2020, S. 35).

- Allen voran sind es Systemiker:innen gewohnt, in Mehrpersonensettings zu arbeiten. Wir sind geschult darin, unsere Aufmerksamkeit mehreren Personen im Raum zuteilwerden zu lassen, wir verstehen es, Redebeiträge zu vernetzen und Klient:innen immer wieder dazu einzuladen, aus der inhaltlichen Auseinandersetzung auszusteigen und eine Metaposition einzunehmen, um Dynamiken und Bedürfnisse der einzelnen Beteiligten sehen zu können. Dies erleichtert die Arbeit mit Gruppen. Aber damit ist es noch nicht getan.
- Als Konstruktivist:innen sind wir es gewohnt, verschiedenen Perspektiven Raum zu geben und sie gelten zu lassen (Wilms 2014, S. 211). Die Pluralität von Sichtweisen begreifen wir als

Chance für Perspektivenerweiterung und für das Entwickeln alternativer Geschichten. Unterschiedliche Wirklichkeitskonstruktionen können nebeneinander bestehen, Respekt vor der Meinung der anderen und eine wohlwollende Haltung gefördert werden.

- Wie in der Einzel- oder Familientherapie operieren Systemiker:innen in der Gruppentherapie mit der Unterscheidungsperspektive und erfahren dadurch relevante Unterschiede. Hesse formuliert es folgendermaßen: »Eine systemisch-lösungsorientierte Gruppentherapie nutzt und gebraucht sowohl die vorhandenen Unterschiede als auch mögliche Unterscheidungsperspektiven der Gruppenmitglieder für das Entwickeln hilfreicher Unterschiede, so dass Unterschiede entstehen, ›die Unterschiede machen‹ (Simon 1993)« (Hesse 2006, S. 12). Anstelle der Unterscheidung richtig/falsch tritt die Frage, wie »neue Informationen auf dem Wege zu hilfreichen Antworten gewonnen werden können« (Hesse 2001, S. 44).
- Als Kenner:innen der Systemtheorie wissen wir um die Komplexität von Systemen und die Unmöglichkeit zu instruieren. Daraus ergibt sich eine therapeutische Bescheidenheit, die wir für die Arbeit mit Gruppen gut nutzen können (Herr et al. 2012, S. 160). Spätestens seit den 1980er-Jahren erlangte das Wissen um beobachterabhängige Konstruktionen »kanonischen Stellenwert« in der systemischen Psychotherapie (Levold 2011, S. 485). Mit dem Paradigma der Kybernetik zweiter Ordnung ging eine Neuorientierung der eigenen Therapeutenrolle einher. »Die Anerkennung unterschiedlicher Wirklichkeitskonstruktionen räumte dabei den Konstruktionen von Partnern, Familienmitgliedern und Therapeuten prinzipiell gleichen Rang ein und relativierte damit auch die Macht der Therapeuten« (Levold 2011, S. 491, siehe auch Brandl-Nebehay, Rauscher-Gföhler u. Kleibel-Arbeitshuber 1998, S. 48–49).
- Da uns die Fragen, wie wir erkennen und beobachten, wie wir unsere Hypothesen bilden, ständig begleiten, ist es uns geläufig, immer wieder Metapositionen einzunehmen, eine Fähigkeit, die uns in der Arbeit mit Gruppen zugutekommt.
- Wir sind geschult im Denken in Kontexten und im Beobachten von Kontexten. Diese Kontextsensibilität können wir optimal einsetzen, wenn wir mit Gruppen arbeiten. Wilms ist zuzu-

stimmen, wenn sie dies als Besonderheit systemischer Gruppentherapie hervorhebt. Wir arbeiten im »Bewusstsein eines in jedem Falle über den Kontext der anwesenden Gruppenmitglieder hinausgehenden Veränderungsprozesses.« Während bei anderen Ansätzen dies lediglich »Nebenwirkung« sei, verstünde das systemische Paradigma es als »Teil einer zwangsläufig stattfindenden Neuorganisation der Systeme«, in denen Klient:innen leben (Wilms 2018, S. 380). Herr et al. betonen, dass Kontextualisierung systemischem Vorgehen inhärent sei und aus Kontextbedingungen Hypothesen abgeleitet werden können (Herr et al. 2012, S. 160).

Von theoretischen Prämissen zu den Haltungen der Systemischen Therapie

Aus den theoretischen Voraussetzungen ergeben sich unsere therapeutischen Haltungen.

- Die Allparteilichkeit oder die vielgerichtete Parteilichkeit (Hunger-Schoppe 2021, S. 90) erlaubt uns, uns für jedes Gruppenmitglied parteilich einzusetzen. Voraussetzung dafür ist, den Sinn des Anliegens der Einzelnen, die Bedürfnisse, die damit verbunden sind, zu erfassen und ihnen Anerkennung zu zollen.
- Eng verbunden mit der Allparteilichkeit ist die Haltung der Neutralität. Die neutrale Akzeptanz verschiedener Sicht- und Handlungsweisen ist damit genauso gemeint, wie die neutrale Haltung Problem- und Lösungserklärungen gegenüber, ebenso die Ergebnis- sowie die Beziehungsneutralität. Erst dort, wo Handlungen, Sichtweisen und Erklärungen unsere ethischen Werte verletzen, liegt die Grenze unserer neutralen therapeutischen Haltung. Diese Position erleichtert uns die Arbeit mit Gruppen sehr.
- Da Systeme nicht instruierbar sind, da wir Therapeut:innen maximal verstören und irritieren können, macht eine Expertenhaltung wenig Sinn. Nichts, was wir beobachten, ist unabhängig von uns Beobachter:innen. Therapeut:innen nehmen keine überlegene, privilegierte Position als Expert:innen ein, sondern sind »teilnehmende Beobachter« oder »teilnehmende Manager des Gesprächs« (Goolishian u. Anderson 1997, S. 269). Dieser

Aspekt kommt in der Gruppentherapie durch die große Anzahl an Expert:innen und deren unterschiedliches Wissen besonders zum Tragen. Viele Expert:innen des Lebens kooperieren mit einer oder zwei Expert:innen für den psychotherapeutischen Prozess. Eine Begegnung auf Augenhöhe fördert die Kooperation mit und zwischen den Gruppenmitgliedern, sie trägt der Selbstorganisation von Gruppen Rechnung und unterstützt die Selbstwirksamkeit von Klient:innen. Im Gruppenprozess wirkt sich dies so aus, dass wir weniger leiten oder führen, sondern eher moderieren. Als Leiter:innen sind wir dann gefragt, wenn sich negative Dynamiken in der Gruppe entwickeln oder wenn die gemeinsam erarbeiteten Regeln gebrochen werden.

- Was die Arbeit mit Gruppen ebenfalls erleichtert, ist der Verzicht auf Kausalannahmen. Die Suche nach Ursachen und deren Wirkungen, die häufig zu engen Fokussierungen führt, geben wir zugunsten der Zirkularität auf und regen damit Suchprozesse an. Hierfür kann die Gruppe gut genutzt werden. Wie sehen die anderen Gruppenmitglieder das Beschriebene? Welche Ideen haben sie dazu? Welche anderen Perspektiven wären noch möglich? Andere Sichtweisen der Gruppenmitglieder können dazu führen, kausale Erklärungen zu verflüssigen. Statt linearer Ursachensuche legen wir den Fokus auf Wechselwirkungen. Diese lassen sich in Gruppen direkt beobachten und erleben, während in der Einzeltherapie nur darüber gesprochen werden kann.
- Einen weiteren Vorzug hinsichtlich Gruppentherapie hat die Systemische Therapie durch ihre Ressourcenorientierung, Tsirigotis spricht von der Gruppe als »Ressourcentreibhaus« (Tsirigotis 2005, S. 230). Haja Molter bringt es auf den Punkt, wenn er schreibt: »Lösungs- oder ressourcenorientiertes Arbeiten in/mit Gruppen [zeichnet] sich weniger dadurch aus, dass bestimmte Techniken der Profis zum Einsatz kommen, sondern mehr dadurch, dass eine Haltung zum Tragen kommt« (Molter 2006, S. 7). Diese Haltung fördere den Respekt vor der Andersartigkeit der Gruppenmitglieder, fördere Lust und Leichtigkeit, da sie an Ressourcen anschlösse, weniger auf Angst oder Macht fokussiere, sondern auf die Machbarkeit kleiner Veränderungen – wissend, dass die Teilnehmer:innen Urheber:innen von Veränderung sind. Durch die Fokussierung auf Ausnahmen

und durch die Imagination gewünschter Veränderung können verborgene Stärken wiederentdeckt werden (Herr et al. 2012, S. 161).

- Als anliegenorientierter und zielgerichteter Therapieansatz orientieren wir uns an den Bedürfnissen der Gruppenmitglieder. Wir nutzen die Gruppe, um mit Schmidt zu sprechen (siehe Beitrag in diesem Buch), für die Ziele Einzelner. Dabei arbeiten wir mit der Metapher des Trittbrettfahrens (siehe auch Beitrag Krämer und Herr). Auch wenn wir an den Zielen anderer arbeiten, können die Gruppenteilnehmer:innen meist Erkenntnisse für sich selbst erzielen und/oder Aha-Erlebnisse erfahren. Sie werden stets miteinbezogen: Wie sehen sie das Geschilderte? Was löst es bei ihnen aus? Welche Erfahrungen haben sie mit dem Thema? Durch die klare Ausrichtung auf die Ziele der einzelnen Gruppenmitglieder minimieren wir die Gefahr destruktiver Dynamiken. Die Arbeit an den Zielen bietet – neben den vereinbarten Gruppenregeln – einen sicheren Rahmen.

Von theoretischen Voraussetzungen über Haltungen zu Interventionen

In der systemischen Gruppentherapie kommen ähnliche Techniken und Interventionen wie in der Einzel-, Paar- und Familientherapie zum Einsatz, mit mindestens zwei Unterschieden: Einige systemische Techniken lassen sich nur in oder mit Gruppen umsetzen und der Resonanzraum, ausgelöst durch das therapeutische Arbeiten, ist durch die Gruppe wesentlich größer und vielfältiger.

- Das Reflektierende Team: Ausgehend von Ideen von Andersen (1990), teilen wir die Gruppe in zwei Hälften. Die eine reflektiert über ein konkretes Anliegen eines Gruppenmitglieds (z. B. dysfunktionale Muster oder Überforderung) ziel- und ressourcenorientiert, sie tauschen Erfahrungen und Veränderungswünsche und – wenn vorhanden – Veränderungserfahrungen aus. Die andere Gruppenhälfte beobachtet, ergänzt und reflektiert im Anschluss. Oder: Die Gruppentherapeut:in bearbeitet mit einer Teilnehmer:in ihr Anliegen. Nach dem Gespräch der beiden melden sich drei, vier aus der Gruppe und geben als Reflektierendes Team Feedback zum Gehörten und Erlebten. Patrick Burkard zeigt in seinem Beitrag einen weiteren möglichen Einsatz des Reflektierenden Teams in der Gruppentherapie.

- Im Ablauf ähnlich wie das Reflektierende Team, aber unterschiedlich in ihrer Intention ist die Outsider-Witness-Group. Diese Arbeitsweise aus der narrativen Richtung basiert auf der Erfahrung, dass Geschichten durch das Wieder- und Neuerzählen mit Erfahrungen und Veränderungen angereichert sowie verfestigt werden und sich dadurch verdichten. Die außenstehenden Zeug:innen geben das im therapeutischen Gespräch Gehörte erneut in einer von Anerkennung geprägten Atmosphäre wieder. Sie unterhalten sich untereinander über die Ausdrucksweise des Gruppenmitglieds, über die wachgerufenen Bilder und über die persönlichen Erfahrungen, die durch diese Ausdrucksformen aktiviert worden sind (White 2010).

Der ganze Bereich der Aufstellungsarbeit lässt sich in der systemischen Gruppentherapie gut nutzen:

- Skulpturen: Ein Gruppenmitglied stellt sein inneres Bild der Gruppe auf. Es stellt die beteiligten Personen in seinen gedachten Beziehungen zueinander im Raum auf. Nachdem es die Skulptur beendet hat, bleiben die Gruppenmitglieder in ihren Positionen und verbalisieren die Gefühle, die sie in dieser Position wahrnehmen. Orientiert an den Impulsen der Teilnehmer:innen, wird die Skulptur so umgebaut, dass sich alle Teilnehmer:innen wohl(er) fühlen. In einem anschließenden Reflexionsprozess werden die Erfahrungen ausgetauscht, ihre Bedeutsamkeit für den gruppentherapeutischen Prozess evaluiert und erste Schritte in eine bessere Richtung diskutiert (Satir 1995).
- Strukturaufstellungen: Angelehnt an die Skulptur, aber im Unterschied zu ihr arbeitet die Strukturaufstellung mit Repräsentant:innen. Passend zu seinem Thema wählt ein Gruppenmitglied Repräsentant:innen aus der Gruppe aus und stellt sie im Raum auf. Die Repräsentant:innen äußern Veränderungswünsche, setzen diese um und erläutern die Unterschiede zwischen den Positionen (Sparrer 2004). Im anschließenden

Gespräch reflektieren die Teilnehmer:innen über ihre Erfahrungen und darüber, wie sie sich in den Alltag transferieren lassen.
- Werden in einer Gruppe Dilemmata erörtert, bietet sich die Tetralemma-Aufstellung an (Varga von Kibéd u. Sparrer 2003). Gruppenteilnehmer:innen übernehmen jeweils eine der fünf Positionen: das Eine, das Andere, beides, keines von beiden und ganz was anderes. Patrick Burkard zeigt in seinem Beitrag, wie er im Rahmen einer Gruppentherapie mit alkoholkranken Menschen das Tetralemma einsetzt.
- Die Parts-Party von Virginia Satir (Satir 2004) empfiehlt sich ebenfalls für die Arbeit in und mit Gruppen. Gruppenteilnehmer:innen übernehmen in Form eines mehrteiligen Rollenspiels einen inneren Anteil der »Gastgeber:in«, der durch sein Agieren auf der Party mit seinen Problemen und mit seinen Potenzialen sichtbar wird. Die Parts-Party dient der Identifikation, Transformation und der Integration von inneren Anteilen und Ressourcen. Was sehr ernsthaft klingt, kann zu einem sehr humorvollen Rollenspiel werden, das es erleichtert, auch eigene, weniger schmeichelhafte Seiten zu akzeptieren.

Wir arbeiten in Gruppen u. a. auch mit Genogrammen (McGoldrick 2019), mit dem Tree of Life (Denborough 2017) oder mit soziometrischen Tools. Die Aufzählung der Methoden, die für die systemische Gruppentherapie geeignet sind, ist exemplarisch und nicht vollständig. Wir verweisen auf die Beiträge in diesem Buch, die ebenfalls Methoden berücksichtigen, die für die jeweilige Klientel und das jeweilige Thema geeignet sind oder zu dem jeweiligen therapeutischen Prozess passen.

Konstruktbegriff, Kofferwort und künstliches System – Annäherung an den Begriff »Gruppe«

Wenn wir über systemische Gruppentherapie schreiben, interessiert uns, welche Definitionen von Gruppe sich in der Kleingruppenforschung, in der Gruppentherapie und in der systemischen Community finden. Die Auseinandersetzung mit dem Begriff »Gruppe« schließt unsere Einführung ab.

Für Kleingruppenforscher:innen ist die Sache klar: Drei bis zwanzig Mitglieder – ab zwanzig sprechen sie bereits von einer Großgruppe –, ein gemeinsames Ziel, eine gemeinsame Aufgabe, direkte Kommunikation und eine gewisse zeitliche Dauer, von drei Stunden bis zu mehreren Jahren. Gruppen verbindet das Gefühl von Zugehörigkeit und gemeinsamen Normen (König u. Schattenhofer 2016, S. 15).

Für die Gruppenpsychotherapieforscher Strauß und Mattke ist der Begriff »Gruppe« – Sader zitierend – ein »Konstruktbegriff«, denn je nach Arbeitsbereich, Forschungsinteresse und Anwendungsfeld sind unterschiedliche Definitionen nützlich (Mattke, Reddemann, Strauß 2011, S. 18). Auch König spricht davon, dass »alles schon einmal als Gruppe bezeichnet worden [ist]« und versucht Klärung zu erreichen, indem er vorschlägt, den Begriff »Gruppe« »für kleinere soziale Gebilde zu reservieren, für ›Systeme persönlicher Beziehungen‹ (Neidhardt 1983, S. 14), die von Unmittelbarkeit (Face-to-Face), Diffusität und einer gewissen Dauerhaftigkeit gekennzeichnet sind« (König 2010, S. 294). Durch die Covid-19-Pandemie und das Erstarken der Kommunikation über digitale Plattformen wie Webex, Zoom oder Microsoft Teams wird die Definition von Gruppe und »unmittelbarer Kommunikation« erweitert werden müssen.

Für Herr gibt es aus systemischer Sicht für Gruppen keine festen Entitäten, deren Definition hängt stets von den Definierenden und ihren Zielen ab (Herr 2005, S. 18).

Ähnlich argumentieren Molter und Klütmann, wenn sie von der Gruppe als »Kofferwort« – sich auf den Schriftsteller Arno Schmidt beziehend – sprechen: »Man kann darunter jede Form von sozialem System verstehen, in dem Menschen miteinander verbunden sind« (Molter u. Klütmann 2022, Beitrag in diesem Buch). Sie präzisieren und betrachten die Gruppe als

> »einen immer wieder temporär zusammengesetzten Handlungszusammenhang, als sprachlichen und außersprachlichen (Kon-)Text: als soziales System. […] örtlich und zeitlich gebunden, ›ereignen‹ sich Kommunikationen, die sich von anderen Umwelten dadurch unterscheiden, dass sie ihre eigenen Sinn- und Systemgrenzen entwickeln« (Molter u. Klütmann 2022, Beitrag in diesem Buch).

Wilms unterscheidet »natürliche« Systeme wie die Familie von den »künstlichen« und meint damit die Gruppe (Wilms 2014, S. 210), eine Unterscheidung, die mit dem ständigen Zuwachs von Patchworkfamilien nicht mehr haltbar sein dürfte. Gruppenpsychotherapie bezeichnen Strauß und Mattke als »Behandlung einer emotionalen oder psychischen Störung oder eines Anpassungsproblems mithilfe des Mediums Gruppe« (Strauß u. Mattke 2012, S. 10). Die angesteuerte Veränderung kann sowohl intrapersonell als auch interpersonell sein. Schmidt definiert Gruppen recht pragmatisch: Sie sind Mittel zum Zweck für die Ziele Einzelner, ein Hilfssystem, das von vielen unterschiedlichen Perspektiven ausgeht und keine Wahrheiten vertritt, ein »zieldienliches co-therapeutisches Unterstützungssystem« (Schmidt 2001, 2022, Beitrag in diesem Buch).

Wimmer plädiert dafür, den Begriff der »Gruppe« von »seinen historischen Aufladungen zu befreien und ihn scharf zu machen für die Bezeichnung einer eigenen Systembildungsform« (Wimmer 2007, S. 287). Trotz berechtigter Skepsis gäbe es ausreichend Gründe, an diesem Begriff festzuhalten und die Theorieanstrengungen zu verstärken (Wimmer 2012b, S. 147). Für ihn entsteht in der

> »Entwicklung von einem Interaktionssystem zur Gruppe [...] ein besonderer ›sozialer Raum‹, der das soziale System Gruppe weiterbestehen lässt, auch wenn sich die Mitglieder eine Zeitlang nicht als gleichzeitig Anwesende begegnen. Für dieses Überdauern von Diskontinuität benötigt die Gruppe jedoch eine selbstorganisierte, periodisch wiederkehrende Kommunikation unter Anwesenden mit einer weitgehend stabilen Zusammensetzung, d. h. mit einer tragfähigen, selbsterzeugten Innen/Außen-Unterscheidung.«

Aus Teilnehmer:innen werden Mitglieder: »Im Übergang vom Interaktionssystem zur Gruppe evolviert dieses ›Wir-Sagen-Können‹« (Wimmer 2012a, S. 6). Ähnlich definiert es Hesse: »Solange sich die Mitglieder mithilfe eines bestimmten Themas gegenseitig die Mitgliedschaft bestätigen und anerkennen, bleibt das soziale System bestehen« (Hesse 2006, S. 11).

Zu den Unterschieden zwischen Gruppen einerseits und Organisationen, Teams und Familien andererseits

Wir wenden unseren Blick auf Unterschiede: Worin liegen sie, wenn wir Teams, Organisationen oder Netzwerke von Gruppen abgrenzen? Zählen Organisationen, Institutionen, Teams und Familien nun zu Gruppen? – Ja und nein. Je nachdem, welche Literatur wir befragen, bekommen wir unterschiedliche Antworten. Wimmers Arbeiten zum Thema Gruppen finden wir sehr brauchbar, mit ihnen können wir sinnvolle Unterschiede festmachen.

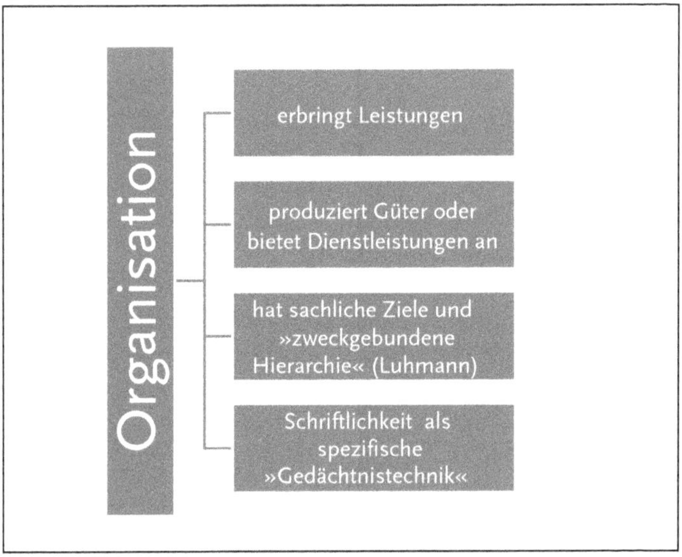

Abb. 1: Organisation (nach Wimmer 2007)

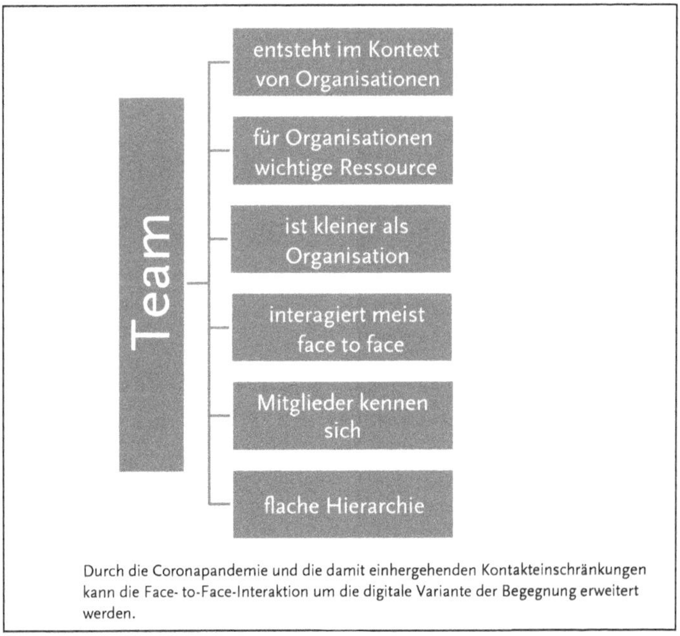
Team
entsteht im Kontext von Organisationen
für Organisationen wichtige Ressource
ist kleiner als Organisation
interagiert meist face to face
Mitglieder kennen sich
flache Hierarchie
Durch die Coronapandemie und die damit einhergehenden Kontakteinschränkungen kann die Face-to-Face-Interaktion um die digitale Variante der Begegnung erweitert werden.

Abb. 2: Team (nach Wimmer 2007)

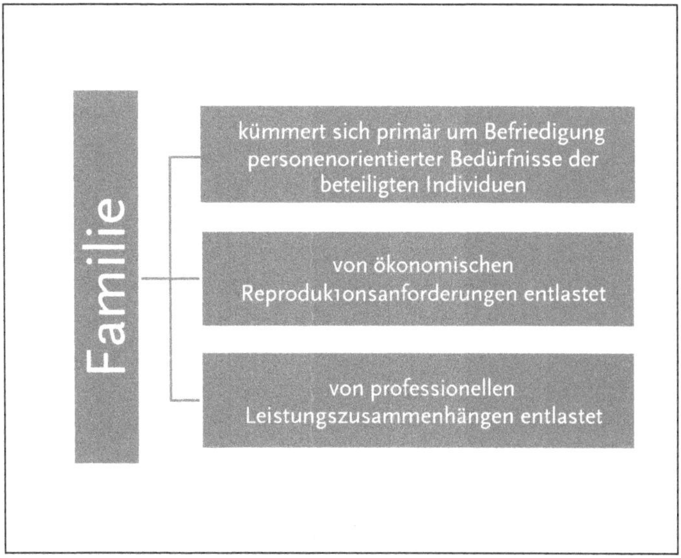

Abb. 3: Familie (nach Wimmer 2012)

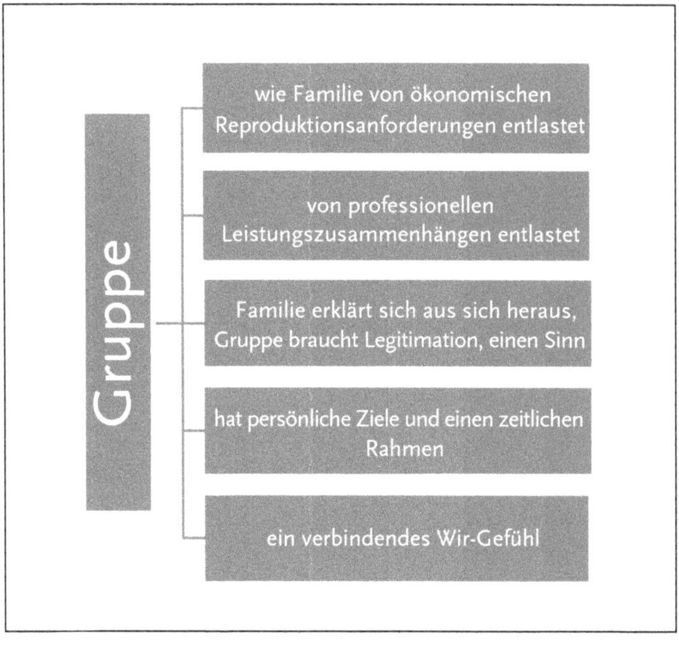

Abb. 4: Gruppe (nach Wimmer 2012, König 2012, Wedekind u. Georgi 2014)

Auch wenn Gruppe als Konstruktbegriff, als Kofferwort oder als Begriff ohne feste Entität bezeichnet wird, gibt es doch einige Merkmale, die ihr gemein sind: Gruppen sind soziale Gebilde, in denen – in Abgrenzung zu Teams und Organisationen – persönliche Beziehungen, Bedürfnisse und Ziele im Vordergrund stehen. Meist sind sie zeitlich begrenzt, und als selbstorganisiertes System mit Innen- bzw. Außengrenzen sind sie in sich geschlossen und somit nicht instruierbar. Sie dienen den Zielen Einzelner und zeichnen sich – im systemischen Verständnis – u. a. durch Multiperspektivität, Begegnung auf Augenhöhe und Ressourcenorientierung aus. Gruppen sind zweckgebunden und die Teilnehmer:innen verstehen sich als Mitglieder, sie verbindet ein Wir-Gefühl.

Mit unserem Buch wollen wir die Lücke, die wir eingangs erwähnten, wenn schon nicht schließen, so doch zumindest etwas kleiner machen. Wir wollen die Gruppe wieder stärker im therapeutischen Umfeld verankern. Und nicht zuletzt wollen wir durch die Beiträge Lust auf das Arbeiten mit Gruppen machen.

1 Eine diskursive Annäherung: Zur Theorie systemischer Gruppentherapie

Haja Molter, Christopher Klütmann

Wir stellen Beschreibungen über Gruppentherapie voran, die wir als zieldienlich und spannend für die weitere Auseinandersetzung erachten: Zugänge zu systemischer Gruppentherapie und die Betonung der Bedeutung von Gruppentherapie im klinischen Feld. Auffallend ist die Heterogenität der systemischen Gruppentherapiekonzepte, die sich sowohl in unterschiedlichen Kontexten als auch in inhaltlichen Aspekten zeigt. Hesse et al. (2001) entwickelten ein dreidimensionales Modell, mit dessen Hilfe sich Gruppentherapieprozesse aus systemischer Sicht beschreiben und erklären lassen:

- Dimension I: kontextuelle Aspekte (Therapeut:innen, Gruppenmitglieder, institutioneller Kontext)
- Dimension II: relationale Aspekte (Wirklichkeitskonstruktionen, Organisationsmuster, affektive Dynamiken) und
- Dimension III: die zeitlichen Aspekte des Gruppengeschehens).

Fritz Simon formuliert als Leitunterscheidung:

> »Die systemische Gruppentherapie nutzt und gebraucht die sowohl vorhandenen Unterschiede als auch mögliche Unterscheidungsperspektiven der Gruppenmitglieder für das Entwickeln hilfreicher Unterschiede, die ›Unterschiede machen‹« (Simon 1993, S. 81).

Das Thema Gruppentherapie fand schon früh Aufmerksamkeit in der Theoriebildung Systemischer Therapie. So legte z. B. Helen E. Durkin 1975 einen Entwurf systemisch orientierter Gruppentherapie vor. Sie bezog sich auf die Arbeiten Batesons, Rueschs und der Paolo-Alto-Gruppe: Haley, Jackson und Weakland.

Gruppenpsychotherapie ist ein eigenständiges psychotherapeutisches Verfahren. Mit den wiederholt nachgewiesenen Wirkfaktoren ist sie gleichzusetzen mit der Effizienz einzeltherapeutischer Settings (siehe auch Beitrag v. von Sydow in diesem Band). Für die Gruppenpsychotherapie spricht, dass sie gegenüber Einzeltherapie wesentlich kosteneffektiver ist, und meistens werden weniger Sitzungen benötigt. Psychiatrische, psychosomatisch-psychotherapeutische und Rehabilitationskliniken setzen sie mit großem Erfolg ein, da sie sich selbst für schwer chronifizierte Patient:innen als effektive und effiziente Interventionsmaßnahme bewährt hat (Tschuschke 2001). Blickt man auf die Veröffentlichungen zur Gruppentherapie im deutschsprachigen Raum findet man davon nur wenige (Trautmann-Voigt u. Voigt 2019).

Ein Versuch der Annäherung zum Begriff »Gruppe«

Vorausschicken möchten wir unser Verständnis von Gruppe, einem »Kofferwort« (Schmidt 1970), aus dem man viele Bedeutungen herausnehmen kann. Man kann darunter jede Form von sozialem System verstehen, in dem Menschen miteinander verbunden sind. In der Soziologie begreift man den Begriff als System, in dem Personen in einem häufigen Kontakt zueinander stehen. Wir haben uns entschieden hauptsächlich Luhmanns Theorie der sozialen Systeme in Abgleich mit anderen systemtheoretischen Überlegungen als Grundlage für unsere Ausführungen in diesem Artikel zu nutzen.

Die Herausforderung, der wir uns stellen, ist, personenbezogene Ansätze, in denen Kommunikation über personale Orientierung abläuft, in Koexistenz mit Luhmanns Systemtheorie zu bringen, unter Einbeziehung gruppendynamischer Theorien. Ein Wagnis, oder ein Versuch, unsere Praxis theoretisch zu untermauern. Zentrale Frage für unseren Text ist: Woher wissen wir, was wir tun und auf welchen Theorien bauen sich unsere Interventionen in Gruppen auf?

Unter den vielen Möglichkeiten Gruppe systemisch zu definieren, betrachten wir Gruppe als einen immer wieder temporär zusammengesetzten Handlungszusammenhang, als sprachlichen und außersprachlichen (Kon-)Text: als soziales System. Anders als in Familien kann es sich auch um wechselnde Mitglieder handeln. Die Teilnehmer:innen und Therapeut:innen zeigen in der Gruppe Verhalten und Gefühle, sie sprechen oder schweigen. Das heißt, örtlich und zeitlich gebunden »ereignen« sich Kommunikationen, die sich von anderen Umwelten dadurch unterscheiden, dass sie ihre eigenen Sinn- oder Systemgrenzen entwickeln (Molter 2001).

Mit der Übernahme einer solchen Definition von Gruppe geht man davon aus, dass Veränderungen nicht vorhersagbar kausal von außen veranlasst werden können. Die Selbstorganisationsprozesse der Gruppe schaffen einen Kontext, in dem Veränderung, Nichtveränderung und anderes stattfinden kann.

Als Handlungsmaxime für die Arbeit mit Gruppen stellen wir folgende Beschreibung in den Vordergrund:

> »Systemische Gruppendynamik stellt die Nützlichkeit und die Ästhetik des Wandels in den Vordergrund der Arbeit in der Gruppe. Dabei entfaltet systemisches Denken und Handeln im Umgang mit und in Gruppen eine Dynamik, welche die Ressourcen der Teilnehmer so nutzt, dass das (Er-)Finden von Lösungen statt Erklären und Verstehen von Problemen im Vordergrund steht« (Molter 2001, S. 31).

Mit diesem Verständnis kann man die Gruppe als ein operational geschlossenes System betrachten, wo Therapeut:innen und Teilnehmer:innen das, was sie miteinander in ihrem Verhalten tun, intern nach eigenen Gesetzmäßigkeiten ordnen und Sinngrenzen entwickeln. Sie linguieren – damit ist der spezifisch menschliche Prozess gemeint, »durch den Menschen ihre Lebensweise in Gemeinschaft gestalten und regulieren« (Ludewig 2013, S. 29).

Zusammenfassend kann man sagen:

> »Begreift man Gruppe als eigenständigen Typus sozialer Systembildung, dann wird deutlich, dass hier eine spezifische Kombination von Merkmalen bedeutsam wird, die sowohl für Interaktionsmuster als auch für Organisationen kennzeichnend sind: Kommunikation unter Anwesenden mit all den damit verbundenen Implikationen (z. B. Verpersönlichung der Beziehungen) auf der einen Seite und Mitgliedschaft, Entscheidungskompetenz, eine dauerhafte Zeitperspektive, Fähigkeit zur Selbstbeobachtung und Selbstreflexion etc. auf der anderen Seite. Diese Merkmalskombination verleiht Gruppen ihren typischen Hybridcharakter (Tyrell 1983, Pelikan 2004), der es eigentlich verbietet, solche sozialen Systeme der einen oder anderen Seite zuzuschlagen« (Wimmer 2012a, S. 148).

Systemische Theorien, auf die wir uns in der Praxis beziehen

Bevor wir uns dem Ausformulieren einer Theorie der systemischen Gruppen(psycho)therapie zuwenden, schicken wir voraus, dass wir nicht auf eine allgemein verbindliche und einheitliche Theorie systemischer Psychotherapie zugreifen können.

> »Inzwischen hat die Systemtheorie bereits eine so lange und differenzierte Theoriegeschichte durchlaufen, dass man eher von einer Theoriefamilie sprechen sollte als von einer einzelnen Theorie« (von Schlippe u. Schweitzer 2019, S. 28).

In der systemischen Epistemologie berufen sich Systemische Therapeut:innen auf unterschiedliche systemtheoretische Entwicklungslinien, sodass, wenn man systemische Praktiker:innen nach ihrer theoretischen Fundierung befragt, ein subjektiv zusammengepflückter bunter Strauß angeboten wird.

Unsere Aufzählung möglicher systemischer Blumen beansprucht keine Vollständigkeit. Soweit wir das Feld der systemischen Szene überblicken, beruft man sich auf die allgemeine Systemtheorie mit Fokus auf Zirkularität und Feedback (von Bertalanffy), kybernetisches Denken, Kommunikation und Beobachtung, bekannt unter Kybernetik erster Ordnung (Bateson et al., Palo-Alto-Gruppe et al., Selvini Palazzoli et al.), die Beobachtung der Beobachtung: Kybernetik zweiter Ordnung (Tomm u. Andersen), radikalen Konstruktivismus (von Glasersfeld u. von Foerster), die Theorie autopoietischer Systeme (Maturana, Varela), die Theorie sozialer Systeme (Luhmann), Wandel durch dialogische Zusammenarbeit in der narrativen Therapie (Gergen et al., White et al., Olthof), den lösungsfokussierten Ansatz (de Shazer u. Berg), hypnosystemische Ansätze (Schmidt), Synergetik (Haken u. Schiepek), personzentrierte Systemtheorie (Kriz) und integrative systemische Therapiemodelle (von Sydow u. Borst). (Aufzählung angelehnt an Levold u. Wirsching 2014, S. 5.)

Wesentlich geprägt hat uns auch der entwicklungsorientierte Ansatz Virginia Satirs. Für den Soziologen Helmut Wilke (2004, S. 13–14) gehört Virginia Satir mit Gregory Bateson, Paul Watzlawick und Don D. Jackson zu den Vertretern der kommunikationstheoretischen Seite des systemischen Modells.

Gerade im Hinblick auf die Entwicklung einer systemischen Gruppentherapie verdanken wir Virginia Satir wesentliche Impulse, vor allem da es ihr gelang, mit der von ihr praktizierten Skulpturarbeit in Familien und Gruppen die analoge Seite der Kommunikation für therapeutische Prozesse nutzbar zu machen. Sie bezog die physiologischen Prozesse, Empfindungen und Gefühle als Informationsquelle mit ein (Molter u. Grabbe 2014, Molter u. Strecker 2020).

Wie schon bemerkt gibt es nicht die Systemtheorie, an die man sich dogmatisch halten muss. Das wäre ein Widerspruch ihrer zugrunde liegenden Philosophie, dem Konstruktivismus.

> »Worüber die Systemtheorie allerdings verfügt, sind Denkansätze aus unterschiedlichen Wissenschaftsdisziplinen, die sich gegenseitig befruchten und in ihrer Gesamtheit eine geänderte Auffassung von Wirklichkeit, ein neues Weltbild entstehen ließen« (Nagel u. Wimmer 2015, S. 52).

In Bezugnahme auf die oben aufgeführten unterschiedlichen Denkansätze werden wir uns einer Theorie systemischer Gruppentherapie diskursiv nähern. Wir streben eine vermittelbare Praxistheorie an. Dabei wird deutlich werden, welche Ansätze wir für die Bildung »unserer« Theorie heranziehen und es fließen schon Hinweise für die Praxis mit ein. Diese Theorien haben gemeinsam, dass sie auf der Erkenntnistheorie unterschiedlicher Richtungen des Konstruktivismus basieren und die Auffassung von Nichtlinearität, Rekursivität, Kontingenz, Strukturdeterminiertheit und Selbstorganisation vertreten (Simon 2006). Aus unserer professionellen Sozialisation heraus fließen auch unterschiedliche Ansätze der Familientherapie mit ein. So kommen viele dieser Theorien in unserer Praxis zur Anwendung. Das meiste davon jedoch unbewusst, intuitiv. Wenn es uns gelingt diese Theorien bewusster anzuwenden, wären wir unserem Anspruch in diesem Artikel gerecht geworden.

Unsere Beobachtung macht den Unterschied. Je nachdem, wie wir die Konzepte der Systemtheorie erster oder zweiter Ordnung nutzen, gehen wir von unterschiedlichen Beobachterpositionen aus und entscheiden uns somit immer *für* etwas und gleichzeitig *gegen* etwas, wobei allerdings jede Beobachtung einen blinden Fleck erzeugt: die von der Beobachter:in benutzten Unterscheidungskriterien. Wir benutzen die unterschiedlichen Ansätze zur Hypothesenbildung so, dass wir uns bewusst machen, auf welche Theorie wir die Hypothesen beziehen: Angenommen wir beziehen uns auf soziale Systeme, dann ... Angenommen, wir beziehen uns auf Ansätze, die als Elemente eines Systems die Interaktion der Personen und ihrer Handlungen beobachten, dann ... usw.

System – Umwelt – soziale Systeme

Ein Theoriestrang in Luhmanns Theorie ist die System-Umwelt-Differenz. Sie ist ein Versuch, das zu benennen, was tatsächlich beobachtbar ist: das Unterscheiden. Nach Luhmann sind soziale Systeme operativ geschlossen, autopoietisch und selbstreferenziell. »Das bedeutet, dass sich Systeme anhand ihrer eigenen Operationen (Kommunikationen) selbst herstellen. Die Geschlossenheit der Selbstorganisation ist also Voraussetzung für Offenheit gegenüber der Umwelt« (Siri 2012, S. 124). Luhmann unterscheidet drei Fälle von Sozialsystem: die Interaktion unter Anwesenden, die Organisation als Kommunikation unter Mitgliedern und die Gesellschaft als Kommunikation unter Abwesenden (Luhmann 1984).

Willke (2004) schreibt über die Differenz zwischen »innen« und »außen«, indem er System definiert als

> »einen ganzheitlichen Zusammenhang von Teilen, deren Beziehungen untereinander quantitativ intensiver und qualitativ produktiver sind als ihre Beziehungen zu anderen Elementen. Diese Unterschiedlichkeit der Beziehungen konstituiert eine Systemgrenze, die System und Umwelt des Systems trennt« (von Schlippe u. Schweitzer, S. 55).

Hier werden Systeme nicht mehr als ein aus Teilen bestehendes Ganzes aufgefasst, sondern es geht um die Beschreibung und Beobachtung der Differenz zwischen System und Umwelt.

Für die Arbeit mit Gruppen könnte somit die Bildung von Subsystemen als hilfreiche Unterscheidung zwischen System und Umwelt im gruppentherapeutischen Raum genutzt und erlebt werden. Differenzenbildung durch unterschiedliche Interaktionen im sozialen System können beispielsweise durch verschiedene Perspektiven eingefügt werden, im Sinne einer Kontexterweiterung.

Kommunikation, doppelte Kontingenz, Erwartungserwartungen

Wir reiben uns an Luhmanns Kommunikationstheorie und sind gleichzeitig von ihr inspiriert: »Der Mensch kann nicht kommunizieren; nur Kommunikation kann kommunizieren« (Luhmann 1992, S. 31).

Nach Luhmann ereignet sich Kommunikation in drei »Selektionen«: Information, Mitteilung und Verstehen.

> »Luhmanns Verständnis von Kommunikation bricht fundamental mit den allgemein bekannten Theorien über Kommunikation von Watzlawick oder Schulz von Thun. Neu an diesem Kommunikationsbegriff ist, dass der Vorgang der Kommunikation nicht wie zuvor bei Watzlawick oder Schulz von Thun als ›handlungsorientiert‹ beschrieben wird, sondern vielmehr die Emergenz der Kommunikation (sie passiert) betont wird. Es geht nicht mehr um gelungene oder misslungene Übertragung von Informationen, Nachrichten oder Vermutungen, sondern um Verstehen oder Missverstehen einer Mitteilung und ihrer Information als selektiver Prozess« (Nöcker u. Molter 2012, S. 20).

In der systemischen Szene hört man oft: Das Misslingen ist wahrscheinlicher als das Gelingen der Kommunikation.

Weitere Aspekte der Theorie sind die Erwartungserwartungen und doppelte Kontingenz, die für die Praxis eine hohe Relevanz haben. In unserem Verhalten lassen wir uns weniger von unseren eigenen Erwartungen an den anderen leiten, sondern von dem, was wir vermuten, was die andere von uns erwartet. Der Begriff geht auf George Herbert Mead (1934/2013) zurück, der darunter eine Antizipation von Handlungen und die Reaktion darauf verstand. Für Luhmann sind Erwartungserwartungen: Erwartungen, die sich auf Erwartungen eines Gegenübers beziehen, sie reduzieren die Komplexität in der Bewältigung des Alltags (Molter u. Nöcker 2018).

Das bewusste Einfügen von zirkulären Fragetechniken unter Einbeziehung der Weisheit der Gruppe wird dem Phänomen der Erwartungserwartungen gerecht und kann zu einem »Durchlüften« empfundener, festgefahrener Beschreibungen beitragen.

Unter Kontingenz versteht man die gleichzeitige Möglichkeit und Nichtmöglichkeit einer Aussage. Doppelte Kontingenz, eine Art »Ursituation des Sozialen« (Baecker 2007, S. 93), beschreibt das Dilemma, dass die eine wie der andere sich auch anders verhalten könnte (Luhmann 1984, S. 150). Unter doppelter Kontingenz wird verstanden: Alter (Einer) bestimmt in einer noch unklaren Situation sein Verhalten versuchsweise zuerst. Er beginnt mit einem freundlichen Blick, einer Geste, einem Geschenk – und wartet ab, wie Ego (Ich) die vorgeschlagene Situationsdefinition annimmt. Alter und Ego wissen um diese Kontingenz, daher doppelt, jede Interaktionsteilnehmerin erfährt sowohl die eigene Handlung als auch die Handlung des anderen als kontingent und sie weiß, dass der andere das ebenfalls glaubt.

Bezugnehmend auf unsere Praxis verstehen wir doppelte Kontingenz als einen immerwährenden Kommunikationsfluss, den wir lediglich beobachten, jedoch nicht steuern können. Das Modell kann uns somit in unserer Haltung als Prozessbegleiter:in in gruppentherapeutischen Settings des Nichtwissens und der Ungewissheit unterstützen.

Autopoiese

Der chilenische Biologe Humberto Maturana (1982) hat das Konzept der Autopoiese zur Beschreibung der spezifischen Organisationsform von Lebewesen entwickelt. Nach Maturana und Varela (2009) operieren autopoietische Systeme selbstreferenziell, geschlossen und strukturdeterminiert. Niklas Luhmann nimmt das Konzept der Autopoiese in seine soziologische Theorie auf und

> »erweitert den Bezugsrahmen, indem er auch soziale und psychische Systeme, die durch ihre jeweiligen spezifischen Organisationen gekennzeichnet sind, als selbstreferenziell und autopoietisch zu beschreiben sucht« (Klymenko 2012, S. 69).

Nach Simon kann man die Autonomie autopoietischer Systeme so beschreiben: Sie verhalten

> »sich immer und ausschließlich aufgrund ihrer aktuellen internen Strukturen und Prozesse. Sie sind selbstbezogen und innengesteuert. [...] D. h. aber nicht, dass sie unabhängig von dem sind, was in ihren Umwelten geschieht, sondern nur, dass sie höchst individuell auf diese Geschehnisse reagieren, die daher nicht als ›Ursachen‹ in geradlinig-kausalem Sinne betrachtet werden können, sondern lediglich als Auslöser für innengesteuerte Verhaltensweisen« (Simon 2006, S. 53).

Sie sind operationell geschlossen, das heißt aber nicht, dass sie keine Informationen aus der Umwelt verarbeiten können. Sie sind nicht unbegrenzt beeinflussbar und instruierbar.

> »Der Fokus verschob sich mehr und mehr auf die innere autonome Selbstorganisationslogik lebender Systeme, auf ihre operationale Abgeschlossenheit und damit auch auf die Grenzen externer Einflussnahme« (von Schlippe u. Schweitzer 1996, S. 51).

Für unsere Praxis bedeutet das, dass wir Leiter:innen und Gruppenteilnehmer:innen mit unseren Körpern und unseren Psychen mit zur Umwelt gehören, eingebunden sind in die entstehenden Kommunikationsmuster und den immer wieder sich selbstorganisierenden temporär gesetzten Kommunikationszusammenhang »Gruppe als soziales System« nur verstören und anregen und nicht eins zu eins informieren und instruieren können.

Struktur und strukturelle Koppelung

Luhmann wehrt sich dagegen, seine Theorie als strukturalistisch zu verstehen (1984, S. 377–382). Er betrachtet Strukturen nicht als determiniert und grenzt sich insbesondere von dem Strukturalismus Claude Lévi-Strauss' und der Synergetik ab.

> »Grundsätzlich definiert Luhmann Struktur als Einschränkung der im System zugelassenen Relationen« (von Groddeck 2012, S. 119 f.).

Struktur kann nicht als Ursache von Autopoiese, sondern als je aktuelle Einschränkung der zu verknüpfenden Elemente gesehen werden (Luhmann 1984).

Blicken wir in die therapeutische Praxis, so gehen praktizierende Systemiker:innen eher von dem Konzept der Strukturdeterminiertheit aus. Wir schätzen beide Ansätze in unserer Praxis. Jenseits dieser theoretischen Differenzen halten wir den Begriff »strukturelle Kopplung«, der ursprünglich von Maturana (1982) stammt, für praxisrelevant. In der Luhmann'schen Systemtheorie wird strukturelle Kopplung als Dimension der Verknüpfung der unterschiedlichen Systemtypen (Leben, Bewusstsein, Kommunikation) verstanden. Ohne die Kopplung mit einem lebenden System kann es kein Bewusstsein geben und ohne Bewusstseinssysteme ist Kommunikation undenkbar. Folglich ist Kommunikation auch auf Leben angewiesen, Leben aber weder auf Bewusstsein noch auf Kommunikation. Das bedeutet, dass Kommunikation und Bewusstsein nur in ihrer Kopplungsdimension beobachtet werden können – oder gar nicht. Die Sichtweise, dass psychische und Sozialsysteme strikt getrennt operieren und dennoch voneinander abhängig sind, kann man so betrachten, »dass die getrennten Operationen in einem gemeinsamen Medium verlaufen, das durch Sinn gebildet wird: Bewusstsein und Kommunikation prozessieren beide mit sinnhaften Operationen, und können deshalb strukturell aneinander gekoppelt sein« (Sutter 2012, S. 386). Das Verbindende von Psyche und Kommunikation ist, dass sie mit Sinn operieren.

Die gute Absicht, das Wozu, Womit, Wodurch sind demnach nicht »nur« Fragen, die wir stellen, sondern ein mögliches Vehikel, mit dem wir uns gemeinsam auf die Suche nach Bewusstwerdungsprozessen machen, die unseren zu begleitenden Systemen hilfreiche Differenzbildungen ermöglichen. Diese sind unserer Meinung nach essenziell für das neugierige, staunende Arbeiten in gruppentherapeutischen Settings.

Narrativer Ansatz, Geschichten und Gespräch

Narrative Denkansätze gehen davon aus, dass sich Menschen ihre eigene Geschichte durch eine besondere Erzähltradition aufbauen, indem sie entscheiden, was für sie bedeutsam ist. Es wird eine Selektion von Erlebtem und Ereignissen vorgenommen.

Dies bedeutet, dass es in der systemischen Gruppentherapie hilfreich sein kann, Geschichten neu zu erzählen bzw. zu dekonstruieren, d. h. vertraute und gewohnte Teile einer Geschichte werden bewusst verstört, in einzelne Teile zerlegt, mit einem neuen Sinn unterlegt und zusammengesetzt.

Hierbei geht es nicht darum, positiv erzählte Geschichten in den Vordergrund zu stellen oder negativ erlebte und erzählte Geschichten auszublenden oder sie ungeschehen zu machen. Vielmehr geht es darum, sie mit neuen Bedeutungen zu belegen, damit sie hilfreich und weniger belastend erlebt und gelebt werden können (Nöcker u. Molter 2015).

> »Die Folgen einer solchen Sichtweise für Therapie sind erheblich: Die Erzählungen einer Person, welche diese scheinbar charakterlich festschreiben, werden als Ergebnis der Erzählpraxis einer bestimmten kommunalen Gemeinschaft gesehen und insofern weitet sich ein Möglichkeitsraum, die Geschichten völlig anders zu erzählen« (Kaimer 2006, S. 3).

Gergen (2002) nennt vier zentrale Merkmale eines konstruktionistischen Therapieverständnisses:

1) Der Schwerpunkt liegt auf Bedeutungen, während es in der traditionellen Therapie mehr um das Herausfinden der Ursachen psychischer Störungen geht.
2) Therapie ist Co-Konstruktion. Den Klient:innen wird in der Entfaltung ihrer Geschichten zunächst ein Freiraum eingeräumt. Die Therapeut:innen können Nachfragen stellen, Änderungen vorschlagen, um dann mit den Erzählenden gemeinsam neue Optionen herauszuarbeiten. So kann eine neue Geschichte entstehen.
3) Ein weiterer Schwerpunkt liegt auf Beziehungen. Im Fokus liegt das Interesse für das Netzwerk sozialer Beziehungen. Zusammen mit den Therapeut:innen werden die kommunal erzeugten Bedeutungen auf das Handeln mit sich selbst oder signifikanten anderen bezogen. Das Selbst in Beziehungen ist auch Wirklichkeit der anderen.
4) Gefordert wird eine Wertesensibilität. Die Bedeutung der Werte der Therapeut:innen im Prozess der Therapie ist bedeutsam und Wertneutralität ist eine Illusion, das impliziert, dass die

Werte der Therapeut:innen offengelegt werden, wenn im Therapieverlauf kritische Situationen dies erfordern.

Unser Erleben gleicht nicht dem Erleben des anderen, so wie kein Ei dem anderen gleicht. Wir können uns über die Landschaft verständigen, wissen allerdings nicht, mit welcher Aufmerksamkeitsfokussierung wir und andere hinsehen, um sich zu orientieren. Das führt uns zur Bedeutung des Gesprächs in der systemischen Gruppentherapie. Sprache ist

> »maßgebliches Element in der menschlichen Existenz [...] Menschen existieren in bzw. mit der Sprache und in das Netz der Sprache verstrickt gestalten sie Landschaften ihres individuellen, sozialen und politischen Lebens. [...] Von sprechenden Wesen kann man sagen, dass sie sich auf eine bestimmte Weise selbst gemacht haben« (Demmerling 2013, S. 252).

Wir haben auch die radikale Auffassung Steve de Shazers im Ohr:

> »Es gibt keine Familiensysteme, keine Psychen, sondern nur das Sprechen darüber. [...] Statt Gespräche sehen Therapeuten oft Systeme, Strukturen, Bindungen, Zirkel, Psychen, Brüche, Spielchen und andere bedauerliche Einbildungen« (de Shazer 1992a, S. 61).

Für uns eine Aufforderung, unsere Orientierungshilfen und Hypothesen transparent und besprechbar zu machen.

Für Hans Gadamer, dem Begründer der universalen Hermeneutik, ist Sprache eine »Grundvollzugsweise« des »In-der-Welt-Seins.« Eine seiner Grundaussagen lautet: »Nicht wir führen das Gespräch, sondern werden vom Gespräch geführt« (Gadamer 1990, S. 37). Wenn uns das Gespräch leitet, können Gruppenteilnehmer:innen dann noch bei »ihren« Themen bleiben, da es sich ja um eine Co-Kreation handelt? Wer leitet wen? Hat das Sprechen der Gruppentherapeut:innen mehr Gewicht als das der Teilnehmer:innen, da wir in ihren Augen schließlich die Expert:innen sind?

Wenn es uns scheinbar nicht gelingt, ein Gespräch zu »führen«, so glauben wir doch, dass es möglich ist, in der Gruppentherapie Rahmungen für konstruktive Kommunikation zur Verfügung zu stellen. Grundvoraussetzungen sind Respekt, Verständnis und die Bereitschaft zuzuhören. Die Therapeut:innen regen an, die eigenen

Meinungen zu überprüfen und gemeinsam ein Verständnis des Gesagten zu finden.

> »Auch der Sinn des Gesprächs ergibt sich aus verschiedenen Faktoren: dem Anlass zum Gespräch, der Beziehung der Teilnehmer zueinander, was jeder über die Situation und die Absicht der anderen weiß, was die Teilnehmer zu erreichen hoffen, den zu berücksichtigenden gesellschaftlichen und kulturellen Konventionen, den ständig wechselnden Bedeutungsabsichten der Teilnehmer. Weil immer alles fließend ist, sind Bedeutungen und Verständnis im Gespräch stets deutende Handlungen in steter Veränderung. Für die Leitung des Gesprächs gibt es keine festen und einzig korrekten, der Situation entsprechenden (kontextuellen) Interpretationen. Über jede Bedeutung und Deutung sowie jegliches Verständnis lässt sich konsequenterweise verhandeln. Es sind Versuche« (Anderson u. Goolishian 2008, S. 124).

Personzentrierte Systemtheorie

Jürgen Kriz entwickelte eine Metatheorie, die durch eine Mehr-Ebenen-Konzeption zum Verständnis von psychotherapeutischen und klinischen Prozessen führt, indem er das Zusammenwirken unterschiedlicher Ebenen, u. a. Körper, Psyche, interpersonelle und gesellschaftlich-kulturelle Prozesse beschreibt. In seiner Metatheorie bezieht er sich auf die Gestalttheorie, die humanistische Psychotherapie, hier besonders auf die personzentrierte Psychotherapie Carl Rogers' und auf naturwissenschaftliche Systemtheorie, besonders die Synergetik. Ein zentraler Aspekt der Systemtheorie ist die (selbstorganisierte bzw. regulative) Entstehung, Stabilisierung und Veränderung von Prozess-Strukturen.

Besondere Aufmerksamkeit verdienen dabei temporär stabile Strukturen (sog. Attraktoren), da sie radikal die Freiheitsgrade eines Systems reduzieren. In Korrespondenz zu Attraktoren in den Naturwissenschaften, wo es um Energie-Minima geht, wurde der »Sinn-Attraktor« eingeführt (Kriz 1999). Dieser beschreibt die Reduktion der Komplexität von Information und Bedeutung. Anders als z. B. in der »Theorie sozialer Systeme« liegt der Fokus nicht primär auf den kommunikativen Mustern, sondern zunächst auf der Person mit ihrer Wahrnehmung, ihrem Denken und Fühlen. In einem weiteren Schritt werden dann von der Person ausgehend die Kommunikation zwischen Menschen (Paaren, Familien, Institutionen und Organisationen) in ihrer systemischen Wirkung »von unten nach oben« und auch von »oben nach unten« in ihrer Wechselwirkung beschrieben.

Im Alltagsverständnis denken wir dabei in der Logik von Hierarchie und Macht. Zentral in diesem Ansatz ist der Sinnattraktor mitsamt seiner Komplettierungsdynamik.

> »Damit gemeint ist, dass sich bei einem attrahierenden Prozess aus bereits nur anfänglichen Ordnungstendenzen in der weiteren Dynamik diese Ordnung immer weiter komplettiert und damit z. B. für die Beteiligten immer augenfälliger erfahrbar wird« (Kriz 2017, S. 113).

Die Selbstheilungskräfte der Teilnehmer:innen werden im Prozess der Veränderung durch Komplettierung von »guten Gründen« in der Zukunft angezogen und können so verstärkt aktiviert werden.

Wir haben hier nicht den Raum, die Synergetik, auf die Kriz sich vielfach bezieht, ausführlicher darzustellen. Hilfreich für unsere Praxis finden wir die »Theorie der Ordnungsübergänge« (Strunk u. Schiepek 2014, S. 85 f.) und die auf Selbstorganisation basierenden generischen Prinzipien (Haken u. Schiepek 2006, S. 436–442), die verwandt sind mit Kriz' essenziellen Prinzipien (Kriz 2017, S. 72 f.). Wir unterstreichen die Forderung, die Böse und Schiepek an eine erfolgreiche Therapie stellen: Das »Schaffen von Bedingungen für die Möglichkeit von Selbstorganisation eines oder mehrerer strukturell gekoppelter Systeme in einem bestimmten Kontext« (Böse u. Schiepek 2000, S. 205). Diesem Anspruch versuchen wir auch in der Gruppentherapie zu genügen. Dabei schätzen wir, dass uns systemische Theorien einen großen Möglichkeitsraum offerieren, therapeutische Prozesse mitzugestalten. Auch Luhmann räumt ein:

> »Es gibt sehr viele verschiedene Möglichkeiten, die Welt zu beobachten, je nachdem, welche Systemreferenz zugrunde liegt. Oder anders gesagt: Die Evolution hat zu einer Welt geführt, die sehr viele verschiedene Möglichkeiten hat, sich selbst zu beobachten, ohne eine dieser Möglichkeiten als die beste, die einzig richtige auszuzeichnen. Jede Theorie, die diesem Sachverhalt angemessen ist, muss daher auf der Ebene des Beobachtens von Beobachtungen angesiedelt sein« (Luhmann 1995, S. 114).

Systemische Haltung in der Praxis systemischer Gruppentherapie

Als Voraussetzung zur Durchführung einer solchen Praxis betrachten wir eine dezidierte systemische Haltung als unabdingbar. »Unerschrockenes Respektieren« (Hargens 1995, S. 36) der Unterschiedlichkeit von Gruppenteilnehmer:innen ist gefordert. Auch aus »Haltung«, einem »Kofferwort« wie Gruppe (Schmidt 1970), kann man unterschiedliche Bedeutungen herausheben.

> »Das Wort ›Haltung‹ hat etwas mit ›Halt haben‹ und ›geben‹ zu tun, aber auch mit ›halt‹ im Sinne von ›Stopp‹, also Grenzziehung, Positionierung, Authentizität. Unsere Haltung steht in enger Verbindung mit unserer Identität, dem Charakter, den Einstellungen, Wahrnehmungsweisen und Wirklichkeitskonstruktionen [...]. Haltung ist die Art und Weise, wie wir uns zu uns selbst und zu unserer Umwelt in Beziehung bringen, wie wir uns mit unserer Außen- und Innenwelt auseinandersetzen« (Königswieser u. Hillebrand 2006, S. 74).

Für die systemisch orientierten Gruppentherapeut:innen stellt das eine hohe Anforderung dar. Die Haltung soll ihnen und den Gruppenteilnehmer:innen Halt geben, ohne darauf zu verzichten ihre Positionierung deutlich zu machen und, wenn notwendig, Grenzen zu ziehen, d. h. »Haltung als Prozess des In-Kontakt-Gehens mit sich selbst, den anderen, den Themen und der Umwelt ist ein lebenslanger Prozess, der kontinuierlicher Reflexion bedarf« (Bergknapp 2016, S. 5).

Mit einer solchen Haltung vertraut man auf die Selbstorganisationsfähigkeit der Gruppenteilnehmer:innen, indem man hilft einen förderlichen Kontext für Selbstorganisation beizusteuern (Molter 2002).

> »Beisteuern meint die Kompetenz, sich erkennbar, verantwortlich und anschlussfähig daran zu beteiligen, Perspektiven zu weiten und neue Möglichkeiten zu erschließen, ohne dies einseitig und allein entscheidend tun zu können« (Loth 1998, S. 42).

Gruppentherapeut:innen sind verantwortlich für den organisatorischen Rahmen und das Setting. Im interaktiven Austausch mit Teilnehmer:innen treten sie nicht als Expert:innen, Alleswissende und Alleinunterhalter:innen auf. Sie können sich mit eigenen Ideen zurückhalten oder sie als Angebote anbieten und dabei verdeutlichen:

> »Alles, was wir sehen, [könnte] auch anders sein. Alles, was wir überhaupt beschreiben können, könnte auch anders sein. Es gibt keine Ordnung der Dinge a priori« (Wittgenstein 1994, Tractatus 5.634).

Das heißt aber nicht, dass Gruppentherapeut:innen ihre Expertise, ihr Wissen und Können nicht zur Verfügung stellen dürfen. Sie sollten sich allerdings der Kontingenz bewusst sein.

Kontextsensible Förderung von Selbstorganisierungsprozessen

Was systemische Methoden, Interventionen und »Einladungen«, angeht, können wir auf eine reichhaltige Literatur zurückgreifen und wir finden darin viele wertvolle Anregungen, die auch in der systemischen Gruppentherapie eingesetzt werden können, obwohl sie ursprünglich im weiten Feld der Familientherapie, der systemischen Beratung und dem Coaching entwickelt wurden.

Wie kann man zu einer Selbstorganisation beitragen, die für Gruppenteilnehmer:innen ein entwicklungsförderndes Klima erzeugt?

Wir versuchen als systemische Gruppentherapeut:innen einen Kontext mitzuschaffen, in dem ressourcen- und lösungsorientiertes Arbeiten möglich ist. Unsere Erfahrungen haben uns gezeigt, dass manchmal (er)lösungsfokussiertes Arbeiten zu kurz greift (Molter u. Wolter 2016). Es kann auch geboten sein, Probleme und Symptome als zurzeit mögliche Lösung anzuerkennen.

Wir bieten eine systemische »Choreographie oder Partitur für Improvisation« als Metastrategie an. Damit gelingt es, eine Gruppenkultur zu organisieren, in der sich Verhaltensmuster zeigen können, welche die oben beschriebene systemische Haltung zur Förderung von Lösungen, möglicher Zielräume oder Akzeptanz des Status quo nach den bisher gemachten Erfahrungen herstellen lässt. Dieser »Tanz« wird in der Praxis der Gruppentherapie unterschiedlich getanzt werden.

Bisher benutzten wir als Metapher für Gruppenleiter:innen das Bild vom Choreografen. Ein:e Choreograf:in ist jemand, der/die Schritte und Figuren benutzt und erfindet, um Tänze in Szene zu setzen. Ähnlich kann man eine:n Leiter:in von Gruppen sehen, der oder die den Gruppenteilnehmer:innen »Übungen« und »Rituale« anbietet, die sich von den üblicherweise praktizierten Kommunikationsformen so unterscheiden, dass sie einen »Unterschied machen, der einen Unterschied« macht. Beim Gebrauch dieser Metapher wird die Therapeut:in als zeitlich und örtlich in das Geschehen eingebunden und beteiligt gesehen. Das lässt sich auch anders gestalten. In der Praxis des Seniorautors wurde z. B. Gruppentherapie so durchgeführt, dass die therapeutische Gruppe neunzig Minuten mit dem therapeutischen Leiter arbeitete, um dann nach einer Pause von ebenfalls neunzig Minuten selbstorganisiert, allein weiterzuarbeiten.

Um in einer Gruppe ein Klima von wertschätzender Kommunikation mitzuschaffen, versuchen wir mit den Teilnehmer:innen einen Gruppenzusammenhang zu entwickeln, in dem sich innerhalb der Grenzen der Gruppe Kräfte der Selbstorganisation so entfalten können, dass ihren Anliegen und Aufträgen Raum und Gehör gegeben wird. Um das zu erreichen, haben sich, wie schon erwähnt, vielfältige verbale und nonverbale Vorgehensweisen oder Rituale bewährt. Die Leiter:innen leisten hier einen sehr aktiven Beitrag. Wir erweitern die Metapher vom »Choreografen« um die im Angelsächsischen gebrauchte Beschreibung des »facilitator« (Ermöglicher). Man könnte sagen, sie ermöglichen es, Phasenübergange zu schaffen, bis die früher benutzten Kommunikationsformen der einzelnen Teilnehmer:innen in der Gruppe kippen und sich etwas unverwechselbares Neues im Umgang miteinander zeigt und die Gruppe auch ohne Leiter:in arbeiten kann. Aus einem anderen systemischen Hintergrund heraus beschreibend, versucht die Leiter:in so lange zu »verstören«, bis seine »Interventionen« anschlussfähig sind: Die Kommunikationsschleifen werden sich anders als bisher organisieren. Auf der Praxisebene kann so gestaltetes systemisches Denken und Handeln auch als eine Metastrategie im Sinne der hier beschriebenen Choreografie verstanden werden (Kriz 1990).

Ein solches Vorgehen schließt die Arbeit mit Gefühlen oder den sich zeigenden gruppendynamischen Prozessen nicht aus. Auch sie können von Klient:innen und Therapeut:innen so utilisiert werden, dass Fragen in den Vordergrund treten, die sich auf die Entstehung von Bedeutungssystemen, ihren Nutzen für die Gruppe und nicht auf richtig oder falsch beziehen. Die Autonomie der Gruppenmitglieder, ihre persönlichen Entscheidungen und Überzeugungen sind zu respektieren. So werden, wie oben beschrieben, alternative Denkansätze und Lösungen möglich. Das einzelne Mitglied rückt bei dieser Betrachtungsweise mehr in den Vordergrund.

Wir empfehlen systemischen Gruppentherapeut:innen, sich in der Arbeit von einer Haltung leiten zu lassen, in der Kreativität, Mut, Anteilnahme und Neugier wichtige Qualitäten sind, Menschen zu ermutigen und anzuregen, neue Optionen zu entwickeln, die zu Handlungen führen, die weniger Leid erzeugen. Wir legen nahe, sich Fragen, besonders zirkuläre Fragen und Interventionen, Einladungen und Empfehlungen auszudenken und den Mut zu haben, sie in einer Weise zu stellen und einzubringen, die Respekt und Bezogenheit ausdrücken. Für uns gehört das zum Repertoire systemisch denkender und handelnder Therapeut:innen. Spaß, Humor und Wertschätzung für bereits gefundene Lösungen sind dabei hilfreiche Begleiter systemischen Arbeitens (Molter u. von Schlippe 1993 u. 2007, Schmidt 2019).

Teil 2: Ansätze systemischer Gruppenpsychotherapie

2 Die Gruppe als Kompetenztreibhaus – Zur hypnosystemischen Gruppenpsychotherapie

Gunther Schmidt

Das hypnosystemische Konzept integriert als lösungsorientiertes, kompetenzfokussierendes und ressourcenaktivierendes Modell die systemisch-konstruktivistischen Ansätze (Selvini Palazzoli et al. 2011, von Schlippe u. Schweitzer 2016), insbesondere mit den Modellen der Erickson'schen Hypnotherapie (Haley 2010, Erickson u. Rossi 2015, 2016 u. 2020). Es bezieht dabei auch Erkenntnisse der modernen Neurobiologie ein (z. B. Damasio 2000 u. 2004, Roth 2003, Grawe 2005), der Primingforschung (Bargh 2018, Bargh et al. 2001, Dijksterhuis 2010), ebenso der Embodiment-Forschung (Storch u. Tschacher et al. 2015 u. 2017) und der Gedächtnisforschung (z. B. Markowitch u. Welzer 2005). Es verwendet – soweit sie mit seinen Prämissen kompatibel sind – zusätzlich u. a. Aspekte des Psychodramas, von narrativen Verfahren, Provokativer Therapie, Energiepsychologie und Körpertherapien.

Dieses Integrationsmodell hat der Autor des Artikels entwickelt und dafür 1980 den Begriff »hypnosystemisch« geprägt (Schmidt 2018 u. 2019). Der hypnosystemische Ansatz hat sich in den letzten Jahrzehnten international verbreitet und wird nicht nur im Bereich der ambulanten und stationären Psychotherapie (Einzel-, Paar-, Familien- und Gruppentherapie) und Supervision, sondern auch im Coaching sowie in der Team- und Organisationsentwicklung angewendet. Für die Gruppentherapie hat er sich als sehr effektiv erwiesen. In ambulanten Gruppentherapien haben der Autor und Kolleg:innen den Ansatz schon seit 1984 praktiziert, seit 1996 (in der Fachklinik am Hardberg, Siedelsbrunn, und seit 2007 in der sysTelios Klinik Siedelsbrunn) wird er vom Autor und den dortigen Teams als zentraler Bestandteil stationärer Psychotherapie genutzt.

Prämissen des hypnosystemischen Konzepts

Da das Verständnis der stringenten Systematik hypnosystemischer Gruppentherapie die Kenntnis ihrer wesentlichen Prämissen voraussetzt, werden diese hier kurz dargelegt. Sowohl die Grundüberlegungen als auch die Interventionsschritte hypnosystemischer Konzepte können in diesem Rahmen nur sehr gerafft diskutiert werden, für ausführlichere Darlegungen siehe z. B. Schmidt 2011a, 2018 u. 2019.

Autopoiese, Wirklichkeitskonstruktion und Fokussierung von Aufmerksamkeit

Erleben wird immer in innerer autonomer Selbstorganisation vom Individuum selbst erzeugt, willentlich-bewusst, vor allem aber unwillkürlich, zum größeren Teil unbewusst. Dies läuft Sekunde für Sekunde immer wieder neu ab, jeweils in der Gegenwart. Das Gehirn lebt nur in der Gegenwart. Was als Vergangenheit oder Zukunft erlebt wird, gewinnt Einfluss nur dadurch, dass es als assoziiertes Netzwerk in der Gegenwart aufgerufen wird. Es geschieht durch Prozesse der Fokussierung von Aufmerksamkeit auf unseren diversen Sinneskanälen: visuell, auditiv, kinästhetisch, olfaktorisch, gustatorisch (vgl. z. B. Maturana 1982, Maturana u. Varela 1987, Grawe 2005, Storch u. Krause 2007, Hüther 2004, Doidge 2009, Metzinger 2009). Insofern ist jedes menschliche Erleben Ausdruck von subjektiv selbst gestalteten Konstruktionen der erlebten Realität. Dies impliziert auch, dass die Bedeutung von Phänomenen der Welt nicht feststeht. Bedeutung und Wirkung eines Phänomens bestimmt immer die Empfänger:in, nicht die Sender:in.

Erleben als Netzwerk

Die autopoietische Art der Erlebniserzeugung entsteht dadurch, dass Netzwerke des Erlebens gebildet werden. Sinnliche Elemente werden in rasender Schnelligkeit zusammengefügt und wirken wechselseitig aufeinander ein, zum größten Teil auf unwillkürlicher, unbewusster Ebene. Die unwillkürlichen Prozesse sind dabei deutlich stärker und schneller als die bewusst-willentlichen (Roth 1996 u. 2003). Elemente solcher Netzwerke sind z. B. (Schmidt 2018 u. 2019):

- Was als Fokus ausgewählt wird – wie nah lässt man dies unbewusst an sich herankommen?
- Wie groß wird es unbewusst innerlich »gezeichnet«?
- An welchem Platz wird es gefühlt platziert? Unbewusst wird alles Erlebte räumlich platziert.
- Wie werden die Phänomene beschrieben, benannt, erklärt, bewertet?

- Welche Schlussfolgerungen werden daraus gezogen?
- Welche inneren Dialoge werden geführt?
- Wie geht man dabei mit sich selbst um: bewertend, unterstützend oder abwertend?
- Welche inneren »Filme« laufen ab: z. B. Erinnerungsfilme, bedrohliche oder ermutigende Zukunftsfilme, …?
- Welche Emotionen, Empfindungen, Körperkoordinationen, Atmung, Mimik, Gestik werden damit vernetzt?
- Welches Alterserleben, Größen- und gefühltes Raumerleben ist damit verbunden?
- Welches Verhalten und welche Art der Kommunikation, welche Ziele und Erwartungen werden damit verbunden?

Jede Episode des Erlebens wird dabei mit unterschiedlichen Varianten solcher Netzwerke gebildet. Wurde gerade ein solches Netzwerk unwillkürlich aktiviert, erleben sich Menschen meist damit so stark assoziiert (identifiziert), dass sie das für die momentan »einzig echte Wahrheit« halten. Es spielt in ihrer bewussten Wahrnehmung keine Rolle mehr, dass es eines von vielen selbst erzeugten Netzwerken ist, die selbstwirksam verändert werden könnten. So werden Wahlmöglichkeiten ausgeblendet. Man erlebt sich als »Opfer« der eigenen unwillkürlichen Prozesse, dies insbesondere dann, wenn es sich um ungewünschtes Problemerleben oder Symptome handelt. Symptome werden dann oft vom bewusst-willentlichen Ich so erlebt, als ob sie wie eine fremde Macht leidvoll auf dieses Ich einwirken. Man erlebt sich so, als würde man über keine wirksamen eigenen Kompetenzen verfügen, um dies zu ändern (Schmidt 2018 u. 2019).

Erzeugung von Problemen, »Problemtrance«

Obwohl die leidvollen Prozesse meist als quasi fremdbestimmt erlebt werden, zeigen sowohl die autopoietische Forschung als auch alle hypnosystemischen Konzepte, dass solche Symptome und generell ein Problemerleben letztlich auf unbewusster Ebene ebenfalls selbst erzeugt werden. Dies beabsichtigt niemand, es geschieht unwillkürlich außerhalb des bewussten Willens. Deshalb sollte man auch niemandem z. B. »die Schuld dafür« geben. Die Erzeugung eines Problemerlebens oder Symptoms setzt voraus, dass ungewollt auf unwillkürlicher Ebene mindestens zwei unterschiedliche, gegensätzlich wirkende Erlebnisprozesse ablaufen.

Dabei strebt das bewusst-willentliche Ich ein bestimmtes Erleben an (gewünschter Soll-Prozess). Auf unwillkürlicher Ebene wird aber ein unerwünschter, eventuell als bedrohlich erlebter Prozess aufgerufen (unerwünschter Ist-Prozess). Diese Ist-Soll-Diskrepanz wird als leidvoll erlebt. Sie geht typischerweise damit einher, dass dann das bewusste willentliche Ich gegen die unerwünschten, meist massiv abgewerteten unwillkürlichen Prozesse ankämpft. In den meisten Fällen unterliegt es aber, da unwillkürliche Prozesse zunächst immer schneller und stärker wirken (Roth 1996 u. 2003). Im bewussten Denken sieht ein:e Betroffene:r das Auftauchen der unwillkürlichen Prozesse als das »eigentliche Problem«. Aber nicht dieses auftauchende Phänomen an sich wirkt problematisch, sondern die antagonistische Wechselwirkung zwischen Bewusstem und Unwillkürlichem. Problematisch sind dabei besonders die Bewertungen im Bewussten, die Ziele und Erwartungen, die man sich setzt, und die Lösungsversuche (»wegmachen wollen«, Kampf gegen das Phänomen usw.). Dies ist für Therapieinterventionen sehr wichtig, denn hilfreiche Veränderungen können dann z. B. auch dadurch bewirkt werden, dass man diese Bewertungen verändert.

Die Symptomprozesse weisen dabei qualitativ ähnliche Merkmale auf wie hypnotische Tranceprozesse. Auch dort wird auf Abläufe abgezielt, bei denen Unwillkürliches überwiegt – aber gewünschtes Unwillkürliches (»Lösungstrance«). Bei Symptomen überwiegt ungewünschtes Unwillkürliches, Betroffene formulieren es meist so: »Es passiert ganz unwillkürlich« (»Problemtrance«, Schmidt 1987, 1992, 2018 u. 2019). Therapeutisches Ziel hierbei wird dann, diese ungünstigen Tranceprozesse wieder aufzulösen. Die Problemtrance-Dynamik führt zu Ohnmachts- und Inkompetenz-Erleben, was die leidvollen Prozesse massiv verstärkt. Meist erschöpft sich dann das bewusste Ich in immer wiederkehrenden Versuchen, gegen das Unerwünschte anzukämpfen. Dann versucht es, davor zu fliehen (was auf Dauer nicht gelingt), dann für eine Phase zu resignieren, dann wieder zu kämpfen usw., mit immer stärker werdendem Erleben von eigener Unfähigkeit, Hilflosigkeit, oft auch Wertlosigkeit. Häufig kommen Menschen mit solchem Erleben, welches sie dann als »Wahrheit« über sich ansehen, in Gruppentherapien.

Potenzial-Annahme, autobiografisches Gedächtnis, Multiplizität des Erlebens

Die Forschung zum autobiografischen Gedächtnis (Markowitsch u. Welzer 2006, Markowitsch 2009) zeigt aber, dass im unbewussten Erlebnisrepertoire von Menschen jede erlebte Episode, wenn sie emotional »geladen« war, als spezifische Variante solcher Erlebnisnetzwerke gespeichert wird und wieder aktivierbar ist (implizites Gedächtnis, Episodengedächtnis siehe Markowitsch u. Welzer 2005). Eine Reaktivierung geschieht z. B. dadurch, dass einzelne oder mehrere Elemente dieses »Netzwerks« in der jeweiligen Gegenwart wiedererlebt werden. Meist wird es nur unbewusst registriert, was auch das »Hebb'sche Gesetz« erklärt (Zellen, die miteinander feuern, vernetzen sich, und vernetzte Zellen feuern miteinander) (Hebb 2002, Spitzer 1996).

In diesem Sinne können alle Menschen verstanden werden als quasi »multiple Persönlichkeiten« mit vielen »Teil-Ichs« (Schmidt 1993 u. 2018, Peichl 2018, Watkins u. Watkins 2008, Phillips et al. 2007, Fritzsche 2014). Diese Multiplizität menschlichen Erlebens und »schlummernder Potenziale« verdeutlicht: Auch wenn ein Mensch langjähriges Leid durch Symptome oder andere Probleme erdulden musste, zeigt dies keineswegs, dass er nur »gestört«, inkompetent usw. wäre, sondern lediglich, dass bei ihm die leidvollen Netzwerke während eines Symptomprozesses dominierten. Die Person ist dabei massiv einseitig mit den »Problemnetzwerken« assoziiert und dissoziiert zugleich von ihren »schlummernden« Kompetenznetzwerken. Die gleiche Person verfügt aber sehr wohl über hilfreiche Kompetenzpotenziale in ihrem unbewussten Erfahrungsrepertoire. Diese müssen aber durch gezielte Fokussierungsprozesse aus diesem unbewussten »Potenzialrepertoire« aktiviert werden. Diese Erkenntnisse zeigen auch, dass bestimmte Formen, wie sich Menschen beschreiben, mehr dazu beitragen, dass sie sich z. B. einseitig assoziieren mit leidvollen Erlebnisnetzwerken, z. B. wenn sie dies beschreiben mit: »Ich erlebe X, mir geht es so …« usw. Damit wird fokussierend eine Realität erzeugt, als ob dies die ganze Person sei, womit der Blick verengt und der Kontakt zu den hilfreichen Kompetenzen mehr dissoziiert wird, bis hin zur Amnesie für sie. Gleichzeitig zeigt sich immer, dass Leidvolles voraussetzt, dass es quasi mehrere, sich gegenseitig bekämpfende innere »Seiten« dabei gibt.

Als besonders hilfreich hat es sich in hypnosystemischer Arbeit erwiesen, wenn deshalb die Beschreibung geändert wird, z. B. in »eine Seite von mir erleidet X, nicht ich als ganze Person, und eine andere Seite macht Y …«. Dies erweitert den Blick, schafft Abstand zum Leidensprozess und verstärkt Wahlmöglichkeiten.

Priming

Die Primingforschung zeigt, wie solche Aktivierungsprozesse ablaufen. Als »Priming« wird die Art bezeichnet, wie vor allem auf unbewusster Ebene Bahnungen zu bestimmten Assoziationsprozessen gestaltet werden (Ulfert 2016). Priming beschreibt die Art, wie Reize (z. B. Worte, Symbole, sonstige Bilder, Gesten, Mimik, Gerüche etc.) so verarbeitet werden, dass durch sie unbewusste Gedächtnisprozesse (latent im Unbewussten »schlummernde« Netzwerke) aktiviert werden, die dann auch die bewusste Wahrnehmung und das Verhalten massiv mitbestimmen (Maturana 1982, Maturana u. Varela 1987, Grawe 2004, Storch u. Krause 2007, Hüther 2004, Bargh 2018, Bargh et al. 2001, Doidge 2009, Metzinger 2009). Für Beispiele von Priming siehe z. B. Chen-Bo Zhong u. Liljenquist 2006, Bargh et al. 1996, Langer 2001. Dies ist Ausdruck unbewusster Fokussierung von Aufmerksamkeit.

Jede Art der Kommunikation und des Verhaltens bewirkt (auch ungewollt) Priming. Dies hat für die Art, wie in Gruppen kommuniziert werden soll und welche Regelungsprozesse für wechselseitiges Verhalten beachtet werden sollen, elementare Bedeutung.

Interventionsprinzipien und Utilisation

Veränderung geschieht immer dadurch, dass in die gerade dominierenden Erlebnisnetzwerken Unterschiede eingeführt werden. Interventionen können hypnosystemisch immer als Maßnahmen solcher Unterschiedsbildungen verstanden werden. Dabei muss nicht alles im Netzwerk erfasst oder »durchgearbeitet« werden. Es genügt meist, wenn nur eines oder wenige der Erlebniselemente im Netzwerk »ausgetauscht« werden. Werden z. B. allein die Atmung, die Gestik oder die Körperkoordination verändert oder andere innere Bilder aufgerufen, ändert dies sofort das Erleben, weil diese neu eingeführten Elemente Teile anderer Erlebnisnetzwerke sind und im Sinne des Hebb'schen Gesetzes dadurch wirksam reaktiviert werden.

Damit sich jemand auf solche Angebote der Unterschiedsbildung überhaupt einlassen kann, ist es wichtig, nicht direkt gegen die gerade dominierenden unerwünschten Netzwerke vorzugehen und sie einfach »wegmachen« zu wollen, da sie

a) auf unwillkürlicher Ebene enorm stark sein können und
b) auch praktisch immer Ausdruck von Bedürfnissen sind, bei denen ein Mangel erlebt wird.

Konstruktiver wirkt es deshalb, die unerwünschten Prozesse zu übersetzen, um die dahinterliegenden Bedürfnisse zu verstehen und für sie zu sorgen. Dadurch wird zusätzlich die bisher feindselig-negative Bewertung dieser Phänomene in wertschätzender Weise umgewertet (Reframing), was meist als besonders hilfreicher Prozess der Intervention (Unterschiedsbildung) wirkt. Die bisher als leidvoll erlebten ungewünschten Prozesse sollten auf diese Art nutzbar gemacht werden. Dies wird »Utilisation« genannt und stellt in Orientierung an Milton Erickson ein zentrales Prinzip hypnosystemischer Arbeit dar. Damit kann der bisher erst zum Leid führende zermürbende Kampf gegen eigene unwillkürliche Prozesse in eine konstruktive Kooperation zwischen willentlichen und unwillkürlichen Prozessen transformiert werden. Auf diese Weise werden die unterschiedlichen Kräfte im System zu einer zieldienlichen Synergie geführt (Erickson 1959, Schmidt 2018 u. 2019).

Kontextbezug, Zirkularität und Kybernetik zweiter Ordnung als Sinnbasis

Jedes Erleben, generell jedes Phänomen wird erst sinnvoll verstehbar und veränderbar, wenn man es in seinen relevanten Kontextbezug mit Betrachtung der dort ablaufenden Wechselwirkungen bringt. Dafür wird z. B. das Interventionsmittel »Zirkuläre Fragen« genutzt (Simon u. Rech-Simon 2016, Schmidt 1985 u. 2004, Mücke 2010).

Dieser subjektiv erlebte systemische Kontext wirkt als wichtige Quelle von »Einladungsreizen« dafür, welche Erlebnisnetzwerke aus dem unbewussten Repertoire jeweils unwillkürlich aktiviert werden. Dieser Kontext steht nicht statisch fest, sondern wird autonom, von innen heraus (autopoietisch) von der erlebenden Beobachter:in selbst konstruiert (quasi entworfen), wobei solche Erlebnisnetzwerke aktiviert werden. So wird den Phänomenen Bedeutung und Wirkung verliehen. Wichtig ist, dass der erlebte Kontext niemanden zu einem bestimmten Erleben zwingt, immer bleibt autopoietische Wahlmöglichkeit erhalten. Allerdings erleben viele Menschen, die sich ihrer autonomen selbstwirksamen Wahlmöglichkeit nicht bewusst sind, die Kontexte oft so, als ob sie wie ein Zwang wirken würden (»Die Situation zwingt mich …«, »Weil mein Chef so ist, geht es mir so …« oder »Du machst mir schlechte Gefühle …« usw.).

Die Art der Gruppendynamik, ebenso die Art, worauf im Laufe der Gruppenarbeit fokussiert wird, wirkt als entscheidender Kontext dafür, was als welche »Einladungsreize« wahrgenommen und welches Erleben und Verhalten bei einem Mitglied der Gruppe aktiviert wird. Sie zeigen sich dort nicht, »wie sie wirklich sind«, sondern entsprechend der Art, wie sie den Gruppenkontext erleben. Deshalb wird für Therapie nicht nur die Betrachtung und Nutzung des »heimatlichen« Systems der Gruppenmitglieder relevant, sondern zur wichtigen Aufgabe der Gruppenleitung wird es, das Gruppensystem kompetenzaktivierend und zielfokussierend aufzubauen (Kybernetik zweiter Ordnung, von Foerster 1985).

Implikationen der Hypnosystemik für die Gestaltung von Gruppen: Metaziele von Gruppentherapie, die Gruppe als »Kompetenztreibhaus« und als co-therapeutisches Unterstützungssystem aller für alle

Gruppentherapiesysteme werden immer als Mittel für bestimmte Ziele gebildet. Im Unterschied z. B. zu einem Teamsystem, bei dem die Beteiligten für gemeinsame Ziele zusammenwirken, sind die Mitglieder einer Gruppentherapie zu Recht vornehmlich an ihren eigenen, ganz individuell unterschiedlichen Zielen orientiert. Die Gruppe wird für sie nur nützlich genug, wenn sie ihren eigenen Zielen wirksam dient.

Die Motivation der Einzelnen in Gruppen ist vor allem ausgerichtet auf ihren eigenen Nutzen, zunächst nicht beispielsweise für einen »höheren Zweck« der Gruppe. So gesehen werden im Grunde die Ziele und die individuellen »Zielgeber:innen« zu den eigentlichen »Sinnstifter:innen« der Gruppe.

Alle Interaktionen sollten sich deshalb um die Ziele für diese Gruppe ranken. Sie sind das Kraftzentrum, der Organisationskern der Gruppe. Alle Interaktionen der Gruppe müssen an ihrer Zieldienlichkeit gemessen werden. Die Gruppe wirkt quasi als Ritual des Dienens für sinnstiftende Ziele der Einzelnen. Eine Gruppentherapie sollte deshalb ein optimaler Unterstützungsraum für die individuellen Ziele der Gruppenmitglieder werden, gleichzeitig aber auch die Kompetenzen aller Beteiligter füreinander nutzen, nicht nur die der Gruppenleitung. Sie sollte als zieldienliches »co-therapeutisches Unterstützungssystem« aller für alle aufgebaut werden.

Neben den individuellen einzigartigen Zielen der Gruppenmitglieder sollten als generelle Metaziele z. B. beachtet werden:

- Stärkung von Selbstwert, Selbstvertrauen, Selbstwirksamkeit, Selbstreflexion
- würdigendes Verständnis, Empathie und Wertschätzung dafür, wie man im Rahmen der eigenen Biografie geworden ist
- Verstehen eigener Problemreaktionen und von Symptomen als »wertvolle Botschafter von Bedürfnissen« und als Lösungsversuche in schwierigen Kontexten
- Nutzen dieser »Botschafter« für heutige konstruktive Lösungsstrategien
- Stärken von sozialer Kompetenz, von Fähigkeiten der Perspektiven-Übernahme für das Erleben anderer und von konstruktiver Kommunikation im Sinne einer »bezogenen Individuation«
- interpersonelles Lernen, a) was man dabei von anderen an Angeboten bekommen hat und b) was man dabei anderen als hilfreiche Rückmeldung geben konnte
- Kohäsion und Solidarität, die Erfahrung wechselseitigen Zusammenhalts, gegenseitiger Empathie und Unterstützung, auch von Altruismus
- Chancen des Erprobens neuer, hilfreicher Lösungswege in einem geschützten, unterstützenden sozialen Raum
- Universalität des Erlebens, auch des eventuellen Leidens, also die Erfahrung, dass es anderen ähnlich geht wie einem selbst (was für viele Menschen enorm befreiend wirkt)
- Stärkung von Hoffnung durch ermutigenden Erfahrungsaustausch mit anderen Betroffenen und über deren Lösungserfahrungen
- Wiederdurchleben und befreiende Transformation z. B. eigener Familiensituationen, wenn ähnliche Interaktionen in der Gruppe ablaufen
- hilfreiche Erweiterung der eigenen Perspektiven durch das Angebot der Perspektiven anderer, wobei die eigene autonome Auswahl dieser Angebote besonders unterstützt wird
- hilfreiche Identifizierung mit anderen.

Solche Ziele erweisen sich auch als hilfreichen Wirkfaktoren erfolgreicher Gruppentherapien, wie sie z. B. Irvin D. Yalom aufgeführt hat (Yalom 2019).

Da jedes Erleben durch Prozesse der Aufmerksamkeitsfokussierung erzeugt wird, sollte jedes therapeutische Gruppensystem spezifisch und kontinuierlich so gestaltet werden, dass bestmögliche Fokussierungsprozesse gestaltet werden können, dafür die jeweils als zieldienlich erlebten Kompetenzen der Beteiligten zu aktivieren. Hypnosystemisch gesehen sollte jede Gruppe als »Fokussierungstreibhaus« für die Reaktivierung solcher Kompetenzen aufgebaut werden. Dies sowohl bei den Individuen als auch für die Wechselwirkungen zwischen den Gruppenmitgliedern – entsprechend den hier aufgeführten Metazielen.

Beachtet man hypnosystemische Prinzipien, auch die Ergebnisse der Primingforschung, redet man z. B. in Gruppen nicht einfach »mal so«. Was und wie immer man etwas sagt oder nicht sagt, tut oder nicht tut, es bahnt in jedem Fall ein damit assoziiertes spezifisches Erleben. Deshalb sollten alle Prozesse in einem Gruppengeschehen immer darauf geprüft werden, ob sie letztlich ein als zieldienlich eingeschätztes Erleben bahnen. Dafür sollten regelmäßig alle Gruppenmitglieder dazu eingeladen werden, miteinander in »Metagesprächen über die Gespräche« die Auswirkungen zu prüfen. Dies stärkt in intensiver Weise die Kompetenz aller, solche Prozesse aus einer Metaperspektive zu betrachten und zu steuern.

Oft werden Gruppentherapien so gestaltet, dass mit den Anliegen einzelner Gruppenmitglieder gearbeitet wird, wobei hauptsächlich die Therapeut:innen die Arbeit machen und die anderen Gruppenmitglieder während dieser Zeit quasi nur dabeisitzen. Diese Einzelarbeit in der Gruppe nutzt aber die vielfältigen Kompetenzen der anderen Gruppenmitglieder nicht oder nicht genug. Genau diese »schlummernden« Kompetenzen sollten aber kontinuierlich erfahrbar gemacht werden, denn nur so werden das Selbstvertrauen und die Selbstwirksamkeit aller gestärkt.

Alle Beiträge, die nicht zieldienlich wirken, sollten konsequent mit einer Mehrfachstrategie beantwortet werden:

a) Wertschätzen als Ausdruck eines Lösungsversuchs für Bedürfnisse der »Sender:innen der Botschaft«, die dies für etwas von ihnen Angestrebtes tun; dafür können auch z. B. Fragen in Richtung »Wofür?« (nicht »Warum?«) genutzt werden
b) einladen dazu, gemeinsam zu prüfen, welche Auswirkungen diese Art von Lösungsversuch haben, für die direkt Adressierten, aber auch für andere in der Gruppe und für die Gruppenatmosphäre

c) die ganze Gruppe dazu einladen, Ideen zu entwickeln, wie man die dahinter liegenden Bedürfnisse auf zieldienlichere, konstruktiv wirkende Art kommunizieren könnte.

Typische Kontextvorbedingungen gruppentherapeutischer Arbeit. Unterschiede zwischen ambulanten und stationären Settings

Im ambulanten Setting ist die Wahrscheinlichkeit größer, dass jemand ein Gruppenangebot schon aus eigener Motivation nutzen will. Jede potenzielle Klient:in kann sich ja aussuchen, zu welchen Therapeut:innen, mit welchen Angeboten sie gehen will. Wenn sich dann jemand für eine Gruppentherapie entscheidet, ist dies von vornherein Ausdruck seiner oder ihrer autonomen Wahl. Im stationären Setting wird den Klient:innen ein Gruppenangebot in aller Regel als Teil des Konzepts vorgegeben. Wenn sie in diesem Rahmen sein wollen, müssen sie das also »in Kauf nehmen«.

Für die Individuen, die in einer Gruppentherapie zieldienlich zusammenwirken sollen, ist die Gruppe selbst nur ein Mittel zum Zweck für die eigenen Ziele. Dafür sind sie motiviert, nicht etwa für Gruppenziele. Die Ziele der Beteiligten sind so gesehen die entscheidenden Sinnkriterien, von denen abgelesen wird, ob dieses Mittel »Gruppe« als sinnvoll erlebt wird.

Aus hypnosystemischer Sicht gibt es »die Gruppe« und auch eine »typische Gruppendynamik« an sich nicht (im Sinne einer feststehenden, immer wieder auftretenden Art). Deshalb werden auch Konzepte wie z. B. das sehr beliebte Modell des »forming, storming, norming, performing, adjourning« (Tuckman u. Jensen 1977, König u. Schattenhofer 2012) als zu statische, verdinglichende Modelle angesehen. Denn Menschen verhalten sich immer kontextbezogen. Je nachdem, wie von den Beteiligten der Kontext »Gruppe und Gruppenprozess« gestaltet und erlebt wird, werden unwillkürlich und zum größeren Teil auch unbewusst in ihnen unterschiedliche Erlebnisprozesse aus ihrem unbewussten Erlebnisrepertoire (Erlebnisnetzwerke) aktiviert. Deshalb sollte der Kontext so aufgebaut werden, dass er als schützend, Sicherheit gebend, unterstützend erlebt werden kann.

Zu Beginn werden auf das »Ereignis Gruppe« von potenziellen Mitgliedern oft Erfahrungen projiziert, welche sie in ihrer Vergangenheit mit Gruppen im Laufe ihrer Sozialisation gemacht haben. Diese

Projektionen tragen schon zur Erzeugung von bestimmtem Erleben und zur Schaffung entsprechender »Gruppenwirklichkeit« bei.

Bei Menschen, die eine Psychotherapie an Anspruch nehmen und die in eine Gruppentherapie kommen – ob von sich aus oder weil diese als Teil eines Gesamtkonzepts vorgegeben ist –, ist die Wahrscheinlichkeit hoch, dass sie überwiegend eher belastende Erfahrungen in Gruppen erlitten haben. Dann sind sie häufig zunächst ablehnend oder ambivalent dem Angebot gegenüber, eigene Anliegen in einer Gruppe einzubringen. Insofern sind die anbietenden Therapeut:innen quasi in der »Bringschuld« dafür, den Klient:innen den Sinn einer Gruppentherapie plausibel zu vermitteln. Die Klient:innen müssen das nicht von vornherein einsehen. Dieser eigentlich selbstverständliche Hinweis wird hier deshalb gegeben, weil es noch immer vorkommt, dass Klient:innen dafür von Therapeut:innen pathologisiert werden, wenn sie zunächst oder dauerhaft Gruppenangebote ablehnen.

Würde man dann die Gruppenmitglieder ihren eigenen spontanen Reaktionen in der Gruppe ohne gezielte Fokussierungsangebote überlassen, wird die Wahrscheinlichkeit sehr groß, dass jede beteiligte Person aus ihren bisherigen diversen Gruppenerfahrungen unwillkürlich Bedeutungs- und Bewertungsprozesse sowie Erwartungen und damit verbundene Handlungen und Kommunikationsprozesse ableitet und diese auf die Gruppe und das Geschehen in ihr projiziert (Hebb'sches Gesetz »Zellen, die miteinander feuern, vernetzen sich …«). Der Kontext »Gruppe« reaktiviert dann die bisherigen Prozesse ihrer Gruppenerlebnisse. Die so eingebrachten Wechselwirkungen erzeugen wieder eine »wirksame Gruppenwirklichkeit«, allerdings eine eher problemverstärkende.

Deshalb muss der Kontext »Gruppe« durch aktive Beiträge der Gruppenleitung so aufgebaut werden, dass eine Gruppe optimal nützlich für die Menschen werden kann, die in ihr mitarbeiten wollen. Dies muss so geschehen, dass die bestmöglichen Voraussetzungen dafür geschaffen werden, um die Kompetenz- und Ressourcennetzwerke der Beteiligten aus ihrem quasi »schlummernden« unbewussten Potenzial aufzurufen.

Diverse Rollenaufgaben der Gruppenleitung – Gruppenleitung als »Realitätenkellner:in«

Bei allen Interventionsangeboten von Gruppenleiter:innen muss berücksichtigt werden (siehe Autopoiese), dass die Bedeutung und

Wirkung von Botschaften niemals von der Sender:in (z. B. den Gruppenleiter:innen), sondern immer von der Empfänger:in (z. B. den Gruppenmitgliedern) autonom bestimmt wird. Bezogen auf das Erleben der Gruppenmitglieder können die Leiter:innen also niemals »Wissende« sein, sondern immer nur Hypothesen bilden. Diese werden dann den eigentlichen Autoritäten für ihr Erleben, eben den Gruppenmitgliedern, zur kritischen Prüfung vorgelegt. Deshalb habe ich vorgeschlagen, Therapeut:innen als »Realitätenkellner:innen« zu definieren (Schmidt 2011a), welche quasi »Menüvorschläge« anbieten, die von den Gruppenmitgliedern jederzeit abgewiesen werden können, wenn sie als nicht passend erlebt werden. So kann kontinuierlich die Eigenkompetenz und Autonomie der Gruppenmitglieder praktisch gewürdigt werden. Hierbei wirken kompetenzfokussierende hypothetische Fragen als besonders hilfreich. Mit ihnen wird systematisch die Aufmerksamkeit auf die als hilfreich angesehenen Ressourcennetzwerke ausgerichtet, gleichzeitig wirken sie aber als völlig freies, unverbindliches Angebot, welches die Autonomie der Befragten respektiert (Schmidt 1985 u. 2018).

Alle Aktivitäten der Gruppenleiter:innen werden aus den Zielen abgeleitet, für welche die gesamten Gruppeninteraktionen aufgebaut werden sollten. Zentrale Ziele der Gruppenarbeit sind ja z. B. Stärkung des Selbstkompetenz- bzw. Selbstwirksamkeitserlebens der Gruppenmitglieder, Wertschätzung für ihr Erleben und ihre Bedürfnisse, Übersetzung und Utilisation von Symptomen als kompetentes Feedback aus dem unwillkürlichen Wissen über gesundheitsfördernde Bedürfnisse sowie Stärkung von sozialer Kompetenz und Beziehungsfähigkeit (bezogene Individuation). Daraus ergeben sich vielfältige Rollenaufgaben für die Gruppenleitung, z. B.:

Leitungsaufgaben aus einer ständigen steuernden Meta-Beobachter-Position: Gerade in den Anfangsphasen eines Gruppenprozesses, in denen die zieldienlichen Regelungen noch nicht stabil aufgebaut sind, bewährt es sich, wenn sich die Gruppenleiter:in zunächst aktiv einbringt. Sie kann z. B. transparent mit »Produktinformationen« die empfehlenswerten Regelungen definieren und alle Beiträge der Gruppenmitglieder darauf beziehen. Dies sollte auch erfolgen, wenn man gemeinsam daran geht, Problem- und Symptomprozesse zu verändern. Dafür können Informationen zu Realitätskonstruktionen usw. angeboten werden, wie sie im ersten Abschnitt des vorliegenden

Textbeitrags dargelegt wurden. Damit verbunden sollte darauf hingewiesen werden, dass die Gruppenmitglieder immer wieder zur Metakommunikation eingeladen sind, um die Gruppenprozesse aus Beobachterpositionen darauf zu prüfen, wie sie sich auf die individuellen und die Gruppenziele auswirken (Erweitern von Wahlfreiheit mit Autonomie der Beteiligten).

Verbunden mit dieser Leitungsfunktion sollten die Gruppenleiter:innen immer wieder zu gemeinsamen »Bilanzziehungen« bezogen auf diese Auswirkungen einladen. Dies unterstützt die Gruppenmitglieder dabei, ebenso eine steuernde Meta-Beobachter-Position auf- und auszubauen. Die Gruppenleiter:innen werden so gerade zu Beginn der Gruppenarbeit quasi zu »Hüter:innen zieldienlicher Gruppenregeln«. In solchen Phasen erweist es sich als nützlich, wenn die Aufmerksamkeit zunächst immer wieder auf die Beiträge der Gruppenleitung zentriert wird. Erleben die Leiter:innen die Gruppenprozesse als nicht zieldienlich, sollten sie dies achtungsvoll »metakommunizieren«. Sie können Strukturierungsangebote machen, welche wieder auf die Ziele und dafür hilfreiche Prozesse fokussieren. Diese Zentrierung auf die Leitung sollte aber so bald als möglich in intensive Einladungen dazu transformiert werden, dass die Gruppenmitglieder selbst viel Aktivität übernehmen, um deren Selbstwirksamkeit zu stärken.

Expert:innenaufgaben: Die der Arbeit zugrunde liegenden hypnosystemischen Konzepte können die meisten Klient:innen nicht oder nur unzureichend kennen. So sollte das Verständnis gebahnt werden, welche Art von Gruppenprozessen hilfreich ist und welche eher nicht (siehe auch Schmidt: »Produktinformationen und Fokus auf Muster des Gelingens«, in diesem Buch). Besonders in den ersten Sitzungen einer neu beginnenden Gruppe hat es sich als hilfreich erwiesen, diese Konzepte immer wieder transparent als »Produktinformation« von Seiten der Gruppenleitung einzubringen. Dabei sollte nicht nur die rein inhaltliche Information über die Konzeptzusammenhänge und den Sinn der Interventionen angeboten werden, sondern sie sollte gleichzeitig als Kompetenzerleben bahnende und damit erlebnisaktivierende Intervention gestaltet sein. Beim Angebot solcher »Produktinformationen« sollten die Gruppenmitglieder immer wieder dazu eingeladen werden, die angebotenen Konzeptinformationen nicht einfach zu übernehmen. Die Gruppenmitglieder als die obersten Autoritäten für die autonome Gestaltung ihres Erlebens sollen die

Angebote kritisch auf ihre Wirkung prüfen und nur übernehmen, wenn ihr eigenes Erleben sie dahingehend überzeugt. So werden alle Gruppenmitglieder zu Kooperationspartner:innen auf »Augenhöhe« (und für ihr autonomes Erleben sogar zu »Vorgesetzten« der Gruppenleiter:innen). Damit kann auch ihre eigene steuernden Meta-Beobachter-Position aktiviert und gestärkt werden, indem sie z. B. eingeladen werden, immer wieder selbst zu prüfen, wie sie durch gezielte Umfokussierungen und das Einführen von Unterschieden in gerade dominierende Muster selbstwirksam ihr Erleben in zieldienliche Richtung verändern können.

Moderator:innenaufgaben: Zentral für gelingende Gruppenarbeit sind die Prozesse der Gruppenmitglieder untereinander. Letztlich wäre es wünschenswert, wenn diese den Hauptteil der Gruppenarbeit ausmachen würden, um Eigenständigkeit und Erfahrungen von Selbstwirksamkeit der Gruppenmitglieder zu stärken. Dafür sollten auch sie selbst zu den aktiven »Hüter:innen der zieldienlichen Gruppenregeln« werden, was zunächst die Gruppenleiter:innen waren und was dann immer mehr die Aufgabe der Gruppenmitglieder wurde. Als Moderator:in erinnert die Gruppenleitung durch gezielte Metakommentare zu den gerade ablaufenden Prozessen die aktiven Gruppenmitglieder nur noch an Zieldienlichkeit, Prüfung von Auswirkungen der gerade eingebrachten Beiträge und laden durch bahnende hypothetische Fragen zu zieldienlichen Prozessen ein.

»Psychoedukation« oder »Produktinformation« bzw. »Weiterbildungsangebote«?

Werden Klient:innen Informationen angeboten, z. B. über Wirkungszusammenhänge von Symptomentwicklung, wird dies üblicherweise als »Psychoedukation« bezeichnet (siehe z. B. Behrendt u. Schaub 2005). Wenn die Gruppenleitung gerade Leitungs- oder Expert:innenfunktionen ausübt, wird dies oft auch als »Psychoedukation« verstanden. Aus hypnosystemischer Sicht erscheint dies als problematisch. Denn »Edukation« impliziert eine bestimmte Art der Beziehung von »Wissenden« und »Nichtwissenden«, wobei Letztere der Autorität der »Wissenden« unterstellt sind. Beachtet man die Primingforschung, kann dies für den Prozess einer psychotherapeutischen Kooperation wirken wie eine Induktion in ein Erleben von Inkompetenz und »Kleinheit« und von einer »Oben-Unten-Beziehung« auf der Seite der Klient:innen.

Würde sich eine Kundin z. B. durch einen Fachexperten informieren lassen über den sachgerechten Gebrauch eines Gerätes, würde man sicher nicht von »Edukation« sprechen. Jede Kund:in würde sich zu Recht dagegen verwehren. In einer hypnosystemischen Therapie muss jeder noch so kleine Schritt darauf geprüft werden, ob er eine kompetenz- und ressourcenaktivierende Fokussierung unterstützt. Dafür erscheinen z. B. Begriffe wie »Produktinformationen« für den angebotenen Prozess oder auch »Weiterbildungsangebote« deutlich effektiver, zumal hier der Erfolg einer Kooperation letztlich immer autonom bzw. autopoietisch von den eigentlichen Expert:innen, also den Klient:innen selbst bestimmt wird.

3 Daraus werden Geschichten – Eine narrative Perspektive auf die systemische Gruppentherapie

Axel Gerland

Seit den 90er-Jahren des letzten Jahrhunderts entsteht eine neue Perspektive in der Systemischen Therapie. Sie wird als narrative Denkrichtung beschrieben und führt zu einem erweiterten Verständnis von sozialen Systemen mit letztlich umfangreichen Änderungen für die therapeutische Praxis (von Schlippe u. Schweitzer 1996). Naturwissenschaftlich orientierte Modelle, in denen noch der Begriff der Homöostase von Systemkomponenten eine Rolle spielt, werden abgelöst vom Denken über Kohärenz in Systemen (Dell 1986). Sprachphilosophie und sozialer Konstruktionismus werden zu wichtigen Grundlagen der Erklärung sozialer, menschlicher Systeme. Sie verändern das Denken über Systeme, in dem Sinn- und Bedeutungssysteme, die in Kommunikation erzeugt und sprachlich vermittelt werden (Goolishian u. Anderson 1988), den Kontext für relevante Konversation erschaffen. In der Folge sind verstärkt Geschichten und Erzählungen, über die Menschen miteinander sprechen, im Fokus der Aufmerksamkeit. Durch ihre Sprache konstruieren Menschen ihre sozialen Wirklichkeiten (Searle 2012). Damit sind nicht nur die im gemeinsamen Gesprächsprozess beschriebenen Ereignisse und thematisierten Inhalte gemeint. Vielmehr sind auch die Gesprächsformen, die Art und Weise der Kommunikation, wie Menschen miteinander sprechen, für die Konstitution eines sozialen Systems maßgebend. In der systemisch-therapeutischen Praxis entwickeln sich neben dem klassischen systemischen Interview neue Methoden für therapeutische Diskurse:

- Die Idee der »erzählenden Texte«, der Kreation alternativer Geschichten (White u. Epston 1998), persönliche und kollektive Geschichten so zu verfassen, dass sie befreien und heilsam wirken.
- Die lösungsorientierte Gesprächsausrichtung und deren Weiterentwicklung mit der Dekonstruktion von Problemgeschichten und dem Verfassen progressiver Erzählungen (de Shazer 1992b u. 1996) bewirkt mittels dieser Narrationen eine therapeutische Veränderung von problemorientierten Sinnkonstruktionen.

- Der Einsatz von reflektierenden Teams (Andersen 1990) mit Dialogen über Dialoge führt zu kollaborativen Gesprächsformen und verändert den therapeutischen Diskurs zu einer Arbeitsbeziehung auf Augenhöhe.

Der Philosoph Ludwig Wittgenstein (1984, Erstveröffentlichung 1953) hat mit dem Begriff des »Sprachspiels« ausgeführt, dass Menschen nicht nur ihr Wissen an andere weitergeben, sondern in gemeinsamen Gesprächen miteinander Geschichten und Beziehungen ihres sozialen Lebens erzeugen. Michel Foucault (1974) und Francois Lyotard (1999) beschreiben darüber hinaus, dass die Diskurse, in denen Menschen ihrem Begehren und Wünschen Ausdruck verleihen, stets mehrdeutige Eindrücke hervorbringen. Sie beinhalten die Beschreibung eines Ereignisses und oft auch gleichzeitig die Einschränkung dieses Ereignisses (Paradoxon), die Vernunft und den Wahnsinn (Foucault 1969).

Im Vergleich zu den gesellschaftlich relevanten »Metaerzählungen«, der Religionen oder der politischen Systeme, sind die »kleinen Alltagserzählungen« der Menschen auf ihren sozialen Kontext, ihren Eigensinn, bezogen. Mit dieser Vielfalt der »kleinen Erzählungen« (Lyotard 1999) wird deutlich, dass der Geltungsanspruch nur einer richtigen Denkweise gesellschaftlich an Relevanz verliert und die allgemeine Normativität von Lebensstilen relativiert. Stattdessen bekommt die Erzählung eines Einzelnen im Kanon der Vielstimmigkeit oder auch Polyphonie ihre eigene Bedeutung und Akzeptanz. Diese konstruierte und letztlich auch gelebte Pluralität von Lebensstilen in Familien, Partnerschaften, sozialen Lebensgemeinschaften oder auch in der individuellen Lebenswelt beschreibt aktuell die bunte soziale Ausprägung der postmodernen Welt.

Jürgen Habermas (1999) betont darüber hinaus, dass nach der »linguistischen Wende« in der Philosophie die »diskursive Vermittlung« genauso wichtig ist, wie die »Unmittelbarkeit des subjektiven Erlebens« (Habermas 1999, S. 8). Wissen und Erkenntnis sind damit nicht nur eine Bewusstseinsleistung des Einzelnen, sondern generieren sich in intersubjektiven Diskursen. Damit ist auch therapeutisch nützliches Wissen gemeint, das in intersubjektiven Diskursen zwischen Therapeut:innen und Klient:innen zum Ausdruck kommt und Kompetenzen wie Zuhören, Erkennen, Bewerten, Entscheiden und Handeln beinhaltet.

Kenneth Gergen (2002) ergänzt diese philosophische Perspektive, indem er sagt, dass die gemeinsame Konstruktion dieser Geschichten (Narrationen) ein intersubjektiver Akt des Dialoggeschehens und stets kollektiver Natur sei. Soziale Wirklichkeit werde in Sprachprozessen miteinander konstruiert und durch den Fortlauf eines Gespräches bleibe sie prozessbedingt offen. Dialoge halten so die »Dinge im Fluss« und sorgen letztlich für die Transformation von Bedeutung. Auf diese Weise können durch immer neue und ergänzende Aspekte in einer Erzählung Veränderungen in Sichtweisen erreicht werden.

Die Gruppe als dialogisches System

Um eine Gruppe zu bilden, müssen, ganz pragmatisch betrachtet, Menschen zusammenkommen und miteinander kommunizieren. Durch ihre Erzählungen, den Prozess des Sprechens, des Zuhörens und des Verstehens, bilden sie Knotenpunkte ihrer Kommunikation und psychischen Verkettung. Oft entdecken sie im Gespräch spontane Übereinstimmungen und erzeugen miteinander gemeinsam Sinngebungen. Sie konstituieren auf diese Weise gleichzeitig das Netz ihrer sozialen Beziehungen in der Gruppe. Da sie in der Regel auf eigene Entscheidung im Rahmen einer »freien Kommunikationsgemeinschaft« (Habermas 1999) an einer Gruppe teilnehmen, sind ihre Kommunikationsbeziehungen nicht asymmetrisch, sie sind nicht durch Hierarchie, Expertentum oder völlige Unwissenheit geprägt. Vielmehr agieren sie auf Augenhöhe miteinander und bewegen sich in vielfältigen Dialogen. Aus anfänglichen Zwiegesprächen wird durch weiteres Fragen und Antworten dann eine wechselseitige Kommunikation. Aus Dialogen entstehen nach und nach »Multiloge«, an denen einige oder viele Gruppenmitglieder teilnehmen. So lässt sich zusammenfassend sagen, dass zwischen den Menschen, die eine Gruppe bilden, eine »kommunikative Verkopplung« geschieht. Indem durch Dialoge und »Multiloge« gemeinsamer Sinn entwickelt wird und emotional ein Gefühl des gegenseitigen Verständnisses, der Geborgenheit und der Zusammenhörigkeit entsteht, bildet sich das »Wir-Gefühl« einer Gruppe.

Mit anderen Worten formuliert und im Einklang mit den philosophischen Überlegungen lassen sich Gruppen als »sprach-, sinn- und bedeutungserzeugende Systeme« (Goolishian u. Anderson 1988) verstehen. Dementsprechend erschafft eine Gruppe einen sprachlich interaktiven Raum, in dem jene Personen einbezogen sind, die einen sprachlichen Kontext zu einem kommunizierten Thema bilden. Sie erzeugen durch ihre Gespräche »wechselseitige Mitgliedschaften« (Ludewig 1992, S. 111) und konstruieren dadurch gleichzeitig aktiv das Sozialsystem einer Gruppe. Dabei ist ihr kreatives Potenzial im linguistischen Bereich der Gestaltung der möglichen »Sprechakte« zu finden. Für ein Gruppenverständnis aus dieser Perspektive sind nun entsprechend weniger klassische Begriffe wie Übertragung, Gruppendynamik oder andere energetische Vorstellungen maßgebend. Vielmehr erfolgt eine Orientierung an Begriffen, die »im Rahmen einer interaktiven sprachlichen Kopplung« (Goolishian u. Anderson 1988) liegen und auf linguistische und kommunikative Begriffe wie Dialoggeschehen, Kohärenz oder Gesprächsbezogenheit rekurrieren.

Das Therapiesystem einer Gruppe

Ein Therapiesystem (Ludewig 1992) entsteht aus dem immanenten Theorieverständnis dadurch, dass Personen zwecks eines Austausches über ihre Probleme zusammenkommen und sich mit einem bestimmten Anliegen, der erwünschten Problemauflösung und Verringerung des eigenen emotionalen Leidens, an eine:n professionelle:n Helfer:in (Therapeut:in) wenden. Mit ihm oder ihr treten sie als »Mitglieder« in eine therapeutische Kommunikation. Diese Kommunikation ist nach einer gemeinsamen Auftragsklärung als eine Suche nach Alternativen zum Problem zu verstehen.

> »Der Therapeut konzentriert sich also nicht auf das Problem, sondern auf die Aktivierung der ungenutzten, am Problem nicht beteiligten Ressourcen seiner Kunden (etwa alternative Denkmuster oder ›Ausnahmen‹ zur Problemkonstellation in der Lebensgeschichte seiner Kunden, wie sie in problemfreien Mitgliedschaften vorkommen)« (Ludewig 1992, S. 132).

So besteht das Ziel in den therapeutischen Gruppengesprächen allgemein darin, von problemorientierten Gesprächen ausgehend, durch »Anregung zu einem Wechsel der Präferenzen« (Ludewig 1992, S. 132) einzuladen. Die Möglichkeiten der Therapeut:in sind mit den Ressourcen der Klient:innen in professionellen Gesprächen zu gestalten und zu koordinieren, um schließlich eine Auflösung der Probleme in wechselseitigen Dialogen zu erreichen.

Relevante theoretische Prinzipien für therapeutische Dialoge lassen sich mit folgenden Thesen zusammenfassen:

- Die *freie und demokratische Gesprächskultur* in der Gruppe fördert die Kreativität und Pluralität der möglichen Erzählungen. Die »Vielfalt der kleinen Geschichten« (Lyotard 1999) mit ihrem Eigensinn und damit die Unterstützung der einzelnen Erzähler:in (als wichtiges Ziel der Gruppentherapie) sollte dabei zum Ausdruck kommen.
- Die *Gesprächsform des Dialoges* als einer kooperativen Form der Verständigung und Entfaltung von therapeutisch nützlichem Wissen bekommt eine zentrale Bedeutung. Die *Förderung des Dialoggeschehens* und der *Aufbau von Gesprächspartnerschaften* tragen wesentlich zum Gelingen des therapeutischen Diskurses bei.
- In diesem Gesprächsprozess sind sowohl die Gruppenmitglieder als auch die Therapeut:innen aktiv am Konstruktionsprozess des therapeutischen Geschehens beteiligt und sorgen für den Fortlauf des Dialoges. Dabei halten sie die »Dinge im Fluss« und können bei der *Gestaltung »transformativer Dialoge«* (Gergen 2002) vielfältige Positionen einnehmen.
- Dementsprechend existieren keine festen Regeln für eine gelingende Kommunikation in der Gruppe. Die Positionen für relevante Handlungen werden je nach der Gesprächssituation entschieden. Sie orientieren sich daran, was unter den jeweiligen Bedingungen für das Fortlaufen des Gesprächs nützlich ist und was Bedeutung nicht festlegt.

Gesprächspositionen, Haltungen und Aufgaben einer Therapeut:in

Zu Beginn einer Therapie steht die Klärung möglicher Aufträge der Gruppenmitglieder in gemeinsamen Gesprächen mit der Therapeut:in an. Hierzu sollten machbare Ziele beschrieben und gegebenenfalls erste Schritte fokussiert werden. In der Regel wird eine zweistündige Sitzung dafür ausreichen. Eine Sammlung der Gesprächsanliegen für die folgende Sitzung ist, orientiert am Ablauf der Gruppe, am Ende der Sitzung denkbar.

Im Anschluss an die erste Sitzung treten die Mitglieder gemeinsam mit der Therapeut:in in Prozesse der Co-Kreationen von Geschichten. Sie konstruieren in wechselseitigen Dialogen nach und nach ihre Probleme in Form von Erzählungen und teilen sich ihre Ideen dazu mit. Auf diese Weise können Unterschiede zur bisherigen Erzählvariante eines Problems zum Ausdruck kommen und andere Bewertungen nach sich ziehen. Im Ergebnis kann so Bedeutung transformiert und emotionales Leiden verändert werden.

In diesen Gesprächsprozessen des wechselseitigen Erzählens können sowohl die Gruppenmitglieder als auch die Therapeut:in bei der Gestaltung von Gesprächspartnerschaften und bei der Förderung »transformativer Dialoge« (Gergen 2002) unterschiedliche Positionen einnehmen. Diese Positionen werden je nach Gesprächssituation entschieden und prozessorientiert eingenommen. In einer früheren Buchveröffentlichung (Gerland 2006) habe ich einige dieser Gesprächspositionen der Therapeut:in und der Gruppenmitglieder beschrieben und im Verlauf eines therapeutischen Prozesses kommentiert. Exemplarisch und ergänzend sind hier zu nennen:

Die Eröffnung des therapeutischen Diskurses

Durch die Leitung der Gruppe bekommt die Therapeut:in eine Art Diskurshoheit. Ihm wird eingeräumt, den Beginn der Sitzung zu markieren und die Sitzung abzuschließen. Mittels eröffnender Fragen (Hargens 2004) kann sie sich an alle Teilnehmer:innen gleichzeitig wenden. Beispiele solcher Fragen sind: »Was soll heute für Sie Thema sein?«, »Worüber möchten Sie heute sprechen?«, »Mit welchen Ideen sind Sie heute gekommen?« Eine Alternative dazu wäre das Anknüpfen an Erzählungen aus der letzten Sitzung und über Rückmeldungen zu erfahren, was hilfreich oder nützlich für die Teilnehmer:innen war.

Die Gesprächsmoderation

Eine weitere Aufgabe wäre, die einleitend gesammelten Anliegen in eine Art Reihenfolge zu bringen und mit der Gruppe abzustimmen, welches Thema vorrangig besprochen werden soll. Danach kann die Therapeut:in mittels erkundender Fragen die oft problemorientierten Dialoge mit dem Einzelnen beginnen. Je nach Gesprächsverlauf hat sie die Möglichkeit, den Dialograum zu öffnen und weitere Teilnehmer:innen mit einzubeziehen. So kann sie sich zwischendurch mit bestimmten Fragen an alle gleichzeitig wenden oder mit der Bitte, sich zu dem Gesprächsfokus frei zu äußern. Oft entsteht durch wechselseitiges Zuhören und Nachfragen der Teilnehmer:innen eine

Selbstorganisation des Gesprächsprozesses, der es erlaubt, dass die Therapeut:in mehr in eine beobachtende Position wechselt und auf die Ausgewogenheit der Redezeit achtet.

Die Haltung des »Nichtwissens«

Damit sich die Geschichte einer Teilnehmer:in detailliert entfalten kann, ist es nützlich, sie nicht zu schnell zu verstehen und möglichst konkret nachzufragen. Viele therapeutische Gespräche laufen zu schnell, weil Therapeut:innen zu früh signalisieren, schon verstanden zu haben, was die Klient:in meine. Damit wird viel Erfahrungswissen der Klient:in verschenkt. Zur Bewältigung von Problemen ist es hingegen wichtig zu erfahren, was jemand schon erfolgreich ausprobiert hat oder was nicht funktionierte. Diese Haltung des »Nichtwissens« oder der »Neugier« fördert die Exploration von Problemen und stellt sie durch die Erzählung in den Kontext der Lebenswelt der Klient:in. Das Verständnis einer Problematik ergründet sich so aus dem Zusammenhang der Geschichte. Oft erhält sie den besonderen Sinn erst durch das Ende der Geschichte.

Die Wahrung der Kohärenz

Durch die Vielfalt der dialogischen Beiträge ergeben sich viele Gesprächsschleifen, die oft neue Inhalte berühren oder, mit bekannten Worten, ein »neues Fass« öffnen. Um zu große Sinnsprünge zu vermeiden kann die Aufgabe der Therapeut:in in diesem Prozess darin bestehen, auf die Einhaltung des Sinn- oder Erlebniszusammenhangs zu achten. Sie kann im Zweifelsfall die Teilnehmer:innen fragen, inwieweit ihre Beiträge zur Erzählung der Klient:in passen. Auf diese Weise bleibt der entstandene Gesprächsfokus gewahrt.

Die Mehrparteilichkeit

Ein wichtiges Ziel der Gruppentherapie besteht darin, den Einzelnen bei der Bewältigung seines Problems und der Suche nach Lösungen zu unterstützen. In diesem Sinne sollte die Therapeut:in die Pluralität der Erzählungen fördern und Aufgeschlossenheit und Respekt gegenüber allen Problemgeschichten zeigen. Der Eigensinn einer Geschichte ist oft erst im Kontext der Lebenswelt der Klient:in (ihrer Partnerschaft, Familie oder Arbeitswelt) zu verstehen. Die Vernunft oder der Wahnsinn der »kleinen Geschichten« ist in der Regel plural, kontextabhängig und mit einer eigenen Plausibilität verknüpft, die es zu würdigen gilt.

Die Entfaltung des Gesprächspotenzials

Eng verbunden mit der Mehrparteilichkeit ist die Förderung der »Vielstimmigkeit« der Gruppe. Hierzu wendet sich die Therapeut:in fragend an alle Teilnehmer:innen gleichzeitig. Die Herausforderung im Dialog besteht für die Therapeut:in darin, an Gesagtes anzuknüpfen und darauf zu achten, dass möglichst viele zu Wort kommen. Bei einem stringenten Verlauf können sich die Dialoge so aufeinander beziehen, dass die Ideen aufeinander aufbauen, sich Gesprächsschleifen hintereinanderlegen und für den Einzelnen unterstützend wirken.

Als Anwält:in der Ambivalenz

In Gesprächen werden oft gegensätzliche, manchmal sich ausschließende Sichtweisen geschildert. Die professionelle Haltung besteht in diesen ambivalenten Situationen darin, vom »Entweder-oder« zum »Sowohl-als-auch« zu kommen und die emotionale Spannung bei den Klient:innen zu thematisieren. In der Gruppe lässt sich mit einem Teil der Mitglieder die eine Seite der Ambivalenz besetzen und im Gegenzug mit einem anderen Teil der Mitglieder die andere Seite, sodass »Pro und Kontra« argumentativ ausgewogen vermittelt werden. Anwält:in der Ambivalenz zu sein bedeutet, diese Ausgewogenheit zu erhalten und nicht zu entscheiden.

Das Erzeugen »imaginärer Momente«

Eine Therapeut:in kann eine Gruppensitzung dazu nutzen, mit den Mitgliedern Zukunftserzählungen hinsichtlich ihres Problems zu entwerfen. Dies kann z. B. mittels der »Wunderfrage« (de Shazer 1992b) oder in Form von sozialer Poesie (Deissler 2000) geschehen. Klient:innen können sich dadurch eingeladen fühlen, spontane poetische oder ganz »unsinnige« Visionen zu beschreiben. Da diese im günstigen Fall Ausnahmeerzählungen vom Problem darstellen, können sie durch neuen Sinn oder »Irrsinn« Perspektiven zur Auflösung von Problemen eröffnen. Die Kreativität der gemeinsamen Suchbewegungen kann im Ergebnis neue Handlungsalternativen anstoßen, die weniger problemorientiert sind.

Das Einnehmen reflexiver Positionen

Die Therapeut:in kann in einem Gesprächsverlauf nach einer gewissen Zeit die »Multiloge« unterbrechen und mittels Fragen zum Reflektieren über das Gehörte anregen. Im Unterschied zu direkten

Dialogen handelt es sich hierbei um eine Betrachtung und Bewertung des Gesagten aus einer Distanz. Es werden »Dialoge über Dialoge« (Andersen 1990) konstruiert, die im günstigen Fall zu neuen Ideen und zu einer Veränderung oder Verflüssigung einer starren und belastenden Sichtweise führen können. Grundsätzlich bezieht diese Arbeit mit reflektierenden Positionen in der Gruppe die Idee mit ein, eine Klient:innengruppe als reflektierendes Team zu nutzen.

Haltungen der Gruppenmitglieder im Gesprächsprozess

Die beschriebenen Gesprächshaltungen der Therapeut:in führen im Erleben der Gruppenteilnehmer:innen dazu, dass sie die Haltung der Therapeut:in übernehmen, ergänzen und selbstorganisiert fortsetzen. So stehen Therapeut:in und Gruppenteilnehmer:innen in einer komplementären Beziehung zueinander. Bei jeder Gruppensitzung wird das narrative System der therapeutischen Gruppe in der Kommunikation miteinander neu erzeugt. Insofern hängt die Verantwortung für eine gelingende Kommunikation ebenso vom Gesprächsengagement der Mitglieder ab. Im Dialoggeschehen können die Gruppenteilnehmer:innen durch das Einnehmen bestimmter Haltungen in einen Gesprächsprozess der Co-Kreation treten.

Das Erzeugen von Mitgliedschaften

Im Gesprächsprozess stellen die Teilnehmer:innen über ihre Dialoge Mitgliedschaften her, die sich in der Regel auf einen bestimmten Sinn, wie geäußerte Probleme oder deren Lösungsbestrebungen, beziehen. Die fokussierten Inhalte entstehen oft durch emotionale Betroffenheit oder in Assoziation zu einer Erzählung eines anderen Gruppenmitglieds. Jedes Mitglied bewirkt schließlich durch das Mitteilen unterstützender und weiterführender Ideen, dass der Gesprächsprozess fortläuft.

Der Aufbau von Gesprächspartnerschaften

Die gegenseitige Bereitschaft, aufgeschlossen und zugewandt zuzuhören, trägt zum Aufbau einer verstehenden Grundhaltung bei. Sie ist gekoppelt an die Bereitschaft, einander ausreden zu lassen und einander ähnlich viel Zeit für die Erzählungen zu gewähren. Diese Haltungen fördern den Respekt hinsichtlich der Gleichwertigkeit der Wortbeiträge und bewirken eine Akzeptanz der mitgeteilten Ideen.

Diese Art der Kommunikation führt zu einem partnerschaftlichen Verhalten in der Gruppe.

Das gemeinsame Erkunden

In Ergänzung zur »Haltung des Nichtwissens« auf Seiten der Therapeut:in zeigen sich die Gruppenmitglieder ähnlich neugierig und stellen gesprächsbezogen Fragen zu dem gerade Gehörten. So entsteht eine Form des wechselseitigen Dialoges zwischen Zuhörenden und Fragenden, der sich in Gesprächsschleifen um das entfaltete Thema zentriert und Bedeutung miteinander erzeugt. Durch das »Geben und Nehmen von Beiträgen« entwickeln sich Gespräche mehr miteinander statt übereinander oder aneinander vorbei.

Lösungsorientierte Haltungen

Die konstruktive und ressourcenorientierte Haltung der Therapeut:in bewirkt auch bei den Gruppenteilnehmer:innen Interesse an einer lösungsorientierten Ausrichtung ihrer Gespräche. Parallel zum Nachfragen der Therapeut:in koppeln sie bei der Suche nach Ausnahmen und problemfreien Zeiten im Dialog an und bringen den Gesprächsprozess aktiv mit voran.

Genderorientierung als Gesprächshaltung

In gemischten Gruppen besteht die Möglichkeit, Ereignisse und Bedeutungen aus der weiblichen und/oder männlichen Perspektive gezielt zu konstruieren. Auf diese Weise werden in den geschlechtsspezifischen Diskursen bestimmte Formen sozialer Wirklichkeit miteinander erzeugt. Auf Bitten der Therapeut:in können beispielsweise alle Frauen oder Männer in der Gruppe ihre spezifischen Sichtweisen auf Mutter- oder Vaterbilder oder andere soziale Rollen mitteilen. Dies kann zum wechselseitigen Verständnis beitragen und der Andersartigkeit des Denkens und Handelns ausdrücklich Geltung und Akzeptanz verschaffen.

Gruppenteile als therapeutische Subsysteme

Partnerinterviews zu Beginn einer Therapie oder themenbezogene Aufteilungen in Kleingruppen oder auch begrenzte Treffen untereinander können dem Gesprächsprozess einer Gruppe insgesamt dienen. So können Dialoggruppen die Option bieten, eingebunden in den Verlauf eines Gesprächsprozesses, sich in einem spezifischen Austausch noch einmal gezielter zu fokussieren. Entscheidend ist, dass eine Rückkopplung und Transparenz der Ergebnisse und Erfahrungen aus diesen Subsystemen erreicht wird. Irvin D. Yalom (2001) regt sogar an, eine Sitzung ohne die Therapeut:in zu veranstalten. Die Selbsthilfepotenziale einer Gruppe können so verstärkt zum Ausdruck kommen, weil auch andere Themen in der eher horizontalen Kommunikation miteinander bewegt werden. Manchmal planen Gruppenmitglieder nach Beendigung der Therapie, sich in gewissen zeitlichen Abständen weiterhin zu treffen und das Selbsthilfepotenzial der Gruppe für die eigene Stabilisierung zu nutzen.

Das Diskurspotenzial oder die Weisheit der Gruppe

Durch den Aufbau kohärenter Gesprächsbeiträge kann sich die Perspektive für den oder die Einzelne:n erweitern. Nach Möglichkeiten sollten sich alle Gruppenmitglieder beteiligen und ihre Sichtweisen einbringen. Durch die Vielfalt der Ideen oder die Polyphonie der Beiträge kommt schließlich die Weisheit einer Gruppe zum Ausdruck. Ihr so ins Spiel gebrachtes Potenzial kann die Auflösung eines Problems beschleunigen. Nicht der Druck der Gruppe motiviert zum Handeln, sondern die Pluralität der Sichtweisen mit den generierten Bedeutungsvariationen unterstützt die Autonomie der oder des Einzelnen im Kontext der Gruppentherapie und fördert die Veränderung.

4 Ein inspirierendes Wir – Systemisch-lösungsorientierte Gruppenpsychotherapie als Ressource für persönliche Entwicklung

Cornelia Hennecke

Sobald Gruppentherapeut:innen ihre Arbeitsweise, somit ihr Denken und Handeln, als »systemisch-lösungsorientiert« bezeichnen, nehmen sie damit eine Markierung vor, die mehr ist als nur die der Lösungsorientierung. Die Markierung »systemisch-lösungsorientiert« wird genutzt, um lösungsorientiertes Denken und Handeln im Kontext von Gruppenpsychotherapie explizit in den Zusammenhang mit Systemtheorien und daraus folgenden Orientierungen zu stellen. Bergknapp (2016, S. 7) beschreibt eine Argumentationslinie, die hilfreich erscheint für das Verständnis des (jeweils auch rückkoppelnden) Zusammenspiels zwischen:

»– Theorie: Wie erkläre ich mir die Phänomene der Praxis?
- Praxeologie/Haltung: Welche Schlussfolgerungen ziehe ich aus der Theorie für meine grundlegenden Überzeugungen und für meine Art des Zugangs und Umgangs mit den Phänomenen der Praxis? […]
- Methodologie: Wie handle ich vor dem Hintergrund der Theorie und Praxeologie in der konkreten Praxis?«

Systemisch-lösungsorientierte Gruppenpsychotherapie nutzt das soziale System Gruppe als kommunikativen Begegnungs-, Lern- und Erfahrungsraum, von dem einzelne Mitglieder im besten Fall für ihre persönliche Entwicklung profitieren. Das wirft zunächst die Frage auf, wie man zum Mitglied dieses sozialen Systems »Gruppe« wird. Die »Eintrittskarten« in die Gruppe können durchaus vielfältig sein und es scheint sinnvoll, »äußere« und »innere« zu unterscheiden. Die äußeren und inneren Eintrittskarten bilden sozusagen die Erwartungshorizonte, mit denen Menschen in die Gruppe kommen. Je nach individuellem Erwartungshorizont dürften Antworten unterschiedlich ausfallen auf Fragen wie: Weshalb und wozu bin ich hier? Auf welchem Weg bin ich hierhergekommen? Was war dabei meine Entscheidung, was die anderer? Was erwarte ich mir von der Unternehmung? Was von der Leitung? Was möchte ich hier lernen? Was mute ich mir damit zu? Wie werden andere über mich denken? Werde ich etwas mir Wesentliches bekommen?

Für Steve de Shazer als dem wohl prominentesten Vertreter lösungsorientierter (therapeutischer) Arbeit, ist es genau dieses »Spiel mit Unterschieden« (de Shazer 1992b), das den Kern lösungsorientierten Arbeitens ausmacht. Für den Gruppenzusammenhang bedeutet das:

> »Die systemische Gruppentherapie nutzt und gebraucht sowohl die vorhandenen Unterschiede als auch mögliche Unterscheidungsperspektiven der Gruppenmitglieder für das Entwickeln hilfreicher Unterschiede, die ›Unterschiede machen‹ (Simon 1993)« (Hesse et al. 2001).

Theoretische Aspekte zur Gruppe als sozialem System und zur Lösungsorientierung

Aus systemtheoretischen Modellen des Konstruktivismus und der Systemtheorie ergeben sich Vorstellungen darüber, *wie* Gruppe als soziales System verstanden werden kann. Auf längere Ausführungen an dieser Stelle soll mit Hinweis auf das entsprechende Kapitel zur Theorie in diesem Buch verzichtet werden. Das folgende Zitat soll hier in eine zusammenfassende Denkfigur integriert werden:

> »Eine Gruppe bildet sich auf der Grundlage sinnhafter Kommunikation bzw. eines bedeutsamen Austausches der Mitglieder. Damit sich deren Mitglieder als ›Gruppe‹ erleben und sich verbindende Muster entwickeln können, braucht es eine wechselseitige Anerkennung von ›Mitgliedschaft‹ (Ludewig 1992). Solange sich die Mitglieder mit Hilfe eines bestimmten Themas gegenseitig die Mitgliedschaft bestätigen und anerkennen, bleibt das soziale System bestehen. Basis für ein Wir-Gefühl bzw. für ein Zugehörigkeitsempfinden ist die Selbst- und Fremddefinition als Mitglied. Die Unterscheidung ›drinnen/draußen‹ bzw. ›zugehörig/nicht zugehörig‹ schließt ein, dass es innerhalb der Gruppe Mitglieder gibt, die mehr im Zentrum des aktuellen Geschehens angesiedelt sind oder es auch Mitglieder gibt, die mehr ›draußen‹ sind – aber innerhalb ›der Gruppe‹« (Hesse 2002, S. 11).

Von wesentlicher Bedeutung für systemisches Denken und Handeln ist die Unterscheidung Kybernetik erster und zweiter Ordnung. Heinz von Foerster gilt im Kontext von Systemischer Therapie als Begründer des Konstruktivismus und der Kybernetik zweiter Ordnung – der Lehre von der Beobachtung der Beobachtung. Damit verbunden bekommen die Ideen der Zirkularität des Denkens, der damit verbundene Einschluss der jeweiligen Beobachterperspektive in die Konstruktion von Wirklichkeit, das Verständnis von »Anschlusskommunikation« in kommunikativen Prozessen und das Kriterium der Viabilität, also Nützlichkeit oder Passung (Glasersfeld 1997, S. 43), zentrale Bedeutung.

Lösungsorientiertes Arbeiten geht im Ursprung maßgeblich auf den »Solution Focused Approach« von Steve de Shazer (1940–2005) und Insoo Kim Berg (1934–2008) zurück. Beide gründeten 1978 das Brief Family Therapy Center (BFTC) und trugen maßgeblich dazu bei, dass die Unterscheidung von Problem- und Lösungskommunikation in den Fokus psychotherapeutischer Arbeit gelangte. Ihre lösungsorientierte Kurzzeittherapie wurde zunächst als ein pragmatisches Vorgehen im einzeltherapeutischen Setting relativ unabhängig vom theoretischen Hintergrund entwickelt. »Vielmehr war Steve wirklich glücklich, in Wittgenstein – endlich – jemanden gefunden zu haben, dessen Denken dem eigenen wirklich ähnelte« (M. Varga von Kibéd im Vorwort zu de Shazer u. Dolan 2011, S. 16). De Shazers Vorgehen befasst sich sehr konsequent mit der Gegenwart und richtet sich auf die Zukunft. Nach seiner Überzeugung hat das vorgebrachte Problem einer Klient:in mit der Lösung nicht notwendig zu tun. Statt in einen »problem talk« über Entstehung, Entwicklung und die Ursachen von Problemen einzutauchen, sei es hilfreicher, von Beginn an einen »solution talk« zu kreieren. Wesentlich dabei sei, auf die der Klient:in innewohnende Lösungskompetenz zu fokussieren und davon auszugehen, dass Klient:innen ein Interesse am Gelingen von Lösungen haben. De Shazer und seine Frau konnten solche »solution talks« meisterlich entstehen lassen. Gunther Schmidt verweist in seinem hypnosystemischen Ansatz immer wieder darauf, dass für ein gutes Ankoppeln an Klient:innen das interessierte Zuwenden zu ihren Sorgen und Problembeschreibungen anfangs durchaus nötig und nützlich sein kann. Diese »Spannung« erzeugte zwischen Steve de Shazer und Gunther Schmidt interessante Diskurse.

Lösungsorientierte Arbeitsweisen waren zunächst ausgerichtet auf einzeltherapeutische Settings und wurden, inspiriert von den Möglichkeiten dieser Vorgehensweise, später auch für Gruppensettings als nützliche Orientierung genutzt.

Aus diesen theoretischen Implikationen resultieren Haltungen und Arbeitsrichtungen für die Gestaltung kommunikativer Prozesse in Gruppen, um durch das »Bei-Steuern« der Therapeut:innen und im Zusammenwirken aller Gruppenmitglieder förderlich erlebte Selbstorganisationsprozesse anzuregen.

Nützliche systemisch-lösungsorientierte Haltungen für professionelles Beziehungshandeln in Gruppenprozessen

Was treibt nun Therapeut:innen an, sich der Komplexität in Gruppenprozessen auszusetzen oder gar noch ein »professionelles Vergnügen« darin zu finden? Molters metaphorischer Vergleich für die Arbeit mit Gruppen als »... Entwickeln einer Choreografie für Tänzer und dem Komponieren einer Partitur für musikalische Improvisation« (Molter 2002, S. 206) könnte eine Sichtweise anbieten, die auch den inspirierenden Seiten der Arbeit Raum gibt. Mehr in systemischer Fachsprache fasst Hesse (2001) wesentliche therapeutische Grundhaltungen des professionellen Beziehungshandelns und für die Prozessgestaltung in der Gruppentherapie zusammen:

»– ... eine anerkennende Wertschätzung der Eigenstruktur des Klienten, einschließlich seiner beobachtbaren Ressourcen und Störungsbilder sowie des jeweiligen Anliegens und Auftrages (Ludewig 1992)

– eine Nutzung unterschiedlicher Unterscheidungsperspektiven i. S. des Gebrauchs von Mehrfachbeschreibungen, -erklärungen und -bewertungen (Simon 2000), sodass an die Stelle einer Unterscheidung richtiger und falscher Sichtweisen die Frage tritt, wie neue Informationen auf dem Weg zu hilfreichen Antworten gewonnen werden können

– eine ›respektvolle Respektlosigkeit‹ gegenüber persönlichen oder/und therapeutischen Prämissen, sodass sich der Therapeut auch unabhängig vom Referenzrahmen des Klienten oder von der eigenen Therapiekonfession bewegen kann (Cecchin, Lane u. Ray 1993)« (Hesse et al. 2001, S. 44).

Dies gilt es in Verbindung zu bringen mit den von de Shazer beschriebenen »wesentlichen Lehrsätzen« (de Shazer u. Dolan 2011). Die Sätze mögen zunächst banal klingen, entfalten jedoch ihre herausfordernde und ermöglichende Kraft vor allem im Dialog mit den Klient:innen:

»– … Was nicht kaputt ist, muss man nicht reparieren.
- Das, was funktioniert, sollte man häufiger tun.
- Wenn etwas nicht funktioniert, sollte man etwas anderes ausprobieren.
- Kleine Schritte können zu großen Veränderungen führen.
- Die Lösung hängt nicht zwangsläufig mit dem Problem direkt zusammen.
- Die Sprache der Lösungsentwicklung ist eine andere als die, die zur Problembeschreibung notwendig ist.
- Kein Problem besteht ohne Unterlass; es gibt immer Ausnahmen, die genutzt werden können.
- Die Zukunft ist sowohl etwas Geschaffenes als auch etwas Verhandelbares« (de Shazer u. Dolan 2011, S. 23–25).

»Spickzettel« für systemisch-lösungsorientiert ausgerichtete Gruppentherapeut:innen

Im Folgenden werden einige Ideen, methodische Anregungen und Designs zum praktischen Gebrauch skizziert.

Die Gruppenarbeit vorbereiten

Inhaltliche und formale Aspekte (z. B. räumliche und zeitliche Bedingungen, Gruppengröße, Verhinderungsregeln, Offenheit/Geschlossenheit der Gruppe für neue Mitglieder) sowie Sinn und Zweck werden wesentlich im Kontext und von den Gruppentherapeut:innen entschieden. Wozu bietet die Teilnahme an der Gruppe der oder dem Einzelnen Gelegenheit? – Den Umgang mit Problemen bzw. Störungen im Alltag verbessern, mehr Sicherheit im Kontakt mit anderen Menschen gewinnen, soziale Kompetenzen verbessern. – In der Praxis findet sich ein breites Spektrum möglicher Sinnorientierungen für Gruppentherapie.

Ein systemisch-lösungsorientiertes Interview jeweils als Einzelgespräch kann eine erste Begegnung zwischen Therapeut:innen und Klient:innen schaffen. Einige Informationen zum gegenwärtigen Lebenskontext können in Verbindung mit dem Anliegen der Klient:in gebracht und in einer Art herausgearbeitet werden, die verbesserungsorientiert und zukunftsgerichtet ist *(»weg von … hin zu«)* sowie in eigener Kontrolle liegen *(Woran werde ich merken, dass ich vorankomme? Was wäre ein optimales – bestmögliches – Ziel und was »gut genug«?)*.

Entscheidend für die Zugehörigkeit in der Gruppe wäre die Bereitschaft, sich auf die Begegnung und das Lernen mit anderen Menschen einzulassen, sich im Rahmen individueller Möglichkeiten einzubringen.

Den »Zauber des ersten Augenblicks« nutzen

Gerade im Beginn liegt eine besondere Chance die Art und Weise der gemeinsamen Unternehmung auf den Weg zu bringen. Von zentraler Bedeutung ist, die ersten Begegnungen so zu gestalten, dass Menschen sich gesehen und beachtet fühlen. Wechselseitiges *»positives Spekulieren«* könnte z. B. das erste Mal die Idee in den Raum bringen, dass hier Menschen mit Potenzial zusammenkommen und Probleme oder Störungen dafür eine Art »Eintrittskarte« sind. Zudem nimmt es auf eine wertschätzende Weise ein Thema auf, das sowieso schon da ist: Wo Menschen sich erstmals begegnen, produziert unser Geist sofort erste Ideen und jeder denkt über jeden irgendetwas.

> Dies nutzbar zu machen, könnte so aussehen: Zwei Menschen sitzen sich gegenüber und spekulieren wechselseitig zu der Frage: »Was könnte ich mir vorstellen, was du magst, gern tust und von welchen deiner Fähigkeiten wir hier alle profitieren könnten?« Dies erlaubt einen wechselseitig unterstellten Ressourcenblick. Wenn für diesen »fremden Blick« gilt, dass er mehr mit der Sprecher:in als mit der Hörer:in zu tun hat, erhöht das die Neugier und die Freiheit, selbst zu entscheiden, was ich als Hörer:in davon halte bzw. was es in mir bewegt. Dies sollte ich als Hörer:in auch zunächst für mich behalten und darauf nicht reagieren. In einer danach platzierten Vorstellungsrunde sollte dann jeder selbst entscheiden, ob er sich auf die genannten Aspekte bezieht. Beide Alternativen gelten gleichermaßen.

Es könnte eine gemeinsame Aufgabe in der Gruppe werden, diesen ersten Augenblicken und dem gemeinsamen Ankommen auch in den Folgesitzungen eine besondere Aufmerksamkeit zu schenken sowie diese Kultur zu pflegen und mit Leben zu füllen.

> Orientiere dich mehr an der Unterscheidung nützlich/nicht nützlich als an der Unterscheidung richtig/falsch und fördere vernetzungsfähige Unterschiede, wobei auch Störungen Unterschiede markieren!

Es ist wichtig, ein Commitment über das »Wozu?« und die Art und Weise des Miteinanders in der Gruppe zu schließen und kontinuierlich zu entwickeln. Es sollte einen Rahmen sichern, der genügend Schutz vor überfordernden »Too-much«-Situationen gewährt und damit ein Experimentier- und Lernfeld fördert, das für die Gruppenteilnehmer:innen einen einladenden, inspirierenden Unterschied zu sonstigen Kommunikationsgewohnheiten macht und nützliche Selbstorganisationsprozesse fördert.

Die Pole »Oh je, Gruppe(-ntherapie) – Was sollte hier auf keinen Fall passieren?« und »Oh ja, Gruppe(-ntherapie) – Was könnte hier bestenfalls möglich werden?« können dafür auf Gruppenebene eine erste nützliche, von allen gemeinsam untersuchte Unterscheidung sein. Zudem gibt es Gelegenheit, »Raum für Selbstreflexion« und »Raum für Austausch« zu unterscheiden und zu markieren. Eine Arbeit in Kleingruppen zu der o. g. Unterscheidung nach einem Moment der Selbstreflexion kann eine erste Ideensammlung rahmen, was die Kleingruppen dann vorstellen und allen als Grundlage dient, daraus eine gemeinsame Vereinbarung zu erarbeiten. Für die gilt dann: »Gut genug, so anzufangen!« und kann jederzeit nachjustiert werden. Visualisierung unterstützt dabei Transparenz.

Fokussiere die Aufmerksamkeit von Beginn an auf die Arbeit im Spannungsfeld Problem – Lösung – Ressourcen und unterscheide problem- und lösungsdeterminierte Kommunikationssysteme!

»Wenn man mit dem Klienten über seine Wünsche spricht, wird fast immer auch sein Problem thematisiert, weil er dann nämlich den Unterschied zwischen seinem Problem und seiner Wunschvorstellung beschreibt. Wenn wir also darüber sprechen, was die Klienten wollen, bleiben wir auf einer phänomenologischen Ebene immer noch bei ihren Problemen, und wir können die mit ihren Schwierigkeiten einhergehenden Schmerzen und Leiden bestätigen, während schon Ziele und Ausnahme des Problems exploriert werden« (de Shazer u. Dolan 2011, S. 215).

Beispielhaft könnten beide Seiten der Unterscheidung auf folgende Weise berücksichtigt werden: Die Arbeit im Dreieck »Problem – Lösung – Ressource« kann direkt als Konstellation in den Raum gebracht werden. Es öffnet dabei vielfältig nutzbare Spielräume (z. B. für geschützte Selbstreflexionen und für dialogisches Arbeiten). Durchaus sollten sich Therapeut:innen bei beobachteten Abwehrreaktionen von Klient:innen auch an die Zeile des Songs von Annett Louisan erinnern: »Bleib mir weg mit deiner Lösung, sie ist der Tod für mein Problem!« Das problematisch Erlebte zu würdigen, das Beeinflussbare vom nicht Beeinflussbaren zu unterscheiden, Bemühungen und Fragen danach, was helfen könnte das Problem etwas kleiner zu machen oder es »mehr an der Leine zu führen« als ihm zu stark das Spielfeld zu überlassen ... auch das bringt wertvolles Material, um zukünftige Handlungsspielräume zu erweitern, auf die Zukunft zu fokussieren und somit an der Seite der Klient:innen und in der Gruppe behutsam ein lösungsorientiertes Kommunikationssystem aufzubauen.

> Engagiere dich fortlaufend für anliegenorientiertes Arbeiten und rückgekoppelte Commitments, um die Anschlusskommunikation in der Gruppe und für die/den Einzelnen wahrscheinlicher zu machen!

Im Kommunikationsprozess der Gruppe macht es einen Unterschied, was jemand mit allen Anwesenden teilen möchte (z. B. wie ich gerade da bin und welche Erfahrungen, Themen gerade für mich bedeutsam sind) *und* zu welchem Anliegen in einer Sitzung gearbeitet wird. Das *Prinzip der freien Entscheidung* bestärkt dabei die Einzelnen darin, sich selbst zu ermächtigen und auszuwählen, was in die Kommunikation gebracht wird und was nicht. Ebenso kann mit einer Äußerung ein Anliegen verbunden sein, zu dem ein Gruppenmitglied arbeiten möchte, es *muss* aber nicht sein.

So könnte diese Unterscheidung in zwei Schritten verfolgt werden:

1. Welche Erfahrungen möchte ich mit allen teilen? Z. B. in einer Eingangsrunde (hier bietet sich die Arbeit mit einem Talking-Stick an, den jeder aus der Mitte nimmt, wenn es für ihn passt).
2. Woran möchte ich heute arbeiten? Dabei ist ein interessanter Punkt, wie die Entscheidung zustandekommt und welche Anliegen in der jeweiligen Sitzung bearbeitet werden. Auch dazu kann/wird sich eine Gruppenkultur entwickeln – mindestens eine implizite, die reflektiert werden kann und aus der Entscheidungen erwachsen.

   Aus 1. kann auch ein für alle interessantes Thema resultieren und zu einem Commitment der Gruppe führen, daran gemeinsam zu arbeiten. Für beide Möglichkeiten sollte »persönlicher Bezug zum eingebrachten Thema« eine Bedingung sein.

> Mache unterschiedliche Formen der Beteiligung für die Arbeit in der Gruppe nutzbar!

Die Systemtheorie geht davon aus, dass die Generierung neuer Informationen (z. B. durch zirkuläre Fragen) Selbstorganisationsprozesse in Gang setzt, die von außen nur sehr begrenzt instruierbar sind. Zwei Beispiele, wie das nutzbar gemacht werden kann:

1) Verdecktes Arbeiten:
Nach einer kurzen Auftragsklärung mit dem Gruppentherapeuten kann die Einladung ausgesprochen werden, zunächst im Sinne einer Selbsterkundung einige für die Fragestellung der Klientin interessante Perspektiven in den Raum zu bringen und die Wirkungen zu erkunden, ohne dass der Therapeut oder die Gruppe dabei mithört, was in der Klientin gerade an Gedanken, Körperempfindungen und Gefühlen vor sich geht. Alle anderen können in dieser Zeit beobachten, was von außen beobachtbar ist und welche Ideen sie haben – wobei dies zunächst nicht zur Sprache gebracht wird.

Wenn dem zugestimmt wird, bittet der Therapeut die Klientin zunächst im Raum einen Punkt für den Fokus (das Anliegen, die Frage) zu finden und an diesen Platz eine Moderationskarte zu legen; sich danach direkt auf die Karte zu stellen, die »Innenbeleuchtung« anzuschalten und alle sich einstellenden Körperempfindungen, Gedanken und Gefühle wohlwollend zu beobachten – alles ist »richtig«, was sich gerade zeigt, (dabei an der Seite der Klientin bleiben). Eine nächste Frage könnte sein: »Angenommen, es wäre schon gelungen, für den Umgang mit dem Thema neue Möglichkeiten zu finden, und dass es sich echt besser anfühlt – ich nenne diesen Punkt in der Zukunft mal ›Geschafft!‹: Wo wäre hier im Raum, ein passender Punkt für dieses ›Geschafft!‹?«. Auch dort wird eine Karte hingelegt. Nun folgt derselbe Vorgang noch einmal: Die Klientin stellt sich auf die Karte, gibt ihre Körperempfindungen, Gedanken und Gefühle wieder. Der Therapeut bleibt wieder an der Seite der Klientin. Ist das untersucht, könnte die Einladung folgen, auf den Fokuspunkt zurückzugehen und die Veränderungen zu beobachten. Dann könnte ein Kommentar folgen: »Nun ist der Weg ja nicht im Schlusssprung zu machen und wahrscheinlich ist das – wie im Leben – nicht einfach ein gerader

Weg.« Dann könnte die Frage folgen: »Was meinen Sie hier, heute und jetzt: Wie viel Zwischenstationen wird es geben?« Für die Anzahl können wieder Karten genommen werden und die Klientin wird gebeten, sie in der Weise zu verteilen, wie es ihr gerade passend erscheint. Danach wird die Klientin gebeten, den Weg über die Zwischenstationen bis zu dem Punkt »Geschafft!« ein paar Mal hin und her zu gehen, in dem für sie passenden Tempo. Danach wird diese Arbeit beendet, der Therapeut bittet die beobachtenden Mitglieder der Gruppe, die Beobachtung aufzuschreiben, die sie gerade interessant fanden. Klientin und Therapeut setzen sich zum auswertenden Gespräch: »Was von dem, was Sie gerade erlebt haben, möchten Sie mit uns teilen? Was war interessant für Sie? Was überraschend neu oder auch irritierend? Bitte erlauben Sie sich sorgfältig zu entscheiden, was und wie viel Sie von dem Erlebten mit uns teilen möchten.« »Wollen Sie, dass die anderen Ihnen noch ihre Beobachtungen zur Verfügung stellen oder ist es erstmal genug?« (Die Klientin entscheidet wieder.) »Was werden Sie nun weiter damit tun?« Im Anschluss können alle Mitglieder der Gruppe zu einer »Sharing-Runde« eingeladen werden mit der Idee, mitzuteilen, mit welchen Themen sie gerade selbst durch die Beobachtung des Prozesses in Berührung gekommen sind. Dabei ist darauf zu achten, dass nicht weitere Rückmeldungen an die Klientin gegeben werden.

2) Zu einem Anliegen Fragen und Handlungsideen entwickeln und zur Verfügung stellen:
Neben einem aufeinander bezogenen, fließenden Austausch aller Mitglieder zu einem vereinbarten Anliegen bzw. Thema können in einer Gruppe, die es bereits gewohnt ist, dass zirkuläre Fragen interessante Perspektiven eröffnen und neue Impulse in Gang setzen können, auch andere Wege genutzt werden, um die Gruppe als Ressource nutzbar zu machen. In der folgenden Weise wird zudem die Fähigkeit weiterentwickelt, hinzuhören, sich mit Fragen auf das Gehörte zu beziehen und unterschiedliche Sichtweise nebeneinander gelten zu lassen.

Wenn das Anliegen bzw. der Auftrag in einem Eingangsinterview durch die Therapeutin geklärt ist, können die Gruppenmitglieder eingeladen werden, dem Klienten Fragen zur Verfügung zu stellen, die sie gerade in Bezug auf das bisher Gehörte interessant finden. Die Fragen sollten mit »W« beginnen und nicht mit ja oder nein beantwortbar sein, damit man ihnen nachspüren kann, neugierig wird, welche Antworten sich gerade zeigen. Der Klient mit dem Anliegen, der die Fragen gestellt bekommt, möge sich erlauben, sich frei zu fühlen, über die Frage nachzudenken und darüber, wie er sie beantwortet. Es können also inhaltliche Antworten gegeben werden, die Antwort kann aber auch sein: »Gute Frage, nächste Frage.« Mit den Fragen sollte bei einem Gruppenmitglied begonnen und dann nach links oder rechts weitergegeben werden, sodass jeder eine Frage stellen kann, die sich nicht auf die vorangegangene beziehen muss. Hat man gerade keine Frage, kann man auch weitergeben. Nach einer ersten Runde wird der Klient gefragt, ob es genug ist. Meist ist diese Runde anstrengender für Klient:innen als für Fragende. Die Therapeutin sollte darauf achten, das Tempo eher zu drosseln, damit genügend Zeit zum Nachdenken ist und die Aufmerksamkeit des Klienten auch wirklich auf die nächste Frage fokussiert. Die Therapeutin kann sich in die Runde der Fragenden einordnen und auch eine Frage stellen. Nach der Fragerunde folgt die »wohlwollende Ideenspende-Runde«. Jeweils zwei Mitglieder (also meist drei Kleingruppen) überlegen sich gemeinsam zwei Komplimente (z. B.: Was ist gut? Was sollte weiter gepflegt werden?) und zwei Ideen (z. B.: Wenn wir an deiner Stelle wären, würden wir dem … oder … dem … mehr Aufmerksamkeit schenken oder dies … oder das … ausprobieren). Diese Ideen werden auf Karten geschrieben und dann zur Verfügung gestellt. Der Klient kann dann die Komplimente und Ideen vor sich legen, ansehen und entscheiden, welche gerade die größte Inspiration für ihn bietet. Wichtig ist, dass alle Ideen prinzipiell hilfreiche Ideen sind, aber die aktuelle Brauchbarkeit natürlich unterschiedlich ausfallen kann. Die Therapeutin kann danach in einem abschließenden Interview nachfragen, an welchen Punkt der Klient nun gelandet ist und was passende nächste kleine Schritte sein können.

Prozessnavigation durch Gruppentherapeut:innen

In der Rolle der Leitung sind es vor allem drei Ebenen, denen kontinuierlich die Aktivität und Aufmerksamkeit bzgl. der Kopplungen und Rückkopplungen gelten, und wo entschieden werden muss, wie diese Subsysteme/Umwelten einbezogen werden bzw. für die jeweils die Anschlusskommunikation zu beobachten und zu organisieren ist:

1) Die Therapeut:in als Subsystem der Gruppe: Beobachtung der einströmenden Informationen, Körperempfindungen, Gedanken, Gefühle und der daraus ableitbaren Hypothesen sowie die Entscheidung über die nächste Arbeitsrichtung
2) Die einzelnen Klient:innen als Subsysteme der Gruppe aus der Perspektive der Therapeut:in: Beobachtungen von Verhalten und Hypothesen zu Erwartungen und Erwartungserwartungen, Entwicklungsschritten, möglichen Bedürfnissen etc. und daraus ableitbare Hypothesen und Entscheidungen über die nächste Arbeitsrichtung
3) Die Gruppe als soziales System im Kontext unterschiedlicher Umwelten (z. B. Partner:innen/Familien, Arbeitsstellen der Klient:innen und der Therapeut:in, Institutionen als Kontext der Gruppe und der Gruppentherapeut:in) aus der Perspektive der Therapeut:in.

Auf all diesen Ebenen wird durch die Vielzahl subjektiver Sichtweisen laufend Komplexität erzeugt und wieder auf ein gerade nützlich erscheinendes Maß reduziert, beispielsweise indem sich alle darauf verständigen, was der nächste Schritt sein könnte oder dies auch durch die Therapeut:in entschieden wird.

> »Als Berater liegt unsere Verantwortung dabei darin, immer wieder unterschiedliche Reflexionsebenen anzusprechen und für die Suche nach individuellen, familien- und gruppenorientiert hilfreichen Lösungswegen im aktuellen Kontext zu nutzen« (Hennecke 2001, S. 14).

Soweit einige Ideen, um einen kleinen Überblick zum lösungsorientierten Arbeiten in der Gruppentherapie zu ermöglichen und Interesse am praktischen Experimentieren zu wecken.

> »Ansätze, die sich systemisch legitimieren, sollten in erster Linie die Klienten als Urheber von Veränderung sehen. Übertragen auf den Kontext Gruppe bedeutet das, die Gruppenteilnehmer als kompetente, erfindungsreiche und kundige Mitgestalter zu begreifen und ihnen mit Wertschätzung und Respekt zu begegnen« (Molter 2002, S. 208).

Diese Perspektive schließt m. E. auch ein, als Gruppentherapeut:in selbst wohlwollend und selbstfreundlich mit sich umgehen, was gerade in schwierigen Momenten leichter geschrieben als getan ist. Eine

Prise therapeutischer Bescheidenheit, eine Prise Vergnügen daran, sich tatsächlich als mitfühlender Mensch auf die Begegnung und Beziehung zu anderen einzulassen, eine Prise multiperspektivischer Reflexionskompetenz und eine Prise Bereitschaft, allzu viel Gewissheit aufzugeben und dem gerade dadurch Möglichen eine Chance zu geben, könnte einen bekömmlichen Vitaminmix ergeben, den Therapeut:innen für sich selbst vor oder während der Reise bereithalten.

5 Gruppendynamik und systemische Gruppentherapie – wie hängen sie zusammen?

Corina Ahlers

Historisch: Die Gruppe, ihre Dynamik und die Gruppentherapie

Die ersten Gruppenkonzepte entwickeln sich aus der Feldtheorie Lewins und aus Morenos Konzepten des Psychodramas. Kurt Lewin (2012) prägte den Begriff der Gruppendynamik, indem er in der Gruppe Kräfteverhältnisse über Interaktionen einzelner Gruppenmitglieder beschrieb. Der Gründer des aus dem Stehgreiftheater entwickelten Psychodramas, Jacob Levy Moreno, steht für die Anfänge der therapeutischen Gruppe. Er ließ darin eine Person (Protagonist:in) Szenen aus deren Biografie durch Gruppenteilnehmer:innen nachspielen, die als Hilfs-Ichs dieser Person der Protagonist:in fungieren sollten. Als solche verwandelten sie die ursprüngliche Szene der Protagonist:in. Zuschauer:innen aus der Gruppe gaben am Schluss des Spiels ihre kritischen Rückmeldungen dazu. In der dadurch möglich werdenden Katharsis sah Moreno heilende Kräfte, nicht nur für die Protagonist:in sondern auch für die Mitspieler:innen und Zuschauer:innen. Die Katharsis setze Kreativität und Spontaneität frei, so seine Leitidee für konstruktives Handeln (Moreno 1959). Virginia Satir (1992) knüpfte an Moreno an, indem sie seine Konzepte auf das familiale System übertrug und daraus mit David Kantor, Fred und Bunny Duhl (1975) die Familienskulptur entwickelte.

Der britische Psychiater und Psychoanalytiker Wilfred Bion (1961) benutzte in der Gruppe auftretende Phänomene erstmals, um mehrere Patient:innen zugleich in der Gruppe zu behandeln. Seine Idee war, dass der Gruppe ausgesetzt zu sein die individuelle Heilung fördere, indem das Gefühl der Bedrohung durch die Gruppe vom Subjekt integriert werde. Der Einzelne werde gestärkt. Seine Gruppentherapie wurde auch in der Psychiatrie angeboten, wo die Patient:innen durch die Gespräche einerseits aktiviert und andererseits aufeinander bezogen werden sollten. Parallel entstanden in Anlehnung an die antipsychiatrische Bewegung Basaglias (1974) morgendliche Stationsgruppen mit allen Patient:innen und dem Stationspersonal der Anstalt. Darin wurden praktische Tagespläne miteinander besprochen und Aufgaben (auch an die Patient:innen) vergeben.

Diese »Kurzgeschichte« und die angeführten Beispiele zur Gruppenarbeit zeigen, wie heterogen der Zugang ist. Das Phänomen »Gruppe« fasziniert, inspiriert, macht neugierig, denn das Setting sorgt für interaktions- und kommunikationsspezifische Besonderheiten.

Das Wohlgefühl und die spezifische Atmosphäre, in der die Begegnung stattfindet, werden vom Rahmen mitbestimmt: Je größer und unbekannter die Gruppe ist, desto eher kann sie für die einen als Bedrohung und für die anderen als Energie spürbar sein. Manch einer wird kleinlaut, traut sich wenig zu und fühlt sich in der Gruppe unwohl. Eine andere sucht die Führungsposition und artikuliert sich lautstark. Die Gruppe ist unterschiedlich herausfordernd für einzelne Subjekte.

In Gruppen werden über kurz oder lang Positionen markiert. Er oder sie werden zu »Alphas« und bekommen bald ihre Mitstreiter:innen, die sogenannten »Betas«. Mitläufer:innen in der Gruppe, »Gammas« genannt, kuscheln sich bedroht zusammen, wenn Außenseiter:innen z. B. die Gruppe okkupieren und die Position der »Omegas« belegen. Raoul Schindler, Pionier der Gruppendynamik in Österreich[2], konzeptualisierte in den 1960er-Jahren das rangdynamische Modell (Schindler in Röck-Svoboda 1993)[3], dessen Positionen an die Figuren in Aldous Huxleys gefeiertem Roman *Brave New World* (Huxley 1932) erinnern: Es sind Alphas, Betas, Deltas, Omegas etc. Schindler zufolge spielen sich die Positionen in jeder Gruppe längerfristig ein. Unter bestimmten Bedingungen kann der/die Omega zum/zur Alpha werden oder andersrum: Es kommt zur »Alpha-Omega-Rochade«. Solche

2 Er war der Gründer des Österreichischen Arbeitskreises für Gruppentherapie und Gruppendynamik (ÖAGG), später auch mitbeteiligt an der Entwicklung des österreichischen Psychotherapiegesetzes. Der ÖAGG beinhaltet bis heute fünf gruppenorientierte Fachsektionen: die Familientherapie, die Gestalttherapie, das Psychodrama, die Gruppenanalyse und die Gruppendynamik, später in dynamische Gruppentherapie umgetauft. Zur Entwicklung des ÖAGG siehe auch Beitrag von Poncioni-Rusnov, Daimel und Bischof in diesem Buch.

3 Der Psychiater Raoul Schindler entwickelte dieses Modell vorerst für die Arbeit im Team mit Patient:innen in der stationären Psychiatrie und publizierte wenig dazu. Sein Modell wird häufig zitiert, z. B. in Waltraud Röck-Svoboda (1993): »Das rangdynamische Positionsmodell«, nach einem Interview mit Prim. Dr. R. Schindler. Wien (Eigenverlag). Verfügbar unter https://s18290dc988832171.jimcontent.com/download/version/1544380767/module/10946447373/name/DAS%20RANGDYNAMISCHE%20POSITIONSMODELL%20nach%20R.%20Schindler_SKRIPTUM%202014%20.pdf (Download) [31.03.2022].

Rochaden treten spontan auf und können die Teilnehmer:innen der Gruppe sehr irritieren (Schindler in Röck-Svoboda 1993).

Die späten 1970er-Jahre

In den späten 1970er-Jahren waren die sogenannten »T-Gruppen« (vgl. Luft 1971, Warren 1972, Heintel 2006) aktuell. Sie zeichneten sich dadurch aus, dass die Gruppenleiter:innen still und enthaltsam waren. Man wartete darauf, was nun in der Gruppe passieren würde. Die Energie und Spannung verdichteten sich und irgendwann explodierte ein Mitglied der Gruppe, meistens weinend oder wütend. Man zog nach zehn Minuten Schweigens aus der Gruppe aus, um die Leiter:in in ihrer Teilnahmslosigkeit zu brüskieren. Man kam zurück in die Gruppe und las dort provokant vor allen ein Buch. Irgendwann kam eine Dynamik in Gang, in der man sich zwei intensive Tage lang befand und die man gleichzeitig, soweit man es psychisch schaffte, die zwei Ebenen zu trennen, auch beobachtete. Manchen gelang das nicht, zu intensiv mit dem eigenen Erleben beschäftigt und fast in eine psychische Krise geratend. Leiter agierten teilweise provozierend, um die Energie zu verdichten. Es ging darum, welche Position man langfristig in der Gruppe innehatte bzw. »ergatterte«: Es gab »Platzhirsche« und »Leitkühe«, »Prinzen« und »Prinzessinnen« oder eben »Mitläufer:innen« und natürlich »Außenseiter:innen«. Eine vielsagende Anekdote aus der damaligen Zeit: Eine Teilnehmerin in Alpbach[4] wurde von männlichen Gruppenteilnehmern dahingehend kommentiert, eine »schreckliche Hose« zu tragen. In der Mittagspause kaufte sich diese Teilnehmerin im Supermarkt des Dorfes eine neue Hose. Dieses Verhalten wurde dann vom Leiter als »dependentes« Verhalten eingestuft.

Es ging bei den damaligen T-Gruppen darum, Menschen mit ihrem Umgang mit der Autorität anderer zu konfrontieren. Genau das wollten gruppendynamische Seminare sichtbar machen, um die Manipulierbarkeit der Menschen im zweiten Weltkrieg zu hinterfragen und ihre Selbstverantwortung zu fordern. Der Autoritätsglaube von Menschen wurde auf die Probe gestellt, mit dem Hintergedanken, dass sie sich im Verlauf der Gruppe davon lösen würden. Sie würden von der Phase der Abhängigkeit (Frau kauft Hose) in die Phase der Gegenabhängigkeit gelangen. Hätte die Frau die Männer, die sie kom-

4 Dort fand jährlich ein Kongress für alle fünf Fachsektionen des ÖAGG statt.

mentiert hatten, dafür beschimpft, dann wäre sie als »gegenabhängig« beschrieben worden. Vom Gruppendruck befreit, »interdependent« oder »unabhängig« wäre sie gewesen, wenn sie weiter ihre Hose getragen und sich durch die Kommentare der anderen nicht hätte beirren lassen.

Laut Warren (1972) bewegen sich Einzelne in der Gruppe, aber auch die Gruppe als Gesamtheit im Tempo unterschiedlich entlang dieser Phasen. Obwohl das Konzept nicht primär psychotherapeutisch ist – Warren war Ökonom –, lässt sich die Idee einer zunehmenden Unabhängigkeit des Individuums von der Gruppe (Symbol für normative Autorität) durchaus im psychotherapeutischen Sinne als Ablösung von Elternfiguren bzw. generell von Autoritätsfiguren sehen: Wer dem Gruppendruck widersteht, reift persönlich und wird frei. Die Teilnahme an einer T-Gruppe war damals als persönliche Selbsterfahrung eine große Herausforderung für Einzelne, aber nicht immer emanzipierte sich das Subjekt wie gewünscht. Wenn man es schaffte, in der T-Gruppe eine gute Position zu besetzen, dann ging man aus dieser Erfahrung als »Sieger:in« zurück in seinen Lebensraum. Setzte man sich in der Gruppe nicht durch, so fühlte man sich als »Versager:in«. Für jene, die nicht beim Seminar dabei gewesen waren, z. B. Partner:innen oder Arbeitskolleg:innen, war beides oft nicht nachvollziehbar.

Der familientherapeutischen Sektion im ÖAGG erschien schon in den 1970er-Jahren die gruppendynamische Sicht zu defizitorientiert, konfrontativ und nicht ressourcenorientiert, und vor allem nicht geeignet, um mit familiären Strukturen zu arbeiten (Hinsch 2019). Andererseits waren die selbsterfahrungsorientierten Gruppen der 70er-Jahre durchaus zeitgeistig. Zur selben Zeit wurden in Alpbach von Fritz Simon, Corina Ahlers und Reinhold Bartl systemisch orientierte Selbsterfahrungsgruppen angeboten, welche die zirkulären mit den rangdynamischen Sichtweisen kombinierten und kontrastierten. Sie waren experimentell und aktionistisch und die Menschen in ihnen wollten etwas Großes erleben. Die Frage nach schädlichen Wirkungen stellte sich erst in den späten 80er-Jahren.

T-Gruppen wurden dafür kritisiert, dass sie längerfristig keine Verbesserung, sondern womöglich eine Verschlechterung herbeiführten, und zwar sowohl individuell als auch gruppenatmosphärisch. Personen konnten tief verunsichert und verstört von T-Gruppenseminaren nach Hause kommen. In Institutionen konnten professionelle Teams nach gruppendynamischen Seminaren sich oft noch zerstrittener begegnen als vorher. Die angeleitete Beziehungsklärung zwischen

Teilnehmer:innen aus gegnerischen Lagern artete aus und eine Kompromissbildung fand nicht statt.

Coaching statt Gruppendynamik

Die »Gruppendynamik der T-Gruppen« wurde nach und nach vom Coaching abgelöst. Pragmatismus, Struktur und Zielorientiertheit lösten die Stimmung von Aktionismus, Erlebniskeule und verspieltem Chaos der frühen Gruppendynamik ab, ganz im Sinne eines neuen Trends in der Psychotherapieszene. In Österreich wurde die Ausbildung in »Dynamische Gruppenpsychotherapie« umgetauft, um dem 1991 in Kraft tretenden Psychotherapiegesetz zu genügen. Die Organisationsberatung entwickelte sich ebenfalls, allerdings anders, aus der Gruppendynamik heraus. Sie wird in diesem Artikel aus Platzgründen ausgelassen. Prämissen des Coachings sind mittels geeigneter Moderation der Kund:innen, ihre Ziele, Lösungen und Anker zu erfassen. Das neurolinguistische Programmieren (NLP) bietet dazu viele Techniken. Diese Methode, originär von humanistischen Charismatiker:innen wie Virginia Satir, Fritz Perls und Milton Erickson praktiziert, von Bandler und Grinder gut verpackt und vermarktet, wird kritisiert, simplifizierend zu sein und daher manipulativ verwendet werden zu können (vgl. Bördlein 2001). Moderationstechniken werden eingesetzt, um Klarheit und Einfachheit vorzugeben, gegebenenfalls auch dort, wo die Kommunikation komplex und uneindeutig ist. In jeder Gruppe können unvorhergesehene Energien zu Wirkung kommen, die – oft im Expliziten grundlos – das Arbeitsklima einschränken. Das Gruppenklima kann sich drastisch verändern, die Partizipation der Teilnehmer:innen lässt nach. Leiter:innen können es niemandem mehr Recht machen, und es kann sogar zu somatischen Beschwerden bei Einzelnen kommen.

Gruppendynamische Phänomene können sich außerhalb des T-Gruppenrahmens manifestieren. Oft sind sie unvorhersehbar und es ist gut, wenn Gruppenleiter:innen eine gute Umgangsform mit ihnen finden. Es spricht viel dafür, dass die gemeinsame Analyse des Prozesses, der zur energetischen Abflachung oder zu Spannungen geführt hat, positive Effekte auf das weitere Gruppenklima hat. Werden die negativen Energien ignoriert oder wegmoderiert, dann verlagern sie sich auf den inoffiziellen Teil der Gruppe, so z. B. in die Pausen, in Nachbesprechungen oder in Telefonate nach der Gruppenzeit, und sie wirken implizit weiter auf das Gruppenklima.

Es geht nicht darum, ob Gruppendynamik und Gruppentherapie sich ausschließen oder ob sie sich gegenseitig befruchten: Beides findet nebeneinander mit unterschiedlichen Zielgruppen statt. Psychotherapeutische Gruppen finden in einschlägigen Institutionen, Kliniken und Praxen statt, während es T-Gruppen als Seminare an der Uni gibt.

Nebenwirkungen gruppendynamischer Prozesse

Gruppendynamische Prozesse können, müssen aber nicht, therapeutische Nebenwirkungen haben. Allerdings können sich in therapeutischen Gruppen Dynamiken einstellen, die sich verheerend auf deren Teilnehmer:innen auswirken können. Für solche Situationen entwickelte Ruth Cohn ein pädagogisches Konzept, welches durch die Analyse der Störung die Gruppe wieder arbeitsfähig machen soll (Cohn 1975). Indem der Prozess, der zur Störung geführt hat, miteinander reflektiert wird, kann im Prozess wieder inhaltlich dort angeschlossen werden, wo der Bruch in der Kommunikation entstanden ist, bzw. bringt die gemeinsame Analyse eine neue Sichtweise auf Entstehung problematischer Kommunikation. Unter dem Motto »Störungen haben Vorrang« wurde Cohns Konzept vielseitig im therapeutischen Feld angewendet. Die Prozessanalyse in den familientherapeutischen Trainingsgruppen Virginia Satirs (vgl. Institut für Familientherapie Weinheim 1998) hat Ähnlichkeiten mit dem Konzept Ruth Cohns und stammt auch aus derselben Zeit. Virginia Satir leitete in den frühen 70er-Jahren des letzten Jahrhunderts das Ausbildungsinstitut des Mental Research Insitute (MRI) in Palo Alto, Kalifornien. Standard der an Satir orientierten Ausbildungsgruppe war es, die eigene Befindlichkeit zu beobachten. Als Gruppenprozess wurde sie jeden Abend in den vorab bestimmten »Triaden« reflektiert. Es gab durchgehend zugeteilte Prozessbeobachter:innen, die am Ende des Tages der Gruppe ihre Beobachtungen vorlasen. Durch die Rotation der Beobachter:innen waren alle in den Gruppenprozess involviert. Studierende fühlten sich durch diese aktive Einbeziehung in die Prozessbeobachtung des Gruppengeschehens für das Arbeitsklima genauso verantwortlich wie die Trainer:innen. Diese Struktur begleitete die Ausbildungsgruppe als Lerninstrument neben den vermittelten Lehrinhalten. Insofern ist das praxeologische Konzept Satirs eine konstruktive Implementierung gruppendynamischer Prozesse in die Ausbildung. Das Anerkennen solcher Prozesse befruchtet die Lernhaltung der angehenden Familientherapeut:innen.[5]

Mit der konstruktivistischen Wende werden Gruppen systemisch neu fokussiert. Die Gruppe als Ressource wird Anker für die individuelle Entwicklung, nicht mehr die persönliche Herausforderung der frühen Gruppendynamik. Leiter:innen benützen die Gruppe als Werkzeug im Dienste persönlicher Bedürfnisse, um einzelne Personen zu unterstützen. Systemische Techniken werden angewendet, um »relationale Identität« (Gergen 1994) und »alternative Narrative« (Freedmann a. Combs 1996) anzubieten, denn die Erzählungen in der Gruppe erweitern und bereichern die Sichtweisen einzelner Subjekte. Es wird kein Anspruch auf objektive Wahrheit erhoben. Implizit wird damit auch die »Dynamik« in Gruppen als objektives Beobachtungsinstrument infrage gestellt.

Der »blinde Fleck« des Johari-Fensters (vgl. Luft 1971), den die Beobachter:innen in der Gruppe als quasi objektives Feedback an das Subjekt auffüllen, entspricht nicht dem systemtheoretischen »blinden Fleck« Luhmanns (vgl. Luhmann 1997). Obwohl beide davon ausgehen, dass ein Subjekt sich nicht vollständig beobachten kann, ist das Feedback in der Gruppendynamik das Ergebnis objektiver Erkenntnis, die die Beobachter:in für das Subjekt enthüllt. Damit wird suggeriert, dass diejenige, welche das Feedback erhält, der Erkenntnis Glauben schenken sollte. Luhmann hingegen definiert den blinden Fleck als Schnittstelle, die eine Beobachtung »zweiter Ordnung« mit sich bringt. Es geht ihm nicht um das objektive Erkennen von Wahrheiten, sondern um das Postulat der relativen Intransparenz von gegenseitiger Beobachtung. Laut ihm hat jede Kommunikation einen unzugänglichen Teil, der nur teilweise von einer Außenperspektive erschlossen wird.

Gruppenphänomene, welche die Pionier:innen der Gruppendynamik konzeptualisierten und benannten, waren im systemischen Sinn »Beobachtungen zweiter Ordnung«. Eine konstruktivistische Herangehensweise könnte die Phänomene der Gruppendynamik als subjektive Hypothesen und nicht objektive Fakten betrachten. Ganz in diesem Sinn wird in der narrativen Therapie (Freedman a. Combs

5 Satirs Vorgehen wurde in den USA nicht mit dem Terminus »Gruppendynamik« belegt, genauso wie aktuell der Terminus »systemisch« vornehmlich im deutschsprachigen Raum seine Relevanz findet und von der angelsächsischen Gemeinschaft nicht implementiert wird. Historische Entwicklungen von Konzepten sind leider nie sprach- und kulturunabhängig.

1996) eine neue Form des Feedbacks zwischen Beobachteten und Beobachter:innen: eingeführt, die darin besteht, dass auch Beobachter:innen in der Rückmeldung von sich selbst sprechen. Sie erzählen darüber, was bei ihnen über die Erzählung des Subjekts berührt worden ist und welche eigenen Geschichten dadurch getriggert wurden. Diese Form der Rückmeldung an das Subjekt ist biografisch und selbstbezogen, nicht mehr objektivistisch faktisch wie bei der Gruppendynamik. Die Rückmeldung zur Beobachtung am anderen sagt etwas über die Beobachter:innen aus. Sie kann von der Zuhörer:in angenommen werden oder auch nicht. Der systemisch konstruktivistische Blick auf gruppendynamische Prozesse und Phänomene wird hier deutlich.

Die kreative Energie der Gruppe

In jeder Gruppe gestaltet der/die Einzelne mit seinem/ihrem Beitrag gleichzeitig die kreative Energie der Gruppe. Die Verantwortung für den Prozess wird an alle verteilt, die in der Gruppe im Dialog sind. Das Konzept des Gruppendrucks (Warren 1972) wäre in diesem Blick eine negative Identitätskonstruktion: Die Frau kauft sich eine Hose, weil ihre Kleidung in der Gruppe kritisiert wird. Sie erliegt der destruktiven Energie der Gruppe. Eine solche Energie wäre von systemisch denkenden Leitern umzudeuten in die Absicht, der Frau helfen zu wollen, sich ihren Kleidungsstil zuzutrauen. Die Gruppenteilnehmer könnten aufgefordert werden, der Frau selbstwertstützend zu begegnen. Die systemische Gruppenführung entledigt sich vor allem negativ konnotierender Kommunikation.

Ganz anders als in der gruppendynamischen Konfrontation Einzelner mit der Autorität der Gruppenleiter:in, wird in einer zirkulär-systemischen Sichtweise des sich Hervorbringens die Vorstellung der Autorität abgelehnt. Bateson (1981) sagt z. B., dass Macht und Ohnmacht sich gegenseitig bedingen, und somit gibt es keine Täter:innen und Opfer. Er löst sich von defizitären Begriffen wie Dependenz und Gegendependenz. Zur Geltung kommt die Interdependenz, in der sich die Menschen permanent gegenseitig in zirkulären Kommunikationsschleifen konstruieren. Die Hierarchie zirkuliert und konstruktives Wording ist »State of the Art«.

Das Optimum des Miteinanders in der Begegnung ist, offen gegenüber anderen und aufeinander neugierig zu sein. Leiter und Leiterinnen fördern und begleiten diese Einstellung der Gruppe. Systemische Gruppen funktionieren nach dem Prinzip, dass mehrere Teilnehmer:innen alternative Sichtweisen auf Probleme bereitstellen und den Horizont für Einzelne damit erhöhen. Jede Teilnehmer:in kann sich passende Sichtweisen aussuchen. Die Viabilität von Lösungen für ihn oder für sie wird gemeinsam sondiert, jedoch wählt sich der/die Betroffene davon aus, was für ihn/sie passt. Nicht auszuschließen ist, dass einzelne Subjekte bzw. Konstellationen von Subjekten abseits des allgemeinen systemischen Konsenses trotzdem eine Dynamik in der Gruppe herbeiführen, welche die systemische Zielorientierung obstruiert. Auch systemische Leiter und Leiterinnen müssen destruktive Momente oder schlechte Energien in Gruppen erkennen und Umgangsstrategien dazu entwerfen können. Dafür ist es wichtig, den Kontext und das Setting der Gruppe (vgl. Ahlers 1996) genauer zu betrachten. Eigentlich eine eingefleischte systemische Praxis, wird diese Differenzierung aktuell in der systemischen Gemeinschaft oft vergessen: Wie ist die Gruppe entstanden? Was sind die Ziele? Wer sind die Teilnehmer:innen? Gibt es Leiter:innen? Das sind Fragen, die uns in der Folge beschäftigen werden.

Gruppendynamik und Gruppentherapie als Kontextbezeichnung

Der Begriff der »Gruppe« ist ein leeres Konzept, solange diese nicht näher definiert ist. Denn Gruppen sind arbeits- oder freizeitbezogen, wechselnd oder kontinuierlich, offen oder geschlossen, gewählt oder aufoktroyiert bzw. zufällig, zielorientiert oder zwanglos, institutionell oder außerinstitutionell, mit und ohne Leiter:in usw. usf.

Folgende Fragen stellen sich für jede Gruppe:

- Gibt es eine Leitung oder nicht und wie aktiv ist die Führung?
- In welchen Zeitabständen findet die Gruppe statt und wie lange jeweils?
- Bleiben oder wechseln die Teilnehmer:innen? Wenn es Wechsel gibt, wie häufig und nach welchen Kriterien findet er statt?
- Hat die Gruppe sich Ziele gesetzt bzw. gibt es Themenvorgaben oder nicht? Und folgen diese einem Manual oder werden sie jedes Mal am Anfang der Gruppensitzung festgelegt?
- Ist das Ende der Gruppe definiert?

- Geht es in der Gruppe um Selbsthilfe, um Selbsterfahrung, um Therapie oder möglicherweise um etwas ganz anderes, wie z. B. politische Lobbies, Freizeitgemeinschaften, religiöse Gruppen?

Die Erwartungen und die Performanz der Subjekte beziehen sich relational auf jeweilige Kontexte. Ein Beispiel: Stationäre Patient:innen werden in der täglichen Therapiegruppe anders gefordert als in einer danach selbst gewählten vierzehntägigen ambulanten Jahresgruppe. Ausbildungsteilnehmer:innen verhalten sich in ihrer Ausbildungsgruppe anders als in einer Intensivgruppe, deren Teilnehmer:innen sie nur für das geplante Wochende kennenlernen. Diese Guppen funktionieren vollkommen anders, wiewohl sie von ihren Besucher:innen oft gleichgesetzt werden, nicht erkennend, dass die Unterschiede durch das Setting bestimmt werden.

Es lässt sich somit zeigen, dass die Dynamik einer Gruppe ein

- kontextbezogenens Phänomen ist, welches notwendigerweise auftaucht
- dessen Fokussierung mehr oder weniger konstruktiv verlaufen kann.

Die jeweilige Dynamik hängt nicht nur von den oben genannten Faktoren ab, sondern die Zusammensetzung der Teilnehmer:innen kann auch unvorhergesehene Energien freisetzen.

Quintessenzen

Während die gruppendynamische Gruppe der 1970er-Jahre das Ziel verfolgte, Individuen vom ihrem verinnerlichten Autoritätsdiskurs zu befreien, geht es bei den therapeutischen Gruppen vornehmlich darum, Individuen von ihrem Leidensdruck zu befreien. Nebeneffekte gibt es in beide Richtungen: Psychisch gesunde Menschen können in der T-Gruppe persönliche Therapiethemen entdecken und psychisch kranke Menschen können in einer Therapiegruppe unabhängiger werden. Aber das ist nicht das vorrangige Ziel der jeweiligen Gruppenkonzepte.

Sinn, Bestand und die Dynamik der Gruppe sind vom Kontext abhängig, in dem sie stattfinden. Dieser ist mehr oder weniger gestaltbar. Generell kann man davon ausgehen, dass Teilnehmer:innen mit einem hohen Leidensdruck in der therapeutischen Gruppe eine andere Führung erwarten als solche Gruppen, in denen die Teilnehmer:innen Selbsterfahrung und Selbstforschung in den Fokus stellen. Dennoch ist in jeder Gruppe ein gewisser Grad an Kontingenz in den Erwartungen aneinander und in der »Chemie« zwischen Teilnehmer:innen enthalten. Diese Kontingenz verdichtet sich zu Themen, die wiederum Einzelne mehr oder weniger mitreißen. Die Gruppenführung ist dafür ausschlaggebend, wie wohl und sicher sich die Teilnehmer:innen fühlen. Sie ist dazu aufgefordert, negative Energien zu erspüren und zeitgerecht mit allen Teilnehmer:innen prozessual zu analysieren, damit gut weitergearbeitet werden kann. Das ist der Beitrag der frühen Gruppendynamik für psychotherapeutisch orientierte Gruppen. Andererseits scheint dem Individualisierungstrend der aktuellen Gesellschaft folgend die strukturierte Moderation den Teilnehmer:innen mehr Resonanz zu ermöglichen als eine offene Gruppenführung, wie sie in den T-Gruppen der 70er-Jahre praktiziert wurde. Wird die Gruppe zum Bestand über einen längeren Zeitraum, dann ist sie ein Ort, wo Leidenszustände reflektiert werden können. Die Gruppe kann zu einem guten Anker, zur Ressource und zum Vermittler von Lösungsvorschlägen für einzelne Akteur:innen werden.

Teil 3: Methoden systemischer Gruppentherapie

6 Produktinformationen und Fokus auf Muster des Gelingens – Typische Interventionsschritte hypnosystemischer Gruppentherapie

Gunther Schmidt

Vorbereitende Kontextgestaltung für die Gruppenarbeit und »Produktinformationen« als bahnende (Priming) Interventionen

Es hat sich sehr in unserer Arbeit bewährt, wenn in einem vorbereitenden Einzelgespräch mit jeder potenziellen Teilnehmer:in besprochen wird, was nach den Erfahrungen der Therapeut:innen die therapeutischen Vorteile und Chancen einer Gruppentherapie sind.

Dafür kann man z. B. anbieten:

- dass Menschen ihre Identität immer in Beziehungen bilden (bezogene Individuation)
- dass man in Gruppen heilsame Beziehungserfahrungen mit vielen anderen machen kann, was mehr den Alltagskontexten entspricht und deshalb auch oft besser auf diese übertragen werden kann als z. B. nur die Erfahrungen in Einzeltherapien
- dass man dort in geschütztem Rahmen mit Unterstützung der Therapeut:innen lernen kann, konstruktiv mit Konfliktsituationen so umzugehen, dass bei bleibender individueller Unterschiedlichkeit unterstützende achtungsvolle Begegnungen erlebt werden können und man lernen kann, seine Bedürfnisse achtungsvoll und wirksam zu kommunizieren.

Zentral bei solchen bahnenden Informationen (Priming für konstruktives Erleben in der Gruppe) ist, dass den Klient:innen kongruent vermittelt wird, dass sie durchgehend auf die wache, achtsame Unterstützung der Therapeut:innen zählen können, die verlässlich für ihren Schutz, ihre Sicherheit und für einen achtungsvollen Umgang mit ihrer Einzigartigkeit sorgen.

Balance der Relevanz von Einzel- und Gruppentherapie

Vor allem im stationären Kontext ist häufig das Phänomen zu beobachten, dass Klient:innen Anliegen, die für ihren therapeutischen

Prozess sehr wichtig sind, lieber in die Einzelgespräche einbringen und sich in der Gruppe eher zurückhaltend oder ganz passiv verhalten. Dadurch wird die Kraft und Effektivität der Gruppenprozesse empfindlich geschwächt.

Deshalb erfordert es gezielte Fokussierungsinterventionen, um die Klient:innen anzuregen, ihre Anliegen in die Gruppe einzubringen, sodass diese mindestens gleichwertig oder sogar zum Hauptort des therapeutischen Geschehens werden kann. Dafür kann es nützlich sein, wenn die Einzelgespräche von Beginn der Kooperation an so definiert werden, dass sie ein wichtiger und hilfreicher Ort der Vorbereitung dafür sind, dass dann darauf aufbauend die Klient:innen ihre Anliegen in die Gruppe bringen. Dort können sie dann die Kraft der wechselseitigen Unterstützung durch alle in der Gruppe Beteiligten nutzen. Die Therapeut:innen sollten kontinuierlich diesen Aspekt beachten und bei allen in die Einzelgespräche eingebrachten Themen immer wieder erfragen, was die Klient:innen brauchen, um dies dann in die Gruppe einzubringen, und sie dazu einzuladen. Sollte jemand das dann dennoch konsequent ablehnen, muss das selbstverständlich respektiert und gewürdigt werden. Unsere Erfahrungen zeigen aber deutlich, dass viel mehr der Anliegen in die Gruppe gebracht werden und damit die Wirkkraft der Gruppe sehr gestärkt wird, wenn die Therapeut:innen immer wieder aktiv in der beschriebenen Art fokussieren.

Regelungsprozesse für die Gruppenarbeit koevolutionär entwickeln

Berücksichtigt man die Erkenntnisse der modernen Neurobiologie, z. B. die Polyvagal-Theorie (Porges 2019, Porges u. Dana 2019), wird deutlich, dass konstruktives Erleben und Verhalten daran gebunden sind, dass Menschen einen Kontext von Sicherheit, Autonomie und Handlungsfähigkeit erfahren, um ihre sozialen Kompetenzen optimal aktivieren zu können (Social Engagement System). Wird der Kontext als unsicher, bedrohlich erlebt, schaltet das autonome Nervensystem (ANS) unweigerlich entweder auf Kampfmodus oder, wenn etwas als sehr gefährlich erlebt wird, auf »Shutdown«. Damit werden hilfreiche Kommunikationsprozesse und Beziehungserfahrungen massiv behindert, eventuelle traumatische Erfahrungen werden reaktiviert und verstärkt. Deshalb wird zur zentralen kontinuierlichen Aufgabe von

Beginn an bei jeder Gruppengestaltung, für Regelungsprozesse zu sorgen, welche diese Grundbedürfnisse gewährleisten.

Da bisherige Gruppenerfahrungen der Gruppenmitglieder als Projektion von Prozessen, die man in der Gruppe erwartet, eine zentrale Rolle spielen und zur Gestaltung sehr dysfunktionaler Gruppenprozesse führen können (destruktives »storming«), sollten spezifische Regeln für die Gruppeninteraktionen aufgebaut werden. Diese sollten aus den hypnosystemischen Prinzipien von Aufmerksamkeitsgestaltung und Wirklichkeitserzeugung abgeleitet werden. Das könnte von der Gruppenleitung allein vorgegeben werden. Wesentlich günstiger wirkt es, gerade um das Engagement aller Gruppenmitglieder mit dem Erleben von Selbstwirksamkeit zu fördern, wenn diese selbst darin aktiv mit einbezogen werden.

Dafür hat sich bewährt:

a) Die Gruppenleitungen bieten für diese Abläufe »Produktinformationen« an. Diese können nicht nur als Information im üblichen Sinne gestaltet werden, sondern auch als hypnosystemische Einstreutechnik. Damit können konstruktive Prozesse gebahnt werden, im Sinne von: »Wir können hier ganz unterschiedliche Gruppenprozesse miteinander gestalten. Damit die Gruppe für alle ein hilfreicher, unterstützender und geschützter Raum wird, sollten wir gemeinsam einen achtungsvollen, stärkenden Umgang miteinander praktizieren ... usw.«
b) Nun werden die Gruppenmitglieder dazu eingeladen, sich gegenseitig zu schildern: was sie voneinander und von der Gruppenleitung bräuchten, damit sie sich geschützt, sicher und geachtet in ihrem Erleben und in ihren Bedürfnissen fühlen können; wie dabei mit den unterschiedlichen Erlebnisweisen der Gruppenmitglieder umgegangen werden sollte; auch, wie mit ihnen umgegangen werden sollte, wenn sie z. B. Erwartungen von anderen in der Gruppe gerade einmal nicht erfüllen. Wichtig ist auch, zu berichten, ob sie das schon irgendwann einmal in Gruppen (welcher Art auch immer) erlebt haben (Fokus auf »Muster des Gelingens«) und was dabei geholfen hat. Um Selbstverantwortung und Selbstwirksamkeit zu stärken, sollte ausgetauscht werden, woran die Gruppenmitglieder merken würden, dass sie sich hier intensiv engagieren würden für sich, für andere, für hilfreiche Grup-

penprozesse und was ihnen dabei von sich selbst, von anderen in der Gruppe, von der Gruppenleitung helfen würde. Solche Fokussierungsprozesse wirken nicht nur als Austausch von Informationen, sie erzeugen (reaktivieren) mit hoher Wahrscheinlichkeit auch gleichzeitig das dabei geschilderte Erleben (Priming).

Aus diesen wechselseitigen Schilderungen können in Metareflexion die Regelungen, nach denen der Gruppenprozess gemeinsam konstruktiv gestaltet werden kann, quasi »herausdestilliert« werden. Dies hat den großen Vorteil, dass sie nicht den Gruppenmitgliedern aufoktroyiert wurden und damit Erleben von Fremdbestimmung aktiviert wird, sondern dass die Gruppenmitglieder selbstverantwortlich zu »Schöpfer:innen und Hüter:innen der Gruppenregeln« werden. Dies bedeutet nicht unbedingt, dass sie sich daran immer halten würden, aber dass sie immer wieder dann auf ihre Selbstverantwortung für den Gruppenprozess wirksamer hingewiesen werden könnten, wenn sie die Regeln gerade einmal außer Kraft setzen würden. Wenn Prozesse in der Gruppe ablaufen, die diese Regeln außer Kraft setzen und destruktiv wirken könnten, kann auch dies gut genutzt werden. Die Gruppenleitung (oder auch jemand von den Gruppenmitgliedern) weist darauf mit Metakommunikation hin, was Meta-Beobachter-Positionen bei allen stärken kann. Solche »Entgleisungen« sollten aber nicht kritisiert oder als »schlecht« usw. gewertet werden, sondern als Ausdruck von Lösungsversuchen, die von den Beteiligten in anderen Kontexten gelernt worden waren, als ihnen keine anderen zur Verfügung standen und damit auch wieder als Kompetenz in schwierigen Kontexten interpretiert werden können. Daraus können die regelverletzenden Beiträge dann unmittelbar wieder übersetzt werden als »Botschafter von Bedürfnissen« in der Gruppe, für welche sie eingesetzt wurden. Alle Gruppenmitglieder gemeinsam können dann eingeladen werden, mit Unterstützung der Gruppenleitung Ideen dafür zu entwickeln, auf welche andere Art diese achtenswerten Bedürfnisse berücksicht werden könnten. Diese andere Art, die Bedürfnisse zu berücksichtigen, sollte natürlich dabei so gestaltet werden, dass sie die in der Gruppe gemeinsam entwickelten Regeln beachten. Gerade wenn z. B. Konflikte in der Gruppe auftreten, kann dies sehr konstruktiv genutzt werden.

»Blitzlicht-« und »Befindlichkeitsrunden« und deren Utilisation

Häufig wird zu Beginn einer Gruppe (und manchmal auch im weiteren Verlauf) von den Gruppenleiter:innen dazu eingeladen, dass die Gruppenmitglieder schildern, wie es ihnen zurzeit geht und wer ein Anliegen hat. Da man grundsätzlich nicht einfach kommuniziert, sondern dies immer in einem bestimmten Kontext geschieht und zu spezifischer Aufmerksamkeitsfokussierung und damit zur Aktivierung von bestimmtem Erleben führt, wirken solche »Runden« nicht an sich, sondern erst durch die fokussierende Bedeutungsrahmung und ihren Kontextbezug. Deshalb sollte die Gruppenleitung, wenn sie zu diesen Schilderungen einlädt, dies rahmen. Möglich wäre dies z. B. in dem Sinn, dass alle Äußerungen wertvolle Informationen sind, darüber, ob und was jemand gerade braucht, damit die Gruppe ein hilfreiches, für die eigenen Ziele günstig wirkendes Ereignis werden kann, und dass alle eingeladen werden, bezogen auf diese Aspekte zuzuhören. Die Gruppenmitglieder können dabei auch dazu eingeladen werden, im Sinne dieser Rahmung, denjenigen, die gerade etwas einbringen, achtungsvolle und empathische Rückmeldungen dazu zu geben. So wird von vornherein wieder ein schützender Kontext aufgebaut.

Sollten, was oft vorkommt, mehr Anliegen eingebracht werden, als in der zur Verfügung stehenden Zeit berücksichtigt werden könnten, sollten die Leiter:innen dies sofort metakommunikativ aufgreifen und als Zwickmühle für sie selbst und für alle Gruppenmitglieder definieren, für deren konstruktive Lösung es nötig wird, miteinander Prioritäten für den gegebenen Zeitraum zu setzen. Gerade solche Situationen können für den Alltag der Gruppenmitglieder optimal utilisiert werden, denn auch dort werden sie ständig mit Zwickmühlen konfrontiert. Hier sollten die Gruppenmitglieder transparent und aktiv in die Entscheidung mit einbezogen werden. Dabei kann es nützlich sein, kurz wieder »Produktinformationen« anzubieten, dazu, dass Zwickmühlen grundsätzlich immer lösbar sind, dass es dabei allerdings nur Lösungen mit Preis gibt: Für die Lösung muss etwas zurückstehen, was deshalb aber genauso wertvoll ist wie das, was priorisiert wird. Deshalb sollten alle Anliegen, die gerade nicht berücksichtigt werden können, intensiv gewürdigt werden. Denen, die damit für diesen Zeitraum zurückstehen müssen, sollte dafür gedankt werden, dass sie damit aktiv für die Chancen der anderen sorgen.

Positives Spekulieren

Ein zentrales Ziel jeder gruppentherapeutischen Arbeit ist es, dass alle Gruppenprozesse für alle Klient:innen bestmögliche Unterstützung dafür bieten, ihre »schlummernden« Kompetenzen für zieldienliche Lösungsentwicklungen zu reaktivieren. Dafür sind wechselseitige Feedbackprozesse der Beteiligten untereinander eine entscheidende Wirkkraft. Sie können für eine stabile Entwicklung eines Selbstbilds mit viel Selbstvertrauen in die eigenen Kompetenzen und den eigenen Wert sehr hilfreich sein. Für die meisten Menschen ist es sehr wichtig, was sie darüber denken, was andere über sie denken.

Oft haben Menschen in vielen Therapiegruppen auch schon die Vorerfahrung, dass dort bevorzugt auf »Probleme«, »Schwächen«, »Defizite« etc. fokussiert wird. Das hat gravierende (meist problemverstärkende) Auswirkungen auf die weitere Dynamik in den Gruppen.

Da jedes Erleben Ergebnis davon ist, wohin und wie Fokussierung von Aufmerksamkeit geschieht, sollte von Beginn an zu Feedbackprozessen in der Gruppe eingeladen werden, die auf die hilfreichen Ressourcen der Beteiligten ausgerichtet sind. Bei so gestalteter Kommunikation redet man nicht nur über die jeweiligen Themen. Sie bahnt schon wirksam den Zugang zu den dabei thematisierten Kompetenzen und hilft, sie zu reaktivieren (Priming). Die hier beschriebene Intervention des positiven Spekulierens hat der Autor in den 1980er-Jahren gezielt für solche Fokussierungsprozesse entwickelt (Schmidt 1985, 2011, 2018 u. 2019). Sie sollte zuerst mit plausiblen Begründungen (als »Produktinformation« zur Herstellung von Plausibilität) begleitet werden.

Die Intervention sollte selbstverständlich nichts beschönigen, bagatellisieren oder verleugnen. Wenn man sie anbietet, sollte dabei auf die Möglichkeit hingewiesen werden, dass hier auch über Probleme sehr achtungsvoll und empathisch kommuniziert werden kann. Wenn danach dennoch Bedarf besteht, über »Probleme« zu reden, sollte dieser geachtet und beachtet werden.

Das positive Spekulieren kann man in unterschiedlichsten Kontexten und für unterschiedliche Zielvisionen und Themenstellungen anbieten. An der sysTelios Klinik praktizieren wir dies z. B. für jedes neue Mitglied der Therapiegruppen mit folgender Frage:

»Welche bereichernden Fähigkeiten, Qualitäten, Beiträge, schätzt ihr, eurem intuitiven Eindruck folgend, kann Herr/Frau X vermutlich in unsere Gruppenkooperation hier einbringen?«

Aus dieser Frage werden dann von jedem Gruppenmitglied reihum an die Person, die Feedback erhält, Rückmeldungen gegeben, die z. B. dieser Formulierung folgen:

»Wenn ich dich so anschaue und die Begegnung mit dir auf mich wirken lasse, entsteht in mir (ganz spontan, intuitiv) der Eindruck: Du kannst bestimmt in bereichernder, wertvoller, hilfreicher Weise zu unserer Zusammenarbeit in unserer Gruppe die und die und die und die Qualitäten 1.–X beitragen …«

Jede:r Beteiligte wird nacheinander in den gemeinsamen Fokus gerückt und erhält dann von jeder anderen Person mindestens drei bis vier Rückmeldungen dieser Art. Nach oben ist dies selbstverständlich nicht beschränkt, mehrere Rückmeldungen sind also durchaus möglich.

Die Rückmeldenden brauchen ihre Feedbacks nicht zu begründen, brauchen es auch nicht kognitiv zu legitimieren oder weiter zu erklären. Sie können sich also auch ganz oder teilweise auf ihre intuitive Wahrnehmung verlassen. Dies hat den großen zusätzlichen Vorteil, dass so alle wechselseitig ein informelles Ritual der Wertschätzung für Intuitives überhaupt und sehr oft auch für die treffsichere Kompetenz des Intuitiven erleben. Dies wieder trägt hilfreich zu wesentlichen Perspektiven hypnosystemischer Kompetenzfokussierung bei.

Die Person, welche diese Rückmeldungen erhält, hört sich das einfach an, muss dazu überhaupt nichts sagen, kann sich aber dazu äußern, allerdings mit der konsequenten Regel, die Rückmeldungen »stehen« zu lassen, also nicht zu relativieren oder zu korrigieren. Wenn sie dazu direkt Stellung nehmen will, dann höchstens in Form von Metakommunikation, wie das auf sie wirkt, welche Gefühle, Gedanken etc. das in ihr auslöst, ohne die Rückmeldungen infrage zu stellen. Wie bei allen anderen Interventionen in der Gruppe sonst auch sollte dieses Vorgehen wieder von Seiten der Gruppenleitung mit Fragen verbunden werden, danach, welches Erleben durch diese Art der Kommunikation bei den Beteiligten unwillkürlich angeregt wurde. So wird jeweils die Meta-Beobachter-Position bei allen Beteiligten stärker angeregt. Gleichzeit wird erlebbar, dass man durch die Art der Kommunikation selbstwirksam Einfluss hat, darauf, welches unwillkürliche Erleben man aktivieren kann.

Diese so einfach anmutende Intervention wirkt sich praktisch immer so aus – nicht nur für die Person, die Feedback erhält, sondern für alle in der Gruppe. Das Erleben von Sicherheit, Kohäsion zwischen den Beteiligten und die Stärkung von Selbstwert und Selbstvertrauen wird intensiv gestärkt.

Empathiestärkende Unterstützungsprozesse anregen (Pacing)

Da leidvolle Symptomprozesse häufig mit Selbst- und Fremdabwertung und dem Erleben von Einsamkeit und Ausgrenzung vernetzt sind, wird zur wichtigen hilfreichen Ressource zunächst, wenn sich jemand in seinem Erleben verstanden, geachtet, wertgeschätzt und mitfühlend verbunden mit anderen erleben kann, die ihn in diesem Erleben unterstützend begleiten. Für alle Gruppenmitglieder kann die Gruppe gerade dafür, dass solche Unterstützungsprozesse auf gleichrangiger Ebene erlebt werden können, zu einer intensiven Chance sozialen Lernens werden, den eine Einzeltherapie nicht in gleicher Weise erbringen kann.

Um von vornherein die Wahrscheinlichkeit dafür zu erhöhen, sollten die Gruppenleiter:innen in jeder Sitzung, schon bevor jemand sich einbringt, mit Produktinformationen erläutern, dass während eines Problemprozesses das »leidende Ich«, d.h. die »leidende Seite« der Person, zunächst oft noch keinen Zugang zu hilfreichen Kompetenznetzwerken hat. Deshalb braucht es, einfach mal so sein zu dürfen und nichts verändern zu müssen. Fokussierende Fragen können einen solchen Unterstützungsrahmen bahnen:

»Wer möchte sich denn jetzt damit einbringen, wie es ihm/ihr gerade geht oder seine Anliegen schildern, so dass die Gruppe ihn/sie mit Empathie unterstützen kann und auch erlebt werden kann, dass es auch anderen manchmal ähnlich geht?«

Nachdem jemand sein Erleben geschildert hat, können wieder einladende Fragen nützlich sein:

»Wer möchte mitteilen, wem es vielleicht schon ähnlich ging und welche anteilnehmenden Beiträge anderer hilfreich waren?«

Mit solchen fokussierenden Fragen wird der Aufbau einer in die erfragte Richtung gehenden Gruppenrealität deutlich unterstützt (Realität wird gemeinsam erzeugt).

Nach entsprechenden Austauschrunden kann sofort wieder mit Metakommunikation erfragt werden, welches Erleben bei den Beteiligten gerade dadurch wieder ausgelöst wurde und was dies womöglich in hilfreicher Weise verändert hat, sodass allen bewusst werden kann, dass und wie sie ihr Erleben selbstwirksam verändern können. Meist stärkt dies die anderen Gruppenmitglieder und ermutigt sie ihre Prozesse so einzubringen, auch wenn die Themen einer anderen Person aus der Gruppe aufgegriffen wurden.

Hilfen für die bewusste Rekonstruktion von Problemtrance

So wohltuend und wichtig die Schilderung von Problemen in der Gruppe ist, wenn sie in der beschriebenen Form begleitet wird, ist sie auch immer mit der Gefahr verbunden, dass dabei zu einseitig die Aufmerksamkeit auf die Problemprozesse ausgerichtet wird. Dadurch werden die Lösungskompetenzen der Betroffenen nicht genug fokussiert. Deshalb sollten im Anschluss an Problemschilderungen weitere Interventionen angeboten werden. Als besonders effektiv wirkt dabei, wenn die Gruppenleiter:innen zunächst wieder »Produktinformationen« anbieten, darüber, wie Erleben erzeugt wird und welche typischen Netzwerke dabei wirken.

Da jeweils alle Gruppenmitglieder zu aktiver co-therapeutischer Unterstützungsarbeit angeregt werden sollen, werden sie alle dazu eingeladen, ihre Eindrücke mitzuteilen und Hypothesen dazu zu bilden, welche Netzwerkgestaltungen zum Problemerleben beitragen könnten. Dabei wird betont, dass dies unwillkürlich und unabsichtlich geschieht und die betroffene Person nichts (im willentlichen Sinne) dafür kann. Alle Hypothesen und Eindrücke werden wieder der Person, die ihr Anliegen eingebracht hat, zur kritischen Prüfung vorgelegt. Sie wird ermutigt bei allem darauf zu achten, wie ihr intuitives Stimmigkeitsgefühl (somatische Marker) darauf reagiert. Sie kann alles zurückweisen, was für sie nicht als passend erlebt wird. So werden alle anderen Gruppenmitglieder quasi rituell als »Realitätenkellner:innen« institutionalisiert und die einbringende Person zur obersten Autorität für ihren Erlebnisprozess. Auf diese Weise werden die Symptome, die bisher von den Betroffenen als völlig unwillkürlich (ohne willentliche Einflussmöglichkeit) ablaufende und ihnen Leid zufügende Prozesse erlebt wurden, vernetzt mit einer willentlich-bewussten Steuerposition. Dies vermittelt ihnen gestärkten willentlichen Einfluss und stärkt ihre Selbstwirksamkeit. Ebenso wird so entlastender Abstand zu den leidvollen Prozessen geschaffen (relative Dissoziation), denn auch die betroffene Person selbst wird ja zum Beobachter der eigenen Prozesse und kommt damit aus der leidvollen Assoziation mit ihnen heraus. Gleichzeitig ergibt sich als typischer Zusatzeffekt, dass auch die anderen Gruppenmitglieder oft quasi »Trittbrett fahren«, also parallel ihre eigenen Problemprozesse spontan aus dieser Steuerposition betrachten und so für sich profitieren.

Gezielte Hypothesen für hilfreiche Unterschiedsbildungen, Pseudoorientierung in der Zeit, Symptome als »Botschafter:in wertvoller Bedürfnisse« und die Gruppe als Quelle für hilfreiche Hypothesenbildung lösungsaktivierender Interventionen

Wenn jemand mit einem leidvollen Prozess assoziiert ist, geht dies meist mit verallgemeinernden Beschreibungen durch die Person einher, in denen sie einseitig nur auf diese Prozesse fokussiert. Dies stabilisiert und verstärkt das Problemerleben. Deshalb ist es notwendig, quasi ein Mehrebenen-Erleben anzuregen. So lenkt die Gruppenleitung mit achtungsvoller empathischer Begleitung des Leids gleichzeitig allmählich den Fokus auf hilfreiche andere Erlebnisprozesse bei der Person (Sowohl-als-auch im Erleben statt Entweder-oder).

Dies kann durch entsprechende Fragen und Angebote der Gruppenleiter:in an die betroffene Person geschehen, sich daran zu erinnern und zu schildern, wann es ihr auch schon in gewünschter Weise besser ging (Fokus auf bisherige Ressourcen-Episoden). Hier ergeben z. B. Skalierungsfragen schnell Klarheit und wertvolle Informationen (Schmidt 2018). Ebenso wird erfragt, woran die Person wieder merken würde, wenn sie das gewünschte Erleben erreicht hätte (Fokus auf die gewünschte Zukunft). Beide Richtungen sind aus der Konzeption der »Pseudoorientierung in der Zeit« von Milton Erickson (1954) abgeleitet, die auch in Steve de Shazers Lösungsfokussierung (z. B. »Wunderfrage«) wieder aufgegriffen wurde (de Shazer 2009, 2014 u. 2017). Auch hier wieder sollte der Sinn dieser Fragen mit entsprechenden Produktinformationen an alle in der Gruppe vermittelt werden.

Als noch nützlicher erweisen sich aber oft Einladungen an alle anderen Gruppenmitglieder, darüber zu berichten, ob und wann sie die betroffene Person anders erlebt haben und was spezifisch dabei für sie, die Gruppenmitglieder, anders war. Wir nennen dies »Muster des Gelingens«. Sowohl die Fragen der Gruppenleitung als auch besonders die Rückmeldungen der anderen Gruppenmitglieder dazu bewirken oft schnell eine sehr wirksame Umfokussierung der Aufmerksamkeit. Diese wiederum aktiviert mehr vom angestrebten Kompetenzerleben. Dadurch können wieder alle daran teilhaben, wie man dadurch selbstwirksam sein Erleben umgestalten kann.

Wurden solche Unterschiede im Erleben gemeinsam herausgearbeitet, bewirkt dies meist mehr Selbstvertrauen und Erleben von Eigenkompetenz. Diese Unterschiede beziehen sich auf Erlebtes. Sie machen deutlich, dass hilfreiche Lösungskompetenzen bereits im Erlebnisrepertoire vorhanden sind. Sie bieten auch eine der wirksamsten Chancen für die Stärkung von Selbstwirksamkeit und dafür, dass alle Gruppenmitglieder lernen können, wie sie systematisch durch gezielte Interventionen (im Sinne selbst aktiv eingeführter Unterschiede in die gerade dominierenden Erlebnisnetzwerke) etwas verändern können. Dafür werden detailliert mit den hypnosystemischen Netzwerkmodellen, die dabei wieder als Produktinformation von den Gruppenleiter:innen erläutert werden, sowohl die Problem- als auch die Lösungsnetzwerke (gewünschtes Zielerleben) beschreibend rekonstruiert.

So wird jedem und jeder Beteiligten auch bewusst, welche sinnlichen Erlebniselemente mit beiden Erlebnisvarianten vernetzt sind. Unmittelbar wird dabei auch deutlich, welche Bedürfnisse sich indirekt in den leidvollen Prozessen melden. Denn in den als gewünscht beschriebenen Erlebnisnetzwerken sind diese Bedürfnisse immer mehr berücksichtigt. Berichtet jemand z. B. von massiven Ängsten, zeigt sich in den als Kontrast herausgearbeiteten »Mustern des Gelingens«, dass diese vernetzt sind mit mehr Erleben von Schutz, Sicherheit, Handlungsfähigkeit und Verbundenheit mit anderen. Dies macht für alle Gruppenmitglieder deutlich, dass die bisher meist nur als »schlecht«, »gestört« usw. erlebten Ängste als wertvolle Rückmeldekompetenz in der emotionalen »Sprache des Körpers« verstehbar werden, mit denen auf diese Bedürfnisse von Schutz usw. hingewiesen wird. Sehr wirksam wird es, wenn die Gruppenleiter:innen dies dann z. B. als »Symptome als Botschafter für wertvolle Bedürfnisse« benennen. Bieten die Gruppenleitung dann noch an, dass man die bisherigen Bezeichnungen (z. B. »Angststörung«) umbenennt z. B.

in »Bedürfnisse nach Schutz oder Sicherheit«, womit das Prinzip der Intervention durch Unterschiedsbildung umgesetzt wird, können alle Gruppenmitglieder sofort merken, wie allein schon dies ihr Erleben in günstiger Weise verändert. Auch die vorher fast immer ablaufenden inneren Kämpfe der Betroffenen gegen die Symptome und die damit verbundenen Selbstabwertungsprozesse werden transformiert in friedvolle Kooperation mit den eigenen unwillkürlichen Prozessen. Dieses Vorgehen ist übertragbar auf die eigenen Symptomprozesse der anderen Gruppenmitglieder und wird so zur effektiven Maßnahme für alle.

Es können gezielt weitere Interventionschancen aus dieser Perspektive abgeleitet werden. Als besonders wirkungsvoll erweist es sich, wenn z. B. gemeinsam durchgespielt wird,

a) welche typischen »Auslösereize« für das Problemerleben identifizierbar sind
b) welche Elemente aus dem Lösungsnetzwerk des gewünschten Erlebens, die im Repertoire bereits vorhanden sind und nicht mehr neu gelernt werden müssen, dann in das bisherige Erleben hilfreich eingeführt werden könnten.

Auch hier können wieder alle Gruppenmitglieder mit darauf ausgerichteten Hypothesen als »Realitätenkellner:innen« und co-therapeutisches Unterstützungsteam wirken. Diese Art der wechselseitigen Unterstützung bewährt sich für fast alle Anliegen und auftauchenden Themenstellungen. Häufig fällt es Gruppenmitgliedern z. B. schwer, ihre angestrebten Ziele so zu formulieren, dass dies eine ressourcenaktivierende Fokussierung bewirkt. Im Leidensprozess werden Ziele oft als »Wegmach-« oder Vermeidungsziele formuliert, z. B. »die Ängste sollen weg sein, die Depression soll aufhören« usw. Dies bewirkt auf unwillkürlicher Ebene eher eine Verstärkung der Probleme. Die anderen Gruppenmitglieder können dann von den Leiter:innen aufgefordert werden (wieder unterstützt durch entsprechende Produktinformationen), Hypothesen zu bilden zu hilfreichen Zielformulierungen und ebenso zu hilfreichen Schritten zum Ziel. Diese werden wieder der betroffenen Person zur kritischen Prüfung vorgelegt. So entsteht meist ein sehr dichtes, kraftvolles und dabei würdigendes Unterstützungssystem.

»Problemlösungsgymnastik«, individuell und interaktionell

Individuelle Ideomotorik und Utilisation von »Problem-Auslösereizen«

Wenn die Gruppenmitglieder ihre Anliegen in der Gruppe in der beschriebenen Art der Aufmerksamkeitsfokussierung miteinander besprechen, wirkt dies schon in aller Regel kompetenzaktivierend. Deutlich effektiver wird es aber, wenn die betroffene Person eingeladen wird, die unterschiedlichen Erlebnisvarianten zusätzlich willentlich mit dem Körper auszudrücken, am besten in etwas psychodramatisch verstärkter »zeitlupenartiger« Form. Der Autor hat dafür spezifische hypnosystemische Interventionen entwickelt (sog. »Problemlösungsgymnastik«, Schmidt 2009). Diese nutzen Prozesse der Ideomotorik, d. h. der spontanen unwillkürlichen Bewegungsmuster. Mit jedem Erleben gehen jeweils unterschiedliche ideomotorische Prozesse einher, die auch immer mit einem spezifischen Erleben vernetzt sind (siehe auch Erickson u. Rossi 2020 sowie Cheek a. Rossi 1994).

Körperliche Interventionen der hier beschriebenen Art erweisen sich in der therapeutischen Praxis als eine der wirkungsvollsten Interventionsformen. Damit werden die vorher während des leidvollen Erlebens als ganz unwillkürlich und unbeeinflussbar erlebten Prozesse, die immer mit entsprechender Körperkoordination, Atmung, Mimik und Gestik verbunden sind (leidvolle Ideomotorik), mehr willentlich steuerbar.

In einem Mehr-Schritte-Prozess werden dabei:

a) zuerst die typischen »Auslösereize« fokussiert. Dies kann sowohl innerlich geschehen als auch mit den Gruppenmitgliedern. Sie können wie in einem Rollenspiel optimal dafür genutzt werden, um z. B. Angebote von »inneren Antreiber:innen-Seiten« oder anderer Menschen, die bisher das Problemerleben auslösten, zu spielen. Dann wird für kurze Zeit extra willentlich
b) die bisherige Problemreaktion etwas übertrieben körperlich ausgedrückt (also gerade nicht vermieden), um diese dann sofort
c) mit der hilfreichen alternativen Lösungsreaktion zu vernetzen.

Wird dies mehrfach wie ein kleines Übungsprogramm wiederholt, werden damit sogar die bisherigen Problem-Auslösereize utilisierbar als wirkungsvolle »Erinnerungsreize« für die Auslösung der Lösungs-Reaktion. Denn dann werden auf unwillkürlicher Ebene diese »Problemauslöser«, denen man im Alltag oft nicht ausweichen kann, immer mehr zu kraftvollen (im Sinne des Hebb'schen Gesetzes, Hebb 2002) Bahnungshilfen für die auf diese Weise mit ihnen vernetzten Kompetenzreaktionen.

In der Gruppenarbeit wird es zu einer kompetenzaktivierenden Chance für alle, wenn dann die Gruppenleitung alle Gruppenmitglieder einlädt, die bei ihnen ablaufenden ideomotorischen Prozesse ebenfalls aktiv körperlich auszudrücken, die mit einem Problem- oder einem Lösungserleben einhergehen. Dies macht den Gruppenmitgliedern meist besonders viel Spaß und gleichzeitig erfahrbar, wie sie sich gegenseitig optimal helfen können. Zusätzlich stärkt es meist ein Erleben von Verbundenheit und damit die Kooperationschancen in der Gruppe.

Interaktionelle Ideomotorik

Ideomotorik der beschriebenen Art läuft nicht nur individuell ab, sondern in jeder Begegnung bei den Interaktionspartner:innen. Dabei ist die Wahrscheinlichkeit hoch, dass z. B. Körperkoordination, Atmung, Mimik und Gestik einer Person zu starken unbewussten »Einladungsreizen« für eine damit vernetzte Ideomotorik der anderen Person(en) wird. Die ideomotorischen Prozesse einer Person wurden unbewusst meist in ähnlichen Situationen früher, dabei auf unbewusster Ebene vernetzt mit einer spezifischen Ideomotorik der anderen Person (Episoden-Gedächtnis, Hebb'sches Gesetz). Individuelles Problemerleben ist meist unbewusst vernetzt mit ideomotorischen Prozessen bei anderen, die leider oft ungewollt das Problemerleben stabilisieren.

Dies kann in der Gruppe gut bewusst gemacht werden, indem die Gruppenmitglieder eingeladen werden, ihre jeweiligen Körperreaktionen (wieder in etwas verstärkter Weise und zeitlupenartig) auszudrücken, die bei ihnen ausgelöst werden durch Beiträge anderer in der Gruppe. Gerade solche Formen von Interventionen sind den wenigsten Menschen bekannt, sodass sie unbedingt mit erläuternden Produktinformationen eingeführt werden sollten, die auch wieder mit gezieltem Priming verbunden werden können. So wird für alle die sonst subtil und unbewusst ablaufende machtvolle Dynamik solcher

Prozesse wie in einer Art choreografischem Ritual deutlich. Dies kann (auch emotional) intensive und dabei sehr erhellende Prozesse auslösen, die nicht nur verstehbar machen, was auf unbewusster Ebene ausgelöst wird, sondern auch empathisch das bisherige Erleben der Beteiligten nachvollziehbar machen.

Besondere, lösungsförderliche Chancen entstehen dann, wenn die Gruppenmitglieder miteinander ausprobieren, welche jeweils anderen Körperkoordinationen usw., die bei ihnen mit zieldienlichem Kompetenzerleben vernetzt sind, von ihnen aufgerufen werden können, wenn sie die bisher als »Problem-Auslösereiz« wirkenden Signale erleben. So können sich die Gruppenmitglieder wechselseitig wirksam dabei helfen, auch in Situationen, in denen sie solchen Reizen nicht ausweichen können, mit wirksamer Ressourcenaktivierung zu antworten und damit wieder Autonomie sowie Selbstwirksamkeit zu erleben und Opfererleben erfolgreich zu transformieren. Und auch hiermit können bisher problematisch wirkende Auslösereize utilisiert und transformiert werden zu hilfreichen Triggern für die nun neu mit ihnen vernetzten Lösungsreaktionen. Diese Form der Intervention macht im Übrigen den meisten Gruppenmitgliedern enormen Spaß und fördert ein erleichterndes Klima in der Gruppe.

Systemchoreografien

Im Vergleich zu Einzeltherapien bieten Gruppentherapien entscheidende Vorteile, wenn man sie nutzt, um die Beziehungskonstellationen, in denen Gruppenmitglieder sich bewegen, mithilfe der anderen Teilnehmer:innen dreidimensional, mit allen Sinnen im sozialen Raum zu verkörpern. Dafür kann der große Erfahrungsschatz der Arbeit mit Familienskulpturen und systemischen Aufstellungen optimal genutzt werden (z. B. Schweitzer u. Weber 1982, Satir 2011, Weber, Schmidt u. Simon 2005, Varga von Kibéd u. Sparrer 2011).

Aus hypnosystemischer Sicht sollten dabei aber die traditionell genutzten Formen in verschiedener Hinsicht erweitert werden. Berücksichtigt man z. B. die Sichtweise, dass Menschen über mehrere »Teil-Ichs« verfügen, zeigt sich, dass jeder Mensch viele innere Bilder seiner jeweiligen Beziehungen (z. B. zur Herkunftsfamilie usw.) besitzt, die jeweils mit unterschiedlichen Erlebnisnetzwerken und Bewusstseinszuständen vernetzt sind. Deshalb sollten in der Gruppenarbeit immer mehrere Konstellationen entwickelt werden, z. B. solche, die mit Problemerleben, unbedingt aber auch solche, die mit zieldienlichem Erleben vernetzt sind (und die es praktisch immer auch schon gibt). Diese Variationen sind auch (wie in meinem anderen Beitrag in diesem Buch beschrieben) mit unterschiedlichen Körperkoordinationen, Haltungen und Bewegungsmustern assoziiert. Noch deutlich wirksamer als die eher statisch aufgebauten traditionellen Aufstellungsformen ist die Methode der Systemchoreografien, die der Autor entwickelt hat, um die interaktionellen Wechselwirkungen in den Beziehungen besser erfassbar zu machen, die dynamisch fluktuierend ablaufen (Weber, Schmidt u. Simon 2005). In ihnen werden typische Beiträge der Beteiligten in der jeweils damit assoziierten Haltung in (am besten zeitlupenartiger) Bewegung ausgedrückt. So werden die synchron, in komplexer Form ablaufenden zirkulären Prozesse für alle bewusst sichtbar und die damit vernetzten emotionalen, körperlichen und Verhaltensreaktionen verstehbar und können empathisch gewürdigt werden.

Gleichzeitig entstehen dadurch viele Ideen, welche Bedürfnisse mit den Anliegen verbunden sind und wie man die Situation in konstruktiver Weise verändern kann.

Die Anliegen einbringenden Gruppenmitglieder, aber auch diejenigen, welche als Stellvertreter:innen bestimmte Rollen im System übernehmen, sind immer wieder sehr beeindruckt, wenn sie erleben, wie schnell und intensiv dies jeweils ihr Erleben verändert und neue Gestaltungschancen eröffnet.

Problemerleben und Lösungserleben als Beziehungen gestaltende Phänomene

Jedes Erleben, ob als Problem oder als Lösung wahrgenommen, geht einher mit der Gestaltung von Beziehungen, ganz unabhängig davon, ob dies bewusst von jemandem gewollt wird. Denn weil mit dem jeweiligen Erleben eben immer ein anderes »Teil-Ich« mit unterschiedlichen Bewusstseinsprozessen assoziiert ist, nehmen die Betreffenden nicht nur sich und ihre Umwelt jeweils unterschiedlich wahr, sie bringen auch unterschiedliche Interaktionsbeiträge ein und werden für andere damit zu einer jeweils anderen »Umwelt«, sodass auch bei diesen ein aktivierendes Priming für unterschiedliches Erleben stattfindet.

Mit hypnosystemischen Strategien konnten wir in Tausenden von Therapien immer wieder feststellen, dass Betroffene auf unbewusster

Ebene meist Befürchtungen entwickelt haben. Diese suggerieren ihnen, dass es in Beziehungen und besonders für andere ungünstige bis sehr gefährliche Auswirkungen haben könnte, wenn sie sich so verhalten würden, dass ihnen dies ein gewünschtes Lösungserleben bringen würde. Auf der bewussten Ebene sehnt sich dann jemand nach einer spezifischen Veränderung. Diese unbewussten Glaubenshaltungen führen aber zu unbewussten Zielkonflikten, welche als innere Blockaden gegenüber den (durchaus im Erfahrungsrepertoire vorhandenen) hilfreichen Erlebnisnetzwerken wirken. Darauf reagieren Betroffene oft wieder mit starker Selbstabwertung und Kämpfen gegen sich selbst. Therapeut:innen wiederum interpretieren solche Abläufe oft als Ausdruck von mangelnder Kompetenz der Klient:innen oder glauben, dass die sich »gar nicht wirklich verändern wollen«. Die oft sehr leidvollen Ambivalenz- und Zielkonflikte, die sich fast immer als Loyalitätsleistungen für andere erweisen, die man nicht belasten will mit dem, was einem selbst guttun würde, können so weder gewürdigt noch genutzt werden (für ausführliche Darlegungen zu diesen sehr wichtigen Prozessen siehe z. B. Schmidt 2011, 2013, 2018 u. 2019).

Mit systematischen Vergleichen der Beziehungsauswirkungen des Problemerlebens einerseits und der Lösungsentwicklung andererseits und dafür gezielt fokussierenden Fragen wird schon im Gespräch in der Gruppe oft die Not der Betroffenen durch diese Zwickmühlen deutlich. Von den anderen Gruppenmitgliedern kann dieser Prozess mit großer Empathie begleitet werden. Nutzt man dann noch die Möglichkeiten von Systemchoreografien, wird das Dilemma der Betroffenen noch intensiver spürbar für alle. Gleichzeitig können so, viel mehr als z. B. in der Einzeltherapie, mit unterstützender Hypothesenbildung durch alle Gruppenmitglieder und durch Varianten, die mit Systemchoreografien in der Gruppe durchgespielt werden und auch mit entsprechenden Rollenspielen hilfreiche Alternativen entwickelt werden, z. B. Zielbalancen bzw. Kompromisse und neue Formen der Kommunikation mit relevanten Beziehungspartner:innen. Damit können die Gruppenmitglieder ihre Dilemmata konstruktiv auflösen und neue, gesunde Formen von bezogener Individuation miteinander entwickeln. Gerade auch für einen nachhaltigen Transfer der entwickelten Lösungsstrategien in den Alltag wird dies zur wichtigen Hilfe.

Weitere Interventionsmöglichkeiten

Aus der großen Zahl weiterer hypnosystemischer Interventionsmöglichkeiten in Gruppentherapien sollen hier noch einige beschrieben werden.

Glaubenssätze singen, Wechselsprechgesang

Als starker Faktor von Problemtrance-Prozessen lassen sich meist bestimmte unbewusste innere Dialoge und damit verbundene Glaubenssätze mit abwertenden Botschaften wie »du schaffst es nicht, du bist wertlos, es ist nie genug« identifizieren. Sie setzen Betroffene sehr unter Druck und blockieren den Zugang zu ihren hilfreichen Kompetenzen.

Betroffene glauben meist, wenn sie bewusst verstehen, was bisher in dieser Weise unwillkürlich in ihnen abgelaufen ist, der Inhalt dieser Botschaften hätte die fatale Wirkung gebracht und es würde nur besser für sie, wenn diese Dialoge und Glaubenssätze »weg« wären. Dies aber ist nicht möglich, im Gehirn scheint man nichts löschen zu können. Mit hypnosystemischen Produktinformationen kann wieder allen Gruppenmitgliedern vermittelt werden, dass die entscheidende, befreiende Hilfe dadurch entsteht, dass man die Beziehung zu diesen unwillkürlichen Phänomenen verändert. Dies geschieht wieder durch systematische Bildung von Unterschieden. Den Gruppenmitgliedern wird durch die Gruppenleitung vermittelt, dass alles, was man erlebt, auf unbewusster Ebene gefühlt räumlich platziert wird. Jede dieser »Stimmen«, wenn sie belastend wirkt, hat einen Platz im gefühlten »inneren Erlebnisraum«. Die betroffene Person erlebt sie z. B. so, als ob sie von hinten oben auf sie einwirkt. Dies macht vor allem die destruktive Wirkung aus.

Solche Platzierungen sind aber Ausdruck unbewusster, quasi imaginativer Lernprozesse, die schnell wieder umgelernt werden können. Dafür werden andere Gruppenmitglieder gebeten, wie ein:e von außen kommende:r Besucher:in, diese Stimmen zu verkörpern. Sie stellen sich an die identifizierten Plätze, was fast immer sofort unangenehme unwillkürliche Prozesse bei den Betroffenen auslöst. Damit werden die Betroffenen aber immer mehr zu steuernden Regisseur:innen ihrer Prozesse. Besonders dann, wenn man sie einlädt, den von den anderen Gruppenmitgliedern gespielten »Kräften« neue, andere Positionen zuzuweisen und nachzuspüren, wie darauf ihr Körper reagiert.

Dabei zeigt sich immer ein untrügliches Körperwissen dafür. Meist wissen Betroffene, wohin diese Kräfte platziert werden müssen, sodass sie sogar zu kompetenter Steuerhaltung beitragen und damit wieder effektiv utilisiert werden können.

Besonderen Spaß, mit hoher Wirksamkeit gepaart, macht meist allen, wenn man dann die Gruppenmitglieder, welche diese Kräfte spielen, noch einlädt, die bisher probleminduzierenden Glaubenssätze z. B. zu singen, in der musikalischen Art, welche die Betroffenen selbst vorgeben können. Auch hier wirken Produktinformationen wieder günstig. Man kann den Gruppenmitgliedern erläutern, dass gerade Unterschiedsbildungen auf der auditiven Ebene und ebenso solche auf der Ebene gefühlter und imaginierter innerer Nähe-Distanz-Regulation sehr schnell zu zieldienlicher Selbstwirksamkeit beitragen können (Schmidt 2016, Schweitzer u. Weber 1982).

Metaphorische und symbolische Interventionen

Am schnellsten und intensivsten können unwillkürliche Prozesse mit solchen Interventionen gezielt umgestaltet werden, welche direkt die Areale von Stamm- und Zwischenhirn erreichen, die ja vor allem das unwillkürliche Erleben erzeugen (Roth 1996 u. 2003). Dies trifft am meisten auf Körper- sowie auf metaphorische und symbolische Interventionen zu. Werden Prozesse, die bisher auf die für die Gruppenmitglieder gewohnte Art beschrieben wurden, dann in metaphorischer Weise »umgeschrieben«, stellt dies eine starke Form der hilfreichen Unterschiedsbildung dar (z. B. Schmidt 2016 u. 2018, Lakoff u. Johnson 2017, Jonas u. Daniels 1993).

Ein typisches Vorgehen in der Gruppenarbeit kann sein: Ein Klient (K.) erzählt von seinem (z. B. symptomatischen) Erleben, aus seiner Biografie oder von zukünftigen Herausforderungen. Dies wird wie üblich mit viel Empathie und Wertschätzung begleitet. Dann wird K. eingeladen, alles Geschilderte noch einmal in metaphorischer Weise »umzuschreiben«, z. B. Metaphern sowohl für sich selbst (»Zu wem werden Sie da?«) als auch für alle relevanten anderen sowie für die Situationen und die Art der Interaktionen zu entwickeln. Alle anderen Gruppenmitglieder werden ebenso eingeladen, ihre Ideen dazu einzubringen, K. kann auswählen, was davon für ihn am stimmigsten wirkt. Dieses Vorgehen löst kreative Prozesse aus und es führt zu humorvoller Leichtigkeit, viel Verbundenheit und hat dabei mit hoher Wahrscheinlichkeit sofort eine erleichternde Wirkung, nicht nur auf K., sondern auf alle in der Gruppe. Gleichzeitig erzeugt es ein tieferes und empathisches Verständnis dafür, wie auf unbewusster Ebene jemand bestimmte Kontexte erlebt hat und wie deshalb auch die körperliche und emotionale Reaktion von K. als angemessen (bezogen auf diese unbewusst, quasi wie in einem Albtraum erlebten Kontexte, vgl. Schmidt 2016 u. 2018) verstanden und gewürdigt werden kann. So wird auch schnell deutlich, was K. in solchen Situationen am Ehesten brauchen würde (Utilisation der Symptome als »Botschafter von Bedürfnissen«), wofür auch wieder Ideen aus der Gruppe nützlich werden.

Narrative Interventionen, »Senoi-Techniken«

Gerade in der Erickson'schen Hypnotherapie, die ein wesentliches Fundament hypnosystemischer Arbeit ist, haben Interventionen mit Geschichten und Anekdoten (Storytelling) eine wichtige Tradition (z. B. Rosen 2009, Lankton 2008, Zeig 2006). Orientiert daran haben sie auch in der systemischen Konzeption als »narrative Verfahren« großen Einfluss gewonnen (z. B. White u. Epston 2002, White 2010). Diese Interventionsart kann in Gruppen sehr berührende und hilfreiche Prozesse auslösen, beispielsweise wenn die Gruppenmitglieder alle eingeladen werden, ihre jeweiligen Anliegen und Probleme in Geschichten »umzuschreiben«, die sie sich erzählen. Oder wenn sie eingeladen werden, Anekdoten aus ihrem eigenen Leben zu berichten, die Ähnliches widerspiegeln und als empathische Unterstützung wirken. Gruppenmitglieder können auch ermuntert werden, ihre Lösungen für ähnliche Probleme zu erzählen. Die Anekdoten und Erzählungen werden von der das Anliegen einbringenden Person darauf geprüft, ob sie Passendes für sie enthalten. Besonders schön und hilfreich wirkt die »Senoi-Technik«, die der Autor in Orientierung an eine bestimmte Arbeit mit Träumen (Williams 1984) entwickelt hat. Die Gruppenmitglieder werden nach der Erzählung einer »Problemgeschichte« eingeladen, mit dem K. diese Geschichte so lange weiterzuerzählen, bis sie, in einer unter üblichen Umständen realisierbaren Weise, gut ausgeht. Dies schafft viel Kohäsion und Zuversicht in der Gruppe und bringt für das Gruppenmitglied oft eine Erweiterung seiner Perspektive sowie zieldienliche Ideen.

Eigenarbeit der Gruppenmitglieder unter sich (mit Anleitung)

Wenn die bisher aufgeführten Interventionsformen von den Gruppenleiter:innen in die Gruppenarbeit eingeführt worden sind, ist es nicht notwendig, dass sie bei jeder weiteren Gruppenaktivität dabei sind. Es hat sich in unserer Arbeit bewährt, dass die Gruppenmitglieder neben den gemeinsamen Sitzungen mindestens ein- bis zweimal wöchentlich Sitzungen autonom, ohne die Gruppenleitung durchführen. Dabei ist nützlich, wenn die Leiter:innen hilfreiche Strategien vorher noch einmal transparent mit den Gruppenmitgliedern besprechen. Hierbei können schriftliche Anleitungen nützlich sein. Die Gruppenmitglieder werden zu gleichrangigen Leiter:innen der Gruppe. In den nächsten Sitzungen, in denen die Gruppenleiter:innen wieder dabei sind, können die gemachten Erfahrungen ausgewertet und genutzt werden. Es ist beeindruckend, in welch kompetenter und verantwortungsbewusster Weise die Gruppenmitglieder auf diese Art die Gruppe zu einem co-kreativen Lösungsraum machen. Dies stärkt die Effektivität im Sinne von Eigenkompetenz und Selbstwirksamkeit deutlich.

»Schwierige« Gruppenprozesse: Die Gruppe anregen, selbstrückbezüglich aus der Metaperspektive für sich zu intervenieren

Wann immer in der Gruppentherapie aus der Perspektive der Gruppenleitung der Gruppenprozess »schwierig« (»zäh«, »träge«, »aggressiv gespannt«, »lahm«, »voller Abwertung, »konfus/chaotisch« etc.) erscheint, ist es sinnvoll, die Gruppenmitglieder, die solche Prozesse autonom mitgestalten, einzuladen zu:

- metakommunikativer Selbstreflexion und Selbststeuerung in der Gruppe
- aktiver Beteiligung miteinander (aktive Vernetzung)
- explizitem Engagement und selbstverantwortlichem Handeln in der Gruppe
- Fokussierung der Aufmerksamkeit auf die Anliegen/Ziele, für die man zusammenarbeitet, auf Auswirkungen des eigenen Tuns auf die Zieldienlichkeit sowie auf allgemeine Folgen
- Fokus auf Kompetenzen (eigene und die anderer)
- Wertschätzung für das Bisherige (auch für das z. B. »Zähe«) und dessen Übersetzung als wertvolle Informationen über berechtigte, wertschätzbare Bedürfnisse (und insofern auch als Kompetenz).

Die Gruppenleiter:innen sollten den als problematisch erlebten Gruppenprozess nicht abwerten oder pathologisieren und sich auch nicht immer mehr und mehr engagieren, um die Gruppe »doch noch zu anderen Beiträgen zu bringen«. Für einen co-kreativen Kooperationsprozess aller Beteiligten erweist es sich als wesentlich achtungsvoller und gleichzeitig zieldienlicher, wenn man die Verantwortung auch bei der Gruppe belässt und zur Metaperspektive einlädt. Dazu zwei Ideen:

1) Die Gruppenleiter:innen kommunizieren ihre Zwickmühle in Ich-Botschaften auf der Metaebene. Die Zwickmühle besteht darin, dass sie
   a) einerseits die gerade von ihnen als ungünstig erlebten Beiträge achten wollen und davon ausgehen, dass jedes Gruppenmitglied gute, achtenswerte Gründe dafür hat, sich so und nicht anders zu verhalten
   b) dass sie andererseits aber befürchten, es könnte ungünstige Auswirkungen auf den weiteren Gruppenverlauf und für die berechtigten Anliegen der Gruppenmitglieder haben, wenn dieser Gruppenprozess so weiter gehen würde (Fokus auf Ziele, Schritte dahin, zieldienliche Gruppenkultur).

Die Gruppenleiter:innen bringen ein, was sie selbst nach ihren Erfahrungswerten jeweils als nützlicher, zieldienlicher etc. ansehen würden. In der Gruppe werde offensichtlich zurzeit anderes als naheliegender angesehen. Sehr nützlich kann wirken, wenn die Leiter:innen kommunizieren, dass sie gerade an ihre eigenen Grenzen stoßen und dass sie die Gruppenmitglieder brauchen, damit wieder nützlichere, zieldienlichere Prozesse in der Gruppe gestaltet werden können. Dies kann modellhaft vermitteln, dass man durchaus an seine Grenzen stoßen und etwas nicht leisten kann und dennoch dabei voll Selbstachtung in gesunder Weise mit dieser Begrenzung umgehen kann. Zusätzlich wirkt es vorbildlich für die Selbstverantwortung der Gruppenmitglieder.

2) Dann laden die Gruppenleiter:innen die Gruppenmitglieder ein, sich gegenseitig zu unterstützen, Hypothesen darüber zu bilden:
   a) welche anerkennenswerten Beweggründe die Gruppenmitglieder haben könnten, sich im Moment gerade so und nicht

anders zu verhalten, und wie sie das gerade vorherrschende Muster in der Gruppe beschreiben und sich erklären

b) welche Bedürfnisse der Gruppenmitglieder sich melden könnten und wie man diesen gerecht werden könnte; so wird das Bisherige als anerkennenswerter Lösungsversuch im Dienste der aktuellen Bedürfnisse wertgeschätzt

c) eventuell auch einmal, wie es ihnen in solchen Gruppenprozessen ergehen würde, wenn sie die Gruppenleiter:innen wären oder wenn sie ein Gruppenmitglied wären, das zurzeit attackiert wird (»Sündenbock«) etc.

d) welche Interventionen/Empfehlungen sie der Gesamtgruppe geben würden dafür, den Gruppenprozess wieder zieldienlicher, mit mehr Engagement, mit entsprechender Kommunikation zu gestalten, welche Regelungen, welche Beiträge der Gruppenmitglieder, aber auch der Leiter:innen sie dafür nützlich empfänden

e) oder ob aus ihrer Sicht es zurzeit womöglich sinnvoller wäre, den abgelaufenen Gruppenprozess so weiterlaufen zu lassen, und was eventuell dafürsprechen könnte (z. B. mit Blick darauf, welche Auswirkungen das haben würde im Vergleich zu den Auswirkungen eines anderen Gruppenprozesses)

f) und falls ihnen das Weiter-laufen-Lassen sinnvoll erscheint, was sie alles tun und lassen könnten, damit der Gruppenprozess womöglich mindestens so bleiben oder gar noch wesentlich stärker in der bisherigen Weise (die ja von der Gruppenleitung als problematisch angesehen wurde) gestaltet werden könnte.

Dieses Vorgehen einer quasi selbstrückbezüglichen Betrachtung und Bewertung der – sowie Einflussnahme auf – die selbst gestalteten Prozesse bewirkt erstaunlich schnell, dass die Gruppenmitglieder wieder auf eine Metaposition mit Abstand zum vorherigen Prozess gelangen. Sie kommen damit zu flexiblen Wahlmöglichkeiten und tragen mit mehr Selbstverantwortung zur Gestaltung konstruktiver Prozesse bei. So können sie erfahren, dass sie ihr Erleben eigenständig verändern können, außerdem dass ihre Beiträge in wertschätzender Weise bewertet werden und als kompetente Informationen über aktuelle Bedürfnisse in der Gruppe utilisiert werden können. Oft lassen sich aus den vorher als »problematisch« erlebten Prozessen wichtige Anregungen ableiten für das, was der Gruppe gerade nützen würde.

Dies stärkt die Fähigkeit der Beteiligten, zieldienliche Prozesse in sozialen Situationen selbstwirksam zu gestalten.

Umgang mit Konflikten in der Gruppe

Konflikte können hypnosystemisch als Interaktionen beschrieben werden, bei denen sich unterschiedliche Erlebnisweisen, Wünsche und Werthaltungen begegnen. Beteiligte schätzen dies so ein, dass ihre eigenen Bedürfnisse und Belange durch die Unterschiedlichkeit zu denen anderer bedroht werden könnten. Dies löst auf unwillkürlicher Ebene nicht nur Emotionen wie Angst, Wut oder Traurigkeit aus, sondern auch Lösungsversuche wie Kampf, Anklage, Abwertung oder Selbstabwertung. Fast immer ist dies abgeleitet aus der Annahme, die anderen seien das »eigentliche Problem« und deshalb sollten sie sich ändern, nicht man selbst. Dies entspricht dem Auftragsmuster von »Sich-Beklagenden« im Sinne von de Shazer (2014). Damit verbunden kommunizieren Betroffene in Du-Botschaften, welche meist erlebt werden als Aussagen über die Person, an die sie gerichtet sind.

Die gesamte Erlebnisdynamik kann als »Konflikttrance« beschrieben werden (Schmidt 2017 u. 2019), bei der massive psycho-physiologische Veränderungen mit stark verengtem Aufmerksamkeitsfokus der Beteiligten aufeinander auftreten (»Röhrenblick« bzw. »Tunnelvision«). Dies führt dazu, dass ihre Beiträge wechselseitig als immer bedrängender und damit bedrohlicher erlebt werden, wodurch Betroffene immer stärker impulsgesteuert agieren und Metapositionen mit Überblick, Besonnenheit und dem Erleben von Wahlmöglichkeiten stark eingeschränkt werden.

Würde man dies in Gruppensituationen einfach laufen lassen, ohne strukturierend und fokussierend einzugreifen, könnte das zu destruktivem und problemverstärkendem Erleben bei den Gruppenmitgliedern führen. Konflikte einfach »ausagieren« zu lassen (im Sinne eines Verständnisses von Katharsis) führt nach unserer Erfahrung in den meisten Fällen zu Problemverstärkung. Die Wahrscheinlichkeit, dass in Gruppentherapien Konflikte entstehen, ist hoch, da die meisten Klient:innen im Laufe ihrer Geschichte Erfahrungen von Grenzüberschreitungen, Abwertungen, Beschämung, Vorwürfen und insgesamt vielen destruktiven Du-Botschaften gemacht haben. Dies kann schnell zu wechselseitigen Projektionen und Wiederholungen solcher Interaktionsmuster führen, kann aber wiederum auch systematisch utilisiert werden.

Folgendes Vorgehen hat sich dafür als sehr effektiv erwiesen:

1) Die Gruppenleiter:innen greifen relativ schnell nach Auftreten der Konfliktdynamik aktiv ein und lenken den Aufmerksamkeitsfokus zunächst auf sich. Um die Konfliktmuster nicht zu wiederholen, kommunizieren sie Ich-Botschaften und melden zurück, dass sie die eingebrachten Beiträge der Beteiligten als starke Ausdrucksformen für deren jeweilige anerkennenswerte Bedürfnisse in den Begegnungen in der Gruppe erleben. Dies gilt besonders auch für die Äußerungen (in Du-Botschaften), durch die sich jemand abgewertet und bedroht erlebt. Die Gruppenleitung sollte betonen, dass diese Bemerkungen keineswegs als Aussage über die Person, zu der sie gesagt werden, gewertet werden sollten, sondern als »verkleidete« Aussagen über Bedürfnisse jener, die sie kommuniziert haben. Damit wird der verengte Aufmerksamkeitsfokus wieder erweitert:
   a) Der Fokus wird weg von der Art der Kommunikation und hin zu den Bedürfnissen gelenkt und
   b) die Beiträge werden in wertschätzender Weise gerahmt (Reframing).
2) Die Gruppenleiter:innen kommunizieren ihre Zwickmühle, die dadurch entsteht, dass sie die Beiträge einerseits als Lösungsversuche für anerkennenswerte Bedürfnisse sehen. Aber sie vermuten andererseits, dass mit dieser Art der Lösungsversuche das Ergebnis für die Einzelnen und für die ganze Gruppe destruktiv werden könnte (Unterscheidung zwischen anerkennenswertem Motiv und dem Lösungsversuch dafür). Sie bieten als »Produktinformation« die Sichtweise an, dass jede erlebte Realität eben subjektiv konstruiert wird. Deshalb kann niemand für sich beanspruchen, zu sehen, wie »es wirklich, echt in (objektiver) Wahrheit ist …«. Deshalb geht es darum, mit Achtung vor der bleibenden Unterschiedlichkeit der Wahrnehmung miteinander eine konstruktive Koexistenz in der Begegnung der subjektiven »Wahrheiten« aufzubauen. Dies sollte so geschehen, dass die den verschiedenen Kommunikationsbeiträgen zugrunde liegenden Bedürfnisse achtungsvoll mitgeteilt und – soweit es im Kontext der Gruppe geht – berücksichtigt werden können.
3) Dann werden alle Gruppenmitglieder dazu eingeladen, die direkt am Konflikt Beteiligten dabei zu unterstützen,

a) ihr eigenes Erleben zu schildern, welches durch diese Beiträge ausgelöst wurde
b) mit Empathie Hypothesen dazu zu bilden, welches Erleben bei ihnen abläuft (emotional, welche Bedeutung sie den Abläufen geben usw.), sodass sie gerade auf diese bisherigen Art kommunizieren
c) ihre bisher als (meist abwertende) Du-Botschaften formulierten Kommunikationen zu übersetzen in Ich-Botschaften, welche die persönlichen Bedürfnisse der Beteiligten direkt beschreiben. Die Konfliktbeteiligten können auswählen und kommentieren, was von den Hypothesen für sie passt und hilfreich ist.
d) besonders wichtig: Gemeinsam werden dann Hypothesen dazu gebildet, wie sich sowohl die direkt am Konflikt Beteiligten als auch alle anderen Gruppenmitglieder ein Erleben aufbauen können, bei dem sie sich gut im Lot, mit gefühltem Schutz, Sicherheit, Überblick, Handlungsfähigkeit erleben können und aus dem heraus sie ihre Bedürfnisse gut kommunizieren können. Dann werden alle eingeladen, sich in dieses so gebahnte Erleben mit allen Sinnen hineinzuversetzen (Induktion einer optimalen Steuerhaltung).
e) Nun werden die direkt am Konflikt Beteiligten gebeten, ihre Bedürfnisse, welche vorher zu der Konfliktkommunikation geführt haben, in den so gebahnten Ich-Botschaften und aus dieser »Steuerhaltung« heraus zu kommunizieren.
f) Anschließend werden alle eingeladen zu schildern, wie sich ihr Erleben durch diese Art des Vorgehens verändert hat. Ziel hierbei ist es, bewusst erlebbar zu machen, wie eigenständig das eigene unwillkürliche Erleben verändert werden kann, sogar in als brisant erlebten Situationen.

Mit dieser systematischen Vorgehensweise können alle in der Gruppe überzeugend erleben, dass man mit Unterschieden in Beziehungen achtungsvoll so umgehen kann, dass niemand dabei abgewertet wird. So kann Respekt vor den unterschiedlichen Wahrnehmungen und Bedürfnissen praktiziert werden. Gerade auftretende Konflikte können so zur besonderen Chance für gesunde bezogene Individuation, Ich-Stärkung und Verbesserung von sozialer Kompetenz gemacht werden.

Transferhilfen für nachhaltige Entwicklungen

Mit den beschriebenen Interventionen für gezielte Fokussierung auf hilfreiche »schlummernde« Kompetenzen der Gruppenmitglieder und der konstruktiven Utilisation von Symptomen und Problemen gelingt es in den Gruppenprozessen oft schnell und intensiv, diese Kompetenzen wirksam zu reaktivieren. Dies reicht aber für eine nachhaltig stabile Lösungsentwicklung oft nicht aus, da ja die bisher dominierenden Problemmuster nicht löschbar sind, bisher sehr stark wirksam waren und außerdem mit vielen Faktoren der üblichen Alltagskontexte vernetzt sind (Hebb'sches Gesetz), sodass sie immer wieder unwillkürlich reaktiviert werden könnten.

Deshalb sollten schon während der Gruppenprozesse Transferinterventionen für den Alltag außerhalb der Gruppe entwickelt und angeboten werden (für eine Vielzahl solcher Transferinterventionen siehe Schmidt 2018). Die Gruppenmitglieder, die gerade an einem ihrer Anliegen gearbeitet haben, können dann z. B. eingeladen werden, spezifische Prozesse, die sich in der Gruppe als hilfreich erwiesen haben, gezielt im Alltag immer wieder aufzugreifen oder zu üben. Sie können auch aufmerksam beobachten, wann es ihnen gelingt, gewünschtes Erleben einfach unwillkürlich auftreten zu lassen. Auch hier können alle Gruppenmitglieder als wechselseitige Unterstützer:innen einbezogen werden. Die Gruppenleitung lädt sie z. B. dazu ein, bei Begegnungen mit den Gruppenmitgliedern, die gerade ein Anliegen bearbeitet haben, diesen jeweils ermutigendes, wertschätzendes Feedback zu geben, wenn sie beobachten, dass diese Mitglieder gerade mehr von den als hilfreich entwickelten Prozessen tun.

Bei ambulanten Gruppen wirkt sich das besonders effektiv aus, wenn sich die Gruppenmitglieder auch außerhalb der gruppentherapeutischen Sitzungen ab und zu sehen (was ohnehin oft zusätzlich sehr hilfreich wirkt). Im stationären Setting erweisen sich solche »Transfereinladungen« als außerordentlich hilfreich, da sich dort die Gruppenmitglieder sehr oft sehen und damit diese Form der Fokussierung quasi zu einem starken Feld für die Erzeugung gewünschten Erlebens wird. So kann dann außerhalb der Gruppensitzungen die Kooperation wirksam in den Alltag getragen werden. Die Gruppenmitglieder können dort wechselseitig füreinander zu unterstützenden »Rückmeldehelfer:innen« werden, die sich immer wieder mit Anerkennung und Ermutigung begegnen können und auch in dieser Form zur kompetenzstärkenden Solidargemeinschaft werden.

7 Unerhörtes hörbar machen – Musik als Resonanzraum in der hypnosystemischen Gruppenmusiktherapie

Anika Jaffé

Der folgende Beitrag ist eine Darstellung von Musiktherapie als hypnosystemischer Gruppentherapie, wie sie im sysTelios Gesundheitszentrum, einer privaten Fachklinik für Psychosomatik und Psychotherapie in Siedelsbrunn, angeboten wird.

Es wird dargelegt, wofür Musiktherapie aus hypnosystemischer Sicht indiziert ist, welche Rolle die Gruppe dabei spielt und welche Möglichkeiten sich ergeben, wenn Musik als therapeutisch wirksamer Resonanz- und Erfahrungsraum genutzt wird.

Das Setting

Im sysTelios Gesundheitszentrum findet Musiktherapie als fester Bestandteil des Therapieplanes in einer neunköpfigen halboffenen Bezugsgruppe statt.

Sie gehört zu den nonverbalen Fachtherapien wie auch Kunst- und Körperpsychotherapie. Alle angewendeten Therapieverfahren stehen gleichberechtigt auf einer Ebene. Es gibt keine bzw. auf der formalen Organisationsebene lediglich sehr flache Hierarchien. Die unterschiedlichen Therapieangebote und Berufsgruppen begegnen einander würdigend und respektvoll »auf Augenhöhe« und verstehen sich als ein System, das selbstorganisiert mit dem Ziel der Förderung psychischer Gesundheit im Dienste der Klient:innen zusammenarbeitet.

Musiktherapie wird in diesem kompetenzaktivierenden Lern- und Arbeitsumfeld als Musikpsychotherapie verstanden und findet zweimal wöchentlich für je einhundert Minuten statt. Eine dieser Sitzungen wird von der Musiktherapeut:in allein durchgeführt, die zweite in Zusammenarbeit mit der Gesprächstherapeut:in. Dabei kommen die gängigen musiktherapeutischen Verfahren wie aktive und rezeptive Musiktherapie zur Anwendung. Die Arbeit mit Trancephänomenen nimmt einen besondern Platz ein und somit auch der Einsatz tranceinduzierender Instrumente und solcher Spielangebote, die einladen, in einen Zustand erhöhter Aufmerksamkeitsfokussierung auf das

Unwillkürliche einzutreten. Die Impulse aus dem Unwillkürlichen werden dann in zieldienlicher Weise als Schritte in Richtung mehr Gesundheit, Ressourcen- und Kompetenzentfaltung in der musiktherapeutischen Arbeit genutzt.

Wofür spielt die Musik?

Viele Phänomene, die landläufig unter dem Terminus »Problem« bekannt sind, werden von Hirnbereichen gesteuert und aufrechterhalten, die im Unwillkürlichen und im limbischen System liegen. Daher macht es aus einem hypnosystemischen Verständnis heraus Sinn, jene Muster in ihrer Sprache anzusprechen. Viele der als leidvoll erlebten Symptom- und Problemmuster entziehen sich einer willentlichen Beeinflussung und Steuerung und sind daher auch über sprachliche, kognitive Interventionen wenig erreichbar oder beeinflussbar, jedoch sehr wohl über nonverbale Maßnahmen, wie Gunther Schmidt es beschreibt:

> »Generell, so könnte man sagen, werden alle Angebote als besonders günstig angesehen, die direkt oder indirekt die Sprache des limbischen Systems und anderer entwicklungsgeschichtlich älterer Gehirnbereiche sprechen, denn diese sind am meisten für unwillkürliche Prozesse zuständig, und die sprechen nun mal nicht die kognitive Sprache des Cortex« (Schmidt 2008, S. 92).

Eine solche Sprache findet sich in der Musik: Jene Bereiche des Gehirns, in denen Musik im weitesten Sinne (Melodie, Rhythmus, Klang, Geräusch) verarbeitet wird, sind sehr eng mit dem limbischen System verbunden sowie mit den Arealen, in denen Erinnerungen gespeichert werden, weshalb das Unwillkürliche durch musiktherapeutische Intervention gut zu erreichen ist. So beschreibt Wolfgang Bossinger, welche Rolle das limbische System bei der Verarbeitung von Höreindrücken spielt:

> »Die durch die Höreindrücke angeregten vegetativen und emotionalen Prozesse laufen sehr schnell und unwillkürlich ab. Bevor uns irgendein Höreindruck bewusst wird, hat unser Organismus also bereits eine Vielzahl von Anpassungsprozessen vorgenommen und auf die akustischen Signale reagiert – lange bevor wir die Qualität und Bedeutung dieser Höreindrücke bewertet haben« (Bossinger 2006, S. 117).

Die musikalische Improvisation wird zum Spiegel, die den Teilnehmer:innen sowohl ihre Ressourcen als auch unerwünschte und leidvoll erlebte Muster vor Augen führt, indem sich sowohl das gewünschte als auch das symptomatische, problemassoziierte Verhalten in der entstehenden Musik durch Instrumentenwahl, Klang, Umgang mit der Form und Dynamik usw. ganz unwillkürlich abbildet.

Dabei bildet die Musik einen Schutzraum, der es ermöglicht, emotionale und auch schambehaftete Themenkomplexe oder Bedürfnisse metaphorisch zu äußern, ohne darüber sprechen zu müssen und ohne dass sie bereits kognitiv geordnet werden müssen. Die unterschiedlichen individuellen Bedürfnisse werden miteinander vernetzt, und die Wahrscheinlichkeit wird erhöht, dass sich die Klient:in sowohl als ein sehr individuelles Wesen als auch eingebunden in eine Gemeinschaft erlebt. Somit kann im Sinne von bezogener Individuation das Verhältnis von Autonomie und Verbundenheit immer wieder neu ausbalanciert werden.

Auf Alphawellen zu ganzheitlichen Lösungen segeln

Das Prinzip der Gleichzeitigkeit von scheinbar unvereinbaren Erlebnisinhalten, wie es für die Trance typisch ist, zeichnet gerade das musikalische Vorgehen besonders aus, ohne dass dafür formal eine Trance induziert werden muss. Bossinger führt das auf Folgendes zurück: Im symptomassoziierten Erleben agieren Neocortex und limbisches System oft unabhängig voneinander. Musik kann eine Gleichzeitigkeit, Synchronisation und Integration von Neocortex und limbischem System bewirken, wie es bei Trancezuständen und Flow-Erleben dominiert. Musik könne entweder durch Versenkung oder durch Ekstase dazu führen, dass im Hirn anstelle der Betawellen die langsameren Alphawellen dominieren (Bossinger 2006, S. 178 ff.). Durch Alphawellen seien die beiden Hirnhälften besser miteinander vernetzt und es entstehe eine hohe Lernbereitschaft, da das Gehirn in diesem Zustand wesentlich ganzheitlicher Eindrücke aufnehme und erfasse.

Singen und Rhythmus in Kombination, wie sie oft bei der Arbeit mit Bodysongs, Circle Singing, Arbeit mit Chören zur Symbolisierung innerer Anteile oder dem Pulsationstrommeln verwendet werden, ermöglichen eine vermehrte Produktion von Thetawellen und Deltawellen, wie sie bei traumähnlichen Erfahrungen und Trancephänomene typisch sind. Hierbei ist es leichter möglich, kreative Lösungen für komplexe Situationen zu finden, ohne dass diese sofort kognitiv erfasst und reflektiert werden müssten: Durch die Alphawellen stellt sich eine Entspannungsreaktion im Organismus ein. Die gemeinsame Musik unterstützt ein emotional positives Erleben und lässt an Ressourcen anknüpfen. Zeitgleich kommt es zu einer Neuvernetzung der emotionalen Erlebnisinhalte aus der Vergangenheit im Hier und Jetzt: »In dem sicheren Rahmen einer Gruppe oder therapeutischen Beziehungen können Gefühlswelten entdeckt, erlebt, ausgedrückt und verwandelt werden, und auf der neuronalen Ebene kommt es zu einer Umorganisation und Neuverschaltung« (Bossinger 2006, S. 167 f.). Diese Gleichzeitigkeit von eventuell sogar widersprüchlichen oder stark ambivalenten Erlebnismustern, z. B. der Wunsch nach Verbindung bei gleichzeitiger scham- und angstvoller Kontaktabwehr, sowie das Ausdrücken noch nicht verbalisierbarer Inhalte führt oft beim Einzelnen zu einem tiefen Erleben von Pacing durch die Gruppe und die Therapeut:in.

Die Therapeut:in als Mitspieler:in, Resonanzgeber:in und Dolmetscher:in

Das musikalische Geschehen ist dadurch äußerst komplex und vielschichtig, da immer mehrere Themen gleichzeitig im Raum sind. Jede:r Klient:in arbeitet ganz individuell an ihrem oder seinem Themenbereich, während die Musik als gemeinsame Grund- und Metaebene die Teilnehmer:innen miteinander verbindet. Dies erfordert besondere Umsicht von der Therapeut:in. Sie ist zum einen gefordert, das musikalische Geschehen aufzunehmen und gegebenenfalls auch steuernd einzugreifen. Zum anderen beobachtet sie ihr eigenes Erleben während des Musizierens und stellt es der Gruppe wieder zur Verfügung, sowohl klanglich durch ihr aktives Mitspielen als auch im reflektierenden Gespräch. Die musikalische Rolle der Therapeut:in fällt dabei je nach Intervention und Ziel einer Musik unterschiedlich aus.

Wie in der sprachbasierten hypnosystemischen Gruppentherapie soll auch die musikalische Intervention unterschiedsbildend im Erlebnisnetzwerk der Klient:in wirken. Unterschiedsbildend bedeutet, dass im musikalischen Geschehen ein Erleben aktiviert werden soll, welches sich von der bekannten und womöglich befürchteten Situation in dem Punkt unterscheidet, dass Unterschiede im Umgang und

Verhalten eingeführt werden, die für die gewünschte Veränderung zieldienlich sind. Darauf weist auch Schmidt hin und bezieht sich auf die Unterschiedsbildung bei Bateson: »Das Grundprinzip aller Maßnahmen, die man als Intervention in Therapie und Beratung bezeichnen kann, ist das Prinzip der Unterschiedsbildung (›ein Unterschied, der einen Unterschied macht‹, Bateson 1981)« (Schmidt 2008, S. 71).

Davon ausgehend, dass wir unser Erleben stetig neu in der Gegenwart durch Aufmerksamkeitsfokussierung erzeugen und es Ziel des therapeutischen Prozesses ist, leidvolle alte neuronale Netzwerke und Erlebensmuster durch Unterschiedsbildung neu zu vernetzen, kommt der musikalischen Gruppenimprovisation hierbei besondere Bedeutung zu. Wie oben dargestellt, bildet die gemeinsam improvisierte Musik unwillkürlich die Erlebnisnetzwerke der spielenden Menschen ab.

Somit werden diese Muster einer Veränderung zugänglich gemacht, indem die Therapeut:in so interveniert und die musikalischen Strukturen so gestaltet, dass ein Ausprobieren und Experimentieren möglich wird. Dies mündet letztendlich in eine unterschiedsbildende Erfahrung, die die neuronalen Erlebnisnetzwerke modifiziert.

Vor dem Musikraum: Einladung in einen Spiel- und Erfahrungsraum

Die wenigsten Klient:innen sind vor ihrem Klinikaufenthalt mit Musiktherapie in Berührung gekommen und oft wird dem Verfahren ein gewisses Maß an Skepsis und Angst entgegengebracht. Daher ist der erste Schritt in der Regel die Produktinformation: Die Musiktherapeut:in erklärt, wofür Musiktherapie zieldienlich sein kann. In dieses Geschehen bezieht sie bereits die Gruppe aktiv mit ein, indem sie z. B. nach Erfahrungen mit Musik(-Therapie) fragt – nach Befürchtungen und nach Hilfreichem. Das Erlebnisnetzwerk der Klient:innen in Bezug auf Musik wird sofort gewürdigt und genutzt. Jede Äußerung wird als sinnvolles und achtenswertes Bedürfnis betrachtet, aus dem sich erste Anliegen für die musiktherapeutische Gruppensitzung akquirieren lassen.

Beispielsweise zeigen besonders im Zusammenhang mit Gruppenmusiktherapie viele Klient:innen neben Leistungsdruck und Angst vor Fehlern eine große Angst vor Dissonanz (Scheible 2015). Sie befürchten Chaos, Kontrollverlust und »unharmonische« bzw. schräge Töne und äußern ein großes Bedürfnis nach Ordnung und Harmonie. Dieses wird sofort aufgegriffen als ein achtenswertes Bedürfnis z. B.

in Anbetracht einer im Inneren und Äußeren erlebten Überforderung sowie Chaos im eigenen Leben. Auch ein Schutzbedürfnis vor noch mehr Überlastung oder vor Situationen, in denen die Klient:in sich handlungsunfähig erlebt, kann dahinterstecken.

Somit kann diese Angst gesehen werden als Teil einer sehr kompetenten Seite in der Klient:in, die für angemessenen Schutz sorgen will, diesen jedoch zunächst durch Vermeidung herstellt, also als eine Lösung mit hohem Preis. Dieses Bedürfnis wird in der hypnosystemischen Musiktherapie aufgegriffen und utilisiert, indem zum einem das Bedürfnis nach Harmonie achtungsvoll gewürdigt und zugleich dafür geworben wird, hier und jetzt anders im Sinne einer Unterschiedsbildung mit der Überforderung, dem Chaos oder den Dissonanzen umzugehen.

Die Produktinformation schafft Transparenz über die Absichten und die Methodik der Therapeut:innen. Die Klient:in wird dadurch von Anfang an intensiv zum Handeln und zur Selbstermächtigung eingeladen. In der Gruppe entsteht so eine größere Offenheit und Neugier gegenüber dem gemeinsamen Erleben von Musik.

Die Therapeut:in holt die Klient:in in ihrer Lebenswelt ab und lädt sie ein, anders als bisher mit Angsterleben umzugehen. Sie wirbt für ein Verständnis von Musik, in dem es nicht um Kunstästhetik und die Vermeidung von Fehlern geht, sondern darum, Musik als Ausdrucksmittel zu nutzen. Musik kommt immer dann zum Einsatz, wenn es um den Ausdruck des (noch) Unaussprechlichen oder um das »Unerhörte« (Zitat einer Klientin) in uns geht. Und sie lädt ein, mit den eigenen Ressourcen wieder in Kontakt zu kommen bzw. einen Raum zu betreten, in dem spielerisch neue Lösungsmodelle ausprobiert werden können oder auch ganz unwillkürlich aus der Musik heraus entstehen. Dieser Wechsel des Mediums von der Sprache in den nonverbalen Musikraum hat oft schon einen Wechsel des inneren Zustands bei der Klientin zur Folge. Während sich die Sprache womöglich in immer gleichen Schleifen bewegt, die man auch als Problemtrance bezeichnen könnte, bietet der Einstieg über die Musik eine Chance, diese Muster sofort zu unterbrechen und in ein Erleben von Handlungsfähigkeit, Wahlmöglichkeit und Lösungsorientierung einzuladen. Da viele Klient:innen der Psychosomatik ihre Fähigkeit »limbisch« oder »körpisch« zu sprechen vorübergehend verlegt oder verloren haben, ist die Musiktherapeut:in zunächst auch Dolmetscher:in für das unwillkürliche und limbische Erleben der Klient:innen. Sie hilft, das Anliegen der Klient:in in eine musikalische Struktur zu übersetzen und die musikalische Erfahrung wieder in Sprache und zukünftige Handlung zu übertragen.

Maßstab hierbei ist aus hypnosystemischem Verständnis heraus immer das Rückmeldesystem der Klient:in und nicht das Expert:innenwissen der Therapeut:in. Die Therapeut:in hat die Aufgabe, das musikalische Erleben durch Fragen für die Klient:in auf der willkürlich-willentlichen und bewussten Ebene verstehbar zu machen und Anregung zu geben, wie es in den Alltag übertragen werden kann.

Im Musikraum: Musik als therapeutisch wirksames Resonanzgeschehen

Viele in unserer Leistungsgesellschaft auftretenden Symptome und stressassoziierte Erkrankungen lassen sich mit dem Soziologen und Politikwissenschaftler Hartmut Rosa als einen Verlust von Resonanz begreifen. Resonanz meint nach Rosa ein Erleben, das sich einstellt, wenn wir »auf die richtige Weise auf die Welt bezogen sind« (Rosa 2016, Minute 08:10). Rosa versteht Resonanz als ein Erleben, in dem wir uns mit den Menschen verbunden, geschätzt, geachtet und geliebt fühlen.

Darüber hinaus wollen wir uns als mit der Natur, mit uns selbst, mit unserem Körper und der Welt verbunden erleben. Resonanz bildet für Rosa das Gegenteil von Entfremdung, deren höchste Ausprägung das Burn-out darstelle, in dem unsere Beziehung zur Welt die Beziehungslosigkeit sei (Rosa 2016, Minute 10:22).

Resonanz entsteht auf der physikalischen Ebene, wenn »zwei Entitäten sich wechselseitig berühren und erreichen, ohne sich deterministisch einander aufzuzwingen« (Rosa 2018, Minute 12:48).

Die Musik bildet einen Erfahrungsraum, in dem diese Aspekte von Resonanz möglich werden, wenn eine Gruppe beginnt, miteinander zu musizieren bzw. Musik lauschend zu erfahren. Der Musiktherapeut Fritz Hegi versteht Resonanz als akustisches Spiegelungsgeschehen, das »sowohl die Qualität des eigenen (Klang-)Körpergefühls als auch die Schwingung und Antwortbereitschaft eines anderen Klangkörpers« mit einbezieht (Hegi 1998, S. 64). Im Resonanzraum der Musik erfahren die Klient:innen sich selbst, die Musik erreicht, bewegt und verändert sie auf der unwillkürlichen Ebene und bringt sie in Kontakt mit ihren Bedürfnissen. Durch das aktive Musizieren bzw. Hören von Musik antworten die Klient:innen darauf und erleben sich somit in Beziehung stehend zu sich, zur Umwelt/Gruppe, zum eigenen Körper und zum Instrument. Daraus entstehen dann »Anliegen« an die Musiktherapie, die immer wieder in der Gruppenmusiktherapie auftauchen, wie eigene Bedürfnisse wahrzunehmen, oft formuliert als: »Ich will bei mir sein, mich spüren können, mitbekommen, was da in mir los ist.«

Wünsche nach Verbindung und Autonomiebestreben finden in unterschiedlichen Spielformen ihren Ausdruck. Oft entsteht das Bedürfnis, Gefühlen Raum zu geben, die lange »ungehört« geblieben sind. Bei der Arbeit mit inneren Anteilen, Ambivalenzen und Polyvalenzen geht es zum einen darum, auf der musikalischen Ebene zu erleben, wie sich die inneren, zunächst oft diametral gegensätzlichen Bedürfnisse und Stimmen autopoietisch neu organisieren. Zum anderen kann die Klient:in hierbei eine Steuerungsinstanz in sich entwickeln und installieren, die handlungsfähig und im Dienste der Ziele der Klient:in wirksam ist (steuerndes, erwachsenes Ich). Ebenso kann die Arbeit mit jüngeren oder verletzten inneren Anteilen stattfinden. Im musiktherapeutischen Setting kommen dabei besonders oft tranceinduzierende Instrumente wie das Liegemonochord, die Klangwiege oder Gongs zum Einsatz.

Die Gruppe als lernendes System

Der therapeutischen Gruppe als gemeinsam lernendem System von Individuen kommt im sysTelios Gesundheitszentrum eine zentrale Bedeutung zu. In dem Moment, wo Gruppe als ein sich autopoietisch regulierendes System von Individuen begriffen wird, tritt sie in einen Resonanzraum ein, in dem die Teilnehmer:innen sich wechselseitig berühren, ohne sich einander aufzuzwingen, wie Rosa es nennt.

Beispielsweise wird sich eine Gruppe, in der jede:r Teilnehmer:in mit ihrem oder seinem Pulsschlag als Tempo in die Musik einsteigt, über kurz oder lang auf ein gemeinsames Tempo einschwingen.

Oder sie wird die Erfahrung machen, dass jede:r in seinem oder ihrem Tempo bleibt bzw. sich verbundene Untergruppen bilden, die dennoch in einem gemeinsamen Raum, z. B. durch die musikalische Form oder die Dynamik, miteinander verbunden sind. Mit jeglichen dabei auftauchenden Erlebnismustern und Emotionen kann dann weitergearbeitet werden. Eine solche Erfahrung ist auf der sprachlichen Ebene nur schwer herzustellen. Viele dieser Interventionen ermöglichen das Erleben von Selbstwirksamkeit durch die Erfahrung, das musikalische Geschehen bzw. den eigenen Umgang damit beeinflussen und steuern zu können. Insbesondere das aktive Musizieren lädt die Klient:innen in einen Erfahrungsraum ein, in dem sie sich als aktive oder sogar proaktive Gestalter:innen ihres Erlebens wahrnehmen und spürbar Einfluss nehmen können auf ihre Befindlichkeit. Proaktiv meint hierbei die Fähigkeit, im Voraus eine Situation durch das eigene Handeln zu beeinflussen und selbstbestimmt zu gestalten. Durch das Spielen werden sie wieder zu Handelnden in eigener Sache und erleben, dass sie Wahlmöglichkeiten haben.

Neben der bereits erwähnten Förderung der Kohäsion und dem Erleben von Pacing und Verbundenheit über das gemeinsame Musizieren finden ebenso häufig Autonomiebestrebungen einen Platz in der Gruppenmusiktherapie. Diese Autonomieimpulse werden oft zunächst zugunsten der ersehnten Harmonie und zur Vermeidung von Dissonanz unterdrückt. Mit zunehmender Selbstwahrnehmung und wachsendem Vertrauen in die Gruppe und das Therapeut:innenteam als haltgebendem Rahmen werden diese Impulse ganz langsam hörbar und dann auch verbalisierbar.

Das musikalische Spektrum reicht dabei vom mehrstimmigen Singen bis hin zu Improvisationen, in denen Einzelne bewusst aus einem Grundschlag der Gruppe ausbrechen oder ein »Solo« über dem Gruppenklang spielen und sich so für einen Moment im geschützten Rahmen von Musik und Gruppe zumuten, mit dem eigenen Ausdruck und dem individuellen So-Sein. Oft wird befürchtet, dafür Ablehnung durch die Gruppe zu erfahren. Die Gruppe hingegen erlebt diese Impulse meistens als sehr kräftigend, authentisch und lebendig, und es folgen Rückmeldungen, dass die sich autonom zeigende Klient:in greifbarer, klarer und verständlicher erlebt wird.

Insbesondere Klient:innen, die sich aufgrund ihrer Biografie jeglichen »Eigensinn« verbieten und Impulse in diese Richtung mit großer Scham abwehren, erleben in der Musiktherapie, dass Individuation ohne Bindungsverlust möglich ist.

In der Hypnosystemik findet hier der von Stierlin geprägte Begriff der »bezogenen Individuation« Anwendung. Diese wird dabei definiert als ein Gleichgewicht zwischen Individualisierung und Anpassung an die soziale Umwelt. Wenn die alte Lernerfahrung und das alte neuronale Netzwerk davon ausgehen, dass Eigensinn mit dem Verlust von Bindung, mit Beschämung und Unterdrückung verknüpft ist, lässt sich im Schutzraum der Musik die Neuvernetzung etablieren, dass eine Person gleichzeitig Teil einer Gruppe sein und sich mit dem ganz eigenen Klang aus der Gruppe herausheben kann, ohne die Beziehung zu verlieren. Gleichzeitig erleben andere Menschen in diesem Moment, dass nicht immer alles im Einklang ist und dass bezogene

Individuation auch heißt, dem/der anderen seinen/ihren Freiraum zuzugestehen und zu begreifen, dass er oder sie womöglich anders »tickt« als ich. Dieses ist die zweite Seite der bezogenen Individuation, nämlich die Erfahrung in Gruppen, die Selbstdifferenzierung und Abgrenzung der Mitglieder zulassen zu können, ohne dass das Familien- und Selbstgefühl in der Gruppe gefährdet wird.

Arbeit mit inneren und äußeren Systemen

Im hypnosystemischen Kontext spielt das Arbeiten mit Anteilen eine wichtige Rolle. Diese Arbeit lässt sich sowohl für innere wie für äußere Systeme abbilden, indem die anderen Teilnehmer:innen entweder innere Anteile einer Person verkörpern oder Personen, mit denen die Protagonist:in die Beziehungsgestaltung als problematisch erlebt. In der Arbeit mit äußeren Systemen und Konstellationen erfährt die Klient:in wiederum auf der musikalischen Ebene, wie sie in Beziehungsgeflechten interagiert und wie sie diese für sich neu ordnen kann, z. B. durch Verschiebung der Aufmerksamkeit auf Hilfreiches, Unterstützendes im Innen und/oder Außen, durch Abgrenzung oder Neubewertung im Sinne eines Reframings.

Die Musik bietet hierbei über die bekannten verbalen Moderationsmöglichkeiten hinaus ein spielerisches, kreatives Potenzial, das aus sich selbst heraus immer wieder neue und überraschende Angebote und Sichtweisen generiert und für die aktuelle Ausrichtung auf die Problemlösung genutzt werden kann. Typische Interventionen sind die bereits erwähnte Arbeit mit inneren Chören oder Dirigent:innenspiele zur Etablierung einer Steuerungsinstanz: Die Klient:in dirigiert ihre inneren Anteile. Sie kann ihnen dabei neue Plätze zuweisen und ihre Beziehungsstrukturen untereinander erfahren und modellieren. Oder sie arbeitet an der Fokussierung der eigenen Aufmerksamkeit in Bezug auf die inneren Stimmen.

Eine weitere Variante ist die unwillkürliche, sich autopoietisch ergebende Neuregulation innerer Teile auf der klanglichen Ebene. Die Neuregulation dient dann als Vorlage für alternative Lösungsmodelle, die kognitiv (noch) nicht gedacht, sehr wohl aber spielend erfahren werden können. Hierbei eröffnet die Musik in besonderer Weise jenen schon mehrfach genannten tranceanalogen Erfahrungsraum, in dem der Umgang mit der eigenen inneren Struktur auf eine selbstwirksame Weise möglich wird. Dabei muss die Klient:in das Geschehen weder kognitiv gänzlich erfassen, noch ist es Voraussetzung für diese Art des Arbeitens, dass z. B. schambesetzte Inhalte verbalisiert werden. Gleichzeitig wird auch der Umgang mit Restriktionen eingeübt: Die andere Person kann nicht verändert werden, aber das als problematisch erlebte Verhalten kann neu bewertet werden. Der Fokus der Aufmerksamkeit wird bewusst verschoben und somit eine andere Haltung möglich, die wiederum zu einem Zuwachs an Selbstwirksamkeit führt. Der Ausstieg aus der Opferposition und die Ermächtigung zur Gestaltung des eigenen Erlebnisnetzwerkes stellen im Schutzraum von Musik und Gruppe eine Neuvernetzung dar, die dann in den Alltag übertragen werden kann.

Schlussakkord

Gruppenmusiktherapie und Hypnosystemik sind in der Lage, eine wunderbare kooperative Beziehung miteinander einzugehen. Allerdings erfordert diese Beziehung die Bereitschaft, sich auf ein äußerst vielschichtiges und komplexes Gebilde einzulassen, das seine Gestalt immer wieder wandelt, absolut im Moment lebt und immer wieder losgelassen werden will, damit es sich lebendig entfalten kann. Darin liegen der Reiz dieser Arbeit, seine Chancen und seine Herausforderungen. Bespielt die Musiktherapeut:in dieses Feld aus der beschriebenen Haltung heraus, wird die Musik zu ihrer wichtigsten Verbündeten im Therapieprozess. Da es der hypnosystemischen Konzeption ohnehin widerspricht, der Klient:in eine Musik aufzudrängen, bestehen auch praktisch keine Nebenwirkungen, solange die Therapeut:in sich aufmerksam an die Erlebnisnetzwerke ihrer Klient:innengruppe ankoppelt. Sie kann dann Angebote machen, das Erleben von Ohnmacht, Überforderung und Hilflosigkeit dafür zu nutzen, sie in Handlungsfähigkeit, Selbstwirksamkeit und Lösungskompetenz zu überführen. Darin besteht der große Reichtum der Musiktherapie: im Quadrat von Therapeut:in, Gruppe, einzelner Klient:in und Musik immer wieder neue Experimente zu wagen und sich die Vielfalt der eigenen Lebendigkeit von Ton zu Ton und von Stille zu Stille stetig aufs Neue zu erspielen.

Von Herzen danke ich unserem Fachteam Musiktherapie im sysTelios Gesundheitszentrum Siedelsbrunn: Anke Zademack, Christoph Becker, Daniel Jaffé, Dorothee Hanenberg-Sturm, Florian Pommerien-Becht, Heiko Pfister, Martina Baumann, Markus Müller und Uwe Loda. Danke für eure Anregungen, Ideen und Gedanken zur hypnosystemischen Gruppenmusiktherapie, die Rückmeldungen und Ermutigungen und den lebendigen Austausch. Ihr seid ein wunderbares Team!

8 Ohne Körper und Berührung geht es nicht! Körperpsychotherapeutische Gruppen im hypnosystemischen Kontext

Michael Krämer, Alexander Herr

»Abbilder sind dazu da, die Wahrheit auszudrücken, nicht aber, sie zu besitzen.«
Alan Watts

Beim Verfassen dieses Kapitels haben wir immer wieder gemerkt, wie herausfordernd es war, die vielen Erfahrungen mit unseren Klient:innen in eine geschriebene Form zu bringen. Es bleiben letztendlich nur Abbilder statt der direkten Erfahrung. Wir laden Sie ein, während des Lesens immer wieder innezuhalten, die eigenen unwillkürlichen Prozesse und die Intelligenz, die in diesen Rückmeldungen steckt, wahrzunehmen.

Hypnosystemik und Körperpsychotherapie

Beginnend mit einem historischen Blick auf die Entwicklung körperpsychotherapeutischer Ansätze, kann man sagen, dass sich zentrale körpertherapeutische Behandlungskonzepte aus der sich damals entfaltenden psychoanalytischen Tradition heraus entwickelt haben. Hier sind z. B. Ideen von Wilhelm Reich (Reich 1933, Büntig 2007) – wie die Analyse von dysfunktionalen Charakterstrukturen und deren Auflösung oder die Durcharbeitung entsprechender Blockaden auf der körperlichen und emotionalen Ebene – maßgeblich für die Geburt der modernen Körperpsychotherapien gewesen (Marlock 2007). Diese grundlegende Ausrichtung zeigt sich auch in den Behandlungskonzepten der Core-Energetik (nach John Pierrakos, Schüler von Reich, vgl. Pierrakos 1999) und der Biodynamik (Boysen 1987), in welcher der Erstautor dieses Beitrags ausgebildet wurde. Wichtige Bestandteile der Therapie sind auch hier z. B. die Analyse des Körpers in Form von »Körper-Lesen« – also dem Betrachten des Körpers einer Klient:in, ausgerichtet auf Blockaden und Widerstände – und die anschließende Körperdiagnostik, in der die zugrundeliegende Charakterstruktur festgestellt wird. Diese ist Grundlage für die entsprechenden Vorgehensweisen in der Behandlung. In der biodynamischen Herangehensweise standen ebenfalls Ideen von der Auflösung neurotischer Muster mithilfe massageähnlicher Behandlungen und vorgegebener Übungen, die der Typisierung entsprachen, im Zentrum.

Aus einer hypnosystemischen Sicht ist das (sekündliche) Erleben ein sich ständig neu erzeugender Konstruktionsprozess, welcher aus der Fokussierung der Aufmerksamkeit heraus entsteht (Schmidt 2004, S. 48, Schmidt 2005). Dies bedeutet, dass eine verdinglichende Beschreibung der Körper unserer Klient:innen (z. B. die Klient:in hat eine schizoide Struktur oder ist ein oraler Charakter) zu einseitig ist und der Potenzialraum für schon vorhandene, alternative Antwortmöglichkeiten aus einem sich immer wieder verändernden Organismus heraus nicht ausreichend wertgeschätzt und genutzt wird. Wenn wir davon ausgehen, dass die aktuellen Erlebnisnetzwerke, zu denen auch die unwillkürlichen Körperreaktionen gehören, adäquate Antworten oder Rückmeldungen auf entsprechende innere oder äußere Kontexte sind, dann sollte es unsere Aufgabe sein, achtungsvoll und nicht wertend mit diesen umzugehen. Das bedingt, dass wir die häufig implizite Kausalität von Ursache und Wirkung, die in den tiefenpsychologisch geprägten Körperpsychotherapie-Verfahren aus unserer Sicht immer noch vorherrscht, dekonstruieren und in eine systemisch-konstruktivistische zirkuläre Kausalität übersetzen. Damit liegt der Fokus weniger auf der Durcharbeitung der vermeintlichen Ursachen eines Problemerlebens als vielmehr auf der Beziehungsgestaltung zum leidvollen Erlebnisnetzwerk im Hier und Jetzt. Aus einer hypnosystemischen Sicht bestimmt nicht die Vergangenheit das aktuelle Erleben, sondern die aktive Bedeutungsgebung der unwillkürlichen Rückmeldung aus dem Organismus in der jeweiligen Situation. Hier spielen Konzepte aus den Ego-State-Therapieansätzen eine wichtige Rolle. Wir gehen davon aus, dass körperliches Erleben, körperliche Reaktionen bis in die Physiologie, die Atemmuster und die Muskelaktivitäten hinein, vom jeweiligen Ego-State abhängig sind, in dem sich jemand befindet. Dieser Zustand ist nicht statisch, sondern in hohem Maße kontextabhängig und hat die Möglichkeit sich immer wieder zu verändern. Forschungsergebnisse zeigen, dass sich z. B. die Augenfarbe bei Menschen mit einer sogenannten dissoziativen Identitätsstörung ändert, abhängig von dem aktuell vorherrschenden Ego-State (Talbot 1992). Somit kann man sagen, Menschen haben

»mehrere Körper« und damit auch ein riesiges Potenzial an Antwort- und Lösungsmöglichkeiten auf entsprechende Herausforderungen des Lebens.

Der Körper als Kooperationspartner

Ein weiterer Unterschied zu den Vorgehensweisen der klassischen, tiefenpsychologisch geprägten Körperpsychotherapien besteht darin, dass Körperdiagnostik aus den beschriebenen Gründen so keinen Sinn macht. Vielmehr liegt das Interesse darin, Muster zu erkennen und damit zu arbeiten, wie jemand seine Beziehungen zu seinen »Körpern« und Kontexten gestaltet. Eine Verordnung von entsprechend zur Diagnose passenden »Übungen« erübrigt sich dadurch ebenfalls. Hilfreich jedoch können bestimmte Aufmerksamkeitsfokussierungen auf körperliche Erlebenselemente für Unterschiedsbildungen in den jeweiligen Mustern sein. Hier können Anleihen bei klassischen Verfahren durchaus sinnvoll sein, z. B. auf den erlebten Kontakt zum Boden zu fokussieren (Grounding) oder auf Atemmuster, die bei bestimmten Themen vorherrschen. All dies jedoch dient der Unterschiedsbildung und der Nutzbarmachung vorhandener Ressourcen, welche bisher nicht gezielt genutzt wurden.

Gehen wir davon aus, dass der Organismus ein sich selbst organisierendes autonomes System ist, dann braucht es einen achtungsvollen Umgang mit den unwillkürlichen Prozessen und ein konsequentes Feedbacksystem. Dies kann aus unserer Sicht nur über die Ausrichtung geschehen, dass unser Organismus der zentrale Kooperationspartner für unser Erleben ist. Kommunikation und Feedback laufen dabei vor allem über somatische Marker und über das erlebte Stimmigkeitsgefühl ab. Dabei sollte die Haltung gegenüber unserem Körper nicht durch ein »Gegen« bestimmt sein. Ein eskalatives Beziehungsmuster sähe dabei folgendermaßen aus: Mein Körper funktioniert nicht so wie ich es will. Er ist gegen mich und deshalb bin ich auch gegen ihn. Das »Für« eines kooperativen Beziehungsmusters zeichnet sich hingegen durch einen wertschätzenden Umgang aus. Weiterhin sind »artgerechte Kontexte« wichtig, auf die der Körper mit entsprechend gewünschten Rückmeldungen reagieren kann (Wienands 2019).

Hypnosystemische Körperpsychotherapie in Gruppen

Theoretische Überlegungen

Damit sich die oben skizzierte Art des körperpsychotherapeutischen Zugangs in Gruppen entfalten kann, braucht es aus unserer Sicht einen maximal einladenden, sicheren und wertschätzenden Raum für die unmittelbaren und unwillkürlichen Rückmeldungen der anwesenden Organismen. Dies umfasst aus einer systemischen Sicht natürlich auch die Therapeut:innen mit ihren unwillkürlichen Rückmeldungen, als Teil des »Therapiesystems Gruppe«. Hier spielt die innere Haltung der Therapeut:in eine entscheidende Rolle: Das ganze Erfahrungsspektrum des körperlichen Erlebens darf seinen Platz haben. Die explizite Erlaubnis ist im Raum, nichts direkt verändern zu müssen. Dadurch entsteht implizit Raum für die grundlegenden Hypothesen, dass jedes Erleben seine guten Gründe hat und als Lösungsversuch für bestimmte biopsychosoziale Kontexte verstanden werden kann. Des Weiteren enthält diese Haltung eine Würdigung des Leids und der erlaubten »Nichtveränderung« sowie ein Nutzbarmachen der unterschiedlichen »körperlichen Wirklichkeiten« in der Gruppe. Häufig haben Klient:innen den Anspruch, dass sich in der Körpertherapiegruppe ihr körperliches Erleben verändern muss, da sie es häufig als leidvoll erleben. Der Körper wird dadurch für Klient:innen zum nicht mehr funktionierenden Objekt, der nun mithilfe körpertherapeutischer Interventionen wieder funktionalisiert werden soll. Diese Haltung erschwert jedoch eine kooperative Beziehungsgestaltung zum lebendigen Organismus, welcher durch seine Spiegelneuronen auch als Resonanzkörper verstanden werden kann (Bauer 2019, Rosa 2019). In der Gruppe multipliziert sich aus unserem Verständnis heraus der Resonanzraum, der nicht nur das Resonanzverhältnis zum eigenen Körper beschreibt, sondern gleichzeitig in Resonanz zu den anderen »vielen Körpern« im Raum tritt. Damit entstehen Wechselwirkungen, welche für die grundlegende Auseinandersetzung mit Fragen wie »In welcher Beziehung stehe ich zu meinem Organismus/Körper? Welche Auswirkungen hat dies? Was wäre eine gewünschte Form des Umgangs mit mir selbst?« genutzt werden können. Diese Wechselwirkungen stellen eine immer vorhandene »gemeinsame Mitte« einer hypnosystemischen Körpergruppe dar.

Körperliches Erleben als Humus für gewünschte Veränderung

Gleichzeitig stellt die Gruppe ein klares Mittel zum Zweck dar, welches die Klient:innen dabei unterstützen soll, ihre ganz persönlichen Anliegen zu bearbeiten. Hier steht, ähnlich wie in anderen hypnosystemischen Gruppen (siehe Beiträge von Schmidt in diesem Buch), die Idee im Raum, dass die Klient:innen schon eine Ahnung haben, wie ein gewünschtes »Soll« oder Zielerleben aussehen könnte. Sie bringen also ihr »Wofür« mehr oder weniger bewusst mit in die Gruppe. Eine besondere Herausforderung in der körpertherapeutischen Gruppe besteht aus unserer Sicht darin, dass dieses »Wissen« häufig zu Beginn der gemeinsamen Arbeit wenig bewusst wahrgenommen wird und z. T. noch nicht einmal beobachtbar erscheint. Die Einladung zur Wahrnehmung der Unterschiede im körperlichen Erleben stellt deshalb eine zentrale Intervention in der Gruppe dar. Wenn diese Unterschiede im Erleben zunehmend in einen wertschätzenden und verstehenden Bewusstheitsraum gehoben werden, können sie mit Prüfung auf Auswirkungen als Humus für gewünschte Veränderungen genutzt werden.

Hierbei spielt als »Brückenbauerin« die Sprache eine wichtige Rolle. Über die hypnotherapeutische Mehrebenen-Kommunikation wird die Aufmerksamkeit in Richtung alltäglicher Bewegungsabläufe, Ausdrucksformen und Haltungen eingeladen, welche normalerweise »einfach so passieren« oder routinemäßig getan werden. Gezielte unterschiedsbildende Fragen, aus einer wertungsfreien Haltung heraus, können hierbei relevante Erfahrungen fördern, die im direkten Erleben auf der körperlichen Ebene einen »Unterschied [bilden], der einen Unterschied macht« (Bateson 1985). Aufgrund der miteinander zusammenhängenden Bedeutungsebenen kann hier die Verknüpfung zu den inhaltlichen, psychosomatischen bzw. somatopsychischen Themenbereichen erfolgen. Ein Beispiel:

> »Alle folgenden Angebote sind Einladungen, die angenommen und auch abgelehnt werden können. Im Moment sitzen Sie auf dem Kissen oder Stuhl und es gibt die Einladung, sich in eine aufrechte Sitzposition zu begeben. Jetzt ist das ja eine Einladung sich körperlich zu bewegen und im Raum zu verändern. Bei so einer Bewegung verändert sich z. B. Ihre Beckenstellung, Ihre Wirbelsäule und Ihr Muskeltonus. So, wie Sie gerade sitzen, könnten Sie ausprobieren, wie Sie im Becken in eine Schaukelbewegung kommen und wie sich das auswirkt auf Ihren Oberkörper, Bauchraum und Brustraum. Vielleicht erleben Sie ein Raum-

erleben und spüren ihre Rückenmuskulatur. Was für Auswirkungen hat es denn, wenn Sie sich aufrichten? Vielleicht werden Sie dadurch sichtbar in Ihrer Präsenz. Was für Seiten oder Anteile schauen denn da wie drauf? Oder ist da auch ein Erleben von Vitalität oder Kraft? Und wie verändert sich Ihr Sehen? Wie viel können Sie wahrnehmen? Oder gibt es Seiten, für die eine solche Aufrichtung beängstigend ist? Oder wenn Sie jetzt aus dieser aufrechten Haltung wieder mehr in sich hinein sinken und Brust- und Bauchraum sich verkleinern, vielleicht fühlt sich dann ein ängstlicher Anteil wieder etwas sicherer? Und wenn es jetzt so passend und möglich wäre, aus dieser sitzenden Haltung in einen Stand zu kommen, können Sie sich dabei beobachten, wie Ihr Organismus intuitiv weiß, was es braucht, um in den Stand zu kommen, wie sich während der Bewegung die Kontaktflächen im Unterschied zum Sitzen verändern, und wenn Sie dann auf Ihren Füßen stehen, dies die einzigen Kontaktflächen im Moment sind. Und auch hier die Einladung sich die Zeit zu nehmen auf Ihren Füßen zu stehen und zu spüren, wie Ihr Organismus Sie hält und trägt. In Ihren Stand zu kommen, hinzustehen, wofür stehe ich hin? Wofür stehe ich jeden Morgen auf? Und wofür stehe ich nicht (mehr) hin?«

Wird eine hypnosystemische Gruppe als multiplizierter Lernraum mit- und voneinander verstanden und aufgebaut, dann gilt dies in einer besonderen Art und Weise auch für die hypnosystemische Körperpsychotherapie in Gruppen. Über das unmittelbare körperliche Erleben und Ausdrücken von Unterschieden bei mehreren Teilnehmer:innen in der Gruppe entsteht ein implizites Lernen am Modell, welches durch das wechselseitige Beobachten und durch ausprobierendes Handeln intensiviert und gefördert wird. Hier spielt vor allem das vorsprachliche Lernen über das direkte Sehen, Wahrnehmen und Spüren eine zentrale Rolle. Dabei können zielorientierte und kontextangemessene Angebote aus den verschiedenen Konzepten und Modellen der Körperpsychotherapie genutzt und der Gruppe oder dem Einzelnen in der Gruppe zur Verfügung gestellt werden. Ein weiterer Aspekt in körperpsychotherapeutischen Gruppen ist eine Art »Metalernen« und Einnehmen einer wertschätzenden Beobachterhaltung gegenüber den eigenen somatischen Markern. Die durch wiederholtes Erfragen erfolgenden Rückkopplungsschleifen bei jedem Einzelnen und in der gesamten Gruppe können die Klient:innen dabei unterstützen, ihr aktuelles Feedback aus dem Organismus zu kontextualisieren. Dadurch gelingt es Gruppenteilnehmer:innen eher zu verstehen und schlussendlich mehr Wahlmöglichkeiten im Umgang mit unwillkürlichen Prozessen zu entwickeln (Herr, Schmidt u. Schweitzer 2018).

Im Unterschied zu anderen »nonverbalen« Zugängen in Gruppen hat man in der körperpsychotherapeutischen Gruppe kein »Medium« zur Verfügung, welches Übersetzungshilfe für unwillkürliches Erleben leistet. Ein Musikinstrument oder ein Pinsel kann eine »Brücke« darstellen, welche das direkte Erleben ausdrückt, aber auch noch eine Art von Steuerung und Distanzierung ermöglicht. In körperpsychotherapeutischen Gruppen haben wir es mit einem unmittelbareren Zugang untereinander und auch von therapeutischer Seite zu tun, bei dem es kein »drittes Element« wie ein Bild oder eine Melodie gibt, auf das man sich beziehen kann. Hier liegt der Bezug direkt auf dem körperlichen Erleben, welches – bewusster oder unbewusster, explizit mitgeteilt oder zurückgehalten – in Kommunikation gebracht werden kann.

Aufbau, Ablauf und konkrete Vorgehensweise in der Gruppe

Für körperpsychotherapeutische Gruppen ist eine Anfangsrahmung sehr wichtig, die ein Sicherheitserleben bei den Gruppenmitgliedern unterstützt und ihnen vermittelt, dass sie grundsätzlich im Dienste einer Selbstregulation jederzeit den Raum verlassen oder Angebote von Seiten der Therapeut:innen ablehnen dürfen. Eigentlich bedarf es dabei einer »bedingungslosen Absicht, wirklich einen geschützten Raum zu Verfügung zu stellen« (Sparrer u. Varga von Kibéd 2010). Ebenfalls braucht es Neugier auf die Lösungspotenziale der Klient:innen im Umgang mit den Herausforderungen, die ihnen das Leben gerade stellt.

Es gibt unterschiedliche Möglichkeiten eine hypnosystemische körperpsychotherapeutische Gruppe zu beginnen. Die Eröffnung, die am nächsten an einer gesprächstherapeutischen Gruppe liegt, ist die Einladung über das Sammeln von Einzelanliegen in die Arbeit einzusteigen. So kann z. B. über eine kurze Check-in-Runde mit dem Fokus auf sinnhafte Unterschiedsbildung und auf gewünschtes Erleben zum Ende der Gruppensitzung erfragt werden, welche Themen und Anliegen aktuell in der Gruppe bestehen. Für eine Priorisierung der Anliegen kann von Beginn an das unwillkürliche Feedback des Organismus genutzt werden, z. B. in Form einer Frage: »Wer erlebt gerade einen deutlichen Impuls aus seinem Organismus, mit seinem Anliegen beginnen zu wollen?« Hier kann es dann zu einer Prozessarbeit mit dem jeweiligen Thema kommen, welches entweder im laufenden Prozess oder zum Ende eines Prozesses wieder mit den anderen Teilnehmer:innen der Gruppe vernetzt werden kann. Die Variante eines Sharings am Ende einer Einzelarbeit dürfte wohlbekannt sein und bietet anderen Gruppenteilnehmer:innen die Möglichkeit, eigene Erfahrungen während des Prozesses zu teilen und eventuell daraus eigene, weiterführende Anliegen abzuleiten. Auch Erkenntnisse beim »Mitarbeiten« während des Prozesses des anderen Gruppenmitglieds (das sogenannte »Trittbrettfahren« oder »Surfen«) können hier geäußert und damit bezeugt werden. Wir denken jedoch, dass auf diesem Weg die Potenzialität der Gruppe und die Weisheit der vielen Organismen im Raum nicht in vollem Umfang ausgeschöpft werden. Stattdessen machen wir gute Erfahrungen damit, schon *während* des Prozesses die eigenen unwillkürlichen Impulse der Therapeut:in und andere Erlebensprozesse der Mitklient:innen mit einzubeziehen. Dies kann über eine Art »zirkuläres Fragen« mit Fokussierung auf das direkte unwillkürliche Erleben von Mitklient:innen erfolgen. Praktisch sieht es dann so aus, dass zuerst ein Transparent-Machen des eigenen Impulses erfolgt und ein Nachfragen, ob das Einbeziehen anderer Erlebenswirklichkeiten an dieser Stelle im Prozess hilfreich sein könnte. Bei einer Bejahung von allen Seiten kann dann z. B. die Frage gestellt werden: »Was erleben Sie gerade im Moment, bezogen auf das Anliegen von Mitklient:in XY?« Parallel dazu kann diese Frage auch bei den anderen nicht explizit angesprochenen Gruppenmitgliedern eine Selbstbeobachtung auslösen. Daraus entstehen möglicherweise Impulse, das eigene Erleben auch teilen zu wollen. Hier ist es weiterhin wichtig, bei jedem hinzukommenden Vernetzungsschritt eine Absicherung und Zustimmung von demjenigen einzuholen, der gerade an seinem Anliegen arbeitet.

Den Schatz der Gruppenweisheit heben

Eine weitere Möglichkeit mit mehreren Anliegen, die ähnliche Themen beinhalten, umzugehen, besteht darin, eine gemeinsame Überschrift zu finden und daraus ein praktisches Angebot für die Gesamtgruppe zu entwickeln. Dies erscheint vor allem sinnvoll, wenn mehrere Anliegen im Raum sind und es deutlich wird, dass ein einzelnes Abarbeiten der Anliegen schon allein aus zeitlichen Gründen nicht effektiv erscheint. Darüber hinaus werden aus unserer Sicht die Wechselwirkungspotenziale, die bei einem Arbeiten mit einem gemeinsamen Fokus und gleichzeitiger Offenheit für die jeweiligen Einzelprozesse entstehen, als Schatz einer »Gruppenweisheit« gehoben. Eine Einzelarbeit würde viele Ebenen von Sinneseindrücken und unwillkürlichen Erlebensprozessen nicht abbilden. Bei der gemeinsamen Entwicklung der Überschrift sind alle Teilnehmer:innen der Gruppe gefragt mitzuwirken und in innere Suchprozesse zu gehen, welcher Fokus und welche Form der Herangehensweise sich in ihrem Organismus »stimmig« anfühlt. Hierbei wird eine Art Aushandlungsprozess – wie beim systemischen Konsensieren – vollzogen, bei dem jede:r Teilnehmer:in immer wieder die Möglichkeit bekommt, vorhandenes Unstimmigkeitserleben zu artikulieren und in dahinterliegende Bedürfnisse zu übersetzen. Allein dieser Prozess löst bei den Klient:innen häufig schon sehr unterschiedliches körperlich unwillkürliches Erleben aus, wie jeder auf ein solches gemeinsames »Ringen« um Konsens reagiert. Hier entstehen aus unserer Erfahrung häufig wichtige Selbsterkenntnisse über die eigenen unwillkürlichen Muster, welche in der weiterführenden Arbeit wieder genutzt werden können. Themen können hier z. B. Umgang mit Grenzen, Nähe-Distanz-Regulierungen oder Erfühlen und Wahren des eigenen Raums sein. Ganz praktisch beginnt dieser Prozess mit dem Anbieten und Spiegeln der Themen, die die Therapeut:in meint gehört zu haben, verbunden mit einem ersten Versuch gemeinsame Überschneidungen der Themen zu formulieren. Hier erfolgt in der Regel ein dialogisches Hin und Her, welches sowohl eine Selbstreflexionsebene der Teilnehmer:innen, bezogen auf den Prozess des Aushandelns an sich, beinhaltet als auch das inhaltliche Ringen um einen konsensfähigen Fokus. Wenn die gemeinsame Überschrift entwickelt wurde, geht es im nächsten Schritt darum, das Thema in ein praktisches Angebot zu übersetzen, bei dem die einzelnen Teilnehmer:innen für ihre eigenen Anliegen »jagen« oder »sammeln« können. Angenommen das Thema wäre »Beziehungen«, dann könnte ein Angebot sein, dass die Teilnehmer:innen in direktem Kontakt mit den anderen explorieren, wie sie (auch körperlich) in Beziehung treten. Also, wie sie z. B. aufeinander zugehen, sich abwenden, einander anschauen, Rücken an Rücken sitzen, in der Mitte eines Kreises stehen oder vielleicht getragen werden. All diese Fokusse können von der Therapeut:in angeboten werden, mit der Idee, dass die Teilnehmer:innen eigene unwillkürliche Muster in der Beziehungsgestaltung körperlich direkt wahrnehmen und erkennen. Diese Erfahrungen können dann in der Gesamtgruppe oder in Kleingruppen vernetzt und geteilt werden. Dabei kann eine mögliche Einladung zum Teilen so formuliert werden: »Was mögen Sie teilen, was die anderen von Ihnen hören dürfen oder was Ihnen wichtig oder dringlich ist?« Auch hier kann es noch zu weiterführenden Einzelprozessen von Gruppenteilnehmer:innen kommen, was durchaus gewünscht ist.

Eine weitere Vorgehensweise in einer körperpsychotherapeutischen Gruppe ist es, direkt zu Beginn der Gruppe die Aufmerksamkeit auf das körperliche Erleben zu richten. Dieser Weg soll vor allem dazu dienen, den Teilnehmer:innen das Ankommen zu erleichtern und bewusst die »Schwelle«, sich mit dem aktuellen unwillkürlichen körperlichen Erleben auseinanderzusetzen, niedrig zu halten. Hier bewährt es sich z. B. mit einer Art »Mini-Body-Scan« zu beginnen, der jedoch das Einbeziehen von Bewegungsimpulsen beinhaltet. Die Teilnehmer:innen haben daraufhin die Möglichkeit, in ihrem Tempo und auf ihre Art und Weise den eigenen Impulsen zu folgen, indem sie z. B. aus dem Sitzen in den Stand kommen, sich aufrichten, den Körper aktivieren und in eine Vibration kommen, sich beruhigen oder anfangen sich durch den Raum zu bewegen und sich gegenseitig zu begegnen. Aus dieser allgemeinen Einladung, sich selbst und das körperliche Erleben wahrzunehmen, können sich einzelne Anliegen entwickeln. In der Praxis kann der Übergang z. B. über eine kleine Check-in-Runde nach der Übung passieren, indem die Klient:innen eingeladen werden, Anliegen zu formulieren und/oder Bezug auf die gemachten Erfahrungen zu nehmen und sich mitzuteilen, wenn der Impuls dafür vorhanden sein sollte. In der Arbeit mit den Teilnehmer:innen bleibt als zentraler roter Faden, die vielen kleinen oder größeren unwillkürlichen Rückmeldungen des Organismus zu beobachten und mit den Klient:innen rückzukoppeln. Das stellt, zumindest was die zentrale Bedeutung betrifft, einen Unterschied zu anderen therapeutischen Zugängen dar. Dabei wird gemeinsam erforscht, welche Erfahrungen einen Unterschied machen, der einen Unterschied macht (Bateson 1985). Es werden neue Perspektiven auf die körperlichen Vorgänge an sich, aber auch auf die eigene Beziehungsgestaltung und Bedeutungsgebung von körperlichen Veränderungen angeboten, welche zieldienliche Lösungsmuster fördern sollen. Ein konkretes Beispiel: Bei einem Klienten verändert sich während der Bearbeitung seines Anliegens sein Atemmuster hilfreich. Falls er diese Veränderung nicht bewusst wahrgenommen hat, machen wir ihn darauf aufmerksam. Wir regen an, auf diese unwillkürliche Kompetenz des Organismus zu fokussieren und sie auf der bewussten Ebene zu nutzen, indem daraus z. B. hilfreiche Selbstwirksamkeitsmöglichkeiten abgeleitet werden.

Arbeitet man mit einer Gruppe in einer kontinuierlichen Form wie im ambulanten oder stationären Setting, kann es sinnvoll sein, ein spezifisches Thema direkt anzubieten, beispielsweise wenn man als Therapeut:in den Eindruck hat, dass die Arbeit mit Grenzen für viele Teilnehmer:innen relevant sein könnte. Auch hier kommt es zu einer anfänglichen Rahmung, jedoch mit gezielten Angeboten, welche das körperliche Erleben bezogen auf das Thema »Grenzen« fokussiert und Erfahrungsräume eröffnet. Es gibt viele Möglichkeiten das Thema »Grenzen« anzubieten, z. B. über eine Zweierübung, bei der sich die beiden Beteiligten gegenüberstehen, wobei der eine ohne Sprache, über nonverbalen Ausdruck regelt, wie nah der andere kommen darf oder an welcher Stelle er stehen bleiben soll. Wie bei vielen anderen körpertherapeutischen Übungen geht es zentral darum, die Rückmeldungen des eigenen Organismus wahr- und ernst zu nehmen und deren wertvollen Gehalt für die Entwicklung stimmiger Balancen im Umgang mit Außen- und Innenkontexten zu nutzen. Auch hier können nach der Übung Erfahrungen in der Gruppe geteilt und Prozesse weitergeführt oder vertieft bzw. passgenau auf die eigenen Anliegen übertragen werden.

Wir haben in diesem Kapitel versucht einen Einblick in den Möglichkeitsraum einer sowohl hypnosystemischen als auch körperpsychotherapeutischen Arbeit in Gruppen zu geben. Uns ist bewusst, dass dies nur eine Annäherung sein kann, um die Vielfalt der Prozessverläufe zu beschreiben. Vielleicht habe Sie beim Lesen unsere kleine Anregung vom Anfang aufgegriffen und Ihre unwillkürlichen körperlichen Prozesse immer wieder beobachtet. Wir würden uns sehr freuen, wenn bei Ihnen spürbar eine Idee einer wertschätzenden und die Intelligenz des Organismus würdigenden körperpsychotherapeutischen Arbeit in Gruppen entstanden ist.

9 Ausdruck erzeugt Eindruck – Kunsttherapie in der systemischen Gruppentherapie

Alexandra Mesensky

»Wenn Worte fehlen, sprechen Bilder« formuliert es Gertraud Schottenloher (1994). Besser kann man kaum zusammenfassen, worum es in der Kunsttherapie geht. Wenn wir den Menschen zuhören, dann bekommen wir in jedem Dialog Bilder angeboten: »Da geht mir das Herz auf« im besten Fall oder »Ich sehe keinen Ausweg mehr«, wenn wir den Überblick verloren haben. In der idiolektischen Gesprächsführung (Bindernagel et al. 2010) lernen wir, wie im beraterischen und therapeutischen Rahmen am besten mit diesen »Sprachbildern« umzugehen ist. Mit den Bildern, die in der Kunsttherapie entstehen, tun wir nichts anderes. Wir greifen die Bilder auf, die uns angeboten werden und nutzen damit die ureigenen kompetenten inneren Bilder unserer Klient:innen.

Unser Hirn arbeitet und verarbeitet in Bildern. Im Extremfall, im traumatischen Erleben, legen wir diese Bilder in Fragmenten getrennt voneinander ab. Ellen Spangenberg beschreibt

> »[...], dass traumatische Erfahrungen zu heiß, zu toxisch sind, um vom expliziten Gedächtnis des Hippocampus-Netzwerkes aufgenommen zu werden. In einem solchen Notfall schaltet sich die Amygdala wie eine Art Brandmelder ein. Das Notfallgedächtnis wird aktiviert, und die traumatischen Inhalte werden fragmentiert und voneinander dissoziiert gespeichert, quasi in einer Giftmülldeponie abgelegt, ohne dass diese heißen Fragmente sich dort abkühlen« (Spangenberg 2015, S. 34).

In der Arbeit mit kunsttherapeutischen Methoden haben wir eine Möglichkeit, diese dissoziierten Fragmente zu neuen und heilsamen Bildern zusammenzusetzen und damit ein Lösungsbild oder auch ein alternatives, heilsameres Narrativ zu schaffen. Solange wir als Therapeut:innen uns direkt am kreativen Potenzial der Menschen bewegen, hat der bewusste, kognitive Teil unserer Klient:innen wenig Grund, sich gegen Veränderung zu stemmen.

Im kreativen Tun unterstützen wir die Entstehung alternativer Perspektiven. Wir bewegen uns zeitgleich auf mehreren Ebenen durch den Bild- und Sprachraum, außer diese Ebenen werden in bestimmten Kontexten bewusst getrennt. Menzen (2004, S. 41) verweist darauf, dass die kunsttherapeutischen Methoden in ihrer Umsetzung durch visuelle, motorische und taktile Situationen neue Verschaltungen im Gehirn anbahnen. Oder wie Bleckwedel (2011, S. 33) es formuliert: »Eine der großen Stärken von Aktionsmethoden liegt darin, Situationen zu unterbrechen und kreativ umzuwandeln.« Es wird ein Freiraum eröffnet, in dem relativ autonom gearbeitet wird, gemeinsame Betrachtung der Arbeit und der Interaktion stattfinden kann und eine Brücke zur Gegenwart geschaffen wird.

Wenn Worte fehlen. Wofür kunsttherapeutische Methoden gut sind

Wir verbinden in den Kreativtherapien die inneren Bilder der Teilnehmenden durch die Einbeziehung einer Erlebensebene neu oder ersetzen sie durch hilfreichere Bilder. Nicht nur »reden über«, sondern auch tun. Dieses Erleben ist über Bilder, Musik oder über den Körper gleichermaßen möglich und wirksam. Jede Aktionsmethode ist dazu angetan, Muster zu unterbrechen und neu zu gestalten. Dabei berücksichtigen wir, dass unserem Ausdruck immer Erleben vorangeht. Aber nicht immer ist das, was wir erleben, auch leicht in Worte zu fassen. Manchmal ist es noch nicht klar genug fassbar, um es zu formulieren, ein andermal gibt es lebensgeschichtlich bedingte »Sprechverbote« oder die Sprache ist wegen einer Erkrankung verlorengegangen oder aufgrund des Alters noch nicht ausreichend vorhanden. Der nonverbale Zugang kann das Finden von Sprache unterstützen und manchmal überhaupt erst ermöglichen. Durch das Einbeziehen aller Sinne versuchen wir einen sicheren »Erlebensraum« in der Therapie zu schaffen und mit dem Erfahren im sicheren Kontext neue Alternativen erlebbar, sichtbar, spürbar und in Folge umsetzbar zu machen. Die kreative Gruppe bietet dafür einen relativ zensurfreien Raum auf dem Papier, in dem sich die Gestaltenden wertfrei bewegen können. Mit einem verstärkten Fokus auf die Prozesse zwischen den Teilnehmenden lassen sich die Ressourcen der Gruppe und der Einzelnen leichter ins Bewusstsein heben als es außerhalb dieses »Proberaums auf dem Papier« möglich wäre. Das direkte Anknüpfen an innere Bildwelten bedeutet auch, dass die hilfreichen Bilder, die in der Gruppe entstehen, eher in das Langzeitgedächtnis aufgenommen werden als rein verbale Inputs.

Bildsprache ist großteils universell. Wer jemals »Pictionary« gespielt oder versucht hat, mit jemandem zu kommunizieren, der keine gemeinsame Sprache spricht, weiß, wie hilfreich Bilder bei der Verständigung sein können. Ein »OhneWörterBuch« kann mit seinen Zeigebildern Kommunikation in fremden Ländern vereinfachen. Die Bilder im kreativtherapeutischen Setting übernehmen teilweise genau diese »Übersetzungshilfe« für Prozesse, die auf der inneren Bühne stattfinden. Irvin D. Yalom schreibt den schönen Satz:

> »[E]r muss seine Sorgen offen äußern können und sich auf diese Weise vergegenwärtigen, dass er nicht nur anders (apart from) ist, sondern auch immer noch dazugehört (a part from)« (Yalom 2007, S. 62).

Diese Zugehörigkeit kann über das gemeinsame Tun und das Bildverstehen geschaffen werden, wenn z. B. eine sprachliche Barriere das Gefühl der Isolation in der Gruppe erzeugt.

An der urteilenden und zensierenden Ratio vorbei

Es braucht keine besonderen Voraussetzungen bei den Teilnehmenden, um kunsttherapeutisch arbeiten zu können. Prozessorientierung und Handlungsebene stehen im Mittelpunkt. Mögliche Kontraindikationen für die Teilnahme an einer kunsttherapeutischen Gruppe oder den Einsatz kreativer Methoden in einer Gruppe sind immer kontextabhängig. Die Voraussetzungen unterscheiden sich durchaus, je nachdem, ob die Gruppe auf einer akutpsychiatrischen Station stattfindet oder in einem tagestherapeutischen Setting. Scheinbar mangelnde kreative Fähigkeiten sind kein Ausschließungsgrund.

»Malunfälle« dienen den Gestaltenden und werden als hilfreiche Ereignisse aufgegriffen. Tretter (1995, S. 34) sagt:

> »Wie immer auch Kunsttherapie wirken mag – Mehrebenenprozesse der Kommunikation helfen zu einem psychischen Strukturgewinn, der es erlaubt, zukünftige Erfahrungen besser zu verarbeiten.«

Unter »Malunfällen« ist zu verstehen, wenn ein entstandenes Bild so gar nicht den Wünschen der Gestalter:innen entspricht, sondern durch z. B. ungünstige Materialwahl ein Thema in den Raum gestellt wird, welches eventuell sogar vermieden werden wollte. Die Material- und Methodenwahl ist vergleichbar mit der Wahl des richtigen Schuhwerks in der entsprechenden Landschaft. Wenn wir uns überraschend auf einem anderen Untergrund bewegen, dann kann es sein, dass sich das Schuhwerk als nicht optimal für das Wetter oder die Gegend erweist. Mit dem Griff zu ungeeignetem Material kann es passieren, dass eine Darstellung einen anderen Ausdruck zeigt, als ursprünglich geplant. Genau hier kommen manchmal Aspekte an die Oberfläche und wir haben die Möglichkeit zu entscheiden – je nachdem, wie »gefährlich« dieser Bereich in diesem Augenblick und Kontext ist –, ob wir das Thema direkt ansprechen oder ihm »nur« auf der Bildebene begegnen. Die Möglichkeit »ein Gespräch über« auf der Bildebene zu belassen, bietet für die Betroffenen die Chance an der urteilenden und zensierenden Ratio vorbei an einem Thema zu arbeiten und eine Lösung auf Metaphern- oder Bildebene zu finden. Durch die teils überraschenden Interventionen kann es natürlich auch passieren, dass es zu einer Destabilisierung kommt. Deshalb ist es wichtig, mit den Wirkfaktoren jeder angewandten Technik vertraut zu sein und nicht um jeden Preis starre Denkmuster zu lockern, wenn der dafür notwendige Rahmen noch nicht gegeben ist.

Auch oder gerade weil die Methode eine niedrigschwellige ist, ist es wichtig, sie entsprechend den Anwesenden und dem jeweiligen Kontext einzuleiten. Oft hat die Vorstellung zu zeichnen oder zu malen und die Werke der Gruppe zugänglich zu machen – zumindest bei einigen Erwachsenen – einen bedrohlichen oder auch beschämenden Aspekt. Wenn es gelingt, diese Angst zu überwinden, dann gelingt zugleich eine Positionierung des Eigenen anstelle einer einfacheren Vermeidungsstrategie. Dass alle Teilnehmenden gleichzeitig am Tun sind, erleichtert die Integration in die bestehende Gruppe. Bei der Arbeit an einem gemeinsamen Tisch ist oft zu beobachten, wie Impulse aus anderen Bildern aufgegriffen werden und sich als Resonanz in Farbe, Material oder Technik auf den Bildern anderer Teilnehmender wiederfinden. Durch offenen Dialog und zirkuläre Fragestellungen können wir die Teilnehmenden dabei unterstützen den Resonanzraum, welchen sich die Malenden gegenseitig eröffnet haben, in deren Sinne offen zu halten. Dieses Aufgreifen aus dem (nonverbalen) Geschehen in der Gruppe zeigt in einer sehr feinen Art und Weise, wie wir an anderen lernen und dennoch dabei unser »Eigenes« finden und umsetzen können. Nach Schmeer gehört das Erkennen von Bildern ebenso wie die Körpersprache in den Bereich der analogen Kommunikation.

> »Analoge Mitteilungen sind mehrdeutig, entwicklungsgeschichtlich älter und besitzen eine größere Allgemeingültigkeit als die viel jüngere und abstraktere (digitale) sprachliche Kommunikation« (Schmeer 2006, S. 7).

Es ist grundsätzlich zu berücksichtigen, wie viel dem Menschen in der momentanen Situation und im aktuellen Kontext zumutbar ist. Das betrifft nicht nur das fertige Bild, sondern bereits die Komplexität der Aufgabenstellung. Ist diese zu kompliziert, wird sie eher Verwirrung stiften. Ist die Aufgabe zu einfach, wird der innerpsychische Input eher gering ausfallen und der Prozess oberflächlich bleiben. Das bedeutet, die Aufgabenstellung muss sich der Gruppe anpassen und nicht umgekehrt.

Das Potenzial der kreativen Therapien liegt in der Einbeziehung einer oder mehrerer zusätzlicher Ebenen zum Gespräch und damit der kognitiven Ebene, in der wir uns üblicherweise bewegen. Wenn wir davon ausgehen, dass der größte Teil unserer Kommunikation nonverbal stattfindet, ist es wichtig, auch diesen anderen Ausdrucksmöglichkeiten Raum in einer Therapie zu geben. In diesem »Möglichkeitsraum« findet eine Erweiterung der Sprache statt. Ob diese Erweiterung in Form von Bild, Musik oder als körperlicher Ausdruck stattfindet, ist egal – es geht um die Möglichkeit einer »Probehandlung« und damit einer (möglicherweise ersten) neurologischen Bahnung in eine neue Denk- oder Handlungsoption. Der Unterschied der Methoden besteht vor allem darin, dass Musik und das Körpererleben nachhallen, während die Bilder bleiben und es dadurch einfacher ist in Folgestunden wieder darauf zuzugreifen. Wobei das Zurückgreifen auf entstandene Bilder eher eine Option für Einzelsettings bleibt. In der Gruppe macht es mehr Sinn, wenn jedes Setting neu gestaltet wird.

Von Rahmenbildern und Proberäumen – Was sich besonders bewährt

Die Erfahrungen der Autorin als Gruppenleiterin beschränken sich auf die Bereiche Psychiatrie und Geriatrie. Je nach Kontext, aktuellen Themen und Erkrankungen der Teilnehmenden hat sich Unterschiedliches bewährt. Ein paar Übungen waren meist hilfreich und sind sicher auch in anderen Kontexten anwendbar.

Sicherheit schaffen

Wenn jemand neu in die Gruppe kommt oder sich eine ganz neue Gruppe formiert, macht es Sinn, den Fokus auf das Thema Sicherheit zu legen. Das kann ein Ort der Geborgenheit sein, ein Schutzschild, eine klare Grenzziehung nach außen oder irgendetwas anderes, das eine Schutzfunktion übernehmen kann, solange die Menschen noch nicht genau wissen, wer oder was in der neuen Gruppe auf sie zukommt. Auch Rahmenbilder haben sich in dem Zusammenhang sehr bewährt: Es wird ein Rahmen auf dem Papier gezogen und innerhalb dessen das gestaltet, was sich derzeit schwierig anfühlt; außerhalb wird gesammelt, was den Umgang damit unterstützt.

Proberaum für Zwischenmenschliches

Das können z. B. Gemeinschaftsbilder sein, in denen der eigene Raum klar und deutlich geschützt ist (entweder durch Markierung des eigenen Bereichs oder durch ein kleineres Papierformat, welches auf dem großen liegt). Die Malenden gestalten zuerst ihren eigenen Bereich, begegnen sich dann farblich in den »Zwischenräumen« und schaffen dort Verbindungen, bis das große Format gemeinsam gestaltet ist. In der anschließenden Bildbesprechung geht es um die Erlebensqualität, darum, wie Annäherung aktiv und passiv erlebt wurde. Manchmal wird bereits in der Definition des eigenen Raums ein Statement abgegeben, z. B. wenn jemand abwartet bis alle anderen ihre Grenzen definiert haben, um dann seine Außengrenze so knapp an die der anderen zu setzen, dass es keine Möglichkeit mehr gibt, einen »Zwischenraum« zu gestalten. Jeder dieser Schritte ist besprechbar und bietet Material, ohne dass es zur Bedrohung werden muss. »Es ist ja nur auf dem Papier« bedeutet in diesem Kontext auch ein externalisiertes Erleben und damit die Möglichkeit, das Geschehen nur so weit an sich herankommen zu lassen, wie es in diesem Augenblick möglich ist.

Bildgeschichten bauen (frei nach Schmeer)

Die Gruppenresonanz zu nutzen hilft, das Interesse der Teilnehmenden aneinander zu fördern. In diesem Fall werden Lösungen und Inputs der anderen zur Quelle der eigenen Kompetenz. Eine Möglichkeit, die Gruppenresonanz zu nutzen, ist es, aus allen entstandenen Einzelbildern der Gruppe eine Geschichte zu formen. Nach der Einzelbildbesprechung, in der alle Raum für ihre eigene Geschichte bekommen haben, werden die Bilder nach Farbe, Form, Format oder nach anderen Kriterien aufgelegt. Aus diesen unabhängigen Bildern wird eine Geschichte, die mit »es war einmal ...« beginnt. Das Bild der bedürftigsten Teilnehmer:in wird zur stärksten Ressource in dieser neuen Geschichte. Auf dieser märchenhaften Ebene haben wir als Therapeut:innen die Gestaltungsfreiheit, die Lösung oder die Ressourcen mit den aktuell schwächeren Teilnehmer:innen zu verknüpfen, ohne diese bloßzustellen. Weil die Gestalter:innen zugleich mit ihrer Gestaltung assoziiert und von der Externalisierung dissoziiert sind, ist diese Art der Sichtbarmachung von Ressourcen leicht annehmbar. Es empfiehlt sich, das Erfinden ressourcenhaltiger Geschichten aus ursprünglich nicht vernetzten Bildern zu üben, bevor man sich in der Gruppe daran versucht. Die Veränderung und die eigentliche Geschichte finden »zwischen« den Bildern statt. So wie die tatsächliche Veränderung auch nicht in den Therapien stattfindet, sondern *zwischen* den Therapien, wo unsere Klient:innen die Dinge in ihrem Alltag implementieren. Diese Übung stärkt die Vernetzungen der Teilnehmenden untereinander und gibt Raum für Humor und Perspektivenwechsel.

Unterschiedsbildung

Das Ausprobieren neuer Materialien oder Techniken kann manchmal bedrohlich oder herausfordernd sein. Es kann aber auch zu einer lustvollen Erfahrung werden, Ungewohntes gefahrlos auf Papier zu versuchen. Es lassen sich z. B. angenehme und unangenehme Farben oder Materialien kombinieren und dieses Erleben erhöht wiederum entsprechend den Impact und die Integrationsmöglichkeit der neuen Erfahrung.

Deutung der Urheber:in statt Interpretation

Als Therapeut:innen haben wir die Aufgabe, den Raum freizugeben, um »ES« geschehen zu lassen. Es gibt zwar immer wieder Vorgaben, die thematisch oder materialtechnisch den Rahmen definieren, aber was auch immer innerhalb dieses Raumes zutage tritt, wird als hilfreich und mit entsprechender Wertschätzung betrachtet. Der Fokus liegt in erster Linie auf dem Erleben des Gestaltungsprozesses und auf den Parallelen zum Alltag. Schmeer (2003, S. 22) bezeichnet es als entscheidend, dass die Art und Weise der Therapeut:in, wahrzunehmen und zu denken, immer wieder unbefangen und neu ist.

Wie war es, mit dem unbekannten Material, mit den Grenzen umzugehen? Wie gehen Sie in anderen Kontexten mit Grenzen oder Unbekanntem um? Was war hier anders? Wie lässt sich das mutige Ausprobieren, welches hier gelungen ist, auch im Alltag integrieren?

Beim Fokus auf das Prozesserleben ist auch immer die Grenze der Zumutbarkeit im Auge zu behalten. Jedes Bild hat einen Bedeutungsüberschuss. Wie viel wir von dem angebotenen Material in unsere Fragen verpacken, liegt in unserer Verantwortung. Wenn wir die Deutung des Entstandenen den Urheber:innen überlassen und »nur« mit unseren Fragen weiterführen, dann kommen wir erst gar nicht in die Versuchung ein Bild zu interpretieren. Damit bleiben wir auch eher in dem Bereich, der den Menschen zumutbar ist. Die Gestaltenden selbst legen den Sinn und die Bedeutung eines Bildes fest. Niemand sonst kann sagen, ob z. B. Rot für Freude, Kraft, Zorn, Liebe oder etwas anderes eingesetzt wurde. Das bedeutet aber auch, dass es keine objektive Bildbetrachtung in diesem Zusammenhang gibt. Bock, Dörner und Naber schreiben über das Wundern, das Wahrnehmen und das Würdigen:

> »Erst das Wundern ermöglicht uns eine affektgetragene Sehnsucht nach Wissen, ein engagiertes Interesse für uns und die Welt, eine staunende Neugierde auf Fremdes und begründet damit die Möglichkeit, Dinge ›frag-würdig‹ zu finden« (Bock, Dörner u. Naber 2004, S. 77).

Es liegt an uns, mit genau dieser beschriebenen Neugierde den Bildern und Geschichten und den Formulierungen der Gruppe und der Einzelnen zu begegnen, das Interesse zu behalten und sie »frag-würdig« zu finden. Damit eröffnen wir genau den wertfreien Raum, der in der Gruppe gesucht wird.

In der Bildbetrachtung im Rahmen der Gruppe wird das Gefühl des Verstehens und des Verstanden-Seins aller Teilnehmenden gestärkt. Während wir die Bilder gemeinsam betrachten, sehen alle dasselbe und sprechen damit leichter nicht nur über etwas, sondern auch miteinander. Diese bildlich geäußerten Gefühle sind mit demselben Respekt und derselben Achtung zu behandeln wie persönliche Äußerungen in jedem anderen therapeutischen Setting. Das heißt, dass auch der Umgang mit den entstandenen Werken ein entsprechender sein sollte. Werden die Bilder irgendjemandem außerhalb der Gruppe zugänglich gemacht, z. B. dem behandelnden Team in einer Institution, so gehört das genauso mit den Urheber:innen besprochen wie sonst auch, wenn wir uns mit anderen Behandler:innen im Sinne unserer Klient:innen miteinander vernetzen. Diese Bilder ohne Einwilligung der Gestaltenden als Dekoration in Institutionen aufzuhängen ist eine Unsitte, die dem Aufhängen von Zitaten aus einer Therapie gleichzusetzen ist. Ob die Bilder Eigentum der Leute bleiben und diese sie am Ende der Zusammenarbeit mitnehmen oder ob die Institution sie behalten möchte, ist Teil der kontextabhängigen Vereinbarung. Sollte die Institution die Bilder als Eigentum betrachten, so sind sie wie jede andere Therapiedokumentation zu behandeln und entsprechend lange aufzubewahren.

Mit Anfängergeist und ohne Voramnahmen

Solange es uns gelingt, Gelerntes und Erlebtes selbst erfolgreich zu integrieren, können wir immer im Sinne unserer Gegenüber darauf zugreifen. Dadurch wird unsere Möglichkeit, jederzeit passend zu intervenieren, erweitert. Ein gelebtes Vorbild für gelungene Integration ist Paul Watzlawick, der als Philosoph, Philologe und analytischer Psychologe nach C. G. Jung nach seinen Jahren in Italien, der Schweiz, Indien und El Salvador nach Palo Alto in Kalifornien ging, wo er zu einem der Wegbereiter der Systemischen Therapie und des Konstruktivismus wurde (Köhler-Ludescher 2014).

Bei genauerem Hinsehen unterscheiden sich manche Konzepte mehr in der Sprache als im tatsächlichen Konstrukt bzw. Inhalt. Ob ich etwas als »Sichtbarmachen des Unbewussten« tituliere oder als »Externalisierung«, oder an anderer Stelle mich statt auf »kollektives Prozesserleben« auf »Zirkularität« berufe, wird für uns als Therapeut:innen mehr Unterschied machen als für die Betroffenen. Aber wenn wir uns im laufenden therapeutischen Prozess für jene Sprache entscheiden, die unseren Klient:innen in diesem Augenblick am nächsten ist, dann wird jede zusätzliche Theorie – unabhängig vom theoretischen Bezugsrahmen – eine Bereicherung für unsere Arbeit.

Schmeer bezieht sich in ihren analytisch-systemisch-kunsttherapeutischen Gruppen auf Shunryu Suzuki (2009) und seinen »Anfängergeist«. Dieser »Anfängergeist« besteht darin, möglichst unbefangen und ohne Vorannahmen in jede Stunde hineinzugehen, als wäre es die erste Begegnung. Alles Wissen, jede Theorie, jede Hypothese steht dabei vorerst im Hintergrund – wie ein Archiv mit verschlossenen Schubladen. Erst, wenn gehört, gesehen und wahrgenommen worden ist, was angeboten wurde, dann öffnen sich diese Schubfächer und es kann auf das zugegriffen werden, was im Moment sinnvoll ist. Damit wird in jeder Stunde eine neue, individuell passende Intervention zur Verfügung gestellt, ohne dass irgendwelche Konzepte oder Vorannahmen einander im Weg stehen.

Bildnerisch Unterschiede gestalten

Im obigen Sinne steht jeder theoretische Bezugsrahmen im Dienste des Verstehens unserer Gegenüber und der Bereicherung ihrer Konstrukte, um die Lebensqualität dieser Menschen zu erhöhen. In der Gruppe wird grundsätzlich ein zirkuläres Geschehen und vernetztes Denken und Erleben gefördert. Während der Arbeit am eigenen Bild oder auch am Gemeinschaftsbild entsteht eine Gleichzeitigkeit und Gleichwertigkeit aller Inputs in die Gruppe. Bauer schreibt:

> »Resonanz setzt voraus, dass jemand bereit ist, einem anderen zu gestatten, seine Geschichte, sein Narrativ zu erzählen und ihm zuzuhören« (Bauer 2019, S. 206).

Wenn wir die Geschichten, die sich aus den Bildern ergeben, als Metaphern verstehen, dann bieten sich immer wieder neue Lösungen und Ideen an, welche Menschen selbst entwickeln und dadurch von ihnen entsprechend leichter integriert werden können. Schmeer beschreibt das folgendermaßen: »Auf der Ebene der Resonanz lässt sich manches besser verstehen als auf der Ebene des Rationalen« (Schmeer 2003, S. 71). Die wertschätzende Resonanz entsteht auch in der Gleichzeitigkeit des Handelns, in der alle Teilnehmenden als Expert:innen ihres eigenen Erlebens etwas sichtbar machen, als Beitrag der Gruppe zur Verfügung stellen und bewusst neu gestalten. Wenn wir die Gelegenheit bekommen, ein Problem aus einer anderen Perspektive zu betrachten, dann sollten wir sie nutzen. Eine Externalisierung wird selten individueller und persönlicher sein als in der Kreativtherapie. Selten wird es einfacher sein, eine Gefühlsäußerung so anzunehmen, wie sie ist, als bei einem Bild, das vor uns liegt. Während wir dasselbe betrachten, sprechen wir leichter nicht nur über etwas, sondern miteinander. Und genau das unterstützt das Gefühl von Akzeptanz beim Gegenüber.

Wir schaffen sichtbare Unterschiede, wenn wir bildnerisch gestalten lassen. Das bedeutet keineswegs immer gleich eine Lösung der aktuellen Thematik, aber das Sichtbarmachen einer Lösung lenkt unsere Energie und Aufmerksamkeit in eine neue Richtung und entzieht damit dem alten Muster Energie. Es ist eine spielerische Art, innere Themen oder Konflikte ans Licht zu bringen und zugleich Ressourcen zu entdecken, um diese Konflikte zu bearbeiten. Im Bild ist eine Balance leicht zu erzeugen, indem Problem und Lösung gleichermaßen Raum bekommen und eine »Pendelbewegung« entsteht. Die gefundenen Unterschiede können verdeutlichen, welche Wege in ein Problem- oder in ein Lösungserleben führen können. Der Transfer in den Alltag kann unterstützt werden, indem z. B. in der bewussten Gestaltung eines Lösungsbildes die »Gestaltungshoheit« übernommen wird und damit die Opferposition – zumindest versuchsweise auf dem Papier – verlassen werden kann. Das dabei entstehende Gefühl ist aus tranceinduzierten Techniken bekannt. An dieser Stelle können Auswirkungen oder mögliche Ambivalenzen gefahrloser thematisiert werden. Durch die permanente Aktivierung und Vernetzung von Ressourcen und Kompetenzen in der Gruppe entstehen neue Erklärungs- und Lösungsmodelle für alle Beteiligten, welche die individuelle Handlungsfähigkeit erweitern können. Schmidt (2018) hat es in einem Seminar treffend formuliert: »Die Gestaltung der Gegenwart bestimmt den Einfluss der Vergangenheit auf die Zukunft.«[6]

Wir konstruieren unsere Wirklichkeit in der gemeinsamen Bildbetrachtung neu. Wenn wir Bilder wie Vexierbilder betrachten (das Wechselbild zwischen der alten Frau und der jungen Dame ist wohl jedem vertraut), dann entscheiden wir uns für eine bestimmte Betrachtungsweise. Diese Entscheidung ist uns nicht immer bewusst, aber wir können sie bewusster machen, indem wir die Mehrdeutigkeit der inneren und äußeren Bilder vermitteln und damit eine neue Entscheidungsmöglichkeit anbieten. Wichtig bleibt dabei, dass nicht nur jeweils die Gestaltung der Bilder, sondern auch die Verantwortung für die Gestaltung der Lebenswirklichkeiten übernommen wird. Ziel ist, eine neue Erlebensqualität in der zu verändernden Realität sichtbar und spürbar zu machen, um damit neue Geschichten und neue Wirklichkeiten konstruieren zu können.

---

6 Seminar »Hypnosystemisch-lösungsorientierte Traumatherapie«, Wien, 1.–3.2.2018.

10 Unaussprechlichem Worte verleihen – Systemische Gruppentherapie und Schreiben

Petra Rechenberg-Winter

»Schäm dich für nichts – auf dem Papier. Keine Angst!«
Ulla Hahn

Da ist mitunter einige Aufmunterung erforderlich, um Klient:innen fürs Malen zu gewinnen, doch werden Schreibinterventionen neu eingeführt, ist erst recht mit Skepsis bis Widerstand zu rechnen. »Ich bin umerzogene Linkshänderin und mag nicht gerne schreiben.« »Als Legastheniker hab ich mit Schreiben nix am Hut.« »Schreiben? Ach nee!« Belastende Schulerfahrungen lauern mancherorts im psychotherapeutischen Setting – in puncto Schreiben sind sie besonders häufig anzutreffen. Weit entfernt von korrigierenden Rotstiften und abseits orthografischer Regeln bietet der Ansatz des kreativen Schreibens eine wirkungsvolle Methode. Nicht ein gelungenes Produkt ist gefordert, sondern es geht um den Prozess des Sich-Ausdruck-Verschaffens, um das Sich-von-der-Seele-Schreiben, um neue Erzählungen alter Erfahrungen, um Sehnsüchte und Fantasien, um Tagträume und um Hoffnung. – Kurz: Es geht um Selbstbegegnung.

Seit einigen Jahren verbreitet sich kreatives, biografisches, therapeutisches Schreiben auch in deutschsprachigen Ländern. Von angeleiteten schreibpädagogischen Gruppen der Erwachsenenbildung bis zu poesietherapeutischen Angeboten im klinischen Kontext wird dieser spielerische Zugang zu persönlichen Ressourcen, verborgenen Möglichkeitsräumen und unbewussten Kräften immer mehr genutzt. Internationale Wirksamkeitsnachweise (Heimes 2012, Unterholzer 2017) belegen, dass sich schreibend weite Denk-, Wahrnehmungs- und Erlebnisfelder öffnen. Die Poesietherapie zählt zu den expressiven, kreativen Therapieverfahren und umfasst all diejenigen therapeutischen und selbstanalytischen Verfahren, die mittels Schreiben den subjektiven Zustand eines Menschen zu bessern versuchen. Durch die Förderung schöpferischer Potenziale sollen die Wahrnehmungs- und die Erlebnisfähigkeit erweitert werden und zu Einsichten in lebensrelevante Themen beitragen. Die National Association of Poetry Therapy (NAPT) definiert Poesietherapie als die »wissenschaftliche

Anwendung der Poesie für therapeutische Zwecke« (zitiert nach Wüstenhagen 2016, S. 35). Dabei wird unterschieden zwischen der produktiven Nutzung der Poesie mittels Schreiben und der rezeptiven des Lesens, der Bibliotherapie.

Sprachlosigkeit überwinden

Poesietherapie ist ein sinnlich-haptisch-rhythmischer Zugang, Sprachlosigkeit zu überwinden und dem Unaussprechlichen Worte zu verleihen.

Nun verwendet Systemische Therapie diverse künstlerische Zugänge, doch anders als beispielsweise musik- oder tanztherapeutische Interventionen ist Schreiben »handfest«. Schreibende schreiben sich Ängste, Sorgen, Nöte, Leid buchstäblich von der Seele und hinein in eine Zwischenwelt des Papiers als einem dritten Element des therapeutischen Prozesses. Klient:innen, Patient:innen werden angeregt und angeleitet, Texte zu verfassen, vorzulesen und darüber zu sprechen. Ob aktuelle Erlebnisse, biografische Themen, Beschwerden, Leidvolles, Traumatisches, Erwartungen oder Befürchtungen – schreibend lassen sie sich darstellen, klärend dekonstruieren und gedanklich neu einordnen. Schreibend persönliche Themen zu erfassen bedeutet, sie fassbar zu machen. Poesietherapeutische Interventionen stärken die kreative Auseinandersetzung mit Lebensherausforderungen. Sie tragen zur Persönlichkeitsentwicklung bei und vermögen es, persönliches Lebenskünstlertum zu befördern (Rechenberg-Winter 2015).

Bereits Jacob Levy Moreno baute auf die entlastende und heilende Wirkung der Worte und entwickelte neben dem Psychodrama auch das Verfahren der »Psychopoetry«. Aus dem Stegreif sollen Verse gebildet werden, die keinen nachvollziehbaren Sinn ergeben müssen, sondern als scheinbar unsinnige »Nonsense-Poetry« tiefere Empfindungen auszudrücken vermögen als ausformulierte Sprache. Einen bekannten strukturierten Ansatz, das Expressive Schreiben, entwickelte James W. Pennebaker, bei dem an drei bis vier Tagen für fünfzehn bis zwanzig Minuten über ein belastendes oder traumatisches Erlebnis nach genauen Vorgaben geschrieben wird (Pennebaker a. Beall 1986). Nicht nur Schreiben, auch das Arbeiten mit literarischen Texten ist in vielen Definitionen zur Poesietherapie enthalten. Fremde Erzählungen laden ein, Bezüge zur eigenen Befindlichkeit herzustellen und sich aktiv rezipierend mit der eigenen Lebensbiografie auseinanderzusetzen.

Einige wissenschaftliche Untersuchungen verweisen auf kurzzeitige Stimmungsverschlechterungen unmittelbar im Anschluss an Schreibinterventionen, die als Ausdruck akuter emotionaler Erregung interpretiert werden können. Meist klingen diese wenige Stunden nach dem Schreiben wieder ab, gefolgt von einem positiven oder neutralen Effekt (Heimes 2012, S. 38 f.).

Struktur für chaotisches Erleben

Neben poesietherapeutischen Gruppenangeboten (Rechenberg-Winter u. Randow-Ruddies 2017) lassen sich ebenso einzelne Interventionen des Kreativen Schreibens wirkungsvoll einsetzen: in Anfangssituationen, zur thematischen Bearbeitung, am Ende als Abschluss einer Gruppensitzung oder ganz allgemein, wenn Reden nicht recht weiterbringt, wenn Viel- und Wenig-Redende gleichermaßen zu Wort kommen sollten oder allgemein zur Steuerung von Gruppenprozessen.

Warten

Es gibt ein Verkehrschaos in der Stadt und mehrere Gruppeneilnehmer:innen verspäten sich. Jene, die es pünktlich geschafft haben, murren, wollen beginnen. Doch für die Therapeut:in gibt es gute Gründe für einen gemeinsamen Start. In dieser Situation eignet es sich, den Anwesenden anzubieten, sieben Minuten zum Thema »Warten« zu schreiben und dies anschließend vorzulesen.

Schreiben fördert die Aufmerksamkeit für sich selbst und sensibilisiert im Gruppenkontext gleichermaßen für die Umgebung. Schreiben stärkt Beobachtungskraft und Ausdrucksmut.

Jetzt

»Beschreiben Sie diesen jetzigen, einzigartigen Augenblick. Seien Sie vollkommen präsent, so ›gut‹ Sie gerade jetzt vollkommen präsent sein können. Spüren Sie das Innere Ihres Körpers, öffnen Sie Ihre Sinne für Ihre Wahrnehmung, bleiben Sie mit Ihren Gedanken hier, an diesem Ort, der gerade vollkommen ist, sonst wäre er nicht so, wie er ist. Vergangenheit und Zukunft sind gut aufgehoben in den Fächern der Zeit. Beschreiben Sie nur diesen Augenblick, der Ihnen schneller, als Sie schreiben können, unter den Fingern zerrinnt. Jetzt. Strahlend. Vollkommen« (Anna Platsch 2000, S. 97).

Schreibinterventionen bieten Struktur für chaotisches Erleben. Deren klare Zeitvorgaben rahmen verlässlich den Prozess, thematische oder formale Vorgaben wirken als Wegweiser. Papier in unterschiedlichen Farben und verschiedene Arten bunter Stifte stimulieren einen spielerischen Zugang und locken kreatives Experimentieren. Auch mit dem individuellen inneren System lässt sich schreibend gut arbeiten. Einzelne Ego-States bekommen eine Stimme, begegnen sich nach persönlichem Drehbuch auf der inneren Bühne, rangelnd, konkurrierend, annähernd, während die Schreibenden als Autor:innen und Regisseur:innen ihre Lebensskripte umschreiben.

Scham und Stolz

Diese beiden inneren Teile treten nacheinander auf und halten einen Monolog aus ihrer Sicht (jeweils ein bis zwei DIN-A4-Seiten). Im dritten Schritt begegnen sie sich, um einen Dialog zu führen. Was verhandeln sie, und was handeln sie aus?

In Form von Resonanztexten lässt sich auf besondere Art wertschätzende Rückmeldung geben. So schreiben beispielsweise die jeweils rechts sitzenden Gruppenmitglieder ihrer linken Nachbar:in einen Wunsch, ein Kompliment oder einen Zuspruch auf, lesen diesen vor und übergeben diesen der Adressat:in. Feedback bekommt damit ein besonderes Gewicht.

Schreiben eignet sich zur Bearbeitung von Wendepunkten, beispielsweise bei Trauerprozessen oder wenn ein Gruppenmitglied einen Schicksalsschlag erleidet, der erst einmal alle verstummen lässt. Langsam schreibend ein Wort suchen, dieses wieder durchstreichen, neue finden und auch diese verwerfen – so lange, bis die eigene stimmige Stimme gefunden ist. Auf diese Weise lässt sich Sprachlosigkeit behutsam lösen, Erstarrungen tastend aufweichen. Oder jemand ist erkrankt, kann plötzlich nicht mehr an den Gruppentreffen teilnehmen und ist als Abwesende:r doch in der Betroffenheit der Gruppenmitglieder anwesender, als sie es selbst fühlen. Diesem Menschen zu schreiben, bedeutet, mit ihm den jäh abgebrochenen Kontakt wiederherzustellen, im inneren Dialog mit ihm Eigenes zu erkennen, um sich dann aktiv in Form eines Briefes oder eines Gruppenbriefs beziehungsgestaltend wirksam zu erleben.

Verlässt jemand die Gruppe, geht es um Abschied. Sind Worte schwer oder kaum zu finden, schreibend formulieren sie sich langsam aus. Da es sich immer um eigene Texte handelt, ist jeder herausgefordert, sich schriftlich zu positionieren. Gleichzeitig erleben sich alle als gestaltender Teil aufeinander bezogener Gruppenprozesse. Visionen lassen sich scheibend entwickeln und ausschmücken. Papier ist geduldig. »Wo möchte ich in einem Jahr stehen?« oder »Wo sehe ich dann diese Gruppe?«

Auftragsklärung

Schreibimpuls für die Anfangssituation einer Gruppentherapie, zur Auftragsklärung mit sich selbst: »Angenommen, das wird für mich und uns ein erfolgreicher Prozess, woran werde ich das erkennen und woran wir als Gruppe? Wer in meinem Umfeld wird es als erster merken? Wer wird die von mir und uns angestrebten Entwicklungen begrüßen, und für wen könnten sie bedrohlich wirken?«

So wie diese lassen sich auch andere klassische systemische Interventionen schreibend gestalten, und in anderer Form scheinen andere gewinnbringende Aspekte auf und neue Erkenntnisperlen rollen durch das Gruppengeschehen (Rechenberg-Winter u. Randow-Ruddies 2017).

Die Gruppe als Resonanzraum

Die therapeutische Gruppe bietet einen sicheren Ort, um schwierige, belastende, lähmende Erfahrungen mitzuteilen und den »notwendenden« Schutz, bisher Ungesagtes auszudrücken. Eingebunden in Resonanz und in der heilsamen Erfahrung, gehört, anerkannt und gewürdigt zu werden, bieten sich schreibend vielfältige Möglichkeiten. In Vertraulichkeit, Wertschätzung und Aufmerksamkeit der Gruppe entsteht ein sicherer Platz, auch gefährliche Impulse, unsittliche Gedanken, schroffe Abrechnungen literarisch auszuformulieren. Zu keiner Zeit muss damit gerechnet werden, dafür zur Rechenschaft gezogen zu werden. Es ist ja nur eine Geschichte und in der ist nun einmal alles erlaubt. Mittels Schreiben lassen sich auch Interventionen zur persönlichen Sicherung unterstützen. Beispielsweise lässt sich der »innere sicherer Ort« (nach Luise Reddemann 2012, S. 45) auch schreibend erstellen und ausgestalten. Andere thematische Schreibinterventionen können beispielsweise eingesetzt werden, um erlittenes Unrecht richtigzustellen, schuldhaftes Verhalten zu erklären oder Missverständnisse aus eigener Perspektive erläutern.

In der Systemischen Therapie werden oftmals imaginative Verfahren eingesetzt. Warum nicht auch schreibend? Der »Einbildungskraft« vertrauend ein neues kraftvolles Bild erschreiben? Der Kognitionsforscher Francisco J. Varela (2000) sieht Imagination als das eigentliche Leben an und in den bildhaften Vorstellungen eine wesentliche Qualität des Lebens. Imagination bildet nicht ab, vielmehr bringt sie ihrerseits hervor, was uns fehlt und ergänzt es mithilfe der Vorstellungskraft. Wenn es gelingt, diese Vorstellungen willentlich zu verändern, beeinflusst das die damit verbundenen Empfindungen und reguliert Stimmungen. Nach dem Neurobiologen Antonio R. Damasio sind »Vorstellungen die Währung unseres Geistes« (Damasio 2000, S. 383).

Klare Angaben bringen Sicherheit

Wie in der gesamten gruppentherapeutischen Arbeit ist auch beim Einsatz von Schreibinterventionen ein geschützter Rahmen mit klaren Regeln unerlässlich.

Jeder Schreibimpuls wird mit eindeutiger Instruktion eingeführt, gerade weil schreiben für manche aufregend ist. Dazu gehört, dass jedes Gruppenmitglied die Erlaubnis empfindet (erhält? – Nein, denn es geht nicht nur ums Erhalten durch die Therapeut:in, sondern auch um die persönlich wahrgenommene Erlaubnis), sich auf eigene Art und in eigener Ernsthaftigkeit und Tiefe auszudrücken. Humorvoll oder dramatisch, beschwingt oder düster, ausführlich oder stichwortartig: Das jeweils Eigene ist das Richtige, weil es das Eigene ist.

Selbstverständlich ist beim Einsatz von Schreibimpulsen darauf zu achten, in welcher Entwicklungssituation die Gruppe sich aktuell befindet. So sollten in der »Stormingphase« (Tuckman, zit. nach: van Dick u. West 2013, S. 9) Anleitungen vermieden werden, die bestehende Verunsicherungen aktivieren. Gegen Ende der Gruppenzeit können bilanzierende, erfahrungs- und erkenntnissichernde Anker persönliche Entwicklungen dokumentieren. In jeder Gruppe drücken sich Menschen ganz unterschiedlich aus und neigen dazu, sich in dieser Unterschiedlichkeit zu vergleichen. Daher ist es unerlässlich, dass jeder vorgetragene Text Resonanz erhält. Vom wertschätzenden Nicken bis zum persönlich gestalteten Resonanztext – anerkennende Reaktionen verhindern oder erschweren es zumindest, selbstabwertenden Vergleichen zu erliegen. Bei der Themenstellung ist darauf zu achten, dass diese nicht nur verständlich, sondern derart weit formuliert und breit gefasst ist, dass für alle darin persönliche Anhaltspunkte zu entdecken sind. Weite Überschriften eröffnen eher persönliche Räume als engere Vorgaben, Zeitangaben strukturieren und orientieren. Ist die Schreibzeit knapp bemessen, sind innere Kritiker:innen erfahrungsgemäß zurückhaltender. Denn in sieben Minuten lässt sich kein perfektes Ergebnis erreichen. Deshalb tritt eher der sportliche Anteil auf den Plan, denn man kann es ja schließlich mal versuchen. Größere Sanduhren, die von allen Beteiligten gut erkannt werden, erleichtern die persönliche Zeiteinteilung und vermeiden strenge Schulassoziationen, wie: »Noch eine Minute!«

Anregendes Material wie verschiedenfarbige Papierbögen in unterschiedlicher Größe und Qualität oder dicke, dünne bunte Stifte regen zum spielerischen Ausprobieren an und vermitteln unausgesprochen, dass es freudvoll und experimentierend zugehen darf. Daher gibt es auch keine Bewertungen der vorgelesenen Texte, sondern stattdessen geben diese jede Menge Anlass zu wertschätzendem Staunen.

Noch ein paar Gedanken zur Ausstattung: Der Stuhlkreis hat sich bewährt, Tische hindern eher den Kontakt und sind nicht notwendig. Feste Schreibunterlagen erfüllen besser deren Zweck. Selbstgeschriebene Texte sind wertvoll, eine bunte Sammelmappe oder etwas Selbstgestaltetes könnten eine schützende Hülle bilden.

Nehmen Menschen mit einer anderen als der deutschen Muttersprache an der Gruppentherapie teil, wird mit ihnen besprochen, welche die für sie ausdrucksfähigste Sprache ist bzw. in welcher sie schreiben möchten. Lesen sie dann ihren Text vor, der in ihrer Herkunftssprache verfasst ist, vermittelt sich atmosphärisch sehr viel und die Klient:in kann gebeten werden, die Kernaussage auf Deutsch zusammenzufassen. So entstehen berührende Begegnungen. Je nach Gruppengröße lässt sich mitunter in Kleingruppen schreiben und vorlesen. Doch dann empfiehlt es sich, entsprechende Resonanzaufgaben mitzugeben.

Kann Schreiben auch kontraproduktiv sein?

Kein therapeutischer Zugang ist generell geeignet. So auch poesietherapeutische Interventionen, die z. B. in Konfliktsituationen oder bei Spaltung, wenn eine direkte Auseinandersetzung ansteht, wenig hilfreich sind. Allerdings könnte im Vorfeld Schreiben angeboten werden, um den eigenen Standpunkt vorbereitend herauszuarbeiten.

Was könnte passieren? Unterholzer (2017) weist darauf hin, dass Schreibaufträge bei instabilen Phasen Symptomatiken verstärken oder Leiderfahrungen festigen können. Wenn viel geschrieben wird, hat die Gruppenleitung weniger die Prozesssteuerung in der Hand, denn durch die intensive Beschäftigung mit sich selbst ist diese zeitweise mehr bei den Gruppenteilnehmer:innen. Dabei sind Reinszenierungen biografischer Erfahrungen möglich. Kontraproduktiv wäre es, wenn die Gruppe derart verunsichernd wirkt, dass man sich nicht darauf verlassen kann, dass Geschriebenes gut behandelt wird. Alle müssen sich sicher fühlen, sich des Schutzes und der Anerkennung der anderen gewiss sein und sich darauf verlassen können, dass nicht abgewertet, beschämt oder persönliche Inhalte gegeneinander verwendet werden. Gelacht werden darf, ausgelacht nicht.

Besteht noch keine ausreichende Sicherheit untereinander, sind kleine situative Texte möglich, wie z. B. »Jetzt«, um ins gemeinsame Schreiben einzuführen.

Verblüffung und Erstaunen

Am besten lässt sich Schreiben schreibend einführen. Einen heiterspielerischen Zugang bietet die Namensalliteration, die sich besonders zum Kennenlernen gut eignet.

Namensschild

Ein Namensschild erstellen, dies nach rechts weitergeben, um in einer Minute zum Anfangsbuchstaben des Vornamens sieben Worte mit demselben Anfangsbuchstaben darauf zu notieren. Das Namensschild wird zurückgegeben, und nun ist innerhalb von fünf Minuten ein kleiner Text zu schreiben, in dem diese sieben Worte vorkommen. Das darf Nonsens sein oder eine kleine Geschichte.

Ein ähnlich kurzer Schreibimpuls, der sich zum Abschluss einer Gruppensitzung eignet, in der bereits viel und Vieles gesagt wurde, ist das Telegramm.

Telegramm

Jede:r erhält einen imaginären Euro, mit dem er oder sie ein Telegramm an die Gruppe finanzieren kann. Jedes Wort kostet zehn Cent, anstelle von Interpunktion gibt es das Wort Stopp, das ist kostenlos. Es muss nicht der ganze Euro ausgegeben werden, der Rest darf behalten werden. Also maximal zehn Worte, um das Wesentliche verdichtet mitzuteilen.

Die Aufmerksamkeit aller ist bei dieser Art Feedback besonders hoch. Wie immer nach dem Vorlesen entsteht auch hier Verblüffung, Staunen über das, was andere formulieren. Vorgefertigte Bilder der einzelnen Teilnehmenden voneinander lassen sich so nicht lange aufrechterhalten, denn bereits beim nächsten Text kommt etwas, das interessiert oder überrascht. Die Projektionen verändern sich schnell, praktisch mit jedem Text: »Ach, so ist die/der auch!«

Einige Regeln sollten vor dem ersten Einsatz von Schreibinterventionen eingeführt werden:

- Was immer Sie schreiben, ist gut.
- Verwenden Sie Grammatik, Form und Orthografie völlig frei.
- Falls Sie denken, Sie könnten nicht schreiben, vertrauen Sie Ihrem Stift. Der hat viel Erfahrung.
- Manche Texte schreiben Sie nur für sich, andere werden vorgelesen. Dies wird jeweils mit der Schreibanweisung mitgeteilt.
- Beim anschließenden Vorlesen hören alle in respektvoller Haltung zu.

Mit neuen Geschichten zu neuen Perspektiven

Auch bei der Poesietherapie gibt es Klassiker. Dazu zählt das Clustern, das sich eignet, um in ein Thema hineinzufinden und persönliches Material zu bergen.

Clustern

Auf einem großen Blatt Papier wird in der Mitte das Thema geschrieben und eingekreist. Alle Assoziationen zu diesem Begriff werden darum herum angesiedelt, indem diese Worte, Gedichtzeilen, Redewendungen o. Ä. notiert, umkreist und mit dem zentralen Begriff verbunden werden. Anschließend wird zu diesen einzelnen Kreisen wiederum in gleicher Weise assoziiert, so dass in ca. zehn Minuten ein weites Cluster entsteht, mit dessen Materialfülle dann ein Text verfasst werden kann.

Zur Verdichtung eignen sich Gedichte, z. B. lyrische Kleinformate wie das Elfchen.

Elfchen

Ein Gedicht in strenger Form mit fünf Zeilen, von denen die erste Zeile aus einem Wort besteht, die zweite aus zwei, die dritte aus drei, die vierte aus vier, und die fünfte Zeile ist wiederum aus einem Wort. Diese vorgegebene Struktur stimuliert die Ausdruckskraft, denn wenn es hier so knapp zugeht, welches Wort trifft genau das, was ich meine, was mir wichtig ist? Innere Suchlaufbewegungen im Ringen um das passende Wort führen zu dem persönlich Wesentlichen.

Persönliche Erzählungen, die Beziehungen ausgestalten und soziale Welten schaffen, finden besonders im biografischen Schreiben ihren Raum. Es sind ja weniger die Ereignisse, die Wirklichkeit schaffen, sondern die Erzählungen darüber. Sie lassen Erfahrungen zu Mosaiksteinen persönlicher Identität werden. Sie prägen Selbstverständnis und Sinninhalte, und zwar transgenerational. Solche Geschichten neu zu erzählen, schafft neue Perspektiven. Auch Unerzähltes darf zur Sprache gebracht und auf diese Weise neu erlebt werden. Schreibend erweitern sich lebensgeschichtliche Betrachtungen. Erinnern vergegenwärtigt, lässt wiedererleben, neugestalten, in neue Perspektiven hinein fortschreiben. Bewegende Erlebnisse, beunruhigende Empfindungen, hartnäckige Gedanken werden in persönlich passenden Worten und Formulierungen ausgedrückt und im besten Fall befriedend verbunden.

> »Das Bewusstsein, die Erfahrungen zu teilen und mitteilen zu können, und das Gefühl von Stimmigkeit zwischen Geschichte und Erfahrung werden, so kann ich aus eigenen Erfahrungen als Psychotherapeut sagen, als Frieden erlebt – als innerer und als äußerer« (von Schlippe in: Girrulat et al. 2007, S. 12).

Systemisch nutzen wir gerne den Konjunktiv, auch schreibend bietet er sich an.

Was wäre, wenn …?

Wenn ich in der Nachbarsfamilie aufgewachsen wäre? Oder in einer anderen Stadt? In einem anderen Erdteil? In einer anderen historischen Zeit?

Solche Narrationen verändern den Blick auf die eigene Biografie und lassen manche Geschichte des Lebens neugestalten. Im Konjunktiv schreiben lädt dazu ein, sich in Möglichkeitsräumen zu tummeln. Zum bewährten therapeutischen Schreiben zählt das Vorlesen eigener Geschichten. Dem Text Stimme verleihen ist eine besondere Selbstbegegnung und eine aufregende Angelegenheit des Sich-Riskierens, des Hörens und Gehört-Werdens. Wie das Schreiben ist auch das laute Lesen des Selbstgeschriebenen ein eigendynamischer Prozess, an dessen Anfang verborgen ist, was sich entfalten wird: ein Prozess der Selbstermächtigung, des Zu-sich-Stehens, ein Experimentierraum mit eigenen Stimmen. Lautes Lesen eigener Texte bietet einen Spiegel zum Inneren. Man schreibt nur den halben Text, die andere Hälfte übernimmt, wer ihn hört bzw. liest. In der Gruppe teilen sich beim lauten Lesen intuitiv geschriebener Texte Vorlesende und Hörende eine gemeinsame Resonanzerfahrung intuitiven Verstehens. Über die Stimme wird noch einmal anders erfahrbar, was sich beim Schreiben bereits gezeigt hat. Es entsteht so ein weiterer Moment persönlicher Selbstvergewisserung. Im Sich-Zuhören liegt ein ganz eigenes Korrektiv, indem unmittelbar im erweiterten Hörraum mit anderen fühlbar wird, ob sich zum Gelesenen persönliche Zustimmung, Erschrecken oder vielleicht Widerspruch vermittelt (Baumgarten 2013, S. 220).

Alles Geschriebene ist persönlich und entsprechend schützenswert. Es bleibt bei den Schreibenden selbst. Eventuell können die Texte kreativ weiterbearbeitet werden, als Teil von Collagen oder ritualisiert.

Brief an das zukünftige Selbst

Dieser Brief an mich selbst wird im verschlossenen Umschlag der Gruppenleitung übergeben, die diese Briefe zu einem verabredeten späteren Zeitpunkt den Absendern zuschickt.

Geschriebenes lässt sich auch als Interaktionsübung einsetzen. Im Zusammenhang mit dem Thema Bindung könnte eine Karte an die eigenen Kinder verfasst werden, um sie diesen später (nach mutmachendem Probelauf in der Gruppe) vorzulesen. Dass andere Gruppenmitglieder Ähnliches ihren Kindern mitteilen, wird meist als tröstend und stärkend erlebt.

Schreibend Systemische Therapie ergänzen

Poesietherapeutische Interventionen bieten spezielle kreative Ausdrucksformen und ergänzen damit »on top« das umfangreiche systemische Methodenrepertoire. Sie eröffnen eine andere Form der aufmerksamen Auseinandersetzung, der Vertiefung in biografische Themen, der De- und Rekonstruktion beeinträchtigender, destruktiver Erzählungen. Sie ermöglichen die (versöhnliche) Integration bisher abgewehrter Erinnerungen ebenso wie die Vertiefung eigener Ressourcen, die bisher weniger genutzt oder beachtet wurden. Insgesamt lassen sie sich gut mit anderen systemischen Interventionen verbinden, sind sie doch selbst systemisch wirksam.

Schreibend lassen sich relevanten inneren Systemen (Ego-States) eine Stimme verleihen, abwesende Anwesende einbeziehen (zirkuläre Fragen), Interaktionen vertiefen (Resonanztext), beim lauten Vorlesen Aufmerksamkeit und Anteilnahme erfahren und nicht zuletzt im Zuhören besonderen Kontakt erleben und sich miteinander verbinden (Sharing). Viele systemische Methoden können schreibend eingesetzt werden (Rechenberg-Winter u. Randow-Ruddies 2017, S. 37 ff.), auch Beobachtungsaufgaben, kleine Schreibexperimente oder Schreibempfehlungen für die Zeit zwischen den Gruppensitzungen (Unterholzer 2017, S. 69).

Wenn die Klient:innen ihr Geschriebenes vorlesen, entstehen neue Impulse bei den Zuhörenden. Und so ist die Veränderung Einzelner gleichzeitig wechselwirksam eine Veränderung der Gruppe. Anhand der einzelnen Texte wird in deren Unterschiedlichkeit schnell bewusst, dass jeder Mensch auf eine ganz eigene Landkarte zurückgreift. Schreiben ist mit sich und auf sich bezogen, im Vortragen werden Unterschiede deutlich und mitunter konturierter als im Reden. Die Wahrnehmung füreinander verfeinert sich zum staunenden »Ach, so nimmst du das wahr«. In derart wertschätzenden Begegnungen mit Einzelnen und in der Gruppe entsteht eine besondere Zusammengehörigkeit, denn die Texte berühren, und im Zumuten eigener Texte entsteht Vertrautheit. In der Regel besteht großes Interesse daran, wie die anderen eine gemeinsame Schreibaufgabe gelöst haben, und damit stärkt sich meist eine besondere Intimität und Gruppenkohäsion.

Zusammengefasst lässt sich der Ansatz des kreativen, biografischen, therapeutischen Schreibens mit drei »S« charakterisieren:

- Schreiben ist langsamer als Sprechen, Schriftliches erhält anderes Gewicht. Das regt zu einer bewussten Wortwahl an (Spracherweiterung).
- Es geht vorrangig um den Schreibprozess als kreativen Akt und nicht um irgendeine Leistungserwartung (Spiel).

- Zu Beginn ist offen, was sich am Ende zeigen wird. Doch sicher ist, es wird etwas Persönliches entstehen. Dazwischen liegen diverse Selbstwirksamkeitserfahrungen: »Dass ich so etwas kann!« und »Was so alles in mir steckt!« (Selbstbegegnung).

11 Wieder erinnern, wieder eingliedern, wieder erzählen – Zum Einsatz narrativer Methoden in der systemischen Gruppentherapie

Carmen C. Unterholzer

In den 1980er-Jahren hielten neue Theorien Einzug in die Systemische Therapie. Zu systemtheoretischen und konstruktivistischen Ideen gesellten sich poststrukturalistische, postmoderne, sozialkonstruktionistische und dekonstruktivistische. Sie veränderten nicht nur das Verständnis von Therapie, sondern auch die Blickwinkel, aus denen wir therapeutische Prozesse betrachten. Gerland hat in seinem Beitrag in diesem Buch über narrative Therapie den theoretischen Überbau der narrativen Richtung umfassend und profund dargestellt. So bleibt mir, mich auf Methodisches zu konzentrieren.

Der Fokus narrativer Therapie liegt auf den Erzählungen der Klient:innen und darauf, wie sie konstruiert sind. Geschichten prägen unsere soziale Wirklichkeit, sie entscheiden über unser Selbstbild und über unsere Weltsicht. Deshalb wird das therapeutische Arbeiten mit diesen Geschichten bedeutsam. Sind sie regressiv erzählt, also mit schlechtem Ausgang, oder stabil, also Geschichten des Aus- und Durchhaltens, oder sind sie progressiv erzählt, sind es Erfolgsgeschichten mit einem guten Ende (Gergen 1998)? Klient:innen können öffnend erzählen. Dies zeichnet sich durch Vielfalt und durch Thematisierung komplexer Erfahrungen aus. Sie können aber auch schließend ihre Erfahrungen wiedergeben, dann bleibt kaum Raum für Unterschiede, für alternative Sichtweisen, für Ausnahmen (Grossmann 2000). Wenn Klient:innen unsere Praxen aufsuchen, haben sie meist regressive und schließende Erzählungen, meist Leidensgeschichten in ihrem Rucksack. Diese Erzählungen haben sich im Laufe der Jahre, der Jahrzehnte zu dominanten Geschichten entwickelt. Der Grundtenor ist vorwiegend defizitorientiert, ausweglos und hoffnungsarm. Meist sind sie reichhaltig und lang, verdichtet mit vielen Details. Alternative Geschichten hingegen sind karge, farblose, abstrakte, wenig komplexe Geschichten. Michael White spricht in diesem Zusammenhang von »thin and thick stories« (Freedman a. Combs 1996, p. 195).

Schreiben führt zur Verdichtung alternativer Geschichten. Deshalb legen wir (die Gruppenpsychotherapeut:innen am Institut für

Systemische Therapie [IST], Wien) den Teilnehmer:innen unserer Gruppen gleich zu Beginn nahe, den eigenen Entwicklungsprozess, ausgelöst oder mitbedingt durch die Gruppentherapie, schriftlich zu reflektieren, und wir legen bei »neuen Erzählungen«, bei Ausnahmen Wert auf detaillierte Beschreibungen. Dadurch sichern sie neue oder bisher zarte Stimmen. Sie verankern neue Bedeutungen ihrer Erfahrungen, die sie in der Gruppe entdecken, und neue Geschichten, die entstehen und zur Veränderung beitragen. Durch die Schriftlichkeit wird der Reflexionsprozess zu einem greifbaren Gegenstand. Er bleibt über die Gruppe hinaus wirksam (Rechenberg-Winter 2022, in diesem Buch). Schreiben unterstützt einen weiteren Prozess: Aus einem negativen Monolog – und mit dem kommen Gruppenteilnehmer:innen häufig in die Gruppentherapie – wird ein mehrstimmiger Dialog. Schriftlichkeit bricht monologische, einstimmige, absolute und in sich geschlossene Geschichten auf. Das Schreiben initiiert noch andere nützliche Vorgänge (Penn u. Frankfurt 1996, S. 200).

Dominante Erzählungen zu irritieren, Brüche und Ausnahmen sichtbar zu machen, alternative Geschichten einzuführen, die ressourcenorientiert sind und den Handlungsspielraum der Klient:innen vergrößern – dies ist der Sinn narrativer Gruppentherapie. Ihr Sinn ist ferner, sich an Geschichten zu erinnern, ihnen wieder Bedeutung zu verleihen, Geschichten, die Wachstum stärken und Entwicklung fördern, eine Entwicklung hin zu einem »bevorzugten Selbst« (Freedman a. Combs 1996, p. 35, Übers. v. C. C. U.). So geht es in unseren Gruppen auch um das Dekonstruieren von »Selbst-Geschichten«, dort, wo es für die Teilnehmer:innen notwendig erscheint. Es geht auch um das Ergänzen bisheriger »problemgesättigter biografischer Beschreibungen« (White 1992, S. 53) und um die »unique outcomes« (Freedman a. Combs 1996, p. 89), also um Ereignisse und Szenen, die nicht mit der Problemgeschichte korrespondieren. Ihnen soll gebührender Platz eingeräumt werden. Jill Freedman und Gene Combs formulieren es treffend: »opening space for new stories« (Freedman a. Combs 1996, p. 42). Dazu arbeiten wir an Fokusverschiebungen, wir verleihen inneren, leisen Stimmen Gehör und Bedeutung, wir ergänzen eindimensionale Schilderungen mit Details, Sinneswahrnehmungen und Farbe und laden die Gruppenteilnehmer:innen dazu ein, sich dabei gegenseitig zu unterstützen (Unterholzer 2017).

Narrative Methoden und Haltungen

Nicht nur, was das Schreiben in der Therapie betrifft, profitieren wir von Michael und Cheryl White, von David Denborough und Barbara Wingard. Ihre Arbeiten und die weiterer narrativer Kolleg:innen mit Aborigines oder Überlebenden des Genozids in Ruanda, mit Elterngruppen, deren Kinder fremduntergebracht sind, oder mit Frauen, die männlicher Gewalt ausgesetzt waren, geben uns Anregungen für unsere Arbeit mit depressiven, ängstlichen, überforderten oder krisengeschüttelten Menschen. Es waren nicht nur die Methoden, die uns überzeugt haben, sondern auch die Haltung hinter den Methoden: Diese alte systemische Annahme, Wissen zur Heilung oder Besserung sei bereits in den einzelnen Gruppenteilnehmer:innen vorhanden. Gruppenleiter:innen sind »bescheidene Expert:innen« für narrative Praktiken, wie Gerland (2006) es ausdrückt, die entscheidenden Expert:innen sind die Teilnehmer:innen.

Fürs Erzählen brauchen wir ein Gegenüber, oft ist es eine Person. Viel wirksamer allerdings ist es, einer Gruppe von Menschen zu erzählen und die Rückmeldungen vieler entscheidender Expert:innen zu bekommen. Dabei ist es häufig so, dass Teilnehmer:innen zu Beginn einer Gruppe dieser Idee – wir alle sind Expert:innen unseres Lebens – wenig abgewinnen können. Wir hören Kommentare wie »Ich will von der Therapeut:in was hören und nicht von Betroffenen, die wegen ihrer Probleme in der Gruppe sind.« Im Laufe des Gruppenprozesses transformiert sich diese Skepsis allerdings meist in Wertschätzung der Lebensexpertise der anderen Teilnehmer:innen.

Die Arbeit mit Gruppen ist ein wesentliches Element der narrativen Therapie. Trotzdem ist bisher wenig darüber geschrieben worden. Jill Freedman und Gene Combs weisen in ihrem 2009 erschienenen Aufsatz *Narrative ideas for consulting with communities and organisations: Ripples from the gathering* darauf hin, wenn sie schreiben:

> »Ein sehr reger Strang in Michaels Arbeit – einer, der für ihn sehr wichtig war – ist weniger dokumentiert und weniger verbreitet als seine Arbeiten mit Einzelnen und mit Familien. Das sind seine Arbeiten mit Communities« (Freedman a. Combs 2009, p. 348, Übers. v. C. C. U.).

In diesem Beitrag beschreiben sie eindrücklich, wie das Dulwich Centre – meist Michael White allein, manchmal andere mit ihm – mit verschiedenen Gruppen arbeitet, oft Gruppen am Rande der Gesellschaft, wie die Ureinwohner:innen von Australien, oft Gruppen mit erfahrenem Leid, wie an Aids Erkrankte oder Opfer von Gewalt. Aus Gruppentherapien werden »Community Gatherings«, also Zusammenkünfte der Betroffenen, die mehrere Stunden oder mehrere Tage dauern. In einem Vorbereitungstreffen legen Vertreter:innen der Betroffenen – sie werden als Menschen mit »insider knowledge« bezeichnet – und Kolleg:innen des Dulwich Centres mögliche Themen, Teilnehmer:innen und das Programm fest. Nach ein paar Wochen beginnt die Definitionszeremonie mit einem Eröffnungsritual, oft verknüpft mit Solidaritätsbekundungen anderer Gemeinschaften. Die Versammlung folgt einer fixen Struktur: Zunächst erzählen ausgewählte Mitglieder der Gemeinde Geschichten, passend zu den vereinbarten Themen: »Stage one« – »the Telling«. In einem zweiten Schritt – »the Retelling« – wird die Versammlung in Kleingruppen aufgeteilt, deren Mitglieder, passend zu den ersten Geschichten, von eigenen Erfahrungen erzählen. Die narrativen Praktiker:innen strukturieren diesen Prozess. »Stage three« – »the Retelling of the Retelling« – findet wieder in der Großgruppe statt. Die »Outsider Witness Group« trägt die Erzählungen aus den Kleingruppen wieder ins Plenum. Die Erfahrungen dieses Prozesses werden gemeinsam reflektiert und dokumentiert, so entstehen dichte Narrationen. Ausgegrenzte Gruppen, beschädigte Identitäten erfahren durch diesen Prozess Würdigung und eine kollektive Selbstdefinition.

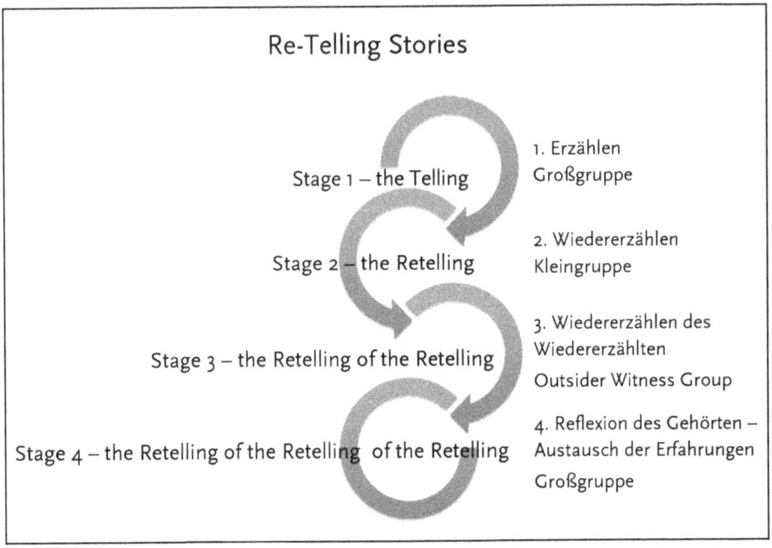

Abb. 5: Erzählen und Wiedererzählen

Weniger dem Gemeinwesen und mehr der Psychotherapie zuordenbar, weniger komplex als die Kolleg:innen vom Dulwich Centre, aber methodisch vergleichbar, arbeiten wir am Institut für Systemische Therapie (IST), Wien, wenn wir mit Gruppen arbeiten. Die Arbeiten des Dulwich Centres mit »Communities« begleiten uns, sie haben unsere Arbeit mit Gruppen entscheidend beeinflusst. Wir bitten die Teilnehmer:innen, das Gehörte nochmal zu erzählen, der Gruppe mitzuteilen, was die Erzählungen der anderen bei ihnen für Geschichten ausgelöst haben. Wir greifen auf zahlreiche kreative Methoden der narrativen Therapie zurück. Gruppenteilnehmer:innen entwickeln ihren Lebensbaum, sie entwerfen eine Landkarte ihres Lebens, sie gründen ihren Lebensklub. Sie stellen ihre Bäume, Landkarten und Klubs den anderen Gruppenmitgliedern vor, diese fragen nach, gehen in Resonanz und geben Rücksmeldungen. Wir setzen immer wieder Outsider Witness Groups ein, wir gestalten Abschlusszeremonien und Abschlussdokumente.

Re-Membering, um den Klub des Lebens zu ergänzen

Uns mit Menschen zu umgeben, die uns wohlgesinnt sind, die unser Wachsen fördern und uns in Krisen beistehen, trägt entscheidend zu unserer Lebensqualität bei. Oft sind diese Menschen rar gesät und wenn sie sterben, scheinen wir wichtige Ressourcen zu verlieren. Das muss nicht sein. Wir müssen nicht auf die Qualitäten, die sie in unser Leben gebracht, und nicht auf jene Qualitäten, die sie in uns erkannt und gestärkt haben, verzichten. Die Idee des »Re-Membering« geht auf die amerikanische Anthropologin Barbara Myerhoff zurück. Dieser Prozess des Wiedererinnerns und des Wiedereingliederns in unser Leben hält verstorbene Menschen in uns aktiv und lebendig. Er beginnt mit dem Betrachten und Erleben von Episoden aus der Vergangenheit, in denen sie eine wesentliche Rolle gespielt haben (White a. Epston 1990). In Dyaden erzählen Gruppenteilnehmer:innen von dieser wichtigen Person. Fragen unterstützen dabei die Erzähler:in:

- Wie war deine erste Begegnung mit XY?
- Wie war es, mit XY zusammen zu sein?
- Was ist deine lebendigste Erinnerung an sie?
- Wann hast du erkannt, dass XY für dich wertvoll ist?

- Was hat XY in dir erkannt?
- Was würde sie mir über dich erzählen?
- Welchen Unterschied macht es, wenn du XY in deinem Herzen lebendig hältst?
- …

Aber es geht nicht nur um das Erinnern. Verstorbene können uns auch in der Gegenwart oder in der Zukunft helfen. Dabei unterstützen Fragen wie:

- Wie kann dir XY in schwierigen Situationen beistehen?
- Was würde sie dir raten?
- Welche deiner Qualitäten würde sie in dir wachrufen?
- …

Dieser intensive Prozess des Erzählens kann durch die schriftliche Resonanz der Zuhörer:in intensiviert und nachhaltig verankert werden.

> *»Ich höre deine Tante hellauf lachen.*
>
> *Während ihre Augen liebevoll und lebenslustig glänzen.*
>
> *Ich höre sie sagen: ›Du schaffst das! Auch in schwierigen Zeiten hast du bisher nicht aufgegeben.‹*
>
> *Ich höre die Worte deiner Tante laut und deutlich. Sie glaubt an dich.*
>
> *Zu Recht!«*

Den Resonanztext lesen die Zuhörer:innen erst im Plenum vor, dort gehören stärkende Erzählungen hin.

Die Idee des Re-Membering beschränkt sich nicht nur auf Verstorbene. Der »Lebensklub«, »Die Mannschaft« oder »Mein Team« erweitert das Re-Membering um lebende Personen. Mit diesen Metaphern fordern wir Gruppenteilnehmer:innen auf, jenen Menschen Gewicht zu verleihen, die ihnen wohlgesonnenen sind, sie fördern und stärken. Jene, die sie schwächen, die ihnen Schaden zugefügt haben, dürfen »degradiert« werden (siehe Abb. 6: Onkel Luis und Erich wurden außerhalb des Lebenskreises der Klientin gestellt). Folgende Fragen leiten dabei die Einzelarbeit:

- Aus welchen Mitgliedern besteht dein Klub?
- Wer aus der Vergangenheit gehört dazu?

- Wer war/ist wichtig für das Florieren des Klubs?
- Welche Menschen aus deinen aktuellen Lebensbezügen gehören dazu?
- Wer aus der Vergangenheit?
- Wer bringt welche Themen ein?
- Wer sollte künftig eine weniger wichtige/bedeutsame Rolle spielen?
- Wie besetzt du den Vorstand, die Ethikkommission?
- Welche Menschen sollten aufgewertet/befördert/geehrt werden?
- Gibt es Ehrenmitglieder? Ruhende Mitglieder?
- Sollte jemand reaktiviert werden?
- Steht ein Ausschluss bevor?
- Welchen Klubmitgliedern erlaubst du, bei Fragen deiner Identität mitzureden?
- Wen nimmst du an deine Arbeitsstelle mit?
- Welche Klubmitglieder wohnen bei dir zu Hause? (Denborough 2017)

Die Antworten auf diese oder ähnliche Fragen halten die Gruppenteilnehmer:innen auf einem Flipchart grafisch fest. Mit Stichworten ergänzen sie ihre Grafik.

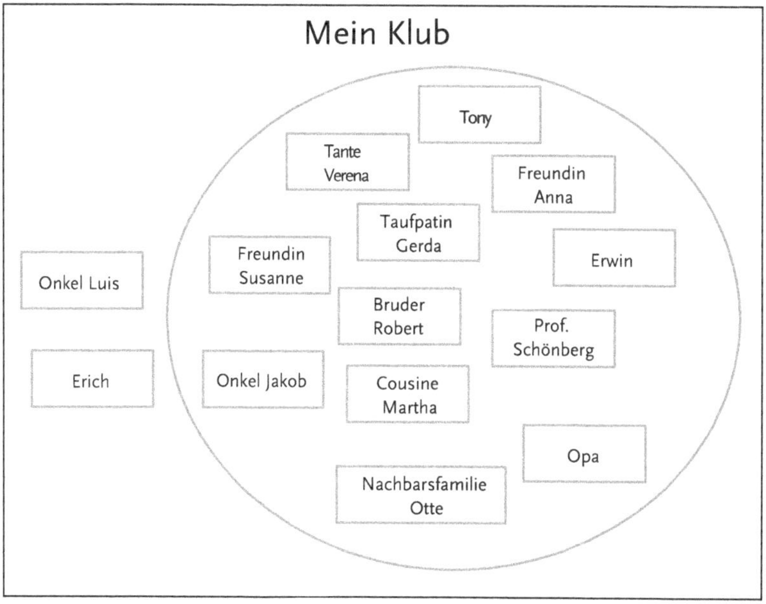

Abb. 6: Mein Klub

Erweitert werden kann diese Arbeit durch das Entwickeln von Statuten, Ehrungen, den Entwurf eines Klublogos und Ähnliches. Die Ergebnisse dieses Re-Membering-Prozesses der einzelnen Gruppenteilnehmer:innen werden im Raum aufgehängt, dann gehen wir gemeinsam durch die »Ausstellung«. Die Gruppenteilnehmer:innen werden vor ihrem Flipchart zu »Kunstvermittler:innen«, sie erzählen vom Prozess, von wichtigen Erkenntnissen und beantworten die neugierigen Fragen der »Besucher:innen«, die wiederum ihre Eindrücke formulieren und mit der Gruppe teilen, wo sie beim Zuhören in Resonanz gegangen sind.

Tree of Life

Die Kinderpsychologin Ncazelo Ncube aus Zimbabwe und David Denborough vom Dulwich Centre in Adelaide, Australien, haben diese vierteilige Methode ursprünglich für HIV-infizierte sowie bereits an Aids erkrankte Kinder ab fünf Jahren entwickelt. Dieses Unterstützungstool bewährt sich aber auch in der Gruppenpsychotherapie mit Jugendlichen und mit Erwachsenen. Als »Metaphern-Arbeit« lädt es Klient:innen dazu ein, Geschichten ihres Lebens in einer Art und Weise zu erzählen, die stärkt.

1) Zunächst laden wir zu Gesprächen über Bäume ein. Gibt es einen Lieblingsbaum, einen Baum aus der Kindheit? Welche Erinnerung verknüpfen wir mit Bäumen? Dann laden wir die Gruppenteilnehmer:innen dazu ein, ihren Lebensbaum zu zeichnen, wobei die einzelnen Teile ihres Baumes verschiedene Aspekte des Lebens versinnbildlichen.
   - Die *Wurzeln* des Baumes stehen für die Herkunft und für die tief verwurzelten Überlebenskräfte.
   - Der *Boden* symbolisiert die aktuelle Lebenssituation. Er verkörpert den Ort, an dem die Klient:in derzeit lebt, ihre Arbeit und ihre sonstigen täglichen Verrichtungen, Freund:innen und Tiere. Wo, wie und mit wem leben die Klient:innen derzeit? Womit verdienen sie ihren Lebensunterhalt? Womit sind sie beschäftigt, wenn sie nicht der Erwerbsarbeit nachgehen? Welchen Leidenschaften frönen sie? Gibt es derzeit einen Lieblingssong, eine Lieblingsgeschichte, einen Film, den sie besonders schätzen? Lieben sie Tiere und leben sie mit einem?

- Der *Stamm* steht für Fähigkeiten, für Stärken der Klient:in, jene, die sie selbst in sich erkennt, jene, über die sie in den Augen anderer verfügt. Welche stärkenden Geschichten erzählen andere über sie? Der Stamm repräsentiert auch die Werte, für die sie eintritt, für die sie kämpft.
- Die *Äste und Zweige* versinnbildlichen Hoffnungen, Wünsche und Träume? Welche Geschichten sind mit ihnen verbunden und was unterstützt sie? Die wichtigen Personen – auch Tote zählen dazu – finden in den Blättern des Lebensbaums ihren Ort. Wer sind wichtige innere und äußere Mentor:innen? Was zeichnet sie aus? Welche Geschichten fallen der Klient:in zu ihnen ein?
- Die *Früchte* symbolisieren »Geschenke«, die sie erhalten hat. Was haben die Menschen, die für sie wichtig sind, ihr »hinterlassen«?
- Und zu guter Letzt gibt es noch die *Samen*, die für das, was sie anderen mitgeben, was sie anderen hinterlassen will, stehen.

Wesentlich bei der Gestaltung des Lebensbaumes ist das Einnehmen einer Metaposition, Denborough bezeichnet sie als »River-Bank-Position«. Dieser Erzählstandort ist nah genug am Fluss des Erzählens (Grossmann 2018), aber nicht zu nah, nicht mittendrin in den Erzählungen, die auch problemdurchtränkt sein können. Um nicht davon mitgerissen zu werden, ist die Uferposition ein guter Standort (Denborough 2017).

Wir raten Klient:innen zudem, den Prozess schriftlich festzuhalten, Stichwörter zu Geschichten, die ihnen einfallen, Gedanken und Fragen, die auftauchen, zu notieren. Zum einen verdichtet dies den Prozess, zum anderen verhindert es ein Versinken in den Untiefen der eigenen Geschichte. Das Medium wird gewechselt – vom Zeichnen zum Schreiben.

2) Aus der Einzelarbeit des »Tree of Life« wird dann ein Gemeinschaftsprojekt, der »Forrest of Life«. Die einzelnen Bäume werden aufgehängt und bilden so einen Wald. Wir laden ein, die Bäume der anderen genau zu betrachten, Fragen zu stellen, sich Geschichten erzählen zu lassen. Die Gruppentherapeut:in und die anderen Teilnehmer:innen hören zu und geben wieder – möglichst in den Worten der Erzähler:in –, was sie gehört haben.

3) Den »Stürmen des Lebens« ist der dritte Teil dieses Prozesses gewidmet. Teilnehmer:innen erzählen von Krisen, von den Unwegsamkeiten ihres Lebens. Entscheidend dabei ist, dass auf eine bestimmte Art darüber gesprochen wird, nämlich auf eine externalisierende: Die Depression, die Alkoholsucht, das Trauma wird von der betroffenen Person getrennt. Der Leitsatz dazu stammt von Michael White: »Das Problem wird problematisiert und nicht die Person« (White 2010, S. 20). Wenn wir zwischen uns und unseren Problemen Raum schaffen, fällt es uns leichter, Auswirkungen des Problems und unsere Einflussmöglichkeiten darauf zu sehen. »Externalisieren« ist eine Sprachpraxis, der eine ganz bestimmte Haltung zugrunde liegt. Wir machen das Problem zu einem äußeren Ding und wir reden so darüber, als würde es ein Eigenleben führen, das sich störend in unser Leben drängt. Wir sprechen also nicht von der magersüchtigen Anna, sondern von Anna und der Magersucht. Durch diese Unterscheidung heben wir die Gleichsetzung von Person und Störung auf. Für die genaue Vorgehensweise beim Externalisieren verweise ich auf entsprechende Literatur (Denborough 2017, Unterholzer 2018). Wie spielerisch externalisiert werden kann, zeigen übrigens die DVDs, die wir am Institut für Systemische Therapie (IST), Wien, seit 2008 produzieren. Die personifizierte Magersucht beispielsweise, »Ana Ex«, verrät im Film einer Interviewerin, was sie stärkt und was sie schwächt. Ähnliches geschieht mit »Morton Mies«, der externalisierten Depression, mit »Vreni Shizzo«, der externalisierten Schizophrenie, mit »Ronni Rocket«, dem personifizierten ADHS und seit kurzem auch mit »Paula Panic« und »Fred Force« – die beiden stehen für die Angst und den Zwang. Die DVDs werden häufig in Gruppentherapien im stationären Kontext eingesetzt und tragen dazu bei, dass auf externalisierende Art und Weise über Störungen gesprochen werden kann (Unterholzer u. Just 2019). Neben der externalisierenden Sprechweise sind bei den Stürmen des Lebens noch Bewältigungsfragen von zentraler Bedeutung:
   - Wie hast du es geschafft, dir trotzdem deine Träume, Wünsche und Hoffnungen zu bewahren?
   - Wie ist es dir gelungen, dich nicht unterkriegen zu lassen?
   - Was hat dir geholfen, die Stürme deines Lebens zu überleben?

Dies lenkt den Fokus auf den Weg raus aus der Krise und verhindert, dass Gruppenteilnehmer:innen von einer Problemtrance gelähmt werden.

4) Der vierte und letzte Teil dieser narrativen Methode ist das Feiern. Wir gestalten Zertifikate, die wir feierlich überreichen. Manchmal entsteht ein gemeinsames Lied, ein gemeinsamer Text. Wir schreiben uns gegenseitig Briefe, in welchen die Entwicklungen der anderen Gruppenmitglieder und Komplimente an sie festgehalten werden und die »öffentlich« vorgelesen und übergeben werden.

Der gesamte Prozess ist sehr intensiv und zeitaufwändig. Er erfordert hohe Konzentration und Aufmerksamkeit. Lassen Zeit und Ressourcen der Gruppenteilnehmer:innen es nicht zu, dass alle Lebensbäume in der gesamten Gruppe präsentiert werden können, arbeiten wir in Dyaden oder in Kleingruppen zu viert. Dies bringt den Nachteil mit sich, dass sich die einzelnen Gruppenmitglieder um das Feedback der anderen in der Gruppe bringen, hat aber den Vorteil, dass sie sich auf einige wenige Lebensbäume konzentrieren können und die Auseinandersetzung intensiver werden kann.

Die Landkarte meiner Lebensreise

Sein Leben als Reise zu betrachten, ist nichts Neues, auch die Idee, diese Reise mit einer Landkarte nachvollziehbar zu machen, nicht. Wir kennen ähnliche Techniken wie die Zeitlinien-Arbeit. Was unterscheidet also die narrative Methode der »Landkarte meiner Lebensreise« von vergleichbaren anderen? Die Lebensreise wird als geschwungener Pfad auf einen großen Bogen Papier gezeichnet. In der Mitte des Pfades »thront« der Unterstützer:innenkreis. Dort werden alle Personen aufgelistet, die förderlich für das Leben der Betroffenen sind. Dieser Kreis nimmt ein bereits bekanntes narratives Motiv wieder auf: das Re-Membering. Ihm gehören einzelne Menschen – lebende und verstorbene –, Gruppen und Organisationen an, aber auch fiktive Figuren, Vorbilder und Tiere. Der Lebensklub bietet dafür eine gute Vorarbeit. Der stärkende Kreis teilt die Reise in eine bereits zurückgelegte Strecke und in eine, die noch zu beschreiten ist.

Ähnlich wie beim Tree of Life ist die Landkarte zunächst eine Einzelarbeit. Wir beginnen – wie beim Lebensbaum – mit der Herkunft:

Wer hat vor mir diese Reise unternommen? Was gaben mir meine Vorfahren als Reisegepäck mit? Als nächstes halten wir in Stichworten unsere Werte und Überzeugungen fest und unsere Lieblingsorte, die wir auf unserem bisherigen Weg gesehen haben. Wesentliche Wegmarken, also wichtige Wendepunkte in unserem Leben, und überwundene Hindernisse werden als Felsen und als Flüsse gezeichnet. Wie konnten sie überwunden werden? Wer hat mich dabei unterstützt? Auf das Blatt gehört noch die Überlebensausrüstung: Was hat in schwierigen Zeiten geholfen? Wem oder was habe ich mich zugewandt, um diese Stärken zu entwickeln?

Rechts des Unterstützerkreises blicken wir voraus: Wohin bin ich gerade unterwegs? Welche Hoffnungen, Träume und Wünsche hege ich? Welche Orte möchte ich noch sehen? Was möchte ich noch verwirklichen? Welche Geschenke möchte ich wem noch überreichen? Welche Hindernisse werde ich auf meinem weiteren Lebensweg noch überwinden müssen? Welche Reiselieder und -lektüren werden mich begleiten? Die Antworten auf diese Fragen werden wieder symbolisch oder schriftlich auf dem Papierbogen festgehalten: als kleine Skizzen wie ein den Lebensweg querender Fluss oder ein im Weg stehender Berg – oder in Form von Stichworten, Titeln, Refrains.

Nach dem ersten Teil, »Die bereits zurückgelegte Strecke«, und dem zweiten, »Die Strecke, die noch vor mir liegt«, schließt der Prozess mit dem Betrachten der »Lebensreise aus der Vogelperspektive«. Dieser dritte Teil hält schöne Erinnerungen, die wir in die Zukunft mitnehmen wollen, fest. Als Sterne finden sie Platz auf dem Papier, ergänzt mit dazugehörigen Empfindungen, Bildern und Gedanken. Wir geben der Reise einen Titel und formulieren eine Botschaft, eine Lektion, die wir gelernt haben und die wir gerne weitergeben würden (Denborough 2017). »Es hat sich gelohnt«, »Die Sonne scheint auch hinter dichten, dunklen Wolken« oder »Ich darf stolz und zufrieden sein«, so lauteten beispielsweise Titel aus unserer letzten Gruppe.

Ähnlich wie beim Tree of Life treffen sich die Gruppenteilnehmer:innen nach dieser intensiven Einzelarbeit wieder. Reihum führen sie anhand der Landkarte auf dem Boden die interessierten Zuhörer:innen durch ihr Leben, beantworten Fragen, erzählen von wichtigen Erinnerungen, von Hoffnungen, Wendepunkten und überwundenen Hindernissen und bekommen Rückmeldungen. Auch hier gilt: Lässt Zeitdruck diesen intensiven Gruppenprozess nicht zu, werden Dyaden oder Kleingruppen gebildet, in denen Austausch und Feedback erfolgen.

Das kollektive Interesse einer Gruppe an unseren Lebensgeschichten hat stärkende Wirkung. Durch das aufmerksame Zuhören, die vorsichtig neugierigen Fragen, die wohlwollenden Rückmeldungen fühlen sich die Gruppenteilnehmer:innen gehört, gesehen und wertgeschätzt. Dies ist aber nur einer der positiven Effekte, die wir immer wieder beim Arbeiten mit narrativen Methoden erleben. Eine weitere Wirkung stellen wir fest, die uns wesentlich erscheint: Die Erzählungen der anderen erzeugen bei den Zuhörer:innen oft einen »Funkensprung«, sie lösen Assoziationen, Erinnerungen und Geschichten aus und reichern somit die eigene Geschichte an.

Zeugenschaft für Veränderung

Dem Ende einer Gruppentherapie – wie auch dem von Einzel-, Paar- und Familientherapien – kommt große Bedeutung zu, geht es doch darum, Veränderungen gut zu verankern und Fähigkeiten zu internalisieren. Wir feiern den Abschluss, überreichen Briefe und Dokumente, die Gruppenteilnehmer:innen fassen zusammen, wofür die Gruppe wichtig war und was sie mitnehmen in ihr Leben ohne Gruppe. Angelehnt an die Idee der Outsider Witness Group (White 2005) bitten wir die Teilnehmer:innen um folgende Rückmeldungen:

- Welche Erzählung der jeweiligen Person hat mich bewegt, hat mich besonders angesprochen?
- Welches Bild von ihr ist dadurch für mich entstanden? Das kann ein Vergleich, eine Metapher oder eine wertschätzende Idee über die Person sein.
- Warum hat mich diese Geschichte berührt, meine Aufmerksamkeit erregt? Welchen Zusammenhang gibt es mit meinem Leben?
- Welche Auswirkungen hat dies auf mich? Wohin führt mich diese Erfahrung? Wie hat sie mich beeinflusst? Was hat sich bei mir durch diese Erzählung verändert?

Als Zeug:innen lassen wir die Gruppenteilnehmer:innen wissen, dass durch ihre Geschichten etwas Neues in unser Leben gekommen ist, dass wir anders denken, vermutlich auch anders handeln (Denborough 2017).

Die Arbeiten narrativer Therapeut:innen sind eine Goldgrube für systemische Gruppenpsychotherapeut:innen. Ihre Grundhaltung und ihre konkreten Ideen bereichern unsere Arbeit mit Gruppen und bieten uns Raum zur kreativen und spielerischen Weiterentwicklung ihrer Methoden.

12 Familie als primäre Gruppenerfahrung – Familienrekonstruktion als gruppentherapeutisches Format

Ilke Crone

Wenn wir Gruppen als relevante Systeme in unserem Leben begreifen, könnten wir die Familie als primäre Gruppenerfahrung beschreiben. Wir werden in eine Familie hineingeboren und erleben im familären Kontext die Zugehörigkeit zu einem komplexen System. Wir machen Erfahrungen von Abhängigkeit und sind insbesondere im Säuglings- und Kleinkindalter auf die Zuwendung, Fürsorge und Feinfühligkeit der Erwachsenen angewiesen. Mit zunehmendem Alter lernen wir, uns als autonome, eigenständige Wesen wahrzunehmen. Diese beiden Themen – *Zugehörigkeit* und *Autonomie* – werden zu zentralen Lebensthemen, die sich immer wieder in der einen oder anderen Weise als Herausforderung darstellen. Eng damit verbunden sind Ängste oder Unsicherheiten im Umgang mit sich selbst, den eigenen Zielen und Wünschen und den jeweiligen Erwartungen der anderen. Weber nennt die »existenziellen Grunderfahrungen«, die wir in der Familie als einem »Ort der Zugehörigkeit« machen »unersetzlich« für die weitere Entwicklung:

> »Die Familie [...] ist trotz aller Beschränkungen, die sie uns auferlegt, und der Herausforderungen, die sie an Einzelne stellt, als Ort der Zugehörigkeit und existenzieller Grunderfahrungen unersetzlich« (Weber im Vorwort von: McGoldrick 2013, S. 8).

Im Folgenden wird »Familienrekonstruktion« als besonderes Gruppenformat beschrieben. Deutlich werden soll vor allem, wann sich das Format anbietet, welche Voraussetzungen in der Gruppe gegeben sein sollten und welche für die therapeutische Leitung einer solchen Arbeit gelten könnten.

Ein bisschen zur Geschichte ...

»*Familenrekonstruktion* ist ein von Virginia Satir in den 60er-Jahren entwickeltes Format, welches mit Hilfe verschiedenster Elemente versucht,

> eine mehrgenerationale Perspektive auf das eigene ›Geworden-Sein‹ zu gewinnen. Ausgehend von dem satir'schen entwicklungsorientierten Ansatz hat die Familienrekonstruktion vor allem zum Ziel, sich von familiären Begrenzungen, schädlichen Glaubenssätzen, vererbten, untauglichen Bewältigungsstrategien zu lösen und die Kräfte und Ressourcen des eigenen Selbst zu entfalten und zu stärken« (Crone 2018, S. 11).

Virginia Satir steht in der Entwicklung der Systemischen Therapie für einen wachstums- und entwicklungsorientierten Ansatz. Sie entwickelte in den 1960er-Jahren das Format Familienrekonstruktion zunächst für die Ausbildung von Familientherapeut:innen Sie verfolgte dabei das Ziel, mithilfe verschiedenster Elemente eine mehrgenerationale Perspektive auf das eigene »Geworden-Sein« zu ermöglichen. Aus wenig hilfreichen Glaubenssätzen, vererbten und eher schädlichen Bewältigungsstrategien sollten Ressourcen und Wachstumsprozesse möglich werden (Crone 2018, S. 11).

Die ursprüngliche Idee war, die eigene Lebensgeschichte aus anderen Perspektiven neu (oder anders) betrachten zu können. Sie sah darin eine Voraussetzung für die Entwicklung einer systemisch-professionellen Haltung zukünftiger Familientherapeut:innen. Auch McGoldrick verweist auf die Bedeutung eines bewussten Verstehens der eigenen Geschichte für die Veränderungspotenziale in der Zukunft.

> »Die Vorstellung von ›Familie‹ ist aufs engste verknüpft mit unserem Bewusstsein davon, wer wir sind in dieser Welt. [...] Wenn Sie wissen, was Sie von Ihrer Familie ererbt haben, kann Ihnen dies die Freiheit geben Ihre Zukunft zu verändern« (McGoldrick 2013, S. 13).

Heute arbeiten nur einige wenige systemische Weiterbildungsinstitute im deutschen Sprachraum mit Familienrekonstruktionen als Teil der persönlichen Selbsterfahrung – viele Institute nutzen jedoch Teile der Rekonstruktionsarbeit. Konkrete Erfahrungen mit Familienrekonstruktionen im klinischen psychotherapeutischen Kontext werden von Bay et al. (2007) an der Universitätsklinik Freiburg beschrieben.

Merkmale der Familienrekonstruktion

Im Fokus einer konkreten Frage oder eines relevanten Themas der Klient:in wird die jeweilige Familiengeschichte in der Familienrekonstruktion über (mindestens) drei Generationen in Beziehungsskulpturen dargestellt. Ausgehend von der Großelterngeneration werden zentrale Themen und Ereignisse in den Kernfamilien der Eltern in Beziehungsskulpturen verdeutlicht. Daran anknüpfend nimmt die Herkunftsfamilie der Klient:in den größten Teil der Arbeit ein. Die Familienrekonstruktion schließt mit der aktuellen Situation »heute« und einem Ausblick in die Zukunft ab.

Familienrekonstruktionen finden in kleineren, geschlossenen Gruppen von zehn bis zwölf Personen statt, die im Idealfall von zwei Therapeut:innen begleitet werden. Die Gruppenmitglieder stellen sich als Repräsentant:innen der einzelnen Familienmitglieder zur Verfügung. Die Klient:in – in diesem Format »Protagonist:in« genannt – formt verschiedene Beziehungsskulpturen zu den unterschiedlichen Zeitpunkten und bebildert auf diese Weise seine persönliche Familiengeschichte.

Exkurs: Beziehungskulpturen

Während in verschiedenen Aufstellungsformaten in eher reduzierter Weise mit dem jeweiligen »Ort« im Raum sowie der Nähe und Distanz zu den relevanten anderen gearbeitet wird, nutzen wir für die Beziehungsskulpturen verschiedene Elemente, um der Beziehungsqualität Ausdruck zu verleihen. Dabei spielen Nähe und Distanz, Größenunterschiede (stehend, knieend, sitzend oder auch Erhöhungen über Podeste), Gestik und Mimik ebenso eine Rolle wie verschiedene Formen von direktem (oder angedeutetem) Körperkontakt. Darüber hinaus können verschiedene Symbole z. B. für Religionszugehörigkeit (Glaube), Erkrankungen (z. B. Sucht) oder Schwangerschaften eingesetzt werden.

Die Betonung der Beziehungsqualitäten ist in der Skulptur gewollt. Die Protagonist:innen werden eingeladen, den Beziehungsskulpturen vor allem nonverbal den Ausdruck zu verleihen, der am ehesten ihren inneren Bildern entspricht. Es geht hierbei ausdrücklich nicht um die möglichst realitätsnahe Abbildung einer (vermeintlichen) Wirklichkeit. Uns ist durchaus bewusst, dass es sich hierbei um eine subjektive (Re-)Konstruktion handelt.

Die Gruppenmitglieder repräsentieren dabei die jeweiligen Familienmitglieder. Am Ende eines jeden »Bildes« werden die einzelnen Repräsentant:innen von der begleitenden Therapeut:in nach ihren Wahrnehmungen und Empfindungen befragt.

Exkurs: Repräsentant:innen und Rollen

Wir nutzen eher den Begriff »Repräsentant:innen«, um deutlich zu machen, dass es weniger darum geht eine »Rolle zu spielen«, sondern bestimmte Personen zu repräsentieren. Gleichwohl wird in der Arbeit der Begriff »Rolle« immer mal wieder verwendet.

In den Familienrekonstruktionen wird mit verschiedenen Kategorien von Repräsentant:innen gearbeitet. Die Protagonist:innen wählen diese aus der Menge der Gruppenmitglieder aus. Zunächst wählen sie eine:n Repräsentant:in für sich selbst – »Double« genannt. Danach wählen sie Repräsentant:innen für Mutter und Vater. Diese bleiben die Rekonstruktion über konstant. Alle anderen Familienmitglieder werden nicht vorab, sondern im laufenden Prozess ausgesucht. Hier können Gruppenmitglieder mehrere Repräsentanzen übernehmen – also in einem Bild die Großmutter darstellen und in einem weiteren die Schwester.

In komplexen Familiensystemen mit vielen Personen können einzelne Familienmitglieder auch durch Bodenanker repräsentiert werden – die Entscheidung darüber, wer »eine Stimme haben soll« und wer durch Bodenanker repräsentiert wird, trifft der/die Protagonist:in.

Die Protagonist:innen haben die Möglichkeit, einzelne Repräsentant:innen zu befragen oder auch die jeweilige Position einer Repräsentant:in selbst einzunehmen – im Sinne eines »Probehandelns«. Im Unterschied zu Aufstellungsformaten, in denen es (auch) um die Erarbeitung möglicher Lösungen gehen kann und die Aufstellung in diese Richtung verändert wird, bleiben die gestellten Beziehungsskulpturen in der Familienrekonstruktion unverändert.

> »Im Prozess der Familienrekonstruktion begibt sich eine Person wieder in den geschichtlichen, kulturellen und verwandtschaftlichen Kontext ihrer Ursprungsfamilie, um die dort gewachsenen Strukturen und Deutungen, Gesetzmäßigkeiten und Begrenzungen zu erkennen und zu verstehen und diese in wachstumsfördernde Grundprinzipien für die Gegenwartsaufgabe erweitern und verändern zu können« (Bay 2007, S. 36).

Es geht also vielmehr um das Generieren vielfältiger Perspektiven und (im besten Fall) neuer Informationen für die Protagonist:in. In manchen Rekonstruktionen ist für die Protagonist:innen im Anschluss eine veränderte »Erzählung« der eigenen Geschichte möglich.

Die Teilnehmenden der Familienrekonstruktionsgruppe erleben nicht nur sich selbst als Protagonist:innen in ihrer eigenen Familiengeschichte, sondern werden als Repräsentant:innen in den Familien der anderen in verschiedenste Rollen gewählt. Auch diese Erfahrungen tragen dazu bei, sich selbst in Beziehungen neu und anders zu erleben. Darüber hinaus stellt die intensive Arbeit in der Gruppe einen bedeutsamen, vertrauensvollen Rahmen dar, der sich wachstumsfördernd auswirkt.

Die Arbeit mit Familienrekonstruktionen wirkt auf sehr verschiedenen Ebenen und verfolgt eine Reihe unterschiedlicher Ziele. Neben Wachstum und Persönlichkeitsentwicklung erleben die Protagonist:innen eine Stärkung ihres Selbsbewusstseins im Umgang mit der eigenen Geschichte und werden befähigt Stärken, Ressourcen und bisher Erreichtes angemessen zu würdigen. Sie rekonstruieren ihre Vergangenheit, dekonstruieren Hinderliches und ermöglichen sich eine Neukonstruktion von Verbundenheit und Autonomie für die Gestaltung ihrer Zukunft. Darüber hinaus erlaubt die Familienrekonstruktion ein sensibles Wahrnehmen historischer, politischer und gesellschaftlicher Rahmenbedingungen als bedeutsame Umwelten für familiäres Geschehen (siehe auch Crone 2018, S. 32).

In diesem Sinne kann eine Familienrekonstruktion in der Gruppe einzeltherapeutische Prozesse der Klient:innen wirksam unterstützen. Häufig sind ja auch in einzeltherapeutischen Settings der familiäre Hintergrund und besondere Erfahrungen aus der Herkunftsfamilie begleitende – oder auch zentrale – Themen.

Familienrekonstruktion als Prozess

Aus systemischer Sicht stellt sich die Arbeit mit Familienrekonstruktionen als prozessuales Geschehen dar. Je nach Setting sammeln die Teilnehmenden als ersten Schritt relevante Informationen zu ihren Herkunftsfamilien und stellen diese in einem detaillierten Genogramm dar (siehe auch McGoldrick u. Gerson 2000 u. McGoldrick 2013). Das Genogramm sollte neben Geburts- und Sterbedaten, Heirats- und Trennungsdaten auch Informationen zu Berufen, Erkrankungen und besonderen Ereignissen enthalten. Bereits diese Vorbereitung kann als therapeutische Intervention betrachtet werden, da die intensive Auseinandersetzung mit der eigenen Familie(-ngeschichte) meist neue Erkenntnisse und Perspektiven eröffnet.

Zu Beginn der gemeinsamen Arbeit in der Gruppe geht es darum, Erwartungen, Wünsche und Ziele der Gruppenarbeit zu besprechen und die Rahmenbedingungen festzulegen. Es versteht sich von selbst, dass Vertrauen, Offenheit und Vertraulichkeit in der Gruppe ebenso wichtig sind wie ein respektvoller und wertschätzender Umgang miteinander. Klient:innen, die sich gerade in einer akuten Krise befinden, sollten diese zunächst »sicher« bearbeitet haben, bevor sie sich für die Teilnahme an einer Familienrekonstruktion entscheiden.

Zu Beginn der Gruppenarbeit können verschiedene Themen aus dem Spektrum »Meine Familie und ich« vorbereitend bearbeitet werden (z. B. hypnosystemische Fantasierreisen in verschiedene Lebensphasen, familiäre Glaubenssätze, kürzere Interviews zu Rollen und Aufgaben in der Familie usw.). Familienrekonstruktionen können als »Hybrid« zwischen einzeltherapeutischer Arbeit unter Mithilfe der Gruppe und gruppentherapeutischer Arbeit verstanden werden. Sowohl die Arbeit der Klient:in (Protagonist:in) an eigenen Fragestellungen als auch die aktive Beteiligung der anderen (Repräsentant:innen) wie auch die gemeinsame Arbeit als Gruppe wirken therapeutisch. In ambulanten oder stationären klinischen Settings ist die Arbeit mit Familienrekonstruktionen in einer festen »Jahresgruppe«, die in regelmäßigen Abständen für etwa drei bis vier Stunden zusammenkommt, um die Rekonstruktionen durchzuführen, eine Möglichkeit.

Die Gruppe sollte nicht mehr als zehn bis zwölf Personen umfassen – eine ausgewogene Geschlechterverteilung wäre wünschenswert (ist aber nicht zwingend notwendig). Auch wenn sich die binären Vorstellungen von Geschlechtlichkeit langsam auflösen, erleben wir in Gruppen meist eine klare Positionierung in »weiblich« und »männlich«. Aus unserer Erfahrung heraus können Frauen durchaus auch männliche Repräsentanzen übernehmen – umgekehrt scheint dies eher Verwirrung zu stiften.

Eine festgelegte Struktur

Familienrekonstruktionen folgen einer (eher) festgelegten Struktur, die für alle Gruppenmitglieder gleich ist. Zu Beginn findet eine konkrete Auftragklärung zwischen der Klient:in und der begleitenden Therapeut:in statt. Dieses Gespräch beinhaltet neben der Frage nach dem »Anliegen« vor allem auch Absprachen darüber, wie eine hilfreiche Kooperation zwischen Klient:in, Therapeut:in und Gruppe erreicht werden kann. Darüber hinaus werden die zentralen Repräsentanzen (Double, Mutter, Vater) festgelegt.

Die vorgegebene Struktur umfasst folgende Bilder:

- Kennenlernen der Großeltern
- Geburt(en) der Kinder – Fokus auf dem »Eltern-Kind« der Protagonist:in
- innerfamiliäre Beziehungen zu besonderen Zeitpunkten (familiärer Lebenszyklus, besondere innerfamiliäre bzw. äußere Ereignisse)
- zeitunabhängiges Beziehungsbild
- Kennenlernen der Eltern
- Geburt(en) der Kinder in der Kernfamilie (Fokus: Protagonist:in)
- innerfamiliäre Beziehungen (besonders Mutter-Vater-Kind-Triade, Geschwister)
- Beziehungskonstellationen heute
- Interventionen (siehe Exkurs).

Während der Rekonstruktionsarbeit sollten die nichtbeteiligten Gruppenmitglieder ausschließlich beobachten. Anmerkungen, Kommentare und eigene Wahrnehmungen können in den abschließenden Runden wiedergegeben werden. Damit ist die Rekonstruktionsarbeit eine therapeutische Einzelarbeit in der Gruppe mit aktiver Beteiligung derselben.

Exkurs: Interventionen

Im Übergang von einer »Re-Konstruktion« zu einer »Neu-Konstruktion« braucht es häufig eine »De-Konstruktion« dessen, was war. Die Protagonist:innen haben das Bedürfnis, etwas auszusprechen, etwas zu klären, sich zu versöhnen oder etwas ganz anderes, und können dies exemplarisch im Dialog mit den Repräsentant:innen (probehalber) tun. In der therapeutischen Begleitung liegt die Verantwortung, zu ermutigen, zu stärken und zu unterstützen. Dabei ist manchmal eine sprachliche (oder auch rituelle) Verdichtung hilfreich.

Als zentrale Themen haben sich u. a. folgende Aspekte erwiesen: Ausdruck unerfüllter Wünsche und Erwartungen, Anerkennung der Berechtigung von (meist kindlichen) Bedürfnissen, Versöhnung und

Integration, Würdigung und Anerkennung (z. B. fremder Schicksale, besonderer Leistungen), Bewältigung von Schuld und Scham.

Wichtig erscheint mir hierbei, dass die begleitende Therapeut:in feinfühlig auf das Tempo und die Intensität der Interventionen achtet und die Grenzen der Klient:in (Protagonist:in) respektvoll wahrnimmt. Eine ausführliche Beschreibung möglicher Interventionen und Rituale finden sich in Crone (2018).

Die Arbeit in der Gruppe schließt mit zwei Abschlussrunden ab. Während in der ersten Runde etwas vor allem aus Perspektive der Repräsentant:innen noch Fehlendes ergänzt werden kann, soll in der zweiten Runde ein Bezug zur jeweils eigenen Familiengeschichte hergestellt werden. Diese zweite Runde kann auch genutzt werden, um die aktuellen Befindlichkeiten zu thematisieren und die Gruppensitzung abzuschließen. In der Nachbereitung der Rekonstruktionsarbeit empfehlen wir, jeweils drei und sechs Monate später in einer Gruppensitzung darüber zu sprechen, wie die Familienrekonstruktion nachgewirkt hat. Hierbei stehen vor allem Fragen nach relevanten Veränderungen im Leben der Protagonist:innen im Fokus. Auch die Frage, wie sich bedeutsame Beziehungen innerhalb und außerhalb der Familie verändert haben, können hilfreich sein. In manchen Familienrekonstruktionen wird ein (erneuter) Bedarf an einzeltherapeutischer Unterstützung deutlich. Dies sollte im Sinne eines Übergangs verantwortungsbewusst begleitet bzw. eingeleitet werden (können).

Ein Fall

Zur Veranschaulichung möglicher Anliegen, Themen und (Auf-)Lösungen, die im Rahmen einer Familienrekonstruktion bearbeitet und angeregt werden können, soll ein konkreter Fall beschrieben werden (ausführliche Fallbeschreibungen in Crone, 2018).

Georg (56) lebt in einer Partnerschaft mit seiner Frau und seinem 14-jährigen Sohn. Er hat sich in der Vergangenheit schon intensiv mit sich selbst und seinen »Themen« beschäftigt. Die Familienrekonstruktion ist für ihn zum einen Bestandteil seiner berufsbegleitenden Weiterbildung zum systemischen Berater, zum anderen sieht er hierin eine Chance für sein persönliches Wachstum. Er nimmt sich selbst als (übermäßig) ängstlich und besorgt wahr und wünscht sich in Zukunft mehr Leichtigkeit und Gelassenheit – vor allem auch im Umgang mit seinem Sohn.

In der Großelterngeneration (alle um 1900 geboren) wird deutlich, wie sehr die Geschehnisse im Ersten Weltkrieg und die daraus resultierenden Folgen in die Familie hineinwirken. Kriegsverletzungen, Armut, Alkohol und Gewalt tragen dazu bei, dass die Kinder weitgehend ohne feinfühlige, fürsorgliche Zuneigung aufwachsen und in vielem sich selbst überlassen bleiben. Georgs Mutter (*1926) wird 17-jährig 1943 ungewollt schwanger – der Kindsvater ist 34 Jahre älter. Auf Druck der Familie gibt die Mutter ihre Tochter zur Adoption frei und beendet die Beziehung. Der Kindsvater (später »Opa« genannt) verspricht, sein »Möglichstes« zu tun. Dieses Ereignis bleibt über viele Jahre ein gut gehütetes Geheimnis. Georg wird später der Einzige sein, der davon erfährt.

Georgs Eltern lernen sich 1945 in einem Tanzlokal kennen. Der Vater (*1927) wird mit dem »Volkssturm« (1942) eingezogen. Er kehrt 1947 mit schweren Verletzungen, körperlich und psychisch extrem geschwächt aus der Kriegsgefangenschaft zurück. Über die Erlebnisse im Krieg, in der Gefangenschaft und auf dem langen Fußmarsch nach Hause wird er zukünftig schweigen. Aufgrund seines labilen Gesundheitszustandes verbringt er zwei Jahre in einem Sanatorium. Die Hochzeit findet 1951 statt.

Die Eltern finden Arbeit und ein neues Zuhause in einer Wäscherei – diese gehört »Opa« (der hier vielleicht eine Chance der »Wiedergutmachung« sieht und das junge Paar unterstützt). Georgs Vater ahnt, dass es vor ihm einen anderen Mann im Leben seiner Frau gegeben haben könnte. Er weiß allerdings nicht, wer es war und auch von der erstgeborenen Tochter ahnt er nichts. Georgs Beschreibungen gehen auf seine Erinnerungen und Erzählungen zurück und lassen offen, wie mit den »Geheimnissen« in der Familie darüber hinaus umgegangen wurde.

Georg wird 1954 in ein Familiensystem hinein geboren, in dem es neben den mütterlichen und väterlichen Großeltern auch noch »Opa« gibt. Drei Jahre später kommt ein weiterer Sohn zur Welt. Im weiteren Verlauf ist es vor allem »Opa«, der sich um die Kinder kümmert, ihnen die Welt zeigt und erklärt. Die Eltern sind mit der Arbeit in der Wäscherei (und mit sich selbst) beschäftigt. Georg stellt die »besondere« familiäre Situation nicht infrage. Möglicherweise versteht das ausgesprochen sensible Kind intuitiv, dass »Fragen stellen« zu Schwierigkeiten führen könnte und irgendwie unerwünscht ist. Schon früh entwickelt Georg eine schwer zu beschreibende Sehnsucht nach einem älteren Geschwister.

Als Jugendlicher muss Georg viele Verluste verkraften: Nacheinander versterben erst »Opa« (1967), dann der Vater (1970) und der leibliche Opa (1971). Als Ältester fühlt er sich für die Mutter, die ihre Verluste mit Alkohol bewältigt und den jüngeren Bruder verantwortlich – mit 19 Jahren »hält er es nicht mehr aus« und zieht aus.

In der Familienrekonstruktion erlebt Georg eine (für ihn) sinnstiftende Neuerzählung seiner Geschichte. Die frühe Mutterschaft macht angesichts der angespannten Lage zum Ende des Zweiten Weltkrieges nun mehr Sinn – gibt sie doch so etwas wie Hoffnung in einer ausweglosen Lage. Seine Sehnsucht nach einem älteren Bruder versteht Georg nun (auch) als Sehnsucht nach seiner erstgeborenen Schwester (von der niemand weiß, wo und ob sie lebt). In der Rekonstruktion kann er sich »symbolisch« von seinem Vater und auch von »Opa« verabschieden. Deutlich wird ihm auch, welche große Rolle Tabus, Geheimnisse, Scham und Schuldgefühle in seiner Herkunftsfamilie gespielt haben und welches transgenerationale Erbe für ihn daraus entstanden sein könnte. Das alles wirkt erleichternd und befreiend.

Georg schließt die Familienrekonstruktion mit einem größeren Verständnis für sein eigenes »Gewordensein« und kann seine feinfühligen, sanften Anteile besser anerkennen und würdigen. Er bleibt ein »Suchender«.

Auch aus dieser Familiengeschichte ließen sich verschiedene Hypothesen verfolgen, die hier nicht benannt wurden. Wie sich eine »Geschichte« entwickelt, welche Themen betont und welche eher vernachlässigt werden, entscheidet vor allem die Klient:in mit ihrer Fragestellung. In der therapeutischen Leitung stellen wir gegebenenfalls zusätzliche Hypothesen – im Sinne eines Angebotes, welches abgelehnt werden darf, wenn es nicht passt – zur Verfügung. Aus unserer Erfahrung ist es günstig, wenn sich die Klient:innen auf ein Anliegen (Thema, Frage) fokussieren und nicht viele verschiedene Themen gleichzeitig bearbeiten. Dies gilt in unserem Verständnis auch für therapeutische Sitzungen.

Qualitätsmerkmale in der therapeutischen Leitung

In meinem 2018 veröffentlichten Buch habe ich mich für eine (neue) Wortschöpfung entschieden und die therapeutische Leitung »Beg-Leitung« genannt. Darin kommt zum Ausdruck, dass ich zwar die leitende Verantwortung für den Prozess ernst nehme und gleichzeitig in meiner Haltung eine kooperative Begleitung der Klient:innen einnehme. In diesem Sinne wird jede Familienrekonstruktion zu einem co-konstruktiven Geschehen zwischen Klient:in, Gruppe und Leitung. Der »Erfolg« der gemeinsamen Arbeit gehört somit allen Beteiligten.

Nazarkiewicz und Kuschik (2015) sind in ihrem umfassenden Werk der Frage nachgegangen, welche Qualitätsmerkmale oder -kriterien für die Leitung von Aufstellungsformaten gelten könnten. Neben einer fundierten therapeutischen Grundausbildung und hinreichend praktischer Erfahrung in der Arbeit mit Klient:innen und Gruppen, halten wir folgende Aspekte für bedeutsam:

- Auseinandersetzung mit der eigenen Herkunftsfamilie
- Erfahrungen und Hypothesen zu grundlegenden familiären Strukturen und Mustern
- Wissen über historische, gesellschaftliche, kulturelle und sozioökonomische Aspekte und deren Einflüsse auf innerfamiliäre Beziehungen
- Wissen über Traumatisierungen und Traumafolgestörungen (vor allem auch, um unerwünschte Traumakonfrontation zu vermeiden)
- Selbstreflexion und die Bereitschaft, eigene Muster und Denkstrukturen zu hinterfragen, und die Fähigkeit, eigene Emotionen wahrzunehmen und regulieren zu können
- Erfahrungen mit erlebnisaktivierenden Methoden.

Ein gewisses Maß an »Demut« gegenüber ungewöhnlichen Familienbiografien, manchmal paradox erscheinenden Entscheidungen und Mustern halten wir für ebenso hilfreich wie das grundlegende Interesse und ein gewisses Maß an Neugier am »tieferen Verstehen« zwischenmenschlicher Phänomene.

13 Multifamilientherapie – eine Chance zum systemübergreifenden Perspektivwechsel

Katja Scholz

Die Multifamilientherapie (MFT) ist in den USA in den 1940er- und 50er-Jahren entstanden. Als ihr »Vater« gilt Peter Laqueur, der in den 1950ern in New York mit schizophrenen Patient:innen gearbeitet hat und damals begann, deren Angehörige mit in die Behandlung einzubeziehen. Es zeigte sich schnell, wie sehr sowohl Patient:innen als auch Angehörige vom gemeinsamen Erfahrungsaustausch und der gegenseitigen Unterstützung profitierten und wie viel die Teilnehmer:innen voneinander lernten. Schnell zog der Ansatz weitere Kreise und wurde in den 70er-Jahren auch in Europa populär. So gründete Alan Cooklin ab 1975 das Marlborough Day Hospital in London, welches später von Eia Asen maßgeblich geleitet wurde. Die rasante Verbreitung seit den 1990er-Jahren im deutschsprachigen Raum ist den »Pionieren« der MFT, Eia Asen und Michael Scholz, zu verdanken.

Die MFT ist eine sehr alltagsbezogene und konkrete Therapiemethode. Sie vereint Konzepte und Techniken von Gruppen-, systemischer und Familientherapie sowie von Selbsthilfegruppen. Elemente aus der Verhaltenstherapie sowie psychodynamische und kindertherapeutische Ansätze werden ebenfalls unterstützend eingesetzt. Die MFT stellt eine effektive Intervention dar bei Familien mit Problemen wie Essstörungen, Sucht, Gewalt, Schulschwierigkeiten, Psychosen oder chronischen körperlichen Erkrankungen. In Deutschland gibt es viele MFT-Projekte, die an Kliniken, in der Jugendhilfe oder in Schulen angebunden sind.

Eine Vielzahl von Perspektiven

Die MFT macht sich gruppentherapeutische Wirkfaktoren zunutze, die auch in anderen Formen der Gruppentherapie zu finden sind. Sie bietet darüber hinaus aber die einzigartige Chance, alle Familienmitglieder in die Therapie einzubinden und sie im geschützten therapeutischen Rahmen in Interaktion untereinander und zu anderen Familien zu bringen. Die verschiedenen Perspektiven, Positionen und

Rollen innerhalb eines Familiensystems werden somit sowohl für die Therapeut:innen, die betroffene Familie und die anderen teilnehmenden Familien wahrnehmbar und können so innerhalb der Therapie begleitet und verändert werden.

Die Familien sollen dabei unterstützt werden, mithilfe der Gruppe andere Perspektiven zu entwickeln und ihre eigenen Ressourcen (wieder) zu entdecken. Während es für eine Einzelperson oder eine Familie oft schwierig ist, die eigene Perspektive zu verändern, gibt es in einer Gruppe von Familien eine Vielzahl von differenzierten Außenperspektiven. Ziel der Arbeit ist es, dass die einzelnen Familien und ihre Mitglieder die Potenz der Gruppe als Chance für sich selbst erleben. Wenn es gelingt, eine gute Gruppenkohäsion herzustellen, können die Familien sich öffnen und eine Veränderungsbereitschaft entwickeln. Die aktive Einbeziehung der Familien bei der Wahrnehmung eines ähnlichen Problems bei ihrem Gegenüber stärkt auch das eigene Selbstwertgefühl. Dadurch werden sie offener auch für diejenigen Möglichkeiten der Veränderung, für die sie bei sich selbst blind sind. Wenn sechs oder sieben Familien für Stunden, Tage oder Wochen miteinander arbeiten, können sie voneinander lernen, sich gegenseitig motivieren und inspirieren, ihre eigenen Ressourcen wieder entdecken und aus ihrer sozialen Isolation sowie dem Erleben von Stigmatisierung herausfinden. In der MFT-Gruppe sitzen alle Familien »im gleichen Boot« und treten daher häufig viel weniger defensiv auf.

Die Schwierigkeit, eigene Erfahrungen mit dem Kind für sich selbst zu nutzen, löst sich auf bei der Sicht auf ähnliche Probleme bei anderen. Die Teilnehmer:innen sehen sich im Erleben der anderen gespiegelt – eine Reflexion von deren Verhalten wird damit automatisch zur Selbstreflexion. Bei guter Gruppenkohäsion wird dieser Effekt zum wichtigsten Wirkfaktor der MFT und begründet deren Stärke.

Die MFT als alltagsnahe Therapieform

Im Therapieprozess werden die Teilnehmer:innen automatisch Verhaltensweisen und Interaktionsmuster produzieren, die sie in gleicher Weise auch im Alltag erleben. Durch konkrete Interventionen seitens der Therapeut:innen, aber auch seitens der anderen Familien, werden diese greifbar und auch für die Betroffenen beobachtbar. Auf dieser Grundlage können sowohl beim betroffenen Kind oder Jugendlichen als auch bei den Eltern Verhaltensänderungen angeregt werden.

Hier werden die verschiedenen Möglichkeiten der MFT, unterschiedliche Konstellationen von Kleingruppen zu kreieren, genutzt. So kann man die Teilnehmer:innen z. B. in eine Väter-, Mütter- oder eine Kindergruppe einteilen. Die einzelnen Familienmitglieder können aber auch so getauscht werden, dass komplett neue »Leihfamilien« entstehen. Der Effekt dieser zeitweiligen »Adoptionen« ist, dass es Eltern häufig eher gelingt, Themen zu bearbeiten, wenn das eigene Kind nicht unmittelbar dabei ist. Dies ermöglicht allen Beteiligten, eingefahrene Muster und Interaktionen zu überwinden und konstruktiv an der Lösung von Problemen zu arbeiten. Kinder und Jugendliche wiederum können wesentlich kreativer und professioneller Lösungen erarbeiten, wenn sie als Berater:innen für fremde Eltern fungieren. Die Ergebnisse der einzelnen Arbeitsgruppen werden im Plenum zusammengetragen. Hier besteht die Möglichkeit, eigene Verhaltensweisen zu hinterfragen und Verständnis für das Verhalten des eigenen Kindes bzw. der eigenen Eltern zu entwickeln. Nicht selten relativiert sich damit die von den Familien erlebte Belastung.

Ein besseres Verständnis für das Verhalten der anderen Familienmitglieder kann ebenfalls über einen »Rollentausch« zwischen Eltern und Kindern angeregt werden. In einer MFT-Gruppe mit Familien, deren Kinder eine Essstörung aufweisen, kann so z. B. der Auftrag erteilt werden, dass die essgestörten Patient:innen die Rolle eines Elternteils übernehmen und diesen davon überzeugen müssen, eine bestimmte Mahlzeit zu sich zu nehmen. Währenddessen »spielt« der Elternteil die Patient:in und wird mit allen Kräften und Mitteln versuchen, diese Mahlzeit zu umgehen. Beide Seiten erleben so ganz »live« eine Mahlzeitensituation aus der jeweils anderen Perspektive.

Die MFT möchte die bestehenden Schwierigkeiten möglichst alltagsnah behandeln und setzt daher dicht an der Lebensrealität der Familien an. Im Schonraum der Gruppe können Familien eigene Verhaltensweisen reflektieren und neue Verhaltensweisen ausprobieren und einüben. Ziel ist es, das Gelernte in den Alltag und das häusliche Umfeld zu transportieren, um auch dort kompetent mit dem herausfordernden Verhalten des Kindes umgehen zu können. Beim nächsten Zusammentreffen können innerhalb der MFT-Gruppe dann die Erfahrungen ausgetauscht und ausgewertet werden.

Im Rahmen einer Therapie für essgestörte Patient:innen werden z. B. Mahlzeiten in der Gruppe gemeinsam eingenommen, um so den Familien neue Handlungsmöglichkeiten in den Essenssituationen aufzuzeigen. Um Familien Hilfestellung im Umgang mit schuldistanzierten oder in der Schule verhaltensauffälligen Kindern und Jugendlichen zu geben, hat es sich als günstig erwiesen, die MFT direkt in den Räumlichkeiten der Schule stattfinden zu lassen (»Familienklassenzimmer«). So können in kritischen Situationen, die hier genauso wie im Alltag der Familien entstehen, die Perspektiven und Meinungen der anderen Familien eine Hilfestellung zur Lösung bieten.

Es hat sich gezeigt, dass Familien bei guter Gruppenatmosphäre und einer ihnen vertrauten Problemlage sich gegenseitig alltagsnäher und praxisbezogener unterstützen können, als es uns professionellen Helfern je möglich ist.

Rolle der Therapeut:innen

Die MFT-Therapeut:innen regen diese Prozesse an und begleiten sie. Durch ihre spezifischen Interventionen aktivieren sie Gruppenprozesse. Unter ihrer Anleitung geben die Teilnehmer:innen den anderen Familien Rückmeldungen. Entgegen der häufigen Erwartung der Teilnehmer:innen – gerade zu Beginn einer neuen Gruppe – sind nicht die Therapeut:innen, sondern die Familien die Expert:innen und Ratgeber:innen und stehen einander für Austausch und Hilfestellungen zur Verfügung. Die MFT-Therapeut:innen regen dies an, moderieren und supervidieren. Zu Beginn nehmen sie eine aktive und flexible Rolle ein. Im Verlauf der MFT können die Therapeut:innen zu einer eher zurückhaltenden Rolle übergehen und sich auf den therapeutischen »Rücksitz« begeben, denn die Familien übernehmen füreinander den Großteil der Arbeit.

Die Haltung der Therapeut:innen sollte von Empathie und Annahme ohne Schuldzuweisung geprägt sein. Sie betrachten es als ihre Aufgabe, für die (sowohl reale als auch emotionale) Sicherheit der Teilnehmer:innen zu sorgen, ein gutes Gruppenklima zu schaffen und die Gruppe in ihrem Prozess zu lenken. Im Gegensatz zu traditionellen Therapiemethoden, in denen die Helfer:innen eine fürsorgliche und betreuende Rolle einnehmen und die Verantwortung an die Helfer:innen delegiert wird, folgt die MFT stets dem Grundsatz, dass die Verantwortung für das Kind bei den Eltern liegt. Die Therapeut:in betrachtet sich nicht als »besserer Elternteil«, sondern unterstützt die Eltern, ihre Verantwortung unbedingt wahrzunehmen. Auch wenn die Helfer:innen und Therapeut:innen in bestimmten Situationen vielleicht pädagogischer zu handeln oder reagieren wüssten, ist es von zentraler Bedeutung, im Beisein der Kinder die Verantwortung an die Eltern zu übergeben. Wenn sie den Eltern die Verantwortung abnehmen, bedeutet das eine Konkurrenz um das Kind und damit eine Entwertung der Eltern.

Vielmehr versteht sich die MFT-Therapeut:in als »Übersetzer:in« zwischen den Kindern und ihren Eltern, aber auch zwischen den Elternteilen oder zwischen verschiedenen Familien. Sie hilft, Sorgen und Kümmernisse für die andere Seite wahrnehmbar und verständlich zu machen und unterstützt die Eltern so dabei, mehr und mehr Kompetenz im Umgang mit der Störung ihres Kindes zu entwickeln. Elterliche Kompetenz bedeutet hier vor allem, auch unter Alltagsbelastungen die oft gestörte emotionale Bindung tragfähig gestalten zu können und dabei die Kontrolle über den Umgang mit der Störung zu haben. Die oft anzutreffende »Pseudoharmonie« soll zu wachsender Konfliktfähigkeit hin verändert werden, welche durch eine eine sichere emotionale Bindung getragen wird.

Durch die zunehmende Fähigkeit, den Umgang mit Konfliktsituationen positiv zu verändern, werden depressive Belastungsreaktionen der Eltern – wie z. B. Schuld- und Ohnmachtsgefühle ob des Erlebens der eigenen Grenzen (nicht für das normale Essen des Kindes, für einen regelmäßigen Schulbesuch ... sorgen zu können) – reduziert.

Die therapeutischen Interventionen sind zu Beginn der Therapie strukturiert und am Manual orientiert. Aktuelle Störungen haben jedoch Vorrang. Für diesen Ablauf sind die Therapeut:innen verantwortlich. Während des gesamten Behandlungszeitraums wird immer wieder auf aktuelle Geschehnisse aus dem Kontext der Familien eingegangen. Besonders wichtig ist es, kritische Zeiten über das gesamte Jahr thematisch einzubeziehen (z. B. Weihnachtsfeiertage, Schulbeginn, Geburtstag, Familienfeste, ...), ebenso individuelle Krisenzeiten (z. B. Entlassung von der Station, Wiedereingliederung in die Heimatschule, ...).

Zum Ablauf der MFT

Eine Multifamiliengruppe durchläuft drei Phasen der Therapie. Die erste Phase ist symptomorientiert, motivations- und gruppenkohäsionsfördernd. Sie hat das Ziel, dass Eltern die Verantwortung für die krankheitsspezifischen Besonderheiten ihres Kindes übernehmen und den Umgang damit erlernen können, und zwar durch angemessene Grenzsetzungen und familiäre, haltgebende Versöhnungsleistungen. Individuelle und familiäre Probleme werden in dieser ersten Phase nicht fokussiert. Eine zu frühe Bearbeitung ohne hinreichende Motivationsbildung und Gruppenkohäsion kann überfordern und zu Behandlungsabbrüchen führen.

In der zweiten Phase werden Elemente aus der ersten vertiefend fortgeführt. Familienbeziehungen und interaktionen rücken in den Vordergrund. Der Schwerpunkt wird jedoch zunehmend beziehungsorientierter. Die Krankheit oder den Krankheitsverlauf beeinflussende Familieninteraktionen werden transparenter. Motivation für Veränderungen wird entwickelt und der Alltagstransfer erprobt. Die Beziehungs- und Interaktionsmuster umfassen Hierarchieverschiebungen, Kommunikationsstörungen, emotionale Verstrickungen, Symbiosen, Koalitionen, Triangulationen sowie Pseudoharmonien. Die psychodynamischen Funktionen der Störung für die Indexpatient:in wird vor dem Hintergrund des familiären Kontextes reflektiert. Ressourcen der Familie werden gefördert und alternative Zielorientierungen entwickelt. Falls erforderlich, werden jetzt auch lebens- und familiengeschichtliche Einflüsse bearbeitet.

Die dritte Phase widmet sich der Rückfallprophylaxe und eventuell stagnierenden Behandlungsverläufen sowie der Verabschiedung. Sie ist zukunftsorientiert und baut auf den ersten beiden Phasen auf. Ziel ist der angemessene Umgang der Familie mit Stagnation und Rückschritten. Des Weiteren wird eine Rückfallprophylaxe erarbeitet bzw. die Familie befähigt, mit einem eventuellen Rezidiv umzugehen. Außerdem werden psychodynamische Aspekte der Krankheit mit den Betroffenen und – soweit notwendig – unter Einbeziehung der Familie intensiver als in der zweiten Phase bearbeitet (z. B. lebensgeschichtliche Ursachen, Funktionen der Krankheit bzw. Störung, alternative Selbstwertkonzepte usw.).

Neben den speziellen Therapiemodulen werden auch therapeutische Interventionen wie Gesprächsrunden in der Großgruppe, der Elterngruppe und der Patient:innengruppe sowie Entspannungsübungen und Ergotherapie angewendet. In der dritten Therapiephase werden – je nach Bedarf – Therapiemodule der ersten oder zweiten Phase wiederholt. Aktuelle gruppeninterne Themen werden lösungsorientiert bearbeitet.

Rahmenbedingungen, Voraussetzungen und Grenzen

Die MFT kann sowohl im ambulanten als auch teilstationären oder vollstätionären Rahmen angeboten werden. Ebenso findet sie sowohl in geschlossenen als auch in halboffenen Gruppen statt. In einer solchen halboffenen MFT-Gruppe profitieren die neuen Teilnehmer:innen von den bereits »erfahrenen« Familien, indem diese ihnen Mut machen und ihre bereits erreichten Meilensteine für die neuen Mitglieder erfahrbar machen. In den meisten Fällen handelt es sich um Gruppen, in denen die Kinder bzw. Jugendlichen die Indexpatient:innen sind. In Ausnahmefällen gibt es auch Gruppen mit Eltern als Indexpatient:innen (z. B. wurden bereits MFT-Gruppen für Kriegsveteranen angeboten).

Die Abläufe von MFT-Gruppen unterscheiden sich je nach Setting, thematischem Fokus, Gruppenzusammensetzung und organisatorischen Rahmenbedingungen. In Abhängigkeit vom Setting (ambulant vs. [teil]stationär) kann die Dauer einer Gruppensitzung zwischen zwei Stunden und einer ganztägigen Therapieeinheit variieren. Unabhängig von ihrer Länge folgt eine Einheit jedoch immer einem strukturierten Ablauf, an den die Familien sich gewöhnen. Meist wird der gemeinsame Beginn und auch das Ende der Therapieeinheit mit einem Ritual gestaltet.

Die Angebote an MFT-Programmen reichen von hochstrukturierten Konzepten, welche von allen Patient:innen, unabhängig von ihrem Krankheits- bzw. Störungsbild, gleichermaßen durchlaufen werden, bis hin zu Abläufen, die mit Fokus auf das zu behandelnde Störungsbild entwickelt und daran angepasst wurden.

Die Gesamtdauer der Behandlung ist ebenfalls unterschiedlich und ist abhängig vom Störungsbild und dem Setting, in dem die Behandlung stattfindet. So gibt es MFT-Programme, die über mehrere Wochen am Stück mit bis zu fünf Behandlungstagen pro Woche stattfinden. Es gibt aber auch Gruppen, die sich über einen längeren Zeitraum einmal pro Woche für zwei Stunden zusammensetzen, oder auch Programme, die als Intervallbehandlung laufen, wo ganztägige Therapieeinheiten auf zwanzig Behandlungstage im Jahr verteilt sind.

Zwingende Voraussetzung für die Aufnahme in eine MFT-Gruppe ist immer die Teilnahme von mindestens einem Elternteil. Eine begleitende Einzeltherapie ist empfehlenswert. Die MFT versteht sich als ergänzende Behandlung, die durch die Therapeut:innen und die Interaktionen zwischen den Familien Anreize zum Perspektivwechsel und zur Veränderung setzt. Um diese Ideen in den Alltag zu transportieren und die angestoßenen Veränderungen dort dauerhaft zu verankern, sollten die gesetzten Impulse in den Einzeltherapien aufgefangen und weiterbearbeitet werden. Sonst besteht die Gefahr, dass sie unbearbeitet verfliegen und der Effekt der MFT-Arbeit weniger nachhaltig ist.

Ebenfalls notwendig, für eine wirksame MFT-Arbeit ist eine – zumindest weitestgehend – regelmäßige Teilnahme der Familien an den Gruppenterminen sowie – gerade zu Beginn der Behandlung – nicht allzu große Abstände zwischen den Terminen, damit die Gruppe sich gut kennenlernen und ein Gemeinschaftsgefühl entwickeln kann. Die MFT lebt von der Interaktion zwischen verschiedenen Familiensystemen. Um einen hinreichenden Austausch zwischen verschiedenen Familien zu garantieren, sollte eine Mindestzahl von ca. sechs bis acht Familien pro Gruppe erreicht werden.

Ausreichende Sprachkompetenz bei den Teilnehmer:innen wird im Allgemeinen vorausgesetzt, bei Nichtmuttersprachler:innen wäre im Einzelfall zu überprüfen, inwiefern eine Zuhilfenahme von Dolmetscher:innen sinnvoll erscheint.

Bestimmte Störungsbilder bzw. Problematiken erschweren die MFT-Arbeit oder schließen sie sogar aus. So ist z. B. eine Teilnahme bei akuten Abhängigkeitserkrankungen (sowohl Alkohol- als auch Substanzabhängigkeiten) kaum möglich, da die Eltern in der Lage sein müssen, auch innerhalb des Gruppenkontextes Verantwortung für ihr Kind zu übernehmen, Gruppenfähigkeit immer vorausgesetzt werden muss und die Behandlung einer akuten Belastungssituation der Eltern den Rahmen der Gruppe sprengen würde. Gleiches gilt für psychotische Störungsbilder im akuten Stadium.

Durch das sich unter den Teilnehmer:innen entwickelnde Vertrauen entsteht ein positiver Gruppendruck, der es sowohl den Kindern und Jugendlichen als auch ihren Eltern möglich macht, sich aus ihrer Komfortzone herauszutrauen und sich an Veränderungen heranzutasten. Um diese Basis schaffen bzw. erhalten zu können, müssen Problemkreise, die dem Aufbau von Vertrauen und dem Zusammenhalt der Gruppe entgegenstehen, aus der MFT-Arbeit ausgeklammert werden. Eine Teilnahme an einer MFT-Gruppe, wenn z. B. sexueller

Missbrauch innerhalb der Familie oder der Verdacht hierauf vorliegt, ist daher ausgeschlossen.

Grundsätzlich gilt es immer im speziellen Fall einzeln zu prüfen, ob die Familie für die jeweilige Gruppe geeignet ist – u. U. empfiehlt es sich, hier gegebenenfalls auch mit der behandelnden Therapeut:in des betreffenden Elternteils Rücksprache zu halten.

Teil 4: Zielgruppen

14 Gruppentherapie in Aktion – Systemisch-lösungsfokussierte Gruppentherapie mit Kindern und Jugendlichen

Manfred Vogt

Systemische Gruppentherapie

Systemische Gruppentherapie in psychotherapeutisch-psychiatrischen Kontexten ist seit Jahren ein verbreitetes und wirkungsvolles Verfahren (vgl. Caby 2002b, Fehlinger 1994, Molter u. Hargens 2006). Im Bereich der Kinder- und Jugendlichenpsychotherapie sind aktuell insbesondere das Vorgehen der Multifamilientherapie (Spierling u. Orban 2020) sowie die Arbeit mit den Reflecting Families (Hubert-Schnelle 2020) attraktiv.

Neben familienorientierten gruppentherapeutischen Vorgehensweisen liegen unterschiedliche thematische Gruppentherapiekonzepte vor. Da gibt es die Mutmachgruppe für Kinder (Brächter u. Fleming 2009), Gruppentherapie für Kinder in Trennungs- und Scheidungssituationen ihrer Familien (Friedrichs 2009), Gruppen für essgestörte Kinder und deren Eltern (Steiner u. Kupferschmid 2009), Kindergruppentherapie zur Förderung von Schutzfaktoren und Bindungssicherheit (Rahm 2009), therapeutische Trainingsgruppen für Kinder und Jugendliche mit der Diagnose ADHS (Krowatscheck u. Krowascheck 2005, Reveland 2009), Gruppentherapie für Kinder psychisch kranker Eltern (Spierling u. Orban 2020) sowie gruppentherapeutische Interventionen für Schulklassen (Caby 2009, siehe auch Kofler und Burghardt-Distl in diesem Band).

Setting-Variablen in der Gruppentherapie

In der Kinder- und Jugendlichengruppentherapie kommt einzelnen Aspekten des Settings eine besondere Bedeutung zu:

a) Die Gruppengröße: Kleine Gruppen können durch eine hohe Intensität für die einzelnen Klient:innen eher als bedrohlich erscheinen, da sie schließlich intim und doch im öffentlichen Rahmen mit anderen zusammenarbeiten. Gruppen mit einer größeren Anzahl ab sechs Teilnehmer:innen können wiederum die Aufmerksamkeit und Konzentrationsfähigkeiten übermäßig fordern.

b) Die Sitzungsfrequenz ist bei Kindern und Jugendlichen bevorzugt auf einen wöchentlichen oder vierzehntätigen Abstand zu gestalten. In stationären Settings finden in der Regel wöchentliche Gruppentherapiesitzungen statt, während in ambulanten Settings auch in vierzehntägigen Abständen gearbeitet wird. Das hat den Vorteil einer insgesamt länger andauernden Begleitung der Klient:innen, allerdings möglicherweise um den Preis, dass das vertrauliche Zusammenfinden in der Gruppe in jeder neuen Sitzung mehr Zeit und Raum in Anspruch nimmt.

c) Die Therapiekontexte, ob ambulant oder stationär, beeinflussen auch die Frage der offenen oder geschlossenen Gruppe. Geschlossene Gruppen im Rahmen eines Programms oder Trainings haben den Vorteil, dass sich alle beteiligten Klient:innen jeweils auf einem ähnlichen Stand innerhalb des Gruppengeschehens befinden und vertrauensvolle Beziehungen herausbilden, die ein anderes emotionales Spektrum ermöglichen, als es in offenen Gruppen möglich ist. Offene Gruppen haben den Vorteil, dass durch das Hinzukommen und Verabschieden von neuen und »alten« Klient:innen immer wieder »neuer frischer Wind« in die Gruppe kommt. Dieser kann einerseits belebend und konstruktiv verstörend, gleichzeitig auch störend verstörend wirken, da intime Beziehungen immer wieder neu aufzubauen sind und möglicherweise gruppentherapeutische Themen unter dem Klima der Instabilität untergeordnet werden.

d) Die Sitzungsdauer für Kinder und Jugendliche sollte zwischen 60 und 90 Minuten liegen. Ein strukturiertes Programm, das zwischen interaktionalen, spielerischen und spaßbetonten Übungen zum Spannungsauf- und abbau wechselt, sowie zeitlich überschaubare, kreativ gestaltete Themenrunden erleichtern den jungen Klient:innen die konzentrierte Teilnahme.

e) Die Sitzungsstruktur folgt in den meisten Fällen einem Ablaufschema, das mit einer Anfangsrunde beginnt, dem häufig als »Wetterbericht« bezeichneten Einstieg. Hier wird über die aktuelle Befindlichkeit und über mögliche Nachträge aus vorangegangenen Sitzungen gesprochen. Danach folgt die thematische Arbeit gemäß den Zielen und dem Programm der Gruppe und/oder eine gezielte Einzelarbeit mit einem Gruppenmitglied, bei der die restlichen Gruppenmitglieder möglicherweise in einer Systemaufstellung oder als Rollenspielteilnehmer:innen assistieren bzw. als Außenkreis im Sinne eines reflektierenden Chors einbezogen sind. Zum Beenden wird häufig eine reflexive Schlussrunde durchgeführt, in der die Lernerfahrungen hervorgehoben und möglicherweise aufgetretene weiterführende Fragen formuliert werden.

Perspektiven einer systemisch-lösungsfokussierten Therapietheorie und Praxis

Systemisch-lösungsfokussierte Therapiepraxis sieht sich häufig der Kritik ausgesetzt, beliebig eingesetzt zu werden. Als Grundlage einer Therapietheorie werden die nach Haken und Schiepek (2006) formulierten »generischen Prinzipien« bemüht, die in der Praxis deskriptiv unverbunden genutzt werden.

> »Die Annahme, Systeme seien nicht instruierbar und im Wesentlichen selbst-organisiert, enthob scheinbar die praktisch arbeitenden Fachleute von der Pflicht und Notwendigkeit, genauer darüber nachzudenken, mit welcher Begründung sie tun, was sie tun. Salopp gesagt, erleichtert es die Arbeit, wenn man den eigenen Einfluss als gering einschätzt, dass die eigene Arbeit dadurch auch beliebig wird, scheint ein Nebeneffekt, der in Kauf genommen wird« (Borst 2020, S. 96).

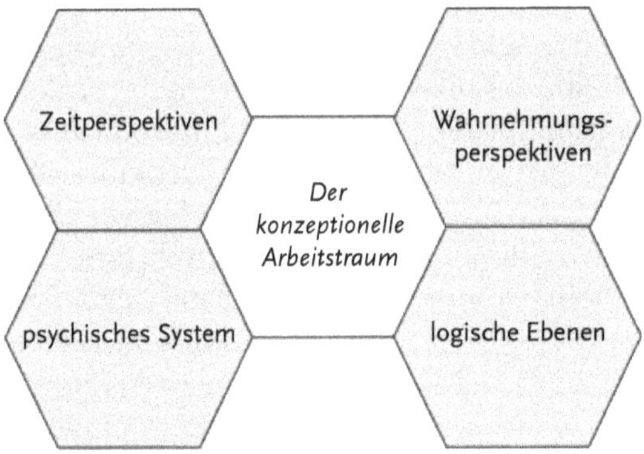

Abb. 7: Der konzeptionelle Arbeitsraum

Der konzeptionelle Arbeitsraum hilft situationsbezogen beim therapeutischen Navigieren. Er funktioniert wie ein mehrdimensionaler Kompass. Am Beispiel der Skalierungsfrage zu Anfang einer therapeutischen Gruppenstunde, deren Thema die Evaluation der persönlichen Entwicklung beinhaltet, sehen wir, welche Dimensionen angesprochen und vertiefend genutzt werden können (Abb. 7). Wenn beispielsweise die Zahl 7 als Antwort genannt wird, könnte das therapeutische Gespräch folgendermaßen aussehen:

THERAPEUTIN Auf einer Skala von 1 bis 10 steht die 10 dafür, dass du »deine Sachen gut machst« (z. B. in der Schule mitarbeiten, Medikamente einnehmen), und 1 bedeutet das Gegenteil. Wo auf der Skala stehst du?

KLIENT 7.

THERAPEUTIN Wow, 7!

Nutzen wir nun die unterschiedlichen Perspektiven, so ergeben sich vertiefende Explorationsfelder zum weiteren Gestalten des Interviews.

Zeitperspektiven: Vergangenheit, Gegenwart und Zukunft

Die Zeitperspektiven helfen uns, Narrative der Klient:innen für ihre progressiven und regressiven Anteile nachzuvollziehen. Sind sie vergangenheits- oder zukunftsorientiert?

Weiterführende Fragen können für unser Beispiel lauten:

- Vergangenheit: *Was ist passiert, dass du bei 7 bist?*
- Gegenwart: *Was ist heute aktuell möglich, was vorher vielleicht nicht möglich war?*
- Zukunft: *Wie wird sich die 7 auf deine Zukunft auswirken?*

Die Triade des Psychischen

Kognitionen, Emotionen und Motionen (Bewegungen, Handlungen) können nicht losgelöst voneinander betrachtet werden, sondern beeinflussen sich gegenseitig. Denken, Fühlen und Handeln bilden eine *triadische Einheit* des Psychischen (Grawe 1998).

Weiterführende Fragen in unserem Beispiel können lauten:

- Denken: *Welche Gedanken gehören zur 7 dazu?*
- Fühlen: *Wie fühlst du dich auf der 7?*
- Handeln: *Was tust du jetzt, wo du bei 7 bist?*

Wahrnehmungsperspektiven

In der zirkulären Interviewführung der Systemischen Therapie nach Simon und Rech-Simon (2013) werden die unterschiedlichen Wahrnehmungsperspektiven bewusst genutzt, um Unterschiede zu generieren.

In unserem Beispiel können weiterführende Fragen lauten:

1. Wahrnehmungsperspektive: *Woran merkst du, dass du bei 7 bist?*
2. Wahrnehmungsperspektive: *Woran merkt dein bester Freund, dass du bei 7 bist?*
3. Wahrnehmungsperspektive: *Was sehen andere, was zwischen dir und deinem Freund anders ist, wenn du bei 7 bist?*

Das Modell der logischen Ebenen

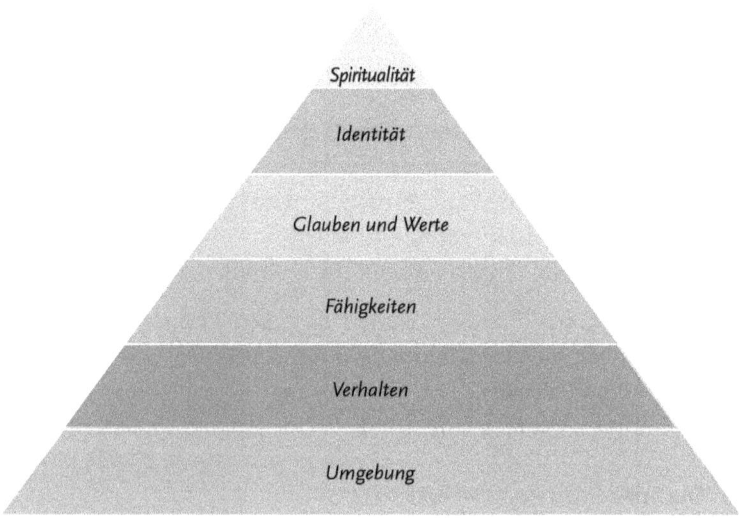

Abb. 8: Die logischen Ebenen (nach R. Dilts 1993)

In seinen Ausführungen über das Lernen spricht Bateson (1985) von logischen Typen und »natürlichen« Hierarchien von Klassifikationen, die das Verarbeiten von Informationen beim Lernen organisieren. Alle Ebenen wirken durch permanente Rückkopplungsprozesse wechselhaft auf sich selbst. Mit den logischen Ebenen lässt sich das wesentliche Erleben einer Persönlichkeit modellhaft skizzieren. Änderungen auf einer höheren Ebene beeinflussen unwillkürlich die Organisationsprozesse auf den unteren Ebenen. In einem Top-down-Modell wird davon ausgegangen, dass eine Lernerfahrung umso leichter die darunterliegenden Ebenen beeinflusst, je höher sie hierarchisch angesiedelt ist, während Lernerfahrungen auf niederen Ebenen nicht automatisch zu einem Wandel auf höheren Ebenen führen. Dilts (1993) formuliert ein Modell der logischen Ebenen, die wie in Abbildung 8 von unten nach oben angelegt sind.

Beispielhaft beschreiben wir im Folgenden auf den verschiedenen Ebenen die Situation der 15-jährigen Rhonda, die an Neurodermitis erkrankt ist (vgl. Vogt et al. 2020).

Ebene der Umgebung: *Wo und wann sind Erfahrungen angesiedelt (familiärer, sozialer oder kultureller Kontext)?* Sie bildet die unterste Ebene des Modells. Menschen leben in einer Umgebung, die sie beeinflusst und die sie selbst wiederum beeinflussen. Umgebungsfaktoren sind psychosoziale, kulturelle, klimatische, gesellschaftliche und natürliche Faktoren.

> Rhonda schränkt ihren Aktionsradius ein, indem sie mehr und mehr im Haus bleibt. Rhonda lernt starke Sonnenstrahlen zu vermeiden und sich mehr in ihrem Zimmer aufzuhalten. Ihre Eltern helfen ihr, ihr Zimmer attraktiv zu gestalten.

Ebene des Verhaltens: *Was und wie wird gehandelt (Handlungen, Aktivitäten, Verhalten, Reaktionen)?* Die Verhaltensebene ist unmittelbar mit der Umgebung verknüpft. Alles Handeln wirkt in der Umgebung und ist direkt von ihr beeinflusst. Kinder in der Stadt lernen andere Verhaltensregeln als Kinder, die auf einem Bauernhof mit Tieren groß werden.

> Rhonda hat früher häufig außerhalb des Hauses gespielt und sich oft verabredet. Jetzt verabredet sie sich mithilfe von elektronischen Medien. Zudem lernt Rhonda, ihre Haut zu pflegen, ihre Hände bei auftretendem Juckreiz zu kontrollieren. Sie hört jetzt mehr Musik als früher und erprobt sich in Yogaübungen.

Ebene der Fähigkeiten: *Was kann ich wie realisieren (Stärken und physiologische und psychische Ressourcen, Resilienz, Lernkompetenzen)?* Fähigkeiten sind die Voraussetzungen von Verhalten. Die Fähigkeit sich auf zwei Beinen zu bewegen ermöglicht das Laufen, Rennen, Stehen und den Gebrauch der Hände für alle möglichen Handlungen, die der Säugling im frühen Entwicklungsalter krabbelnd nicht realisieren kann. Die Fähigkeit sich auf zwei Beinen zu bewegen erhöht die Wahlmöglichkeiten des Kindes.

Rhonda hilft ihre Fähigkeit, sich selbst zu disziplinieren. Dadurch gelingt es ihr, aktiv Entspannungspausen einzulegen und Yogaübungen zu lernen. Dies wirkt sich positiv reduzierend auf die Häufigkeit des Hautkratzens aus.

Ebene von Glauben und Werten: *Was ist wichtig? Was ist wertvoll und wozu (Ethik, Moral, Bekenntnis)?* Auf dieser Ebene organisieren wir Wertvorstellungen, Überzeugungen und Glaubenssätze. Verhalten wird reflektiert und begründet. Wenn ein Kind zunächst seine Fähigkeit nutzt, um im Wasser zu schwimmen, dann lernt es, daran zu glauben, dass es das kann. Wenn es dann überzeugt ist, sich autonom im Wasser bewegen zu können, dann kann es in ganz unterschiedliche Gewässer gehen, schwimmen, spielen, springen und tauchen.

Rhonda ist ihr Aussehen sehr wichtig. Sie glaubt, dass sie durch ihre äußere Attraktivität anziehend auf andere wirkt. Einschränkend verliert sie dabei manchmal ihre innere Attraktivität, wie ihre Intelligenz, Sprachgewandtheit und Empathiefähigkeit, aus dem Sinn und ihre Aufmerksamkeit auf ihre Haut wirkt für andere übertrieben.

Ebene der Identität: *Wer und was bin ich (als Tochter, als Partnerin, als Freundin, als Schülerin)?* Auf dieser Ebene finden wir Kernannahmen über uns selbst, wer wir sind.

Rhonda erlebt sich als gute Schülerin und verlässliche Freundin. Manchmal fühlt sie sich als Verliererin auf dem Schulhof und versteckt sich hinter anderen. Sie möchte gern eine Freundin von einem Jungen sein und am liebsten raus aus ihrer Haut. Dann erinnert sie sich, dass das medizinische Personal sie als vorbildliche Patientin bezeichnet, woraus sie Selbstvertrauen schöpft.

Ebene der Spiritualität: *Wo komme ich her und wo gehe ich hin (Zugehörigkeit, Mission, Religion)?* Hier erfahren wir in Gedanken, Gefühlen und Handlungen die Auseinandersetzung zwischen uns und der Welt, das Erleben Teil eines größeren Ganzen zu sein, das Bewusstsein eine Mission zu verfolgen.

Rhonda erlebt sich als gute Patientin im medizinischen Kontext. Wohlwollende Wertschätzung ihrer ausgeprägten Compliance führt dazu, dass sie sämtliche Angebote der Medizin annimmt und ausprobiert. Sie fühlt sich unterstützt und dem medizinischen System zugehörig.

Anschlussfragen mit den logischen Ebenen können lauten:

Spiritualität

Wie beeinflusst die 7 möglicherweise dein Zugehörigkeitsgefühl zu einer erlebten sozialen Gruppe, wie einem Freundeskreis?

Identität

Wie wirkt sich die 7 auf dein Selbstverständnis als junge Frau aus?

Glauben und Werte

Was ist jetzt möglicherweise wichtig oder unwichtig geworden, seitdem du auf der 7 bist?

Fähigkeiten

Welche Fähigkeiten tragen dazu bei, die 7 zu halten?

Verhalten

Was machst du jetzt anders, wenn du auf der 7 bist?

Umgebung

Wie wirkt sich die 7 in deiner Umgebung aus, z. B. in der Schule oder im Sportverein?

Systemisch-lösungsfokussierte Gruppentherapie in Aktion: Auf Entdeckungstour gehen

Am Beispiel einer therapeutischen Gruppe von acht Kindern zwischen sechs und zwölf Jahren zur Biografiearbeit wird gezeigt, wie die Perspektiven des konzeptionellen Arbeitsraums genutzt werden (Vogt, Loschky u. Spratte 2004).

Die Idee zu dieser Gruppe entstand aus unseren Erfahrungen mit Kindern aus Adoptiv- und Pflegefamilien sowie mit Kindern mit psychisch erkrankten Eltern, die durch unterschiedliche Verhaltensweisen darauf hingewiesen hatten, dass ihre Fragen zur eigenen Identität und Herkunft bislang unzureichend beantwortet waren. Das Ziel bestand darin, den Kindern in acht aufeinander bezogenen Gruppensitzungen ein therapiegeleitetes Forum zur vertiefenden Auseinandersetzung zu bieten.

Jede Gruppensitzung folgte einer sich wiederholenden Struktur:

- Eröffnungsrunde: Im Kreis sitzend findet jedes Kind eine Frage zum jeweiligen Thema
- Bewegungsspiel zu Beginn
- Beschäftigen mit dem jeweiligen Thema mit unterschiedlichen Materialien
- Abschlussrunde: Gesprächsrunde zur Frage: Was erinnere ich und was habe ich über mich und andere gelernt?

Beginn: Wünsche, Ziele und Hoffnungen

Zu Beginn des ersten Treffens waren Eltern und Kinder eingeladen. In einem Eltern- und einem Kinderkreis formulierten zunächst die Erwachsenen ihre Hoffnungen an die Gruppentherapie und dann die Kinder. Hier wurde mit den Wahrnehmungsperspektiven zur Selbst- und Fremdwahrnehmung gespielt. Anschließend verließen die Eltern die Therapie.

Zum weiteren Kennenlernen der Kinder stand der konzeptionelle Arbeitsraum zum Thema *Denken, Fühlen, Handeln (das triadische System)* im Zentrum. Nachdem die Kinder mehr oder weniger konkrete Hoffnungen und Wünsche benannt hatten, lernten sie sich mithilfe des Brettspiels *Das Reden-Fühlen-Handeln-Spiel* (Gardner 1973) zunächst näher kennen. Spielerisch begann ein Austausch darüber, was Einzelnen wichtige Gedanken, häufige Gefühle und bevorzugte Handlungs- und Verhaltensweisen sind.

Wer bin ich? – Achtung Namen: Bedeutung, Herkunft und Blume der Identität

In dieser Sitzung bildete das *Modell der logischen Ebenen* die Grundlage der thematischen Arbeit. Durch auf den Boden ausgelegte Karten zu den unterschiedlichen logischen Ebenen beschrieben sich die Kinder selbst, indem sie – auf den jeweiligen Feldern stehend – über sich sprachen. Es ging um ihre aktuelle Lebensumgebung, bevorzugte Verhaltensweisen und Fähigkeiten, wichtige Werte, den eigenen identitätsstiftenden Namen (und möglicherweise den einer Pflegefamilie) sowie die Zugehörigkeit zu Familie, Schule, Gruppe, Sportverein, Religion etc.

Auf der Identitätsebene reflektierten die Kinder vertiefend über ihr aktuell wahrgenommenes Ich, ihr Ich-Ideal und ihre bewussten Schattenseiten, so wie sie nicht sein wollten.

Wer gehört zu mir? – Familie in Tieren

Mithilfe von *MicroTieren* sowie malerischen Interventionen wurden die aktuellen Familienbeziehungen visualisiert und reflektiert sowie bei einigen Kindern im Vergleich dazu auch die früheren Familienbeziehungen, soweit sie bekannt sind. In unterschiedlichen *Wahrnehmungsperspektiven* konnten die Kinder Selbst- und Fremdwahrnehmung unterscheiden und sich wohlwollend oder auch selbstkritisch reflektieren.

Was macht mich aus? – Kompetenzstern und Ressourcennetz

Im Spiel benannten die Kinder auf den logischen Ebenen der *Fähigkeiten* und des *Verhaltens* mit dem Kompetenzstern ihre Talente und Fähigkeiten sowie welche Fähigkeiten sie von Vorbildern gelernt haben. Dann malten die Kinder ein Selbstbildnis als »Ich-kann-Cartoon« und anschließend weitere Situationen, in denen die Fähigkeiten nützlich gewesen waren. Alle Bilder wurden anschließend in der »Ich-kann-Galerie« vorgestellt (Vogt u. Vogt-Sitzler 2004).

Wo komme ich her und wo gehe ich hin? – Lebenslinie

Mit Handpuppen, Spielzeugen und Bildern gestalteten die Kinder an einem im Raum ausgelegten Seil ihre jeweilige individuelle Lebenslinie als *Zeitperspektive*. Das Beschäftigen mit der Lebenszeit zwischen Vergangenheit, Gegenwart und Zukunft bildete die Grundlage, um die eigene Lebensgeschichte darzustellen und zu erzählen.

Mit Symbolen wurden wichtige Ereignisse markiert, ganz aus der Sicht des Kindes. Da tauchte dann die kleine Ente auf für die Zeit vor dem Kindergarten, der Krankenhauswagen für die Erkrankung der Mutter, der Teufel von den Kasperlepuppen für die Trennung der Eltern, die Trompete für Freude an der Musik, das riesengroße Herz für den letzten schönen Geburtstag usw. Die Kinder erklärten sich dann untereinander, was sie ausgelegt hatten. Am Ende dieses Treffens formulierte ein Kind: »Ich hab viel über meine Kindheit herausgefunden, dass ich viel durchgemacht habe, Schweres und Gutes.« Und ein anderes: »… dass ich etwas Ähnliches durchgemacht habe wie ein anderes Mädchen aus der Gruppe. Und ich trotzdem groß geworden bin.«

Meine Zukunft! – Horoskop
Mit den *logischen Ebenen* und der *Zeitperspektive Zukunft* entwarfen die Kinder ein eigenes Horoskop und sagten sich ihre Zukunft voraus. Dabei spielte die Wunderfrage als Wunderszenario (Vogt 2016) eine zentrale Rolle: »Stell dir vor, es wird alles, wie du es dir wünschst.«

Abschlusstreffen: Was habe ich gelernt? – Mein Ich-Buch!
Die letzte Sitzung wurde geteilt. Im ersten Teil, der Themenrunde, fertigten die Kinder ihr »Ich-Buch« an. Mit viel Sorgfalt und Konzentration wurden alle Materialien aus den bisherigen Sitzungen (Bilder, Fotos, Urkunden, Selbstbeschreibungen etc.) zusammengestellt. Anschließend kamen die Eltern dazu. Nach dem Vorstellen und Bestaunen des »Ich-Buchs« bildeten die Kinder und die Eltern jeweils einen Kreis und reflektierten nacheinander die Beobachtungen, Erlebnisse und Lernprozesse der vergangenen Wochen. Die *Wahrnehmungsperspektiven* bildeten die Grundlage für thematische Gespräche zum *Denken, Fühlen* und *Handeln* über die eigene Biografie.

Zum guten Schluss
Die Gruppentherapie half den Kindern, verschiedene Lebensthemen und Bausteine ihrer Biografie zu erforschen. Die Gruppe ermöglichte es ihnen, das, was sie wissen und denken, nach außen zu bringen, zu ordnen und neu zu betrachten, aber auch Werte und Beschreibungen für Ereignisse und für sich selbst zu finden und sich zu vergleichen. Manchmal erzählten Kinder anderen Kindern bestimmte Dinge zum ersten Mal oder sie entdeckten ganz neue und besondere Fragen, die sie an die Vergangenheit oder Zukunft hatten. Manchmal halfen die Älteren den Jüngeren oder die Schnelleren den Langsameren. Es entstand meist eine sehr dichte Arbeitsatmosphäre und große Neugier an den Arbeitsergebnissen der anderen.

15 »Soll ich oder soll ich nicht?« – Systemische Gruppentherapie mit Jugendlichen

Björn Enno Hermans

Einleitung

Bei Jugendlichen an Gruppen zu denken, klingt spontan eher selbstverständlich als ungewöhnlich. Das jugendliche Leben findet in weiten Teilen in Gruppen statt, sei es in der Schule, der Peergroup, dem Sportverein oder anderen Freizeitgruppen. Dennoch sind Therapiegruppen mit Jugendlichen vor allem im ambulanten Kontext eher eine Seltenheit. Woran liegt das? Hier gibt es sicher verschiedene Gründe, die nicht nur, aber auch mit dem Entwicklungsalter der Adoleszenz zu tun haben. Grundsätzlich gibt es keine Belege, dass Gruppentherapien nicht genauso wirksam sind wie Psychotherapien im Einzelsetting (Tschuschke 2010a). Allerdings hängt die Wirksamkeit auch davon ab, wie gut es den Gruppenteilnehmenden gelingt und möglich ist, sich in der Gruppe zu öffnen, ihre Themen einzubringen und zu bearbeiten.

Im Jugendlichenalter ist eine solche Offenheit eine der großen Herausforderungen, da viele Themen scham- oder angstbesetzt sind. Viele befürchten, bei zu großer Offenheit später Nachteile zu erfahren, außerhalb der Gruppentherapie unangemessen mit den Themen konfrontiert, vielleicht sogar gemobbt zu werden. Insofern liegt hier eine der besonderen Herausforderungen in der Arbeit mit Jugendlichen – also gleichzeitig das ihnen so vertraute Setting einer Gruppe zu nutzen und ausreichend Sicherheit und Vertraulichkeit zu schaffen, damit es sich als wirksam erweisen kann.

Was ist eine systemische Gruppentherapie mit Jugendlichen?

Oder: Was ist sie nicht? – könnte man genauso gut fragen. Grundsätzlich lassen sich einige Arten und Varianten unterscheiden:

a) Nutzung der Gruppe für die Anliegen Einzelner
b) Bearbeitung von Gruppenprozessen/Gruppendynamik in einer auch außerhalb der Therapiesituation bestehenden Gruppe

c) Nutzung der Gruppe als analoges Feld für andere soziale Gruppen.

Persönliche Erfahrung

Zu Beginn meiner klinisch-therapeutischen Berufstätigkeit war ich Stationstherapeut einer Psychotherapiestation für Jugendliche in einer Klinik für Kinder- und Jugendpsychiatrie und Psychotherapie. Viele Jahre war die Station durch die vorherigen Stationsärzte bzw. -ärztinnen und Therapeut:innen gruppenanalytisch geprägt und zum therapeutischen Angebot gehörte die verpflichtende Teilnahme an zwei 90-minütigen Gruppentherapieeinheiten pro Woche. Diese fanden im Bewegungstherapieraum statt, sitzend auf Kissen. Es wurden Decken zur Verfügung gestellt und viele Jugendliche lagen während des Gesprächs häufig unter den Decken auf diesen Kissen, einige schliefen.

Für unsere Vorgänger:innen war dieses Setting wertvoll, da sie anschließend Deutungen vornahmen, die für den weiteren therapeutischen Prozess von ihnen genutzt werden konnten und Sinn ergaben.

Als meine ärztliche (systemisch orientierte) Kollegin und ich fast zeitgleich auf die Station kamen, haben wir dieses Setting zunächst übernommen, konnten es aus unserer Perspektive aber weit weniger als gewinnbringend empfinden und nutzen, da es für uns keine neuen Interventions- und Handlungsoptionen anbot. Somit stellte sich ganz akut die Frage, was denn eigentlich eine systemische Gruppentherapie sei und wie wir eine solche einführen könnten. Auch damals war die Literaturlage und das Fort- und Weiterbildungsangebot dazu sehr überschaubar. Unsere ersten Fortbildungen waren dann bei Carsten Till zu hypnosystemischer Gruppentherapie und bei Mechtild Reinhardt zu Besonderheiten der Gruppentherapie mit Jugendlichen am Milton-Erickson-Institut in Heidelberg.

a) *Nutzung der Gruppe für die Anliegen Einzelner:*
   Natürlich sind die drei genannten Varianten nur mögliche Kategorien und kommen selten isoliert zur Anwendung, sondern weitaus häufiger in beliebiger Kombination. Die Nutzung der Gruppentherapie für die Anliegen Einzelner setzt ein hohes Maß an gegenseitigem Vertrauen voraus.

   Zu Beginn einer Gruppeneinheit steht die Ziel- und Auftragsklärung der Einzelnen: »Wofür möchte ich die Gruppe nutzen?

Was müsste hier passieren, damit ich sagen würde, es hat sich gelohnt?«

Allein diese Klärung kann schon zu einer großen Hürde werden, indem sie entweder nicht erfolgt, also verweigert oder mit einem entschiedenen »Ich weiß nicht(s)« beantwortet wird. Daher bieten sich methodisch jugendgerechte spielerische Variationen von Auftragsklärung an, wie die Formulierung des Auftrags über ein Bild, Auftragsraten und ähnliche Varianten.

Praktisches Vorgehen

Auftragsklärung über Zeichnungen und Bilder: Jede:r Jugendliche erhält ein Blatt und Stifte und wird gebeten, ihr Anliegen zeichnerisch darzustellen. Danach erfolgt jeweils eine Spekulation eines anderen Jugendlichen (z. B. der Sitznachbar) dazu, welcher Auftrag sich hinter der Zeichnung verbergen könnte.

Auftragsraten: Alle Jugendlichen bekommen ein Karteikärtchen und beschriften es stichwortartig mit ihrem Anliegen. Danach werden die Kärtchen verdeckt in die Mitte des Raumes gelegt und durchmischt. Nun ziehen die Jugendlichen der Reihe nach ein Kärtchen, lesen es vor und spekulieren, wessen Anliegen das wohl sein könnte.

Durch eine solche Einleitung steigt die Wahrscheinlichkeit, dass die Jugendlichen sich darauf einlassen, sich etwas intensiver Gedanken zu ihrem Anliegen zu machen und dieses dann zu veröffentlichen.

Es könnte sein, dass sich alle Anliegen ähneln oder es zumindest einige sehr ähnliche Anliegen gibt (z. B. »Ich möchte mutiger sein«). Wenn das aber nicht der Fall ist, kann die Frage in den Raum gestellt werden, wer die jeweilige Sitzung für sein Anliegen nutzen möchte.

In einem solchen Fall können die Gruppentherapeut:innen die Zielklärung mit dem/der Einzelnen zunächst noch etwas verfeinern und dann die Gruppe in die Bearbeitung mit einbinden. Eine solche Einbindung kann als Reflecting Team erfolgen (Anderson 1990), indem die Gruppe an unterschiedlichen Stellen gebeten wird, das Gesehene/Gehörte zu reflektieren, sodass darauf der Einzelne wieder reagieren und neue Impulse nutzen kann (Vogt u. Caby 2006). Auch das reflektierende Therapeut:innenteam ist eine mögliche Variation (Hirschberg 2012). Eine weitere Variante ist, die Gruppe für Aufstellungen zu nutzen (vgl. Fallbeispiel) oder sie immer wieder einmal einzubinden mit der Abfrage, was bei den Anwesenden parallel an eigenen Themen präsent ist.

Schließlich kommt es jeweils zum Abschluss der Einzelarbeit in der Gruppe und einer zusammenfassenden Reflexion mit der Gesamtgruppe. Die Erfahrung zeigt, dass diese Einzeleinheiten sehr unterschiedlich lang sein können. Mal füllen sie eine ganze Sitzung, mal enden sie nach 15–20 Minuten.

Praxisbeispiel Anna

In unserer ambulanten Psychotherapiegruppe für Jugendliche der Ambulanz einer Klinik für Kinder- und Jugendpsychiatrie befand sich die 17-jährige Anna, die auch nach ihrem stationären Aufenthalt weiterhin sehr depressiv gestimmt war. Sie empfand die Beziehung zu ihrer psychisch erkrankten Mutter als extrem belastend und übernahm selbst immer wieder viel Verantwortung. In einer Gruppensitzung äußerte sie das Anliegen, sich endlich freier erleben zu wollen und eine Vorstellung davon zu entwickeln, wie es nach ihrem Schulabschluss weitergehen könne. Die Gruppe war sehr engagiert, Anna bei der Lösungsfindung zu unterstützen und die Therapeut:innen schlugen vor, eine Familienskulptur aufzustellen. In dieser Skulptur gelang es ihr, die Symptomatik der Mutter zu externalisieren und einen Stellvertreter dafür auszuwählen. Das gab ihr offenbar erstmals so deutlich und bewusst die Möglichkeit, einen neuen Blick auf sich und ihre familiäre Situation zu entwickeln, sodass es zu entscheidenden Veränderungen kommen konnte. Mehr und mehr konnte Anna sich vorstellen, nach ihrem Schulabschluss auszuziehen, um in einer anderen Stadt ihre Ausbildung zu absolvieren. Sie erkannte für sich Möglichkeiten, dies mit der Mutter zu besprechen und große Teile ihrer Verantwortung an andere abzugeben.

b) *Bearbeitung von Gruppenprozessen/Gruppendynamik in einer außerhalb der Therapiesituation bestehenden Gruppe:*
Diese Variante kommt infrage, wenn die entsprechende Voraussetzung gegeben ist. Im Sinne einer mindestens zeitweise geschlossenen Gruppe könnte dies bei einer Wohngruppe für Jugendliche oder bei einer Schulklasse der Fall sein, in Teilen

auch bei einer Station einer Klinik. Der Betrachtungsfokus ist hier ein anderer. Die Gruppe selbst wird als Bezugssystem fokussiert und Interaktionen in der Gruppe werden angeschaut und thematisiert. Insbesondere bei Konflikten und Beziehungswünschen in Gruppen bietet sich ein entsprechendes Vorgehen an.

Praxisbeispiel Schulklasse

Vor einigen Jahren wurde ich von der Schulleitung eines Gymnasiums um Unterstützung gebeten. Eine Schülerin einer 9. Klasse hatte einen ernsthaften Suizidversuch unternommen und dieser stand wohl mit einer Ausstoßungs- und Mobbingproblematik in ihrer Klasse in Zusammenhang.

Die Bitte an mich war, mit dieser Klasse zu diesem Thema zu arbeiten. Nach Einholung des Einverständnisses der Eltern lernte ich die Klasse gemeinsam mit dem Klassenlehrer kennen und klärte den Auftrag für das weitere Vorgehen. Alle waren an einer Verbesserung des Gruppenklimas interessiert und konnten konkret Wünsche und Unterschiede zum jetzigen Empfinden benennen. Über einen Zeitraum von vier Monaten haben wir dann in sechs Zeiteinheiten u. a. mit Aufstellungsarbeit, einem »Klassenexperiment« (etwas, das man sich allein nicht trauen würde, aber in der Gruppe) und einer Erarbeitung eines Klassenwappens, das die gemeinsam erfahrenen und erwünschten Werte beinhaltet, gearbeitet.

Die betroffene Schülerin ist nicht in den Klassenverband zurückgekehrt. Es war aber möglich, die auslösenden Situationen zu reflektieren. Das System hat präventiv im eigenen Sinne erarbeitet, wie es zukünftig für solche Dynamiken sensibel sein möchte.

c) *Nutzung der Gruppe als analoges Feld für andere soziale Gruppen:* Dies ist eine dritte mögliche Variante systemischer Gruppentherapie. Die Gruppe dient als Experimentierfeld, um Ideen anzuregen, wie Veränderung auch in anderen sozialen Gruppen gelingen kann. Eine klassische Indikation ist hier für Jugendliche mit sozialen Unsicherheiten und Ängsten gegeben, da hierbei besonders gut in Gruppen experimentiert werden kann.

Praxisbeispiel: Mut-Experimente im Gruppenkontext

In einer ambulanten Psychotherapiegruppe für Jugendliche wird als gemeinsames Thema identifiziert, dass viele in der Gruppe sich in bestimmten sozialen Situationen unwohl fühlen und sich Veränderungen wünschen. Es geht vor allem darum, was andere (Erwachsene) über einen denken könnten, wie man angeschaut wird und wie sich das auf den wahrgenommenen Selbstwert auswirkt. Die Gruppe wird angeregt, ein »Mut-Experiment« zu kreieren. »Experiment« deswegen, weil man auch scheitern darf und weil es eher einen spielerischen Charakter haben sollte. Die Gruppe hat in zwei Kleingruppen Ideen entwickelt und diese zu einem Experiment zusammengefügt. Folgende Idee entstand: Alle sollten sich außergewöhnlich bunt anziehen und an einem Brunnen in der nahgelegenen Fußgängerzone einen Tanz – im Sinne eines Flashmobs – zu einem aktuellen Hit aufführen. Einige der Jugendlichen sind zunächst zögerlich, vereinbaren dann aber einzelne »Rollen«, z. B. wer die Bluetooth-Box mitbringt. Beim nächsten Termin haben alle schon viel Spaß, als sie bunt und auffällig gekleidet aufeinandertreffen und dann ihr Experiment durchführen. Die Therapeut:innen bleiben – wie vorweg verabredet – in einiger Entfernung im Hintergrund. Anschließend wertet die Gruppe die Erfahrung aus, es geht um die Frage, was es bräuchte, um auch im Alltag mehr Mut-Experimente zu wagen.

Typische Vorgehensweisen und Merkmale

Zwischen der Multifamilientherapie und der systemischen Gruppentherapie gibt es viele Ähnlichkeiten. So kann die Multifamilientherapie auch als eine spezifische Form der Gruppentherapie betrachtet werden: Mit einer Gruppe von Familiensystemen wird therapeutisch gearbeitet. Es ergeben sich vor allem beim methodischen Vorgehen viele Gemeinsamkeiten und Überschneidungen. Dennoch ist gerade die Gruppentherapie mit Jugendlichen ein häufig besonders herausforderndes Setting (Caby 2002a). Jugendliche finden es schwierig, sich in einer solchen Gruppe zu öffnen und ihre »privaten Themen«, wie sie es häufig formulieren, mit den anderen zu teilen. Oftmals ist es daher zunächst notwendig, für ein solches Vorgehen zu werben und Überzeugungsarbeit zu leisten. Ist die Gruppe dann erst einmal zustande gekommen, ist der Aufbau von Vertrauen und die Schaffung einer positiven Atmosphäre besonders wichtig.

Praxisbeispiel

Die Gruppe in einer Klinik für Kinder- und Jugendpsychiatrie ist noch relativ neu und steht der einmal wöchentlich stattfindenden Gruppentherapie recht skeptisch gegenüber. Das Klima ist stark von Nervosität und Scham geprägt, was aber durch cooles Verhalten überspielt wird. Die Therapeut:innen laden die Gruppe zu einer Kleingruppenübung zu dritt ein. Es geht um das sogenannte positive Lästern, bei dem jeweils zwei aus einer Kleingruppe positiv über den dritten spekulieren. Solche Spekulationen sind zum Beispiel mögliche positive Eigenschaften, Hobbys oder Annahmen darüber, was der/die andere besonders gerne macht und besonders gut kann. Diese mindestens fünf Spekulationen werden dann auf einem Plakat festgehalten und die/der Nächste aus der Kleingruppe kommt an die Reihe. Wichtig ist dabei, dass der- oder diejenige, über den oder die spekuliert wird, sich nicht anmerken lässt, ob er/sie die Spekulationen für zutreffend hält oder nicht, also ein sogenanntes Pokerface aufsetzt. Die Kleingruppen bringen die Plakate mit in die große Gruppe, wo diese von den Betreffenden kommentiert werden können, aber nicht müssen. Mögliche Fragen lauten zum Beispiel, ob es eine Spekulation gab, die besonders überrascht oder besonders gefreut hat oder als besonders irritierend erlebt wurde. In der Gruppe fiel auf, dass insbesondere ein Mädchen, das sich in ihrem Alltag häufig als Außenseiterin erlebt, sehr positiv von den Spekulationen der anderen über sie beeindruckt war, sogar etwas gerührt. Am Ende der Gruppentherapiestunde nahmen alle ihre Plakate mit. Das betreffende Mädchen blieb noch im Raum zurück und begann zu weinen. Auf die Nachfrage der Therapeut:innen, was sie so traurig mache, antwortete sie: »Ich bin nicht traurig, ich habe nur schon so lange nichts mehr so Positives über mich gehört.«

Viele der methodischen Ideen und Vorgehensweisen der Multifamilientherapie (MFT) lassen sich besonders gut auch auf die Therapie mit einer Jugendlichengruppe übertragen. Insbesondere das Acht-Phasen-Modell kann als Orientierung dienen, wie mit unterschiedlichen Subsystemen und deren Variation innerhalb der Gruppe gearbeitet werden kann. Dieses Modell ist bei Jugendlichen deswegen so nützlich, weil ansonsten häufig eine Langeweile-Trance im Stuhlkreis entsteht und die Dynamik insgesamt wenig produktiv bleibt. Setzt man hingegen die genannten Elemente ein, ergeben sich neue Möglichkeiten und meist sehr viel Freude und Energie bei allen Beteiligten. Wesentliche Aspekte des etwas abgewandelten Vorgehens (Asen u. Scholz 2012) sind:

1) *Die Phase des Anvisierens:*
Die Kommunikation ist zunächst auf die Therapeut:innen konzentriert. Gerade am Anfang darf es eine starke Leitungs- und auch Expertenrolle geben, die gut für Instruktionen und einen sicheren Rahmen genutzt werden kann. Die Therapeut:in kann ihre Position nutzen, souverän die nächste Phase einzuleiten.

2)–4) *Die Phasen des Anfütterns, des Anwärmens, des Ausfliegens:*
Die kleinste mögliche (und am wenigsten komplexe) Einheit in der Gruppe ist die Dyade. Zwei Gruppenmitglieder werden angeregt, über eine Aufgabe, einen »Arbeitsauftrag« miteinander in Interaktion zu kommen und sich somit vorsichtig bekannt zu machen und sich in den Dialog zu begeben. Die Therapeut:in unterstützt dies, indem sie möglichst klare Vorgaben macht und die Jugendlichen konkret bei der Aufgabe (z. B. einer gegenseitigen Vorstellung eigener Ressourcen per Bild/Pantomime/»Werbeanzeige«) begleitet, wenn deutlich wird, dass es allein noch schwierig ist. Ist die Interaktion in Gang gekommen, zieht er sich zurück, da ihre Anwesenheit dann eher hemmt.

5) *Die Phase des Koppelns:*
In den bisherigen Subgruppen ist es nun vertrauter geworden. Die »Binnenkohärenz« der Subgruppe wurde gestärkt, was tendenziell auch ihre Außengrenzen stabiler macht. Die Therapeut:in hat nun die Aufgabe, solche Subgruppen miteinander zu verbinden und z. B. zwei Subgruppen zum Austausch über die vorherige Aufgabe anzuregen. Aus der Sicherheit der kleinen Subgruppe fällt es den Jugendlichen in der Regel leichter, sich dann anderen Jugendlichen zuzuwenden und sich zu öffnen.

6) *Die Phase des Beflügelns:*
Jetzt hat die Therapeut:in die Aufgabe, möglichst sensibel mitzubekommen, zwischen welchen Subsystemen viel Interaktion passiert und wo es noch hakt. Durch ihre aktive Intervention (Ermunterung, nochmalige Erklärung der Aufgabe, Verstörung, Wechseln von Konstellationen usw.) wird die Interaktion zwischen allen Jugendlichen angeregt. Natürlich können sich auch hier verschiedene Elemente abwechseln und die Orientierung z. B. von komplexer Interaktion in der Großgruppe wieder zurück zu (veränderten) Subsystemen führen.

7) *Die Phase des Kreisens/»Adlerns«:*
   Ist diese Aktivierung gelungen und alle Jugendlichen und bisherigen Subsysteme sind gut in wechselseitiger Interaktion, kann sich die Therapeut:in zunächst zurücknehmen und das Geschehen sich selbst überlassen. Wichtig ist die »Anflugbereitschaft«, die Reaktionsbereitschaft: Wie ein Adler wird das Terrain beobachtet und sobald die Interaktion merklich ins Stocken gerät oder es zu anderen unerwarteten Entwicklungen kommt, wird fokussiert und bei Bedarf interveniert.
8) *Die Phase des Herauspickens:*
   Diese Phase lässt sich etwas weniger unmittelbar vom Vorgehen in der Multifamilientherapie auf ein Setting mit Jugendlichen übertragen, stellt aber die Möglichkeit für die oben beschriebene Bearbeitung von Einzelanliegen dar. In ihrer Adlerposition bemerkt die Therapeut:in in der Regel »schwierige« oder besondere Interaktionen bei einzelnen Jugendlichen. Diese können nun von ihr aufgegriffen und Angebote zur Einzelarbeit in der Gruppe gemacht werden. Weiterhin kann dies auch in unterschiedlichen Subsystemen erfolgen und die anderen Jugendlichen beispielsweise durch ein Reflecting Team mit einbezogen werden.

Natürlich ist diese analog zur MFT gestaltete Vorgehensweise nicht die einzige Möglichkeit einer Gruppengestaltung, wenngleich aber eine in der Praxis durchaus bewährte. Phasenmodelle legen häufig nahe, dass der Ablauf tatsächlich in dieser chronologischen Reihenfolge verläuft. Das ist praktisch jedoch selten der Fall, vielmehr handelt es sich um eine Anregung, diese unterschiedlichen Vorgehensweisen zu kombinieren und zu nutzen, insbesondere dann, wenn die Interaktion in der Gruppe ins Stocken gerät und neue Möglichkeiten angeregt werden sollen.

Einige Praxishinweise

Alter der Jugendlichen und räumliche Situation

Ab etwa zwölf Jahren und mindestens bis zur Volljährigkeit sind die hier geschilderten gruppentherapeutischen Vorgehensweisen gut umsetzbar. Gerade in Gruppen mit jüngeren Jugendlichen bietet sich auch der Einsatz von Bewegungsspielen und insgesamt eher spielerischen

Methoden an, für die der passende Raum zur Verfügung stehen sollte. So kann zum Beispiel mit Problem-, Lösungs- und Ressourcenecken gearbeitet werden und der Raum auch für Skalierung und ähnlichen Methoden genutzt werden.

Gruppenformen

Zu unterscheiden sind vor allem geschlossene, halboffene und offene Gruppen. Geschlossene Gruppen finden sich eher in ambulanten Kontexten, wo zum Beispiel im Rahmen der Jugendhilfe oder der Erziehungsberatung Jugendliche für eine bestimmte Zahl von Sitzungen zu Gruppen zusammengefasst werden. Geschlossene Gruppen eignen sich eher für ein standardisiertes oder manualisiertes Vorgehen, innerhalb dessen bestimmte Inhalte und Vorgehensweisen für die jeweiligen Sitzungen festgelegt sind (König u. Schattenhofer 2012). Viel häufiger wird man halboffene Gruppen erleben, und zwar in allen Kontexten, in denen durch Aufnahme und Entlassung von Teilen der Gruppe oder von Einzelnen die Gruppenkonstellationen wechselt. Hier ist besonders darauf zu achten, dass Abschiede und Neuaufnahmen mit geeigneten Ritualen ausreichend markiert und gewürdigt werden. Komplett offene Gruppen zeichnen sich oft durch ein von den Teilnehmenden als unangenehm empfundenes hohes Maß an Unverbindlichkeit aus und sind für die Therapie mit Jugendlichen nur sehr bedingt zu empfehlen.

Weitere methodische Besonderheiten

Neben den schon beschriebenen Methoden des reflektierenden Teams, der Ressourcenarbeit und der Externalisierung eignen sich Gruppen vor allem auch für unterschiedliche Formen der Skulpturarbeit. So bietet sich zu Beginn, aber auch zu anderen Zeitpunkten die Arbeit mit einer Zeitlinie gerade zur Auftragsklärung an. Auf einer Zeitlinie werden die Jugendlichen z. B. gebeten, von ihrem aktuellen Standpunkt in die Zukunft zu gehen, sich umzuschauen und relevante Unterschiede oder auch Bestandteile des gegangenen Weges bewusst wahrzunehmen. Zu diesen Unterschieden können sich Jugendliche dann gegenseitig interviewen, aber auch die Therapeut:in kann kurze Interviews in der Gruppe durchführen. Dabei ist zu berücksichtigen, dass Gruppen in der Regel nicht von einer Therapeut:in allein durchgeführt werden sollten, sondern immer von mindestens zwei

Therapeut:innen, optimalerweise von einer Frau und einem Mann. Wie in der Co-Arbeit üblich, bedarf es einer guten Abstimmung und eines Einübens einer solchen Kooperation (Caby 2002b). Ein weiteres Beispiel für Skulpturarbeit in Gruppen ist die Aufstellung einer Familienskulptur, die natürlich ein hohes Maß an Vertrautheit in der Gruppe voraussetzt. Wenn dies aber gelingt, kann ein solches Vorgehen Veränderungen für einzelne Jugendliche begünstigen.

Zeitliche Aspekte

Die Frage nach der optimalen Dauer einer Gruppentherapie lässt sich sowohl für die einzelne Einheit als auch für den gesamten Prozess nur begrenzt beantworten.

In halboffenen Gruppen ergibt sich häufig durch den äußeren Rahmen eine realistische Teilnahme an bis zu zehn Einheiten, in Einzelfällen aber natürlich auch darüber hinaus. Da sich die Teilnahme an den Anliegen und Zielen der jugendlichen Klient:innen orientieren sollte, kann keine generell optimale Anzahl oder Dauer genannt werden.

Die Dauer der einzelnen Einheit sollte einerseits 60 Minuten nicht unterschreiten, da sonst häufig kein wirklicher Gruppenprozess zustande kommt. Andererseits gibt es bei klassischen Gruppen, die nicht durch ganz andere Elemente unterbrochen werden, auch eine Obergrenze von 120 Minuten. Dauern Gruppen länger, schwindet meist die nötige Aufmerksamkeit. Ein Mittelwert von 75–90 Minuten scheint optimal, um mit den oben beschriebenen Methoden und Vorgehensweisen gut mit Jugendlichen arbeiten zu können.

Motivation

Fremdmotivierte und von anderen geschickte Jugendliche stellen eine besondere Herausforderung dar. Auch ein Zwangskontext kann eine mögliche Einstiegsbedingung sein. Gelingt es jedoch nicht, diesen Zwang in ein eigenes Anliegen umzuwandeln, wird die Zusammenarbeit voraussichtlich schwierig bleiben und langfristig nur wenig Sinn machen. Insofern ist die wiederholte Ziel- und Auftragsklärung ebenso von Bedeutung wie der Austausch mit den anderen Jugendlichen. Auch sie sind vielleicht zunächst auf äußeren Druck hin in die Gruppe gekommen, entwickelten dann aber doch für sich ein eigenes Anliegen und profitierten somit von der Gruppe. Gerade bei halboffenen Gruppen sind solche authentischen Erfolgsgeschichten für die neu hinzugekommenen Jugendlichen oft motivierend und wichtig für den Entschluss zur weiteren Teilnahme an der Gruppe.

Abschließende Gedanken

Die systemische Gruppentherapie mit Jugendlichen ist eine unterschätzte Therapievariante. Das wird einerseits mit dem organisatorischen Aufwand und den räumlichen Voraussetzungen in Zusammenhang stehen, andererseits aber auch mit mangelnder Erfahrung und geringen Weiterbildungsmöglichkeiten. In den aktuellen Ausbildungen zur Kinder- und Jugendlichenpsychotherapeut:in im Vertiefungsgebiet »Systemische Therapie« sollte Gruppentherapie einen höheren Stellenwert einnehmen. Die nun zur Prüfung anstehende sozialrechtliche Anerkennung der Systemischen Therapie für Kinder und Jugendliche in Deutschland könnte eine solche Entwicklung positiv beeinflussen, da das Setting »Gruppentherapie« Teil der Psychotherapierichtlinie ist und in der Folge die Finanzierungsmöglichkeit durch die gesetzliche Krankenversicherung die Umsetzungswahrscheinlichkeit steigern dürfte. Zu hoffen ist also, dass in einigen Jahren systemische Gruppentherapie mit Jugendlichen deutlich stärker verbreitet ist als heute.

16 Expertise fördern und hilfreichen Informationsaustausch ermöglichen – Systemische Gruppentherapie mit Angehörigen

Bettina Wilms

Die Domäne der Systemischen Therapie sind Veränderungsprozesse von mehr als einer Person. Primär bezieht sich dies auf »natürliche« Systeme: also Paare und Familien. Gruppentherapeutische Ansätze wurden vergleichsweise spät in der Geschichte der Systemischen Therapie in das therapeutische Repertoire aufgenommen und entwickelten sich meistens aufgrund klinischer Besonderheiten mit störungsspezifischem Fokus oft in einer Methodenkombination mit Techniken anderer Therapieverfahren (z. B. Fischer u. Menn 1994, Georgi et al. 1990) oder auch ausschließlich mit einer systemischen Methodik (z. B. Molter u. Osterhold 2015, Angermaier 2010). Dabei bestehen aus theoretischer Sicht zwei Besonderheiten: Zum einen gilt es, eine ressourcen- und lösungsorientierte Haltung, bezogen auf die anwesenden Gruppenmitglieder, einzunehmen und durchzuhalten. Zum anderen ist zu beachten, dass angestoßene Veränderungsprozesse in jedem Falle über den Kontext der anwesenden Gruppenmitglieder, in deren Bezugssysteme hinausgehen. Dies geschieht in anderen gruppentherapeutischen Verfahren in ähnlicher Weise – dort jedoch selten als direkt adressierte (Neben-)Wirkung. Im systemischen Paradigma ist diese Wirkung jedoch als Teil einer zwangsläufig stattfindenden Neuorganisation der Systeme zu verstehen, in denen die Teilnehmenden leben. Durch die Arbeit in der Gruppe werden Veränderungen angestoßen, die in die Kontexte der Gruppenmitglieder hineinwirken. Oder anders ausgedrückt: Im systemischen Verständnis ist die Gruppentherapie wie auch in paar-, familien- und einzeltherapeutischen Settings ein Ort, an dem Therapeut:innen potenziell hilfreiche Gespräche für Expert:innen in eigener Sache anbieten. Darüber hinaus tun sie dies in dem Wissen, dass diese Gespräche die Systeme, in denen die Gruppenteilnehmenden leben, verändern werden. Wir initiieren und begleiten diese Veränderung, wissend, dass wir sie nicht im Sinne einer direktiven Interaktion lenken können (Wilms 2014). Ein theoretischer Rahmen, mit dem sich Gruppentherapieprozesse im Hinblick auf die Dimensionen Kontext, Beziehung und Zeit beschreiben und erklären lassen, wurde von Hesse et al. (2001) vorgelegt.

Therapie oder Beratung?

Eine Besonderheit systemischer Gruppentherapiekonzepte besteht darin, dass neben ganzen Familien, die sich mit einem Problem – oft ihrer minderjährigen Kinder – in Behandlung begeben, auch andere Betroffene oder Betroffenengruppen angesprochen werden können. Hierzu zählen sowohl Einzelpersonen, die ein Veränderungsanliegen haben, wie auch Paare oder auch indirekt von einer krankheitswertigen Störung Betroffene, also Angehörige. Folgerichtig erhebt sich die Frage, ob diese Konzepte als Therapieangebote bezeichnet werden sollten oder eher als Beratung für Menschen, die in subjektiv als belastend bewerteten Konstellationen leben. Das dominierende Setting für systemische Gruppenkonzepte mit Angehörigen ist das ambulante Setting. Dies bezieht sich auf die Zielgruppe der Gruppenteilnehmenden. Konzepte zur Unterstützung von Angehörigen werden allerdings nicht selten im stationären oder teilstationären Behandlungssetting entwickelt, wobei sich der Begriff »Behandlung« in diesem Fall in aller Regel auf die betroffene Patient:in bezieht und der Begriff »Unterstützung« auf den oder die Angehörige. Typische Felder sind dabei Angehörige von Patient:innen, die unter chronischen psychischen und/oder somatischen Erkrankungen leiden und oftmals im Rahmen einer aktuellen Verschlechterung im Krankenhaus behandelt oder rehabilitiert werden.

Systemische Konzepte in der somatischen (Familien)Medizin (Mc Daniel u. Hepworth 2000) wie auch die Entwicklung unterschiedlicher Unterstützungsangebote für Angehörige in der Psychiatrie und Psychosomatik stellen vielfach die Basis für Gruppenangebote für diesen Personenkreis dar. Nicht selten bestehen Bezüge zu Konzepten der Patienten-»Schulung« und Psychoedukation, deren theoretische Wurzeln aus der Verhaltenstherapie stammen. Ausgangspunkt ist meistens die Idee, mit mehr Informationen an Umwelt und Kontext, die Copingmöglichkeiten für die betroffenen Patient:innen zu verbessern. Ziel kann ein verbessertes Verständnis der jeweiligen Erkrankung sein, in der Hoffnung, dass Patient:innen dadurch leichter Unterstützung aus ihrem nächsten Umfeld erfahren. Durchaus wird aber teilweise auch ein Einfluss von Angehörigen auf das Gesundheits- und Krankheitsverhalten der betroffenen Patient:innen angestrebt, wie z. B. eine verbesserte Compliance der Pharmakotherapie von Patient:innen mit Psychoseerkrankungen. Ein anderer Ansatzpunkt ist ein oft hohes Belastungslevel und ein damit einhergehendes erhöhtes Erkrankungsrisiko von nahestehenden Angehörigen für psychische Störungen. Dies betrifft insbesondere das Risiko an einer depressiven Episode zu erkranken (Wittmund et al. 2002). Entsprechende Gruppenangebote für Angehörige wurden in diesem Zusammenhang aus einem präventiven Ansatz heraus entwickelt.

Systemische Gruppenkonzepte für Angehörige im engeren Sinne zielen primär auf die Aktivierung von Ressourcen ab, unter der Grundannahme, somit eine Veränderung der Bewältigungsmechanismen und letztlich eine Reduktion des Belastungserlebens zu erreichen. Dies geschieht in dem Bewusstsein, damit in den Kontext der Angehörigen hinein zu intervenieren. Hierbei spielt der Auf- und Ausbau sozialer Unterstützung eine zentrale Rolle. Entsprechende Konzepte stehen z. B. für die Unterstützung von Partner:innen psychisch Kranker zur Verfügung (Wilms et al. 2005). Aufgrund der eher seltenen systematischen Anwendung derartiger Angebote in der Versorgungspraxis ist der Stand der Forschung hierzu deutlich ausbaufähig (Jungbauer 2005).

Bedeutsam im Vergleich zu anderen Verfahren ist die Frage der Frequenz und damit einhergehend die Dauer der Gruppentreffen. Der schon im Therapiekontext aus systemischer Perspektive als kritisch zu betrachtenden Regel »90 Minuten jede Woche« ist daher eine klare Absage zu erteilen. Vielmehr sollten Gruppenkohäsion, inhaltliche Themen, Setting, Selbstorganisationskompetenz der Gruppe oder auch die Wahrscheinlichkeit von Krisensituationen im Mittelpunkt stehen. Das Therapeut:innen- bzw. Berater:innenteam sollte sich hierzu am Bedarf und an den Bedürfnissen der Gruppe orientieren und Veränderungen im Verlaufe des Gruppenprozesses erwägen (Wilms 2014). Dies betrifft auch die Frage eines virtuosen Einsatzes systemischer Techniken: Von Menschen mit Psychoseerfahrung durften wir lernen, wie wichtig und sicherheitsgebend klare und wiederkehrende Abläufe sind (Greve et al. 2004). Auch die Arbeit mit einer Therapeut:innen-Dyade oder -Triade sowie die Nutzung z. B. von Aufstellungen sollte sich selbstverständlich an den Aufträgen und Bedürfnissen der Gruppenteilnehmer:innen orientieren. Das Methodenrepertoire Systemischer Therapie steht auch für die Arbeit mit Angehörigengruppen zur Verfügung. Hierbei ist allerdings bedeutsam, die Arbeit mit Einzelnen *in* einer Gruppe vom Arbeiten *mit* einer Gruppe zu unterscheiden. Mit dem methodischen Element des Sharing (deutsch: Teilen) können in der

Gruppe erarbeitete Perspektiven einzelner Klient:innen für alle Teilnehmenden quasi als Modell nutzbar gemacht werden. Insbesondere für offene und halboffene Gruppen dürfte dies wohl die am meisten verbreitete Arbeitsform sein. Mit dem Element unterschiedlicher reflexiver Positionen auch innerhalb der Klient:innengruppe wird entsprechend mehr die »Weisheit der Gruppe« (Molter u. Hargens 2006) in den Mittelpunkt von Selbstorganisationsprozessen gerückt, die dann die Gruppe als solches zum Ziel der Interventionen machen. Limitierend ist anzumerken, dass bisher keine nationalen und internationalen Studien zu systemischen Gruppenkonzepten für Angehörige in einem RCT-Design im Vergleich zu anderen Gruppenverfahren publiziert wurden.

Besonderheiten in der systemischen Gruppenarbeit mit Angehörigen – strukturelle Aspekte

Ein wesentliches Merkmal systemischer Konzepte in der Arbeit mit Angehörigen besteht im Wissen um die Unterschiedlichkeit verschiedener Angehöriger in Bezug auf die Beziehung zu den Betroffenen. Ist der Begriff »Angehörige« in der Forschungsliteratur oft noch gleichbedeutend mit einer Mischung aus Partner:innen, Eltern, Geschwistern, Kindern und anderen, sind diese Unterschiede aus systemischer Sicht in der Zusammensetzung einer Gruppe von grundsätzlicher Bedeutung und nicht marginal. So kann es durchaus Sinn machen, Eltern und Kinder von Psychosekranken in einem Gruppenkonzept gemeinsam zu unterstützen, wie es auch hilfreich sein kann, eine Gruppe pflegender Töchter von Demenzerkrankten homogen zusammenzuführen und darauf zu achten, dass die Situation von Schwiegertöchtern meistens eine komplett andere ist. Die konzeptuelle Entscheidung für Homogenität erfolgt meistens, wenn die Kohäsion der Teilnehmenden durch die Ähnlichkeit in der Beziehung zu den Betroffenen gefördert werden soll. Mit Durchmischung, z. B. auch mithilfe eines transgenerationalen Zugangs, kann beispielsweise die Akzeptanz von Unterschiedlichkeit unterstützt werden. Bedeutsam für die Situation von Partner:innen ist, dass diese in westlichen Gesellschaften in aller Regel eine realistische Möglichkeit der Trennung haben; dies gilt für Familienangehörige grundsätzlich nicht. Diese können sich zwar zu einem Kontaktabbruch entscheiden, aber nicht andere Mütter, Väter oder Schwestern finden. Eine Mischung von Partnern und Partnerinnen mit Eltern in Gruppenangeboten für Angehörige ist aus diesem Grunde als kritisch zu betrachten. Insbesondere bei körperlich und kognitiv beeinträchtigenden Grunderkrankungen der betroffenen Patient:innen kann die Teilnahme an Gruppenangeboten für deren Versorgung zum Problem werden. Deshalb ist in diesen Konstellationen zeitgleich über eine Betreuung der Betroffenen nachzudenken, was z. B. auf Gruppenangebote für Angehörige von Demenzerkrankten oder Schlaganfallpatient:innen zutreffen kann.

Die Gruppengröße sollte den Bedürfnissen der Teilnehmenden angepasst werden. Da die Arbeit in triadischen Subsystemen (Kleingruppen von drei Personen in wechselnden Zusammensetzungen) für die Entwicklung des Gruppenprozesses vorteilhaft ist, sind Teilnehmer:innenzahlen ab sechs Personen, teilbar durch drei ideal.

Eine weitere Besonderheit in der systemischen Gruppenarbeit mit Angehörigen besteht in der »Auftragslage«. Für den Therapiekontext gilt: Überall dort, wo festgefahrene Ideen, die über das oder die Probleme, die Krankheit, das Unvermögen u. v. m. bestehen, würden Systemiker eine Indikation zur »Verstörung« sehen, mit dem Ziel diese Ideen zu »verflüssigen« und neue Lösungen möglich zu machen. Dies heißt: Menschen in Bewegung zu bringen, mit dem Ziel, das, was in ihnen steckt, zu mobilisieren. Davor steht in aller Regel, dass ein Mensch den Eindruck für sich gewonnen hat, dass sich etwas in seinem Leben ändern sollte.

Im Falle von Angehörigen stehen an erste Stelle oft noch andere Fragen: Gesteht sich der oder die Angehörige zu, Unterstützung zu benötigen? Geben sich Angehörige die Erlaubnis diese auch in Anspruch nehmen zu dürfen, ohne selbst ernsthaft erkrankt zu sein? Ziehen sie ein Gruppenangebot in Betracht, weil ihnen eine Behandlerin der betroffenen Patient:in dazu geraten hat? Nutzen sie eine Gruppe, um »nichts unversucht zu lassen«, der betroffenen Patient:in zu helfen und dies auch nach außen zu dokumentieren?

Offenbar bedarf es einer besonderen Konstellation, die es belasteten Angehörigen ermöglicht, ein Gruppenangebot zur Unterstützung wahrzunehmen und es scheint hierfür nur ein vergleichsweise kleines Zeitfenster zu geben (Bischkopf et al. 2002, Wittmund et al. 2005). Angehörige, die den Eindruck haben »noch zurechtzukommen« nutzen Gruppenangebote oft nicht. Dies scheint auch auf Angehörige zuzutreffen, die die Haltung haben, die Erkrankung des betroffenen Familienmitglieds sei von vorübergehender Natur. Nicht selten ist diese Einschätzung unabhängig von der Meinung professioneller Helfer:innen, dass es sich bei der Erkrankung um ein chronisches und/oder rezidivierendes Leiden handelt. Angehörige, die sich als sehr schwer belastet erleben, sehen sich dagegen oft gar nicht mehr in der Lage, noch irgendeine zusätzliche Aktivität durchzuführen, was durchaus den Beginn einer depressiven Episode der/des Angehörigen markieren kann.

Weitere Aspekte der »Auftragslage« sind die nicht selten unterschiedlichen Ideen, die professionelle Helfer:innen und Angehörige zu der Frage haben, wozu ein Gruppenangebot gut sein sollte. Soziale Unterstützung ist oft ein wesentliches Argument von professionellen Helfer:innen. »Uns sagen, wie es richtig geht«, oder: »Uns Tipps geben, dass die oder der betroffene Erkrankte das tut, was gut für sie oder ihn ist«, sind oft Beweggründe von Angehörigen, ein Gruppenangebot in Anspruch zu nehmen. Der Fokus der Auftragsklärung im Sinne einer systemischen Sichtweise auf die Bedarfs- und Bedürfnislage der Teilnehmenden ist daher ein wesentlicher Vorteil systemischer Gruppenkonzepte in der Unterstützung von Angehörigen. Mehr oder weniger versteckte Therapieversuche bei Angehörigen, die überzeugt davon sind, dass die betroffenen Patient:innen die eigentlich Therapiebedürftigen sind, sollten in dieser Rahmung unterbleiben.

Systemische Gruppenkonzepte, die fokussiert auf Selbstorganisationspotenziale abzielen, können für Angehörige, die eine hierarchischen Beziehung zwischen Helfer:innen und Gruppenteilnehmenden erwarten und vielleicht auch erhoffen, eine Herausforderung darstellen. Hier ist in den ersten Gruppentreffen neben der Kohäsion unter den Teilnehmenden auch die Passung mit dem Gruppenkonzept aktiv zu erarbeiten. Ansonsten besteht die Gefahr, dass Interventionen, die weg von der Expertise der Gruppenleiter:innen hin zur Expertise der Gruppenteilnehmer:innen führen, als wenig hilfreich oder als schädigend erlebt werden und sich das Gefühl entwickelt oder verstärkt, von Helfer:innen, die ja bestimmt wissen, wie man es richtig macht, trotzdem keine Hilfe zu erhalten.

Die Gruppenkohäsion zwischen den Teilnehmenden bietet Herausforderungen, die sich in Teilen von der Arbeit mit Betroffenen unterscheiden. Noch viel mehr als in einer Gruppe von Patient:innen ist das Gemeinsame meist mit Beginn der Gruppe erst zu finden. Gruppenprogramme für Angehörige aus dem klinischen Kontext heraus werden in der Mehrzahl als geschlossene Gruppen für eine bestimmte Anzahl von Terminen angeboten. Hierbei kann es hilfreich sein, mit einer engeren z. B. wöchentlicher Frequenz der Termine zu starten und im Verlauf vierzehntägige und später monatliche Treffen vorzusehen. Wird diese Struktur den Teilnehmenden von Anfang an mit dem Ziel der Stärkung eigener Kompetenzen begründet und mit ihnen klar besprochen, kann das Konzept der Expertise aus eigener Erfahrung allein durch diese Struktur der Treffen schon transportiert werden. Für (psychiatrische oder psychosomatische) Ambulanzen eignen sich halboffene und sogenannte »slow-open-group«-Konzepte, bei denen im Gruppenprozess bewusst erfahrene mit unerfahrenen Teilnehmenden zusammengebracht und vernetzt werden. Ziel ist die aus systemischer Perspektive so wichtige Selbstorganisation in der Gruppe möglich zu machen und den Gruppenteilnehmenden die Zeit für einen Entwicklungsprozess zu geben, die sie aus ihrer Sicht benötigen.

Besonderheiten in der systemischen Gruppenarbeit mit Angehörigen – inhaltliche Aspekte

Die Frage nach den Inhalten sollte sich nach der Auftragslage der angesprochenen Angehörigen, ihren Wünschen und Bedürfnissen richten. Oft wird der Wunsch nach *Informationen* artikuliert, was nicht automatisch gleichbedeutend mit medizinischen Informationen über die Erkrankung des betroffenen Familienmitgliedes ist. Vielfach werden konkrete Handlungsvorschläge erbeten, die sich an Alltagssituationen festmachen: »Was sollte ich tun, wenn mein Sohn XY macht oder nicht macht? Wann muss ich mich mit dieser oder jener Verhaltensweise abfinden, weil sie Teil der Erkrankung ist, und wann darf ich Forderungen nach Veränderung stellen?« Die inhaltliche Ausgestaltung dieser Fragen ist sehr variabel, in der Beziehungsanfrage an die Gruppenleiter:innen aber gleich: »Du bist die Expert:in – bitte hilf mir mit Ratschlägen, damit ich Entlastung erfahre *und* es richtig mache.« In dieser Auftragslage liegen gleichzeitig die Möglichkeiten und die Gefahren einer systemischen Konzeption von Angehörigengruppen und deren Vorgehensweise. Eine konsequente Fokussierung auf die Ressourcen der Gruppe ist die Anforderung an die Gruppenleitung. Dabei geht es nicht darum, die Hoffnung auf konkrete Tipps und Tricks durch professionelle Expertise abzuwerten, sondern die Expertise in eigener (Angehörigen-)Sache professionellen Sichtweisen gleichberechtigt an die Seite zu stellen. Dadurch kann es gelingen, hilfreichen Austausch möglich zu machen und allen Lösungsideen, die in der Arbeit der Gruppe entstehen, Raum zu geben, gleichgültig, wer sie äußert.

Gelingt dies beim Thema »Informationen«, sind die weiteren typischen Themen wie Bewältigungsmechanismen, Umgang mit Krisen, Beziehungsgestaltung zum betroffenen Familienmitglied und Management eigener Belastungen mit den Methoden systemischer Gruppentherapie gut zu bearbeiten.

Inwieweit letztlich das Ziel eines solchen Gruppenprozesses der Übergang in die Angehörigenselbsthilfe sein kann, ist aus systemischer Perspektive der Gruppe zu überlassen. Ein »Extrem« besteht in der umgehenden Auflösung der Gruppe nach vorher festgelegtem Terminkontingent. Oft finden Teilnehmende die Begründung, dass die Gruppe ein zeitweise in einer besonderen Lebenssituation hilfreiches soziales Unterstützungssystem war, das man nun nicht mehr braucht. Das andere »Extrem« ist die Gründung eines Selbsthilfevereins aus der Mitte der Teilnehmenden heraus mit oft jahrelang folgendem Engagement. Dazwischen sind verschiedene Varianten denkbar. Die Realisierung liegt in der Hand der Teilnehmenden und ist nicht Ziel einer professionell helfenden Expertise.

Die selbstgeleitete Gruppe

Ein wesentliches strukturell-inhaltliches Element in der systemischen Gruppenarbeit mit Angehörigen ist die Frage selbstgeleiteter Gruppentreffen oder selbstgeleiteter Anteile innerhalb professionell geleiteter Gruppentreffen. Erfahrungsgemäß ist hierzu insbesondere bei Angeboten, die im medizinischen Kontext entstehen, eine transparente Information der Teilnehmenden über die Ziele eines solchen Vorgehens nötig, um Irritationen und damit Abbrüche zu vermeiden. In aller Regel können Angehörige, die schon lange unter Belastungen durch die Erkrankung eines Familienmitgliedes leiden und aus diesem Grund ein Gruppenangebot in Anspruch nehmen, die hilfreichen Aspekte hiervon gut nachvollziehen. Oft fühlen sie sich jedoch zunächst nicht in der Lage, selbstgeleitete Treffen im Intervall zwischen zwei helfer:innengeleiteten Terminen zu gestalten. Einfache Strukturierungshilfen, wie sie in Therapiekonzepten mit Selbsthilfeanteilen für Patient:innen mit Angsterkrankungen entwickelt wurden

(Wilms et al. 2004), können dabei Sicherheit geben und das Zutrauen in die Fähigkeiten der Gruppe verstärken. Dabei gelingt es gut, den Teilnehmenden zu vermitteln, dass selbstgeleitete Gruppenanteile nicht besser oder schlechter als helfer:innengeleitete sind, sondern im besten Falle anders und eine wesentliche Ergänzung im Entwicklungsprozess der Teilnehmenden hin zu einem veränderten Umgang mit der Erkrankung eines Familienmitglieds und den eigenen Bewältigungsmechanismen. Insbesondere Gruppenkonzepte, die auf eine Veränderung des Be- und Entlastungsmanagements von Angehörigen abzielen, können durch selbstgeleitete Gruppenanteile die Passung hin zur Bedürfnislage der Angehörigen verbessern. Damit wird letztlich auch im Rahmen eines Gruppenangebots eine flexibilisierte und personenzentriertere Umsetzung der Arbeit mit Angehörigen möglich, als dies in ausschließlich von professionellen Helfer:innen und aus deren Sicht zusammengestellten Inhalten von Gruppen möglich ist. Der Übergang in andere Formen der Angehörigenselbsthilfe ist dabei, wie oben schon betont, aber nicht (von professionellen Helfer:innen vorab) erklärtes Ziel, sondern ein Möglichkeitsrahmen, in den sich die Teilnehmenden als ganze Gruppe oder in Teilen selbstorganisiert hineinentwickeln können.

17 »Ohne Anteilnahme kein Gedächtnis« (Christa Wolf) Systemisch-gruppentherapeutisch orientierte Biografiearbeit mit älteren Menschen

Herta Schindler

Das Zeitliche segnen

Die Arbeit mit älteren Menschen ist möglich, indem wir davon ausgehen, dass sie eine Gruppe für sich bilden. Ältere Menschen sind damit eine Zielgruppe unter anderen. Und doch sind sie nicht wie andere: Denn das Altern erleben ausnahmslos alle immer. Es ist eine grundlegende Eigenschaft des Lebendigen.

Wenn wir von älteren Menschen sprechen, setzen wir als zentrales Merkmal des Alterns hormonelle Veränderungen, die das Nachlassen bzw. Ende der Fruchtbarkeit und Zeugungsfähigkeit bewirken. Mit diesen hormonellen Umstellungen sind Veränderungsprozesse in der Emotionalität und den Handlungsräumen verbunden: Die Körperlichkeit klopft nicht mehr so stark durch Begehren und Begierde an, macht sich zunehmend in Einschränkungen der Möglichkeiten bemerkbar. Die berühmte Altersgelassenheit ist eben u. a. auch eine der nachlassenden Kräfte des Körpers, des Willens und der Emotionalität. In diesen nachlassenden Kräften, durch die die Einwilligung in Veränderungen des Alters geschieht (schließlich will ich auch nicht mehr, was ich nicht mehr kann), liegt die Vorübung auf das große Loslassen im Sterben. Mit dem Nachlassen des aktiven, sexuell konnontierten Begehrens sowie mit Veränderungen der familiären Verantwortungen gehen neue Türen auf: Es öffnen sich die Räume der Erinnerungen an das bereits gelebte Leben. Dieses Öffnen der Erinnerungsräume kann durchaus zwiespältig erlebt werden, wie das nachfolgende Zitat deutlich macht: »Was das Alter so schwer erträglich macht, ist nicht das Nachlassen der geistigen und körperlichen Fähigkeiten, sondern die Bürde der Erinnerungen« (Höhne 2014, S. 254). Lange mitgetragene Erlebnisse, auch mitgeschleppte Erlebensfetzen bedrängen dann und können mögliche, altersbedingte Beschwerden verstärken, denn

> »es ist bekannt, dass ein aktives Zurückhalten von Gedanken und Gefühlen Stress verursacht, der […] zum Ausbruch psychischer und

> psychosomatischer Krankheiten beitragen und zu Beeinträchtigungen im Alltag führen kann« (Heimes 2012, S. 65).

Bei belastenden Erinnerungen und traumatischen Verkapselungen greifen nun, als Auswirkung der sich wandelnden Kräfte, Strategien der Bewältigung aus früheren Lebensphasen nicht mehr in gewohnter Weise. Die Betroffenen stehen auf der Kippe: Will ich auf meine Erfahrungen und Verarbeitungsmuster noch einmal, oder vielleicht erstmals, schauen? Funktioniert das Wegschauen noch? Wie hoch ist der Preis für weiteres Zurückhalten? Wie groß ist die Angst vor dem, was sich zeigen könnte? Habe ich überhaupt noch genügend Energie, um Gefühle und Erinnerungen wegzudrücken? Auf welchen Pfaden folge ich der Seh(n)sucht nach Wiederbegegnung mit mir selbst und Vergangenem? Und: Kann ich der therapeutischen »Fremdenführer:in« vertrauen?

Menschen, denen wir als systemische Fachkräfte in gruppentherapeutischen Settings begegnen, haben sich auf den Weg gemacht. Indem wir mit älteren Menschen in der Gruppe arbeiten, treffen wir nummerisch auf Jahrhunderte an Lebenserfahrungen. Die wollen zur Sprache kommen, und zwar jenseits schon festgezurrter Erzählmuster. Diese gilt es zu lockern, damit im »alten Leben« Neues geschieht. Begleitet werden die Teilnehmenden also bei Erkundungs-, Trauer- und Versöhnungsarbeit.

> »Zusammenhängen der individuellen, familiären, gesellschaftspolitischen Bedingungen und Zeitumstände nach[zu]spüren [...] und Einwilligung in das, was und wie ich gelebt habe, Anerkennung meiner eigenen Begrenzungen und der Fülle dessen, was möglich war« (Höhne 2014, S. 244),

erweist sich dabei für die Betroffenen als Wegrichtung. Therapeutische Voraussetzungen zu schaffen für diesen individuellen Prozess und ein konstruktives Arbeitsklima in der Gruppe, impliziert grundlegende systemische Haltungen:

- Wertschätzung und Respekt im Umgang mit allen Ausdrucksinhalten und weisen der Teilnehmenden
- Ressourcenorientierung sowohl in Bezug auf das gegenwärtige Erleben in der Gruppe als auch in Bezug auf auftauchende Fragen nach Sinn und Bedeutung von Erfahrungen
- Neutralität bzw. das Einnehmen verschiedener Perspektiven in Bezug auf geschilderte Lebensvollzüge und deren Bewertungen im Spannungsfeld des Scheiterns und Gelingens

- Kontextbezogenheit, also Kenntnisse und Berücksichtigung historischer, sozialer, kultureller und wirtschaftlicher Bedingungen.

Gruppentherapeutisches biografisches Schreiben als Ausdrucksprozess hilft – Warum eigentlich?

Im nachfolgenden Text beschreibt eine Teilnehmerin kurz und doch sehr anschaulich ihr Sich-Einlassen-Können auf belastende Erinnerungen im Rahmen der Gruppe und die dadurch entstehende Wandlung. Und sie beschreibt ihren Entwicklungsprozess im Ausdrucksgeschehen, der zu einer gegenwärtigen Ressource und neuen Stärke wird.

> *»Ich wollte einen Ausdruck, mein Inneres nach außen bringen*
>
> *durch das Schreiben selbst*
> *durch das Vorlesen in der Gruppe.*
>
> *Das Geschriebene ist dann in der Welt, ich werde gesehen, finde Gehör und Resonanz. Da war ein Nicht-Akzeptieren von Blockaden. Ich hatte in den Schulaufsätzen fast immer ›Thema verfehlt: 6‹. Die Blockaden überwinden ging nur durch*
>
> *alles ist erlaubt*
> *alles ist richtig*
> *kein Verbessern*
> *kein Vergleich*
> *keine Bewertung.*
>
> *Mein biografisches Schreiben war oft schmerzhaft. Es tauchten schwierige Themen immer wieder auf. So machte ich die Erfahrung frei nach Hermann Hesse: ›Alles, was nicht bis zum Ende durchlitten ist, kehrt wieder‹.*
>
> *Dieses ›Von der Seele schreiben‹ war immer auch ein Für-die-Seele-Schreiben, auch, weil mit mir und meinen Texten respektvoll umgegangen wurde in der Schreibgruppe.*
>
> *Den Anfang des Schreibtextes fand ich irgendwann sehr schnell. Ich schrieb einfach den Satz auf, der mir in den Sinn kam, ohne daran herumzufeilen.*
>
> *Und ich fand einen eigenen Schreibstil, und das war außerordentlich beglückend.«*
>
> *Rita M.*

Therapeuein kommt aus dem Griechischen und heißt »heilen«.

> »Doch heilen ist bereits ein abgeleitetes Wort. Die ursprüngliche Bedeutung von Therapie ist: ›anbeten und nahe sein‹. Die ursprüngliche Bedeutung von ›Beten‹ ist bitten, also: Bitte um nahe sein, also das helfende Begleiten« (Broch 2015, S. 1).

Die »Bitte um nahe sein« können sich Menschen in systemtherapeutischen Schreibgruppen auf dreierlei Weise erfüllen:

- während des Schreibprozesses durch Nähe zu den eigenen Erinnerungen und Weisen des Erzählens
- während des Vorlesens durch die dabei entstehende Nähe mit der Gruppe, deren Zeugenschaft die Einbettung der persönlichen Erfahrungen in das soziale Gedächtnis bewirkt
- während des sich anschließenden therapeutisch gelenkten Gesprächs durch entstehende alternative emotionale und gedankliche Muster und Deutungen, die auf Selbstachtung basieren.

Dabei bietet der Schreibprozess den Rahmen für den schöpferischen Akt des Erzählens, also für die Erkundung und Konstruktion der eigenen Geschichte. Er unterstützt die Teilnehmenden dabei, die Autorenschaft für das Erzählen des Lebens aus ihrer Perspektive zu übernehmen,

> »einen guten Weg zu finden zwischen der Frage ›Was ist genau geschehen?‹ und der damit untrennbar verbundenen Frage ›Wie hast du – wie habt ihr – es erlebt und in eure einzigartige Geschichte überführt?‹« (von Schlippe 2007, S. 11).

Dem biografischen Schreiben als schöpferischem Akt ist es eigen, dass er ein tiefes Gefühl der Befriedigung auslösen kann, und zwar unabhängig vom Erlebensgehalt, der ausgedrückt wird. Dies gilt auch und insbesondere für belastende Erfahrungen, denn

> »Sprache verhält sich dem Trauma gegenüber ambivalent: Es gibt das magische, das ästhetische, das therapeutische Wort, das wirksam und lebenswichtig ist, weil es den Schrecken bannt, und es gibt das blasse, verallgemeinernde und trivialisierende Wort, das die leere Hülle des Schreckens ist« (Assmann 2018, S. 264).

Deshalb suchen Teilnehmende manchmal lange nach »dem« Wort. Denn erst, wenn das gefunden ist, sind sie ganz in ihrer Erfahrung angekommen, haben sie sie vollständig ausgeschöpft und damit er- und begriffen. Den stimmigen eigenen Ausdruck zu finden und – das ist der bedeutsame zweite Schritt – darin gehört zu werden, wirkt lösend und integrierend zugleich.

> »Das Bewusstsein, die Erfahrungen teilen und mitteilen zu können, und das Gefühl von Stimmigkeit zwischen Geschichte und Erfahrung werden, so kann ich aus meiner eigenen Erfahrung als Psychotherapeut sagen, als Frieden erlebt – als innerer und als äußerer« (von Schlippe 2007, S. 12).

In den dem Schreiben nachfolgenden gruppentherapeutischen Gesprächen sind deshalb sowohl die Einbeziehung der Erlebnisinhalte als auch die Entwicklung des jeweiligen sprachlichen Ausdrucks wirkungsvoll.

Sprachräume öffnen oder: »Mit meiner Stimme sprechen« (Christa Wolf)

Biografisches Schreiben beinhaltet das Bereitstellen eines Raumes, in dem Sprache als Erfahrung entwickelt werden kann. Dies geschieht vor allem durch Schreibanleitungen, die darauf hinzielen, dass nicht – wie es normalerweise der Fall ist – für ein Gegenüber, ein Du erzählt wird, sondern für das Ich. Dies widerspricht unserer Alltagserfahrung, denn die Fähigkeit, ein Gespräch zu führen, beinhaltet die Fähigkeit, sich auf ein Gegenüber bzw. auf einen Kontext einzustellen. Dies wiederum beinhaltet die Fähigkeit, Gefühls- und Gedankenprozesse der erwarteten »Schnittmenge« anzupassen bzw. diese Schnittmenge herzustellen. Man bewegt sich im Rollenkontext: Über ein und dieselbe Erfahrung spricht man unterschiedlich, je nachdem, in welchem Kontext man sich gerade erlebt, ob man mit seinem Kind, seinem Mann, seinen Freund:innen oder einer zufälligen Banknachbar:in redet.

Beim biografischen Schreiben schätzen die Teilnehmenden in der Regel den Freiraum, auf sich selbst bezogen, also kontextreduziert zu sein und damit unverhofft neu zu erzählen. Eine Aufgabe bei der Anleitung von Schreibeinheiten ist es deshalb, die Kontextbezogenheit zu mildern und dadurch Neu-Konstruktionen von Geschichten zu fördern.

»Ich erzähle, was ich erzähle« lautet die Devise. Erläuterungen, Auslassungen, Ergänzungen, die ich meinem Gegenüber zuliebe mache, brauchen nicht berücksichtigt werden. Emotionen, Rückfragen,

Assoziationen des Gegenübers zum gleichen Thema, die im Gespräch auftauchen, fallen ebenso weg. Damit entsteht die Möglichkeit, den eigenen Erzählfaden – gesponnen aus Assoziationen, Abfolgen, Themen, Sprachebenen – ungestört zu entfalten. Sich selbst etwas zu erzählen heißt, der eigenen Spur zu folgen, vielleicht sogar das erste Mal der eigenen Spur folgen, indem man sie gerade (er)findet.

Durch dieses auf sich selbst gerichtete erzählende Schreiben wird der innere Kontext hörbar, in dem die Selbsterzählung stattfindet.

Die Bedeutung der Gruppe oder: »Das Atelier ist zwischen den Menschen« (Joseph Beuys)

Frau E. hatte sich in ihren Texten intensiv mit ihrer Herkunftsfamilie auseinandergesetzt. In der Beziehung zur Mutter erzählte sie dabei von ihren Verwirrungen über deren »zwei Gesichter«, das eine zugewandt und im guten Sinne mütterlich, das andere kalt und emotionslos. Kindliche Verzweiflung, Wut und Ablehnung der Mutter und diesen Zumutungen gegenüber fanden in den Texten erstmals ihren Ausdruck. In der Gruppe wurden diese Gefühle als nachvollziehbar aufgenommen und anerkannt. Frau E. erlebte die Akzeptanz ihrer Gefühle und die Fähigkeit, sich darin verständlich zu machen.

Biografisches Schreiben in der Gruppe ermöglicht also sowohl das Aufschreiben eigener Erfahrungen als auch das Einbringen dieser Texte. Damit geschieht etwas Doppeltes: Im ersten Schritt, dem Schreiben, werden die eigene Perspektive und die Erzählstimme hervorgebracht und im zweiten, dem Vorlesen, wird ihnen Gehör verschafft. Mit der eigenen Stimme zu sprechen impliziert das Bedürfnis, gehört zu werden. In biografischen Schreibgruppen findet das in den Vorlese- und Gesprächsrunden statt. Das ist immer spannungsvoll, oft klopft das Herz dabei: Ich bringe mich zu Gehör. Ich werde gehört: ein bewegender und vollkommen gegenwärtiger Prozess. In ihm wird die eigene Erfahrungsstimme in das soziale Gedächtnis der Gruppe integriert. Sie ist damit bezeugt und im sozialen Raum als Wirklichkeit bestätigt.

Dieses Ankommen wirkt als Beglaubigung der eigenen Geschichte(-n) und Person. Diese Beglaubigung bestärkt wiederum die Bereitschaft, sich mitzuteilen und zu erinnern – oftmals schließlich auch an bis dahin verborgene, verheimlichte und noch schmerzhafte Erfahrungen.

In dem sich daran anschließenden Gespräch wird das nun als Text formulierte Erleben als Teil der gemeinsamen sozialen Wirklichkeit bestätigt. Die Schreibenden sind damit mit ihrer Geschichte im wörtlichen und übertragenen Sinne angekommen.

> In einer späteren Sitzung lautet die Schreibanregung: »Von einem mir nahestehenden Menschen erzählen.« Frau E. wählte ihre Mutter. In diesem Text schrieb sie nicht im Rollenkontext Mutter-Tochter. Sie konnte sich der Mutter als Person zuwenden. In ihrem Text erzählte sie von einer grundlegenden, traumatischen Kindheitserfahrung der Mutter während des Krieges: Diese, damals ein zehnjähriges Mädchen, wurde durch die Bombardements der Heimatstadt mit ihrer Mutter im Zug evakuiert. Dieser Zug wurde wiederum von einer Bombe getroffen. Die Mutter starb. Das Mädchen harrte stundenlang neben der toten Mutter aus. Dann wurde es von Fremden weggeholt.

Die Resonanz in der Gruppe auf diese Geschichte war sehr stark. Das Mitgefühl, was zuvor dem Mädchen E. zuteilgeworden war, erweiterte sich nun auf das Kind, das deren Mutter gewesen war. Frau E. war diese Geschichte lange bekannt gewesen. Durch die emotionale Anteilnahme der Gruppe, die sowohl ihr als auch der Mutter galt, wurde nun für sie erstmals die emotionale Wucht des Geschehens spürbar. Sie weinte im Mitgefühl für das Mädchen, das ihre Mutter gewesen war. Ihre Verwirrung löste sich auf, indem sie das »kalte Gesicht der Mutter« nun auf deren Erstarrung als Kind neben der toten Mutter, ihrer Großmutter, beziehen konnte. Damit war für sie eine wesentliche Veränderung eingetreten. Sie bezog die erinnerte emotionale Kälte weniger auf sich selbst und verstand sich doch in ihrem Schmerz.

> »Aus der Arbeit mit Traumaüberlebenden [...] weiß man, dass Intrusionen (Schlüsselreize) leichter und länger ertragen werden, wenn ehemalige Opfer die Möglichkeit erhalten, mit empathischen [...] Menschen über das Trauma zu reden. Das Gespräch mit einem empfänglichen Zuhörer erleichtert die Einordnung des traumatischen Geschehens in einen Sinnzusammenhang, ermöglicht die Entwicklung von Copingstrategien und steigert das Gefühl der Selbstkontrolle« (Heimes 2012, S. 64).

Unabhängig vom emotionalen Gewicht der Geschichten wurde durch das Hervorbringen und Gehört-Werden der eigenen Erzählung vom Frau E. Erfüllung empfunden.

Dies wird nachvollziehbar durch den Resonanzbegriff, wie ihn der Soziologe Hartmut Rosa entwickelt hat:

> »Resonanz ist kein Gefühlszustand, sondern ein Beziehungsmodus. Aus diesem Grund kann die ›negative‹ Emotion Trauer (ebenso wie auch etwa Einsamkeit) zu einer positiven (Resonanz)Erfahrung führen, und deshalb sind Sätze wie *Der Film war so schön, ich hab so geheult* kein semantischer Unfug, sondern Ausdruck einer allgemeinen Erfahrungstatsache. […] Was als positiv erlebt wird, ist nicht die Trauer selbst, sondern die dadurch ausgelöste Resonanzwirkung« (Rosa 2016, S. 288 f.).

> Dann trat Frau E. ihre eigene Tochter vor Augen. Die Betroffenheit veränderte sich. Ihr Gesicht erhellte sich. Sie erzählte eine weitere, für die Gruppe neue Geschichte: Ihre Tochter sei zum wiederholten Male in der Psychiatrie. Während psychotischer Schübe habe diese panische Angst vor Feuer und Zerstörung. Das sei doch eben jenes, was deren Großmutter, ihre Mutter, als Kind erlebt habe. Und in der ihr eigenen Art sagte Frau E. vergnügt: »Ich werde das ihrem Therapeuten erzählen«.
>
> In der nachfolgenden Sitzung berichtete Frau E., die Psychose ihrer Tochter sei nach dem intensiven gemeinsamen Gespräch zwischen dem Therapeuten und der Tochter abgeklungen.

Die Gruppe war in Resonanz gegangen, das heißt, in eine Antwortbeziehung zu dem, was Frau E. zu Gehör gebracht hatte. Mehrere Gruppenmitglieder hatten eigene Gefühle des Schmerzes und der Trauer auf die Erzählung nicht abgewehrt, sondern gezeigt und dabei Anteilnahme sowohl ausgedrückt als auch erfahren. Die Tragweite des früher Geschehenen konnte sich dadurch bei Frau E. entfalten, ohne sie zu überwältigen: Bedeutsame Zusammenhänge wurden für sie spürbar und denkbar.

Für die Gruppe wiederum bleibt als Erfahrung: Indem ich mich meinem Erleben widme, finde ich Unterstützung und Entlastung. Mitunter werden Situationen, die sich dem eigenen Erzählen versperren, weil sie traumatisch gebunden oder scham- und schuldhaft besetzt sind, in Texten anderer mit zur Sprache gebracht. Die Gruppe bietet so auch die Möglichkeit, sich über die Texte der anderen behutsam sich selbst anzunähern, ganz im Sinne von Luhmann.

> »[Dieser] weist darauf hin, dass sich Bewusstseins- und Kommunikationsprozesse wechselseitig einen Kapazitätsüberschuss zur Verfügung stellen: Welche Aspekte der aktuellen Kommunikation erreichen mein Bewusstsein? Welche Aspekte dessen, was mein Bewusstsein beschäftigt, bringe ich in die Kommunikation ein?« (Wagner u. Russinger 2016, S. 87).

Es wird dann z. B. um traumatische Ereignisse »herumerzählt«, wodurch schließlich immerhin der weiße oder schwarze Fleck auf der inneren Landkarte allmählich verortbar wird. »Ich kann über die Bombennächte im Keller / über den Verlust des Kindes / über die erlebten Übergriffe etc. nicht schreiben. Das war zu schlimm.« Damit weiß man, wo die Grenzen des Erzählbaren zurzeit liegen und es gibt eine Erzählung über diese Grenzen.

»Therapeuein« oder Wege des Begleitens

In der Gruppenlenkung ist es wichtig, verschiedene Ebenen der Verarbeitung und des Ausdrucks gleichberechtigt zuzulassen. Veränderung geschieht über die Annahme dessen, was ist, also auch über die Annahme dessen, wie etwas ausgedrückt ist, und dessen, was nicht ausgedrückt ist.

Zur Aufgabe der Therapeut:in gehört es, Teilnehmende freundlich zu stoppen, wenn Texte anderer als Anlass zur eigenen Erzählung genutzt werden. Texte und damit beschriebenen Erfahrungen dürfen nicht »enteignet« werden durch Eigenbetroffenheit von anderen Gruppenmitgliedern. Zu lenken sind auch Gesprächsprozesse des Vertiefens und Begrenzens im Hinblick darauf, dass die Gruppe als Resonanzraum verfügbar bleibt und sich nicht durch Abschweifung im Allgemeinen verliert. Denn »Resonanzbeziehungen setzen voraus, dass Subjekt und Welt hinreichend ›geschlossen‹ bzw. konsistent sind, um mit je eigener Stimme zu sprechen, und offen genug, um sich affizieren oder erreichen zu lassen« (Rosa 2016, S. 298). Diese Steuerungsqualitäten führen insgesamt zu einem Beruhigungsimpuls, da dafür Sorge getragen ist, dass der Aufmerksamkeitsraum »gerecht genug« verteilt wird im Sinne der »Aufmerksamkeitsgerechtigkeit« bei Anne Manne (2018). Sie bedeutet zugleich, dass dafür gesorgt ist, dass das Leichte und das Schwere, das noch Stockende und schon Flüssige, dass Alltägliche und Außergewöhnliche nebeneinander Platz haben. Im Gruppenprozess entsteht dann die bedeutsame Erfahrung: Schweres, auch Traumatisches darf in die Sprache kommen – und danach kann ein Text gelesen werden, der zum Lachen verlockt. Das Schwere wird zum Ausdruck gebracht und aufgenommen und es erstickt das Leichte nicht (mehr). Beides nebeneinander lässt sich jetzt fühlen. Das innere Erleben kann sich öffnen und das soziale Leben kann reicher werden, weil »Teilnehmer [...], die ihre Gefühle zeigen durften, sich als großzügiger in der Beurteilung anderer Menschen erweisen als Teilnehmer, die ihre Gefühle unterdrücken mussten« (Berkowitz u. Troccolli 1990, zit. n. Heimes 2012, S. 64).

Im schöpferischen Ausdrucksgeschehen kann neben dem inhaltlichen auch immer auf die Ausdrucksbewegung eingegangen werden, das heißt auf die Sprache, in der erzählt wird. In manchen Situationen ist es angebracht, auf der Ebene der Erzählweise Resonanz anzubieten und nicht explizit auf den Inhalt einzugehen. Dabei handelt es sich um Themen, die anfänglich zur Sprache gebracht werden und im Schutzraum des gerade erst Erscheinenden bleiben müssen, um dessen Wirksamkeit nicht beraubt zu werden, d. h. heilend zu sein. Hier geht es um »das magische, das ästhetische, das therapeutische Wort, das wirksam und lebendig ist, weil es den Schrecken bannt« (Assmann 2018, S. 260). Dann ist ein Eingehen, ein Hinweisen auf die Sprachebene der Kanal, über den Bekräftigung, Beruhigung und Bejahung entstehen können.

Der abschließende Text einer Teilnehmerin aus einer Schreibgruppe, mit dem sie sich aus dem Setting verabschiedete, beschreibt das Hinauftreiben, wenn die Bürde leichter geworden ist. So, unbeschwerter, weil das »Not-wendige« zur Sprache gekommen ist, gehen zu können – welch schöner, doppeldeutiger Begriff »gehen können« –, davon spricht der Text.

Abschied, Tapferkeit und was mich sonst noch beschäftigt

»Jetzt habe ich mich selbst entdeckt. Meine Liebe zu meinem Körper, meine Bezogenheit auf das Leben, meine heitere Kraft, mein Ruhiges und Polterndes.

Hier habe ich eine Sprache dafür gefunden. Durch die Angst und den Schmerz hindurchzugehen. Nicht stumm. Den Mund aufzumachen – wie meine Mutter es früher verlangte. Ich war eine brave Tochter, auch. Aber in der Schreibgruppe machte ich den Mund auf, weil ich es wollte. Dennoch: ›brav‹ kommt aus dem Französischen und heißt im Deutschen ›tapfer‹.

Ich machte den Mund auf, weil ich begriff, dass Leben immer ganz persönlich ist. Und dass ich, nur wenn ich bereit bin, das ganz Persönliche zu teilen, mich mitteilen kann.

Wie oft habe ich den Zauber erlebt, Worte zu finden für mich, für Erlebtes, für Erlittenes, für das, was mir manchmal erst im Moment des Schreibens bewusster wurde, sich auf Materie entfaltete. Worte als Material, um sich selbst einzufangen, zu imaginieren, sich in eine Selbst-Trance zu begeben beim Schreiben.

Mein Leben – magisch.

Ich kann mich genießen, über Worte. Das festzustellen, war ebenfalls Genuss. Es hat mich Überwindung gekostet, mich mitzuteilen, am Anfang. Die Erfahrung, die ich machen durfte, war Anteilnahme an mir, meinem Ausdruck. Tiefes Zuhören. Positive Rückmeldung. Ich fühlte mich angenommen. Eigentlich war es auch etwas Magisches. Und gute Magie heilt.

Was ist nun mit dem Abschied?! – Er ist leicht.

Ich nehme ein Geschenk mit, eine Selbst-Erfahrung, eine Selbst-Sicherheit.

Ich habe ein halbes Jahr gezögert, weil ich mich noch nicht verabschieden konnte, zu sehr hätte ich euch vermisst! Jetzt weiß ich, dass ich meine Fähigkeiten und Unfähigkeiten mitnehme, und die Erfahrung.

Ich habe in meinem Leben viele Abschiede herbeigeführt und annehmen müssen. Früher fühlte ich mich eher dem Abschiedsschmerz ausgeliefert, manchmal schien er mir unerträglich. Ich mied Abschiede, vermied sie, mogelte mich drum herum.

Der Gedanke, dass es für alles eine Zeit gibt, war mir lieber ein Satz auf dem Papier denn eine Erfahrung. Erst der Tod meines Freundes hat mich gelehrt, dass Untertauchen nicht das Ende ist, es gibt auch ein Hinauftreiben.«

Barbara W.

Abschließend lasse ich das Wort einem Literaten. In einem seiner Bücher lässt er durch eine totkranke, ältere Frau das Geheimnis aufscheinen, dass das Dasein bleibt:

> »Unsere Leben sind geworden, wie sie geworden sind. Bald werde ich tot sein. Du wirst noch eine Weile leben. Dann wirst du auch fort sein. Dann sind die Spuren ausgelöscht. Das Licht glomm zwischen zwei großen Dunkelheiten auf« (Mankell 2007, S. 294).

Teil 5: Störungsbilder

18 Einheitlich oder gemischt – Zum Für und Wider störungsspezifischer Gruppen

Vanja Poncioni-Rusnov, Markus J. Daimel, Hannah Bischof

Die Haltung systemischer Psychotherapeut:innen hinsichtlich der Konzepte der Störungen, Diagnosen und psychischen Krankheiten war in der Vergangenheit eine durchaus kritische. Gerade in den Anfängen der Systemischen Therapie wurde sogar recht radikal vertreten, dass alle Formen psychischer Erkrankungen ausschließlich als logische Anpassungen an ein abweichendes, »unlogisches« Beziehungssystem zu sehen sind. Historisch betrachtet brachte aber diese Ablehnung des zunehmenden Fachwissens auf dem Gebiet psychischer Erkrankungen und letzten Endes der Psychiatrie wenig Förderliches für die Systemische Therapie und trug dazu bei, dass Systemische Therapeut:innen im Gesundheitswesen eher isoliert wurden (Geyerhofer, Ritsch u. Thoma 2018).

Von Schlippe und Schweitzer (2016) schlagen vor, das Phänomen »Krankheit« auf den drei Systemebenen nach Luhmann zu betrachten, krank sein – sich krank fühlen – sich krank zeigen:

- Unter »gelebtem Leben« wird die Biologie, die Physiologie, die Anatomie eines Menschen verstanden. Auf dieser Ebene können Gene, Hormone, Bakterien oder andere Elemente als krankhaft diagnostiziert werden. In der organischen Medizin scheint es zumindest auf den ersten Blick deutlich einfacher, klare Definitionen – beispielsweise anhand von Toleranzgrenzen von Laborwerten – aufzustellen und damit objektiv die Frage nach dem »Kranksein« zu beantworten, als bei psychischen Phänomenen. Versuche der Psychiatrie oder der kognitiven Neurowissenschaften, psychische Leidenszustände (ausschließlich) auf hirnorganische Veränderungen, neurologische Verschaltungen oder Hirnstoffwechselstörungen zurückzuführen, sind im Sinne des menschlichen Bedürfnisses nach Eindeutigkeit verständlich. Zugleich handelt es sich dabei um sehr reduktionistische Sichtweisen, die etliche epistemologische Probleme aufwerfen (siehe z. B. Ulrich 2006, Walter u. Müller 2015).

- Auf der psychischen Ebene nehmen Individuen Gefühle, Gedanken und die eigene Fähigkeit, Probleme zu lösen, wahr. Dies wird als das »erlebte Leben« bezeichnet. Das Zusammenspiel dieser Selbstwahrnehmung eigener psychischer Prozesse kann als Ergebnis haben, dass eine Person sich »krank fühlt«.
- Die dritte Systemebene ist die soziale Ebene. Hierunter fällt alles, was in verbale und nonverbale Kommunikation zwischen einem oder mehreren Menschen gebracht wird: das »erzählte Leben«. Aus der Vielfalt der unterschiedlichen biologischen, psychischen und sozialen Prozesse wird jener Teil sichtbar gemacht, der symbolisiert und somit sowohl von den Klient:innen als auch vom medizinischen Fachpersonal festgestellt werden kann.

Die Zusammenschau dieser drei Ebenen wird häufig als das bio-psycho-soziale Krankheitsverständnis bezeichnet. Systemisch betrachtet ist die Feststellung einer krankheitswertigen Störung, ihre Intensität und ihre Dauer oft keine festgeschriebene Naturgegebenheit, sondern eine Konstruktion des in Kommunikation Erbrachten und Beobachteten und somit Ergebnis sozialer Abhandlung (Schweitzer u. Schlippe 2006, S. 16).

Im Jahr 2006 veröffentlichten Arist von Schlippe und Jochen Schweitzer das *Lehrbuch der systemischen Therapie und Beratung II. Das störungsspezifische Wissen,* das innerhalb der systemischen Community für viel Diskussionsstoff sorgte. Mit diesem Buch wurden Begriffe wie Krankheit, Störung und störungsspezifisches Wissen erstmalig in diesem Umfang in die systemische Landkarte aufgenommen. Das Buch und dessen Auswirkungen mündeten u. a. in einem selbstbetitelten »Streitgespräch« über die unterschiedlichen Haltungen bezüglich des »störungsspezifischen Wissens« (Levold et al. 2011). Ein wesentliches Thema, das in diesem Artikel genannt wird und das in unserer psychotherapeutischen Ambulanz des ÖAGG (Österreichischer Arbeitskreis für Gruppentherapie und Gruppendynamik) eine Notwendigkeit darstellt, sind berufs- und gesundheitspolitische Vorgaben. Um in Österreich durch die Krankenkasse Psychotherapie finanziert zu bekommen, muss ein Antrag an die Krankenkasse gestellt werden, in dem die Psychotherapeut:in zum einen eine Diagnose nach ICD-10 und zum anderen auch den GAF-Wert angibt. Der GAF-Wert – Global Assessment of Functioning – erfasst das allgemeine Funktionsniveau einer Klient:in in einem Wert zwischen 0 und 100 (Saß et al. 2003).

Lieb beschreibt in seinem Buch *Störungsspezifische Systemtherapie* (2014) die Ambivalenz, mit der sich systemische Psychotherapeut:innen in Bezug auf das Thema Störungen und deren Klassifikation konfrontiert sehen. Dabei spielen folgende Hypothesen eine zentrale und tragende Rolle:

- Während es aus der Sicht der störungsspezifischen Systemtheorie sinnvoll sein kann, bestimmte Phänomene als Symptome, Störungen oder Krankheiten zu beschreiben, macht es keinen Sinn, Gesundheit oder Symptomfreiheit zu definieren. Was Klient:innen als positiv konnotieren, bestimmen sie im Laufe der Therapie selbst.
- Um im Gesundheitswesen Fuß fassen zu können und als Krankenbehandlung ernst genommen zu werden bzw. letzten Endes um abrechenbar zu sein, muss die Systemische Therapie an die zentralen Unterscheidungen wie »gesund und krank« und »gestört und ungestört« ankoppeln.

Dabei nennt Lieb vier mögliche Positionen hinsichtlich der Codierung von Symptomen, Störungen und Krankheiten:

Position 1 beschreibt eine »Pro-Störungsorientierung«, bei der das therapeutische Handeln eingeengt ist, da die Therapien nosologischen Klassifikationen unterliegen. Die »Nicht-Störungsorientierung« oder Position 2 definiert sich über die Ablehnung nosologischer Klassifikationen. Während Position 1 das »Entweder« darstellt, kann in der logischen Schlussfolgerung Position 2 als das »Oder« beschrieben werden. Diese »Entweder-oder«-Haltungen tragen allerdings oft zur Aufrechterhaltung von Problemen bei. Positionen 3 und 4 sind als »Weder-noch-Position« bzw. als »Sowohl-als-auch-Position« zu verstehen und sind somit im therapeutischen Handlungsraum breiter, wenn auch die Position 4 als die positivere der beiden gewertet werden kann. Die »Weder-noch-Position« kann gegebenenfalls blind sein für jene Aspekte menschlichen Leidens, die von Umwelten oder Systemen als Störungen oder Krankheiten bezeichnet werden. Damit ist sie nicht nur nicht störungsspezifisch, sondern auch nicht störungsrelevant (Lieb 2014, S. 13 ff.).

Die Schwierigkeit in der systemischen Therapietheorie liegt nicht in der Beschreibung von Symptomen, Störungen oder Krankheiten oder in deren Bewertung im Sinne der Klassifikation. Schwierig entsprechend der systemischen Konzeption wird es dann, wenn versucht wird, das Verhalten, Fühlen oder Denken von Personen mit dem Vorliegen einer Störung oder einer Krankheit zu erklären (Lieb 2014).

Um sowohl an die Umwelten als auch an die Wirklichkeitskonstruktionen unserer Klient:innen ankoppeln zu können – wenn Menschen zum Beispiel mit etlichen Vorbefunden und schon gestellten Diagnosen zu uns in die Ambulanz kommen –, ist es wichtig Diagnosen und Störungen im Kontext der Behandlung und der Therapie zu hinterfragen. Dabei sollte transparent werden, wie diese Zuschreibungen verstanden worden sind, was sie für die Betroffenen bedeuten und welche Handlungskonsequenzen sich daraus ergeben.

Wenn diese (unsere?) Überlegungen für unsere Klient:innen keinen Sinn machen oder für sie nicht als Erklärungsmodelle dienen, sind sie kritisch zu hinterfragen. Denn sie sind nicht »in Stein gemeißelt« und keine Wirklichkeit in sich, sondern viel mehr das, was wir als Wirklichkeit konstruieren. Und unsere Wirklichkeit kann sich deutlich von der unserer Klient:innen unterscheiden. Zugleich haben Diagnosen für unsere Klient:innen auch oft eine klärende und Orientierung gebende Funktion bzw. sie schließen an die Wirklichkeit ihrer erlebten Symptomatik in einer Weise an, die von unserer Seite nicht ignoriert werden sollte.

Darüber hinaus sind hinsichtlich Störungen und deren Klassifikation sowohl gesellschaftliche als auch gesundheitspolitische Aspekte zu berücksichtigen. Das Gesundheitswesen gibt uns vor, welche Aspekte angegeben werden müssen, damit die Behandlung mit Psychotherapie durch Kostenträger finanziert werden kann. Dadurch werden durch Klassifikationssysteme wie ICD und DSM auch soziale Machtverhältnisse ausgedrückt.

Der strukturelle Kontext der Psychotherapeutischen Ambulanz des ÖAGG

Seit 2015 wird in der psychotherapeutischen Ambulanz des ÖAGG – kurz PTA – Psychotherapie angeboten. Der ÖAGG – Österreichischer Arbeitskreis für Gruppentherapie und Gruppendynamik – ist die größte Ausbildungsinstitution für Psychotherapie in Österreich und Eigentümer der Ambulanz.[7] Nachdem sich der ÖAGG seit den

7 Zur ÖAGG siehe auch Beitrag Ahlers über Gruppendynamik und systemische Gruppentherapie in diesem Buch.

1950er-Jahren als Experte für Gruppendynamik und Gruppentherapie versteht, lag es auf der Hand diese Behandlungsoption als »Mittel der Wahl« anzubieten.

In unterschiedlichen psychosozialen und psychiatrischen Einrichtungen wie Reha-Kliniken ist Gruppentherapie ein fixer Bestandteil der Behandlung. Die Vorteile und die Wirksamkeit von Gruppentherapie sind viel beforscht und gut belegt. Hierzu haben im deutschsprachigen Raum vor allem Volker Tschuschke und Bernhard Strauß Großes beigetragen.

Mit der Gründung der Ambulanz wurde ein Versuch unternommen, die psychotherapeutische Versorgungslücke im Raum Wien zu schließen. Mit dem Aufbau der Psychotherapeutischen Ambulanz sollten ursprünglich Reha-Klient:innen mit Gruppenpsychotherapie versorgt werden. Reha-Klient:innen sind jene Personen, die aufgrund einer Gesetzesänderung im Jahr 2014 nicht, wie davor üblich, eine befristete Invaliditäts- bzw. Berufsunfähigkeitspension zugesprochen bekommen haben, sondern Rehabilitationsgeld beziehen. Um in Österreich Rehabilitationsgeld beziehen zu können, ist es erforderlich, Maßnahmen zu ergreifen, die den Gesundheitszustand verbessern sollen. Neben diesem ursprünglichen Auftrag ist es in der PTA für alle Menschen möglich, krankenkassenfinanzierte Gruppenpsychotherapie zu bekommen, sofern eine krankheitswertige Störung nach ICD-10 vorliegt. Auch jene, die keine Reha-Klient:innen sind, werden in der Ambulanz versorgt.

Rahmenbedingungen in der PTA

Im Zuge der Gründung der Psychotherapeutischen Ambulanz haben wir uns als systemische Psychotherapeut:innen intensiv mit der Frage beschäftigt, wie sich unsere systemische Identität mit den Anforderungen der Krankenkassen bzw. mit der für die Abrechnung notwendigen Stellung von Diagnosen und Störungen verträgt. Doch nicht nur der gesundheitspolitische Aspekt und dessen Rahmenbedingungen haben uns beschäftigt, sondern auch die effiziente Gestaltung der Ambulanz und ihrer Prozesse. Einerseits kommen Menschen oft mit einer Fülle an Befunden und Vordiagnosen zu uns und an diese Lebensgeschichten gilt es anzukoppeln. Andererseits haben wir den »pragmatischen« Weg über Störungsfelder gewählt, um Klient:innen spezifischen Gruppenangeboten im Haus zuweisen zu können. Hier gehen wir in Einklang mit Hans Lieb und nützen Störungsfelder als

Landkarten, auf denen sich der therapeutische Weg gemeinsam mit unseren Klient:innen zu finden vermag (Lieb 2014). Aus dieser Idee heraus ergeben sich in der PTA Gruppentherapieangebote mit folgenden Schwerpunkten:

- ADÜ – Angst, Depression und Überforderung
- IPK – Integration psychotischer Konflikte
- BAK – Bearbeitung von Abhängigkeitskonflikten
- PSY – Psychosomatikgruppen
- PER – Persönlichkeitsstörungen.

Darüber hinaus werden Frauen- und Männergruppen angeboten und Gruppen für junge Erwachsene.

Uns ist natürlich bewusst, dass durch das Markieren dieser Störungsfelder und Störungsgruppen Rahmenbedingungen und Wirklichkeiten konstruiert werden, die davon ausgehen, dass bestimmte Symptome und Diagnosen ausschlaggebend sind für die Zuteilung zu bestimmten Gruppen. Doch so einfach und komplexitätsreduziert gestaltet sich die Konstruktion »unserer Wirklichkeit« in der Ambulanz nicht. Neben der Symptomatik werden andere Faktoren herangezogen, um Entscheidungen über die Zuteilung neuer Klient:innen zu einer möglichst gut passenden Gruppe zu treffen. Hier sind wir dann an dem Punkt, an dem die Diagnose oder die Störung bzw. das vermeintlich Spezifische daran nicht ausreichend ist, sondern Faktoren wie Strukturniveau oder andere »Zwischentöne«, die im Rahmen des psychotherapeutischen Erstgesprächs beobachtet werden, eine Rolle spielen. Diese Zwischentöne werden wir etwas weiter unten noch im Detail beschreiben.

Um ein besseres Verständnis unserer Ambulanz zu ermöglichen, skizzieren wir die Abläufe kurz. Zu Beginn wird telefonisch ein Termin für ein Anamnesegespräch – das sogenannte Clearing – vereinbart. In diesem Gespräch werden zum einen Daten aufgenommen, eine psychosoziale Anamnese durchgeführt und Behandlungsmöglichkeiten erläutert, um in weiterer Folge ein psychotherapeutisches Erstgespräch bei einer mit der PTA kooperierenden Psychotherapeutin zu vereinbaren. Diese entscheidet im Erstgespräch über die Aufnahme in die Gruppe. Sollte die Person nicht in die Gruppe aufgenommen werden, ist eine Zuweisung zu einem Kollegen möglich. Die Gruppentherapie in der PTA findet einmal wöchentlich für 90 Minuten statt. Neben der Gruppentherapie gibt es für die Klient:innen die Möglichkeit für psychologische Diagnostik und konsiliarpsychiatrische Gespräche, sofern notwendig und gewünscht. Darüber hinaus werden auch psychoedukative Workshops, Entspannungsgruppen und Skills-Gruppen angeboten. Jährlich sind zehn Einzelgespräche bei der Gruppentherapeut:in möglich. Klient:innen können maximal vier Jahre Gruppentherapie in der PTA in Anspruch nehmen. Voraussetzung ist eine Bewilligung der Psychotherapie durch den Versicherungsträger, die jährlich erfolgt. Die PTA ist somit prinzipiell mit anderen ambulanten psychiatrischen Einrichtungen vergleichbar – mit dem Unterschied, dass sie nicht fachärztlich, sondern psychotherapeutisch geführt wird.

Die psychotherapeutischen Methoden, nach denen in der PTA gearbeitet wird, sind neben der systemischen Familientherapie, Psychodrama, Integrative Gestalttherapie, Gruppenpsychoanalyse, Dynamische Gruppentherapie und Personenzentrierte Psychotherapie. All diese Methoden sind in Österreich gesetzlich anerkannt und können mit den Krankenkassen abgerechnet werden.

Seit der Gründung der Ambulanz bis Ende 2019 haben etwa 2.250 Klient:innen Gruppentherapie in Anspruch genommen. Es werden ausschließlich erwachsene Personen ab 18 Jahren behandelt, wobei die Klient:innen im Durchschnitt 45 Jahre alt sind. Frauen sind mit etwa 60 % stärker vertreten als Männer. Dies entspricht einer für die Inanspruchnahme von Psychotherapie üblichen Verteilung. Die häufigsten Diagnosen unserer Klient:innen sind – in Übereinstimmung mit epidemiologischen Daten – depressive Störungen und Angststörungen, siehe Tabelle 1:

Störungsbild (laut ICD-10)	% der Patient:innen
Depressive Störung (F32-F34)	52,20 %
Angststörungen (F40 und F41)	24,30 %
Persönlichkeitsstörungen (F60-F62)	16,40 %
Reaktionen auf schwere Belastungen und Anpassungsstörungen (F43 exkl. F43.1)	10,30 %
Posttraumatische Belastungsstörung (F43.1)	9,20 %
Psychische und Verhaltensstörungen durch psychotrope Substanzen (F1)	8,80 %
Schizophrenie, schizotype und wahnhafte Störungen (F2)	8,60 %

Anmerkungen: Die Tabelle gibt Auskunft über den Anteil der Patient:innen, die die jeweilige Diagnose(ngruppe) erhalten hat. Mehrfachdiagnosen sind inkludiert; N=3785

Tab. 1: Störungsbilder der Patient:innen in der Ambulanz

Ein großer Teil der Klient:innen ist aktuell arbeitslos (36 %) oder in temporärer Invaliditäts- bzw. Berufsunfähigkeitspension (19 %). Dies ist für uns besonders bedeutsam, da Klient:innen mit niedrigem sozioökonomischem Status ein überdurchschnittlich hohes Risiko für psychische Erkrankungen aufweisen (Adler et al. 1994). Zugleich erfahren sie aber deutliche Hürden bei der Inanspruchnahme von psychotherapeutischer Behandlung und werden seltener von psychotherapeutischen Angeboten erreicht (Pope u. Arthur 2009, Rechnungshof Österreich 2019).

Überlegungen zu störungsspezifischen Gruppen

Ausgehend von den oben genannten Strukturen mit den »vorgegebenen« Gruppenschwerpunkten, haben sich bei der Recherche für diesen Beitrag folgende Fragen aufgedrängt, die wir den in der Ambulanz tätigen systemischen Psychotherapeut:innen gestellt haben:

- Welche Erfahrungen werden in der PTA mit störungsspezifischen Gruppen gemacht?
- Wie gehen die Psychotherapeut:innen mit diesen Erfahrungen um?
- Wie wirkt sich der systemische Hintergrund aus, wenn Psychotherapeut:innen Störungen und deren Spezifität konzeptualisieren?
- Inwieweit gehen Therapeut:innen in der Gestaltung des Gruppenprozesses auf spezielle Störungen oder Symptome ein?
- Worauf wird bei der Zusammensetzung der Gruppe geachtet? Spielt dabei der systemische Hintergrund eine Rolle?
- Inwiefern sind Störungen bzw. Diagnosen für die Klient:innen relevant?

Fünf systemische Psychotherapeut:innen, die jeweils zwei oder mehrere Gruppen in der Ambulanz leiten, haben uns zu diesen Fragen Auskünfte gegeben, die wir hier zusammenfassen. Die befragten Psychotherapeut:innen leiten Gruppen mit dem Schwerpunkt Angst, Depression und Überforderung (ADÜ).

Psychotherapeut:innen müssen bestimmte Kriterien erfüllen, um in der Ambulanz tätig sein zu können. Zu diesen Kriterien zählen die mehrjährige Tätigkeit im institutionellen und klinischen Kontext sowie eine mindestens fünfjährige Erfahrung im Leiten von Gruppentherapien. Daher haben die von uns befragten Therapeut:innen zuvor in anderen Institutionen – oft in Krankenhäusern oder Rehakliniken – als Gruppentherapeut:innen gearbeitet. Ihre Erfahrungen aus dem klinischen Bereich fließen natürlich auch in die Art und Weise, wie sie die Gruppen in der Ambulanz leiten, ein. Sie konnten direkte Vergleiche zwischen Gruppen im klinischen Bereich und unserer Ambulanz ziehen.

Ein erster Unterschied ist, dass wir dem Prozess der Zuteilung zu den Therapeut:innen und den Gruppen relativ viel Raum und Zeit einräumen. In Kliniken – vor allem im Reha-Bereich – werden Klient:innen aufgrund zeitlicher Ressourcen während ihres Aufenthalts häufig ausschließlich nach frei werdenden Gruppenplätzen und ohne Rücksicht auf Diagnose oder andere Faktoren zugeteilt. Im Gegensatz dazu können unsere Gruppentherapeut:innen Entscheidungen über die Zuteilung zu Gruppen in der Ambulanz anhand des psychosozialen Interviews und des psychotherapeutischen Erstgesprächs selbst treffen. Diese passende Zuweisung ist nach Forschungsergebnissen besonders relevant und Irvin D. Yalom betont, dass

> »[…] Personen, die einer Gruppe unangemessen zugeordnet werden, wahrscheinlich nicht von der Behandlungserfahrung profitieren werden und dass eine unangemessen zusammengestellte Gruppe gar als ›Totgeburt‹ enden wird« (zit. n. Mattke u. Strauß 2012, S. 60).

In den Gesprächen haben sich einige wiederkehrende Aspekte in dieser Entscheidungsfindung herauskristallisiert. Interessanterweise hatten einige Therapeut:innen offenbar in erster Linie (vorbewusstes) Handlungs- und Erfahrungswissen darüber, welche Klient:innen gut in welche Gruppen passen. Dieses Wissen konnte im Laufe der Gespräche bewusst gemacht und konkretisiert werden.

Bei dieser Entscheidungsfindung spielt zum einen – wie schon ausgeführt und von den Abläufen an der Ambulanz ja gewissermaßen vorgegeben – die Diagnose (bzw. Diagnosengruppe) durchaus eine Rolle – wenn auch keine tragende.

Im gruppentherapeutischen Prozess werden Symptome bestimmter Diagnosen zum Thema. Vor allem wird hier die Möglichkeit genannt, sich Unterstützung und Reflexion von »Mitleidenden« zu holen und so für den eigenen Umgang mit bestimmten Symptomen neue

Sichtweisen und Perspektiven zu gewinnen oder zu erfahren, dass man mit dem Leiden nicht allein ist.

Alle befragten Therapeut:innen haben im Laufe der Gespräche bestimmte Störungsbilder genannt, die sie für die von ihnen geleiteten Gruppen als problematisch ansehen bzw. bei denen sie genau prüfen, ob sie »passen«. Mit dem »Passen« ist sowohl das Passen zu ihnen als Psychotherapeut:innen gemeint als auch das Passen zu einer spezifischen Gruppe und ihren Teilnehmer:innen. Genannt wurden in erster Linie Persönlichkeitsstörungen, Suchterkrankungen, Essstörungen, akute Traumatisierungen und Erkrankungen aus dem schizophrenen Formenkreis. Essstörungen und Suchterkrankungen wurden hier insbesondere deshalb genannt, weil diese Störungsbilder oft eine Reihe an somatischen und/oder sozialen bzw. finanziellen Krisen und Notsituationen nach sich ziehen, die in einigen Fällen in spezialisierten Einrichtungen behandelt werden müssen.

Wir sehen hier weiters einen Zusammenhang mit dem weiter unten ausgeführten Phänomen der psychischen Vulnerabilität bzw. dem Strukturierungsgrad der Klient:innen. Insbesondere Klient:innen, bei denen Persönlichkeitsstörungen diagnostiziert wurden, die Symptome einer akuten Traumatisierung oder psychotische Symptome aufweisen, haben auffallende, oftmals irritierende oder verwirrende Kommunikationsformen, die ein Anschließen der Gruppenteilnehmer:innen (und oftmals auch der Therapeut:innen) schwierig macht. Dieses Nicht- oder möglicherweise irritierte bzw. abweisende Anschließen der anderen könnte zu einer weiteren Destabilisierung oder Verunsicherung der jeweiligen Klient:in führen; eine Dynamik, die einen gelingenden Gruppenprozess und eine positive Wirkung der Gruppe auf die/den Einzelne:n erschwert.

Gleichzeitig heißt es nicht, dass in den Gruppen dieser Therapeut:innen Klient:innen mit den Diagnosen aus den oben genannten Störungsbildern nicht vorkommen. Diagnosen sind nichts Statisches, sondern können sich über Jahre bzw. auch abhängig von der Fachperson, die sie stellt, so verändern bzw. unterscheiden, dass keine Eindeutigkeit möglich ist.

Die befragten Therapeut:innen beachten aber auch eine Reihe nicht störungsspezifischer Faktoren. Diese beziehen sich vorrangig auf die Passung der jeweiligen Person zu der schon bestehenden Gruppe und deren aktueller Dynamik. Klient:innenfaktoren, die hier häufig genannt wurden, schließen Motivation, Ziele und Themen der Klient:innen sowie das Alter ein. Weitere Faktoren, die die Therapeut:innen angesprochen haben, beziehen sich auf die in der psychoanalytischen Diktion verwendeten Konzepte des Strukturniveaus und der Ich-Stärke (also die Fähigkeiten zur Selbstreflexion und -steuerung und zur gelungenen Interaktion).

Zu den Themen (Therapie-)Ziele und Motivation der Klient:innen hat sich gezeigt, dass es von den Therapeut:innen als besonders hilfreich und förderlich erlebt wird, wenn in der Gruppe mindestens zwei oder drei Klient:innen ähnliche aktuelle Themen (z. B. Beruf, Kinder, Einsamkeit, Alter) haben und dadurch ein Anschließen in der Kommunikation und die Entstehung von Gruppenkohäsion möglich wird. Ähnliche Ziele (beispielsweise Selbstwert oder soziale Einbettung) scheinen sich besonders gut bearbeiten zu lassen, wenn hier zumindest teilweise Homogenität zwischen den Gruppenmitgliedern herrscht.

Gleichzeitig haben die Therapeut:innen aber auch erzählt, dass eine gewisse Heterogenität in der Gruppe bezüglich Alter, Kommunikationsstil oder auch Lebensthemen und Therapiezielen befruchtend und bereichernd für den Gruppenprozess wirkt. Hier wird offenbar in der Kommunikation – sofern es ausreichend Ankoppelungspunkte und erlebte Gemeinsamkeit gibt – etwas Neues möglich im Sinne von: »Aha, so kann man das auch sehen!«, oder: »Aha, so kann man auch reagieren!«.

Ein weiterer Faktor, der für die Therapeut:innen wichtig scheint, sind spezifische, oftmals auch existenzielle Lebenssituationen, in denen sich Klient:innen befinden. Als Beispiel wurde eine schwere Erkrankung oder der Tod eines/einer Angehörigen genannt. Da stellt sich die Frage, wie die damit verbundenen Themen und Belastungen zu den spezifischen Lebensumständen anderer Gruppenmitglieder passen.

Auf die Relevanz, intrapsychische Faktoren der Gruppenmitglieder bei der Gruppenzusammenstellung im Auge zu behalten – ob wir sie nun als Ich-Stärke, Strukturniveau, innere Ressourcen oder Reflexionsniveau bezeichnet – kamen fast alle Therapeut:innen im Laufe unserer Gespräche zu sprechen. Dies ist aus systemischer Sicht natürlich insofern interessant, als wir auf das psychische System im Sinne von geschlossenen Operationen im Sinne von Luhmann (1990) ja immer nur schließen, dieses aber nicht direkt beobachten können. Es werden hier von den Therapeut:innen also Ableitungen aus Erzählungen und dem Verhalten (z. B. Kommunikationsstil, Beziehungsgestaltung) der Klient:innen gemacht.

Zum einen ist es wichtig, Interventionen auf die (aktuelle) Vulnerabilität der Gruppenmitglieder abzustimmen. So haben die Therapeut:innen erzählt, dass sie sich in Gruppen mit relativ stabilen, in der Kommunikation klaren und ressourcenvollen Klient:innen eher »trauen«, auch mal konfrontative Interventionen anzubieten. Hingegen würden Gruppen mit »strukturschwächeren« Klient:innen mehr Orientierung, Strukturierung und ressourcenaktivierende Interventionen brauchen. Zum anderen scheint es für den Gruppenprozess hilfreich zu sein, mindestens eine Handvoll »strukturstarker« Gruppenmitglieder in der Gruppe zu haben, um kommunikativ sehr schwierige Gruppendynamiken und Teilnehmer:innen auffangen, aushalten und durchtragen zu können.

All diese Überlegungen passen gut zu Empfehlungen im Bereich der Gruppenpsychotherapie (Mattke u. Strauß 2012, S. 64; Tschuschke 2003, S. 117), dass es nämlich tendenziell förderlich sei, wenn Gruppen hinsichtlich

- Strukturniveau möglichst homogen zusammengestellt bzw.
- bzgl. der Art der Pathologie eher ausgeglichen sind
- und dass länger bestehende Gruppen bzw. Gruppen mit insgesamt »höherem« Strukturniveau generell mehr Heterogenität »vertragen«.

Zusammenfassend lässt sich aus unserer Sicht keine Eindeutigkeit postulieren, die uns sagt, dass störungsspezifische Gruppen mehr oder weniger Sinn machen als nicht störungsspezifische. Ein differenzierter Blick auf Klient:innenfaktoren und die jeweilige Dynamik der Gruppe scheint uns – neben konkreten Diagnose(-gruppen) – für die Zusammenstellung einer gelingenden Gruppe besonders essenziell zu sein. Wenn wir in unserer Ambulanz von störungsspezifischen Gruppen reden, dann sind sie so zu verstehen, dass sie uns einen Anhaltspunkt, einen »Pin« auf der Landkarte geben, von dem aus das therapeutische Handeln und der Weg gemeinsam mit den Klient:innen festgelegt werden. Doch in welche Richtung wir uns dann gemeinsam bewegen, in welchem Land wir dann ankommen und ob eine Diagnose (und falls ja, welche) dann noch »passend« ist, lässt sich nur aus dem jeweiligen therapeutischen Kontext ableiten.

19 Kluge Synergien – Systemische Psychotherapie und Musiktherapie in der Gruppentherapie mit sozial ängstlichen Kindern und deren Familien

Kornelia Kofler, Agnes Burghardt-Distl

Als systemische Psychotherapeutin auf der einen und Musiktherapeutin und Psychologin auf der anderen Seite begleiten wir seit einigen Jahren Familien mit Kindern zwischen null und zehn Jahren in einem ambulanten Setting als Teil eines interdisziplinären Teams. In der Behandlung gibt es zwischen unseren beiden Berufsgruppen viele inhaltliche Überschneidungen und ähnliche therapeutische Aufträge. So begleiten wir beispielsweise beide sozial ängstliche Kinder mit teilweise unterschiedlichen Methoden, jedoch demselben Ziel. Um die Synergien unserer Professionen zu nützen und da dieses Störungsbild durch die Wirkfaktoren einer Gruppe sinnvoll behandelt werden kann (vgl. auch Ellerkamp, Marfilius u. Goldbeck 2009), gründeten wir vor einiger Zeit eine fortlaufende, halboffene therapeutische Kindergruppe, eine Arbeit, die wir als sehr bereichernd und gewinnbringend erleben.

Kinder erleben sich in einer Gruppe sozial eingebunden und lernen voneinander (Schmitman gen. Pothman 2010, S. 33) – Vorteile, die in einem einzeltherapeutischen Setting nicht gegeben sind. Dennoch hat es sich bewährt, dass die Kinder und ihre Systeme zunächst im Einzelsetting gestärkt werden. Auf diese Weise ist die Anamnese bekannt, innerfamiliäre Konflikte konnten bereits bearbeitet werden und die therapeutische Beziehung bildet eine gute Basis für die weiterführende Gruppentherapie.

Viele der von uns betreuten Familien haben eine Migrationsgeschichte, die zu berücksichtigen ist. Einige dieser Familien sind in eine Community gut eingebettet, andere fühlen sich zwischen Herkunfts- und Ankunftsland zerrissen, wieder andere – und dies sind einige der Familien, die wir in unserer Gruppe betreuen – leben sehr isoliert und einsam. Verwandte und Freunde fehlen, sodass auch den Kindern Erfahrungen in der sozialen Interaktion fehlen.

Wie Rahm (2004) schreibt, ist die Offenheit und Wertschätzung für die Verschiedenheit der Kinder, aber auch der Therapeut:innen ein wichtiger Faktor für ein positives Gelingen. In einem sicheren, respektvollen Rahmen haben Experimentierfreude und Humor ebenso ihren Platz wie die ernsthafte Auseinandersetzung mit den Problemen und Anliegen der Kinder.

Im folgenden Kapitel wollen wir zunächst auf die Rahmenbedingungen unserer Gruppe eingehen und Sie in weiterer Folge einladen, sich mit uns inhaltlich in die Aufträge, Ziele und Methoden unserer Arbeit zu vertiefen.

Setting und Rahmenbedingungen

Wir teilen uns die *Gruppenleitung:* Eine Therapeutin übernimmt alternierend die Anleitung und Strukturierung der Angebote, während die zweite soziale Interaktionen begleitet und Kinder bei Bedarf einzeln unterstützt. Aus diesem Grund ist es – wie auch in der Literatur beschrieben (Rahm 2004) – zwingend notwendig, dass die Gruppenleitung aus mindestens zwei Personen besteht.

Bei der *Gruppenzusammensetzung* achten wir auf eine Homogenität bezüglich der Diagnosen und des Alters der Kinder.

Kinder, die in unserem Ambulatorium begleitet werden, weisen eine hohe Komplexität in ihrer Problematik auf. Dies erfordert diagnostisch einen multiaxialen Blick (vgl. Remschmidt, Schmidt u. Poustka 2017). Unser Auftrag in der Gruppe bezieht sich primär auf die Behandlung der emotionalen Störung des Kindesalters mit sozialer Ängstlichkeit (F 93.2 nach ICD-10). Dennoch ist gerade die Entstehung dieser Ängstlichkeit eng verbunden mit zum Teil bereits davor bestehenden Problematiken und Diagnosen, wie einer rezeptiven Sprachstörung (F 80.2), elektivem Mutismus (F 94.0) oder einer kombinierten umschriebenen Entwicklungsstörung (F 83).

Interkulturelle Forschungsergebnisse zeigen, dass Migration für einige dieser Diagnosen einen Risikofaktor darstellt (Özlü-Erkilic 2015). Wir betreuen zu einem sehr hohen Prozentsatz Familien, die nach Österreich zugewandert sind und somit eine vulnerable Personengruppe, was besonders viel Achtsamkeit, Wertschätzung und Verständnis erfordert. Aus systemischer Sicht treten Diagnosen in den Hintergrund, wenn man die Verhaltensweisen der Kinder und Familien als bisherigen Lösungsversuch versteht, sich in einer für sie herausfordernden, oft neuen Umwelt zurechtzufinden.

Altersmäßig konnten wir einen erhöhten Bedarf für eine Therapiegruppe bei Kindern im Vorschulalter feststellen. Dies liegt unseres

Erachtens einerseits daran, dass in dieser Phase Pädagog:innen im Kindergarten besonderes Augenmerk auf Auffälligkeiten wie Rückzug, Isolation und Sprachlosigkeit mit den Gleichaltrigen legen, da gerade in diesem Alter die soziale Kompetenz im Umgang mit den Peers eine der wichtigsten Entwicklungsaufgaben darstellt (vgl. auch Oerter u. Montada 2008). Andererseits spüren Eltern in dieser Phase einen besonderen Druck in Hinblick auf die Einschulung ihres Kindes. Indirekt haben wir den Auftrag, die Kinder in sozialer Hinsicht »fit für die Schule« zu machen. Außerdem beobachten die von uns betreuten Eltern, dass sich ihr Kind in Situationen außerhalb der Familie vermehrt zurückzieht und nicht von ihnen ablösen kann. Durch die Ängste der Erziehungsberechtigten wurde womöglich die Entwicklung sozialer Fertigkeiten gehemmt (z. B. [Blick-]Kontakt aufnehmen, grüßen, eigeninitiativ mit anderen sprechen …), was wiederum zu größeren Ängsten führt. Im Alter von etwa fünf bis sieben Jahren fällt dies besonders auf und beunruhigt die Bezugspersonen. Diesen Kreislauf gilt es zu durchbrechen. Auch Tüpker (2009) schreibt, dass bei Kindern mit Migrationshintergrund »mit dem sprachlichen Rückstand verstärkt die Frage der sozialen Integration und der emotionalen Befindlichkeit gegenüber der sozialen Umgebung außerhalb der Primärfamilie im Zentrum der Besorgnis« (S. 13) stehe. Wir erleben – nach einer oft komplexen Phase der Gruppenzusammenstellung – eine hohe Compliance sowohl bei den Kindern als auch den Eltern, da sie die Sinnhaftigkeit des Angebots gut nachvollziehen können.

Es hat sich eine gleichgeschlechtliche Gruppe oder eine etwa 50 : 50 *Proportion zwischen Mädchen und Buben* als sinnvoll erwiesen.

Unsere therapeutische Kindergruppe findet einmal wöchentlich für 60 Minuten statt. Sie ist *halboffen*. Dies hat den Vorteil, dass wir bedürfnis- und prozessorientiert arbeiten können. Kinder bleiben, je nachdem in welchem Tempo sie ihre sozialen Fertigkeiten entwickeln, in der Regel ein bis drei Semester in der Gruppe. Kinder, die bereits einmal teilgenommen haben, erfahren sich als Expert:innen im nächsten Semester, wodurch sie eine besonders selbstwertstärkende Rolle einnehmen (vgl. auch Rahm 2004). Meist nehmen vier bis sechs Kinder an der Gruppe teil. Aufgrund der Komplexität der Fallgeschichten und des jungen Alters wäre eine größere Anzahl an Kindern kontraindiziert.

Zweimal pro Semester findet eine begleitende Elterngruppe statt, die den Eltern die Möglichkeit für Erfahrungsaustausch bietet. Diesem wichtigen Aspekt ist ein weiteres Kapitel gewidmet (siehe unten).

Die Rolle der Therapeut:innen

In unserer Arbeit haben sich folgende Aspekte bzw. Aufgaben als zentral erwiesen:

- *nonverbale Ausdrucksformen anbieten; Benennen; dem Geschehen Worte/Sinn geben:*
  Viele der Kinder haben Sprachentwicklungsprobleme oder fühlen sich in der deutschen Sprache noch nicht »zu Hause«. In der Elternarbeit hilft uns hier oft das Bild eines Ferraris mit Glasreifen – das gesamte Potenzial des Kindes ist vorhanden. Es kann jedoch aufgrund einer Sprachproblematik noch nicht »durchstarten«. Die gesamte Bandbreite der kindlichen Emotionen wird oft durch die Ängstlichkeit überlagert und kann dadurch nicht ausgedrückt werden. Deshalb ist es unsere Aufgabe, die Gefühle der Kinder feinfühlig wahrzunehmen, ihnen nonverbale Ausdrucksformen (wie die musiktherapeutische Improvisation) anzubieten und im ersten Schritt diese noch für sie zu benennen. Tüpker (2009) meint, »dass eine sprachliche Umgebung vorhanden sein muss, ein verlockender Raum, in den das Kind eintreten kann und den es sich erobern möchte« (S. 26). Aus ihrer Erfahrung mit ähnlich zusammengesetzten Kindergruppen ist die Autorin überzeugt, dass die Richtung »wie in der natürlichen kindlichen Entwicklung, noch einmal vom Klang zum Wort« (Tüpker 2009, S. 39) sein muss.
- *Vorbild sein:*
  Wir Therapeut:innen dienen als Modell, wie Kommunikation gelingen kann. Der wertschätzende Umgang miteinander und ein ruhiger, reflektierter Umgang mit Grenzen (Nähe und Distanz) kann vorgelebt und so für die Kinder erlebbar gemacht werden. Auch eine offene Gesprächskultur unter den Gruppenleiter:innen gibt den Kindern Sicherheit. Sie kennen sich aus, können Situationen einordnen und sich dadurch entfalten.
- *Konfliktlösungen erarbeiten/Kompromisse finden:*
  Abgesehen von der Vorbildfunktion der Therapeut:innen, wie diese mit Konflikten umgehen, brauchen die Kinder manchmal auch Unterstützung, um einem anderen Kind ihre Grenzen aufzuzeigen und sich zu positionieren. Manchmal muss zwischen verschiedenen Bedürfnissen ein Kompromiss gefunden

werden – nicht zuletzt zwischen den Wünschen der Kinder und der Therapeut:innen. Wichtig ist hier stets, dass schwierige Gefühle nicht von vornherein vermieden werden, sondern in und von der Gruppe ausgehalten und getragen werden.

- *Strukturen schaffen/Sicherheit vermitteln:*
  Rituale und gewohnte Abläufe geben Halt, Sicherheit und Orientierung. Auch Wiederholungen (z. B. von Spielangeboten) setzen einen wichtigen Anker und die Kinder können an bereits Erlerntes anknüpfen. Trotz gewisser Strukturen passen wir das Angebot immer wieder bedürfnisorientiert an und greifen aktuelle Themen auf.
- *Emotionen containen:*
  Oft spüren Kinder, dass in unserer Gruppe ein sicherer Platz für schwierige Emotionen wie Angst, Wut oder Trauer ist. Es ist unsere Aufgabe, diesen Emotionen Raum zu geben, ohne dass es die Gruppe überfordert. Hat ein einzelnes Kind einen besonders hohen Bedarf an emotionalem Ausdruck, ist es daher unerlässlich zu zweit zu sein: Eine Therapeut:in kann sich dann im Einzelkontakt diesem Kind zuwenden und es nach Möglichkeit wieder zurück in das Gruppengeschehen begleiten. Auch Emotionen wie Spaß und Freude brauchen gelegentlich Struktur und Begleitung durch uns Therapeutinnen.
- *Anschlussfähigkeit im Gruppenkontext ermöglichen:*
  Manchmal sind Kinder aufgrund von Überforderung nicht kooperativ und gehen in Widerstand. Sie zeigen dies durch Rückzug, nehmen an einem Angebot nicht teil, folgen eigenen Impulsen oder reagieren körperlich bzw. emotional (wirken z. B. angespannt oder weinerlich). Dieser Punkt ist besonders alltagsrelevant, da ähnliche Muster auch im Kindergarten, in der Vorschule, unter Geschwistern und in der Familie zu unterschiedlichen Schwierigkeiten führen können. Aus systemischer Sicht ist dieses Verhalten ein Lösungsversuch innere Spannungen abzubauen und unangenehme Situationen zu vermeiden. Es ist daher wichtig, solche Verhaltensweisen zu verstehen, zu begleiten und zu benennen, ohne sie zu bewerten. Ein sicherer Ort in Form eines Sitzkissens oder Zeltes kann dem vorübergehenden Bedürfnis nach Rückzug gerecht werden. Indem wir im Dialog bleiben, können die Kinder in ihrem Tempo den Anschluss an die Gruppe wiederfinden. So

erleben sie sich selbstwirksam, was für die Teilnehmenden ausgesprochen wichtig erscheint.

- *Balance zwischen Fürsorge und Autonomie herstellen:*
  In Anlehnung an Thoma (2007) sehen wir uns ähnlich wie Eltern in dem Prozess, die »Verantwortungsübergabe [...] zum jeweiligen Entwicklungsstand des Kindes« (S. 26) bzw. in unserem Fall der Gruppe anzupassen. Wir erfahren häufig, dass die Kinder in unserer Gruppe in ihrem Sozialverhalten nicht ihrem Alter entsprechend interagieren, z. B. nebeneinander statt miteinander spielen. Sie brauchen daher zu Beginn der Gruppe oft noch viel Fürsorge bzw. (Einzel-)Begleitung. Ziel ist es, dass die Kinder unsere Fürsorge zunehmend weniger brauchen und in ein autonomes positives Miteinander kommen. Rituale, Struktur und Spiele mit klaren Regeln sind daher anfangs oft passender, während im Verlauf der Gruppe freies Spiel in den Vordergrund tritt. In der Planung der Angebote ist dieser Prozess mitzudenken, wobei gerade in der diagnostischen Phase fachliche Reflexionsprozesse unabkömmlich sind und vermehrt Zeit brauchen.

Ziele

Unsere Ziele lassen sich grob in die Bereiche *Erweiterung der Sozialen (SK)* und *Erweiterung der Emotionalen Kompetenz (EK)* einteilen (diese Abkürzungen werden in Folge verwendet). Laut Oerter und Montada (2008, S. 259) ist die emotionale Kompetenz entwicklungspsychologisch gesehen eine Voraussetzung für die soziale Kompetenz.

Wie lauten jedoch die gemeinsam formulierten Aufträge in der Sprache unserer Familien?

Ziele der Eltern: »Unsere Kinder sollen ...«

- sich auch ohne uns Eltern etwas trauen *(EK)*
- mutiger werden *(EK)*
- auf andere Kinder zugehen / sich trauen mit anderen Kindern zu spielen *(SK)*
- Freunde finden *(SK)*
- sich in einer Gruppe anpassen können *(SK)*
- Konflikte selbst lösen *(SK)*.

Ziele der Kinder

Da die meisten unserer Gruppenkinder sprachliche Schwierigkeiten haben, ist die Exploration ihrer eigenen Ziele schwierig, aber dennoch wichtig. Hirschberg (2012, S. 12) betont, dass der Erfolg einer Gruppentherapie wesentlich davon abhängt, ob sich die Kinder wirksam fühlen sowie Interesse und somit auch ein Ziel für die Teilnahme haben.

Wir ermöglichen den Kindern auch hier einen nonverbalen Zugang. Dies können z. B. Bilderbücher, Bilder mit sozialen Interaktionen und emotionalen Thematiken sein. Die Resonanz der Kinder zeigt uns, wo ihr größter Leidensdruck und somit ihr Veränderungswunsch liegt. Meist definieren sie ihr Ziel folgendermaßen: »Wir wollen Freunde finden« *(SK/EK)*.

»Unsere« Ziele

Nachdem die Indikation für unsere Gruppe meist im interdisziplinären Team besprochen wird, haben sowohl wir als auch die zuweisenden Kollegen und Kolleginnen Ziele für die Kinder vor Augen.

In Anlehnung an Lutz Hochreutener (2009, S. 176 f.), ergänzt durch unsere Erfahrungen, könnte man diese Ziele auf folgende Bereiche eingrenzen:

- *neue Beziehungserfahrungen machen (SK/EK):*
  Die teilnehmenden Kinder unserer Gruppe erleben sich im Kindergartenalltag oft als Außenseiter bzw. oft nicht in der Lage, positive Kontakte zu Gleichaltrigen aufzubauen. Hier beobachten wir, dass der kleine, geschützte Rahmen neue Erfahrungen möglich macht: Sollte es beispielsweise dazu kommen, dass ein Kind ausgelacht wird, wird dies nicht ignoriert, sondern die Gefühle aller Kinder werden wahrgenommen, angesprochen oder – wenn es sprachlich zu schwierig ist – mit Emotionssymbolen veranschaulicht (siehe auch Kapitel Methoden). Durch diese Rückmeldungen nehmen die Kinder einander wahr und sammeln durch ein positives Miteinander neue Erfahrungen.
- *Probehandelnd neue Verhaltensweisen wagen (SK):*
  Kinder sollen die Möglichkeit bekommen, neue Verhaltensweisen auszuprobieren, sich neu zu erleben und zu experimentieren. Verhaltensmuster sind in Ordnung, solange sie die Grenzen anderer Kinder nicht überschreiten und

die Gruppenstruktur aufrechterhalten werden kann. Zu diesem Thema erarbeiten wir zu Beginn mit den Kindern Gruppenregeln, die mit Symbolen veranschaulicht werden. Oft haben die Kinder aktuell noch keine bessere Lösung für ihr Verhalten und drücken sich so aus, wie sie glauben, mit anderen Kindern in Resonanz gehen zu können. Sie schieben beispielsweise andere weg, um ein Bedürfnis zu stillen. Im Laufe der Gruppentherapie lernen die Kinder Alternativen kennen und können sich an neuen Mustern orientieren. Kein Kind möchte »auffällig« sein und Schwierigkeiten haben. Es versucht zu kommunizieren, aber es spricht noch nicht die »richtige Sprache«. Es lernt durch Übung, wie Kommunikation besser gelingen kann. Versuch und Irrtum sind Teil dieses Prozesses.

- *die Erlebnisfähigkeit und das Ausdrucksverhalten erweitern (EK):*
  Hier steht die spielerisch-nonverbale Erfahrung im Vordergrund. Genau wie im Sinne neuer Beziehungserfahrungen ein musikalischer Dialog Kommunikation ermöglichen kann, kann über Musik, Bewegung, Rollenspiel etc. der Ausdruck eigener Ideen erweitert werden. Das Erleben von Spaß am gemeinsamen Tun ist hier als eigenes Ziel hervorzuheben, da dies den Kindern im Alltag oft fehlt. Diese Erfahrungen (Gefühle, Bedürfnisse, Konflikte etc.) mit Worten zu benennen wäre der nächste Schritt.
- *Selbstwert und Selbstwirksamkeitserleben stärken (EK):*
  Omer und Lebowitz (2015, S. 31) schreiben, dass das Ziel, ein ängstliches Kind in seinem Selbstwirksamkeitserleben und Selbstwert zu stärken, nur dann zu erreichen ist, wenn es eigene Erfahrungen machen kann. Großes Augenmerk legen wir daher darauf, dass die Kinder selbst Lösungen für unterschiedliche soziale Situationen finden. Im Sich-Ausprobieren kann Selbstwirksamkeit erlebt werden, wodurch wiederum der Selbstwert gestärkt wird. Im Sinne von Maria Montessoris Leitidee »Hilf mir es selbst zu tun« (vgl. Becker-Textor 1994) regen wir die Kinder an, Erfahrungen zu machen, spiegeln ihre Gefühle und benennen unsere Beobachtungen, handeln jedoch nicht vorschnell für das Kind.

Methoden

Zeuch, Hänsel und Jungaberle (2004, S. 25) bemerken, dass es bereits seit längerer Zeit eine Tendenz weg von therapieschulenspezifischer Behandlung hin zu einer sinnvollen Kombination verschiedener Methoden eines interdisziplinären Teams gebe und beschreiben eine systemorientierte Musiktherapie folgendermaßen: »Warten und Hören stehen hier neben raschem Kombinieren und Erfinden der ›passenden‹ Intervention« (Zeuch, Hänsel u. Jungaberle 2004, S. 26). Die Autoren definieren diesen Zugang als große fachliche Herausforderung. Wir erleben diese Synergien jedoch als besonders bereichernd, da sie unserer Erfahrung nach effektiver zur Salutogenese der Kinder beitragen.

Wir präsentieren in diesem Abschnitt exemplarisch drei Beispiele für die Methodensynergie aus unseren beiden Professionen und verknüpfen sie mit den angestrebten Zielen. Dies soll ein Einblick sein und zum Weiterdenken und ausprobieren interdisziplinärer Zusammenarbeit anregen.

Die erste Methode eignet sich als wiederkehrendes Anfangsritual, die zweite stärkt vor allem zu Beginn des Gruppenprozesses die Kinder in ihrer eigenen Sicherheit, aber auch das soziale Gefüge. Die dritte Methode setzt ein gewisses Maß an Vertrautheit unter den Kindern voraus und sollte eher im späteren Verlauf des Gruppenprozesses angeboten werden.

Multimodale Wahrnehmung von Emotionen und inneren Anteilen

Ziel dieser Methode ist es, die Erlebnisfähigkeit und das Ausdrucksverhalten zu erweitern *(EK)* und den Selbstwert und das Selbstwirksamkeitserleben zu stärken *(EK)*.

Ablauf:

1) *Visualisierung und Symbolisierung verschiedener Emotionen:*
   Den Kindern werden z. B. mit großen Emojis verschiedene Gefühlsqualitäten zur Verfügung gestellt. Je nach Entwicklungsalter der Kinder sind diese Qualitäten verschieden genau differenziert (beispielsweise genügen manchmal die Basisemotionen, während andere Gruppen schnell äußern, dass »etwas fehlt«, wodurch es hier angepasste Symbole braucht).
2) *Zuordnung der aktuellen Emotionen:*
   Die Kinder wählen ein Symbol für ihre aktuelle Stimmung aus und benennen sie nach Möglichkeit selbst. Ist dies nicht mög-

lich, nützen wir die Ressourcen der Gruppe. Andere Kinder oder die Therapeut:innen spiegeln das Gefühl mimisch oder gestisch und verbalisieren die Emotion stellvertretend.

3) *Instrumente explorieren:*
Instrumente mit verschiedenen klanglichen Qualitäten werden von den Therapeut:innen vorgestellt und dürfen ausprobiert werden (siehe Abb. 9).
4) *Wahl der Instrumente und kurze Soloimprovisation:*
Jedes Kind wählt intuitiv ein Instrument, das es anspricht und zu seiner momentanen Stimmung passt. Die Gefühle der Kinder werden im Anschluss einzeln musikalisch ausgedrückt und hörbar gemacht.
5) *gemeinsame Improvisation:*
Dabei stehen gruppendynamische Überlegungen im Fokus. Wie klingt die Gruppe zusammen? Klingen die Instrumente harmonisch, gibt es einen gemeinsamen Rhythmus, klingt die Musik chaotisch?
6) *kurzes Benennen bzw. Reflexion der Erlebnisse:*
Gemeinsam stellen wir den Bezug zu Alltagssituationen der Kinder her und regen sie an, Erlebtes in Worte zu fassen.

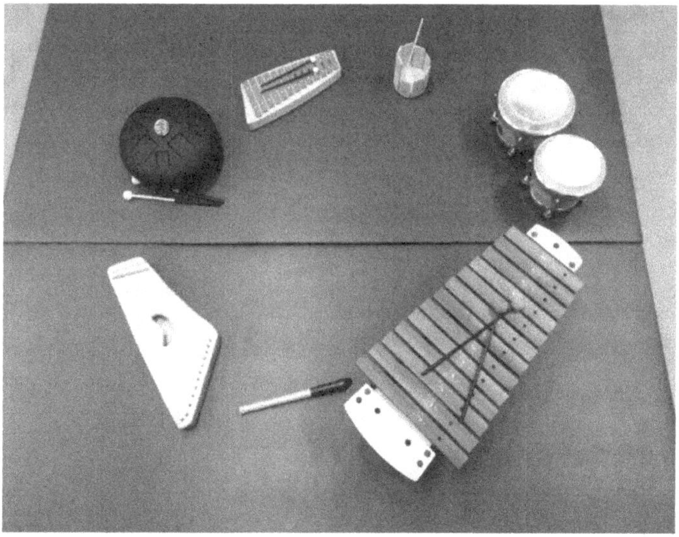

Abb. 9: Wie klingt unsere Gruppe?

Beispiel aus der Praxis:

Ela (die Fallgeschichte wurde anonymisiert), fünf Jahre alt, kommt etwas zu spät in die Gruppe. Sie ist ein zartes, zurückhaltendes Mädchen, das am Beginn seines Lebens viele Operationen über sich ergehen lassen musste. Ihre ersten Lebensmonate waren durch massive Sorgen der Eltern geprägt. In der Anamnese beschreiben sie Ela als ängstliches Mädchen, das vor allem in Kindergruppen Schwierigkeiten habe, sich zu integrieren und seine Bedürfnisse zu äußern.

Zu Beginn der Stunde wählen die Kinder ein Emotionssymbol, das ihrer aktuellen Stimmung entspricht. Ela wählt das wütende Emoji und meint, es habe sie geärgert, dass ihre Mama bei der Herfahrt gestresst war und sie nun zu spät gekommen sei. Ein Bub in der Runde nickt. Darauf angesprochen meint er, sein Papa sei in der Früh auch immer sehr hektisch und das mache Stress.

Als die Runde abgeschlossen ist, dürfen die Kinder von den Instrumenten, die sie bereits in den letzten Stunden kennengelernt haben, ein zu ihrer Stimmung passendes wählen. Ela nimmt die Blockflöte – auf dieser fühle sie sich sicher, da sie Unterricht nehme.

In der darauffolgenden Improvisation ist es für sie schwierig, ihre Wut im Solo-Spiel auszudrücken. Man merkt, dass es ihr unangenehm ist, mit dieser möglicherweise schwierigen Emotion hörbar zu werden. Sie schafft es aber einige Töne zu spielen. Sowohl im kurzen Solospiel als auch im danach folgenden gemeinsamen Improvisieren klingt ihre Wut verhalten und leise – passend zu ihrer verbalen, mimischen und gestischen Äußerung im Gespräch zuvor. Dennoch wurde ihre Emotion hör- und somit auf einer ganzheitlichen Ebene wahrnehmbar. Ein innerer Anteil wurde besser zugänglich.

Nachdem auch diese Spielsequenz abgeschlossen ist, meint Ela eigeninitiativ, sie wolle nun ein kleines Blockflötenstück, das sie gerade übe, für die Gruppe spielen. Die Kinder lauschen aufmerksam und wir Therapeutinnen sind beeindruckt, wie mutig Ela ihr Bedürfnis geäußert und sich mit ihrer Stärke vor den anderen Kindern gezeigt hat.

Gestaltung eines sicheren Ortes – nonverbale Interaktion mit Instrumenten

Ziel dieser Methode ist die Stärkung des Selbstwerts und des Selbstwirksamkeitserlebens *(EK)*. Kinder dürfen probehandelnd neue Verhaltensweisen wagen *(SK)*.

Ablauf:

1) *eine vorbereitete Umgebung zur Verfügung stellen:*
   Unser Gruppenraum beinhaltet kindgerechte Materialien, die für ein fantasievolles Gestalten eines sicheren Ortes genützt werden können (z. B. Kinderzelt, Motorikrolle, Decken, Schaumstoffbausteine, Kissen etc.).
2) *Gestalten des sicheren Ortes:*
   Jedes Kind sucht sich einen Platz im Zimmer und kreiert seinen Schutzraum. Dies kann eine Art Höhle, eine Nische, vier Wände aus Schaumstoffklötzen oder Matten sein. Wir bringen uns nur dann ein, wenn ein Kind um Hilfe bittet oder lernen muss, seine Grenzen zu wahren (z. B. wenn ein anderes Gruppenmitglied ein wichtiges Bauteil des sicheren Ortes eines Kindes wegnimmt und das Kind daraufhin sprachlos erstarrt).
3) *»Einziehen« in den eigenen Schutzraum:*
   Die Kinder machen es sich in ihrem sicheren Ort gemütlich.
4) *Wählen eines Instrumentes als nonverbales Kommunikationsmittel:*
   Um aus ihrem sicheren Ort heraus mit den »Nachbarn« in Kontakt zu kommen, kommt es zu musikalischen Dialogen. Auf Grund der sprachlichen Schwierigkeiten der Kinder eignet sich diese Methode besonders gut, um Lust auf Kommunikation und Interaktion zu wecken.
5) *aus dem sicheren Ort in die Gruppe gehen:*
   Angeregt durch die musikalischen Dialoge und gestärkt durch ihren sicheren Ort beginnen die Kinder einander zu besuchen und können soziale Fertigkeiten üben: z. B. gemeinsam improvisieren, beim »Nachbarhaus« anklopfen, Grenzen respektieren oder zu sich einladen. Sofern die sprachlichen Fähigkeiten der Kinder dies ermöglichen, können zirkuläre Fragen Mentalisierungsprozesse in Gang bringen (»Was denkst du, wie sich Ela fühlt, wenn du ohne zu klopfen ihr Haus betrittst?«).

Ressourcenaktivierung durch Identifikation im Rollenspiel und Situationslied

Ziel dieser Methode ist es einerseits neue Beziehungserfahrungen zu machen *(SK/EK)*, wiederum probehandelnd neue Verhaltensweisen zu wagen *(SK)* und andererseits den Selbstwert und das Selbstwirksamkeitserleben zu stärken *(EK)*.

Ablauf:

1) *Einführung eines Themas für das Rollenspiel:*
   Anhand von Bilderbüchern, Fotos und Geschichten geben wir einen Input, der die Gruppendynamik in Gang bringt und Ressourcen aktivieren soll. Es eignen sich Themen wie »Piraten«, »Bauernhoftiere« oder »Zirkus«.
2) *Die Kinder bauen eine Umgebung für das gewählte Rollenspiel:*
   Für das Thema »Piraten« eignet sich beispielsweise eine große Brettschaukel (siehe Abb. 10), auf der alle Kinder Platz haben. Diese kann mit verschiedenen Requisiten themenspezifisch dekoriert werden.
3) *Sie verkleiden sich:*
   Die Kinder wählen Kostüme, Stoffe, Hüte etc. aus.
4) *freies Rollenspiel:*
   Die Kinder gestalten autonom ihre Rolle. Das Explorieren der Umgebung und die Interaktion unter den Kindern stehen hier im Vordergrund. Dabei kann es zu konflikthaften Situationen kommen, die spielerisch gelöst werden können (z. B. Wo ist *mein* Platz auf dem Piratenschiff?).
5) *Strukturierung und Begleitung des Freispiels anhand eines Situationsliedes:*
   In einem durch die Therapeut:in frei erfundenen, harmonisch klar strukturierten Lied, wird das Tun der Kinder beschrieben und gespiegelt. Jedes Kind fühlt sich dadurch wahrgenommen und in einen musikalischen Raum eingebettet. Darüber hinaus bekommt es auch eine Rückmeldung über das Tun der anderen Kinder (z. B. »Filip, das ist unser Kapitän – er kann auf dem Piratenschiff stehen. Ela schaukelt hin und her – mittendrin, das fällt ihr nicht schwer«). Ein wiederkehrender Refrain kann die Gruppe als soziales Gefüge stärken (z. B. »Wir sind die Piraten und schaukeln auf dem Meer«). Zusätzlich bietet das Situationslied im Gruppenkontext die Möglichkeit, die Kinder bei Bedarf in ihrem Handeln zu lenken oder ihnen neue Spielimpulse zu geben (z. B. »Schaut – die Wellen sind schon stark – ob das die Ela wohl noch mag?«) und animiert zur Exploration der eigenen Stimme.

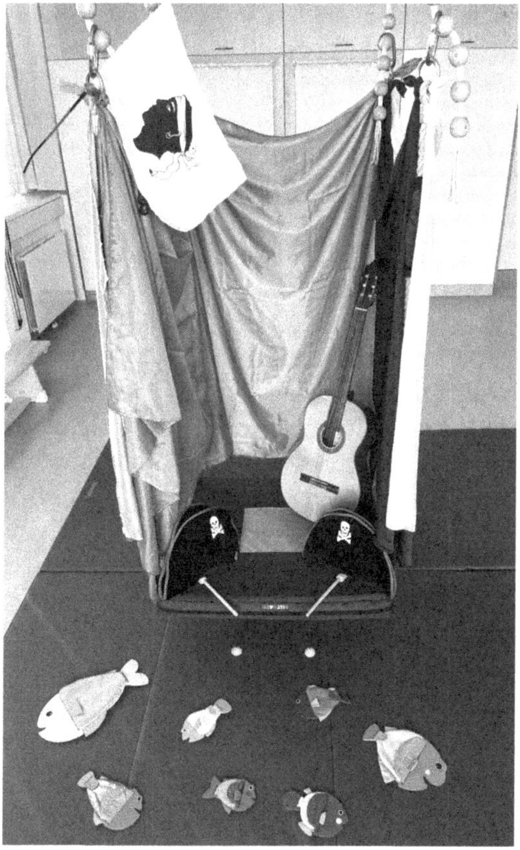

Abb. 10: Wie geht es uns gemeinsam auf hoher See?

Elternarbeit

Das Miteinbeziehen der Eltern in den Gruppenprozess ist ein wesentlicher Faktor für das Erreichen der therapeutischen Ziele und deren nachhaltige Wirkung. Nur über die Erziehungsberechtigten kann ein Transfer in den Alltag gelingen. Oerter und Montada (2008, S. 260) weisen darauf hin, dass im Vorschulalter Eltern eine Schlüsselrolle bei der Entwicklung von kindlichen Freundschaften einnehmen.

Wie bereits im Eingangskapitel erwähnt, leben jedoch viele der von uns betreuten Familien sehr isoliert und das fehlende soziale Netzwerk spiegelt sich im Leben der Kinder wider. Darüber hinaus können wir sozial ängstliche Verhaltensweisen nicht selten auch bei den Eltern beobachten. Die von uns initiierte begleitende Elterngruppe, die zwei- bis dreimal pro Semester stattfindet, ist daher für die teilnehmenden Väter und Mütter oftmals eine große Herausforderung. Dennoch wird sie schlussendlich als überaus hilfreich und bereichernd wahrgenommen. Folgende Aspekte haben sich inhaltlich als zentral erwiesen:

- *den Eltern ihre Vorbildfunktion bewusst machen und Strategien zur Veränderung erarbeiten:*
  Wenn Eltern eher zurückgezogen, ängstlich und unsicher auf andere Menschen zugehen, muten sie auch ihren Kindern weniger zu und motivieren sie nicht. Bildhaft gesprochen kann man sich den gemeinsamen Weg zu einer Freundschaft wie eine Brücke vorstellen, die in ein anderes Land führt. Wir entdecken die Welten anderer Menschen erst neu und haben die Sicherheit und das Vertrauen, jederzeit wieder in das ursprüngliche Land zurückzukehren. Wenn jedoch zu viel Angst vor der neuen Welt besteht, bleiben wir weit vor der Brücke stehen. Die Angst vor der Angst kann so groß werden, dass Kinder und Erwachsene sich nichts mehr zutrauen und den ersten Schritt nicht wagen. In den Elterngruppen ermutigen wir die Teilnehmenden, miteinander ins Gespräch zu kommen oder Telefonnummern auszutauschen, falls sich einzelne Kinder besonders gut verstehen. Diese sehr einfache Anregung führt oft zu erstaunlichen Resultaten. Bei manchen Eltern ist schon der Mut, an der Elterngruppe überhaupt teilzunehmen und die Scham (z. B. aufgrund sprachlicher Barrieren) zu überwinden, ein erster Teilerfolg.
- *gegenseitiges Verständnis und Austausch von Ideen:*
  Alle Eltern unserer Gruppe haben ähnliche Herausforderungen im Alltag zu bewältigen. Einerseits hilft es, mit bestimmten Problemen nicht allein zu sein und so auch ein Stück Scham abzubauen. Andererseits sind Lösungsstrategien, die andere Eltern berichten, oftmals hilfreicher und vor allem glaubwürdiger als unsere Ideen.
- *Psychoedukation:*
  Ein großes Anliegen der Elterngruppe besteht darin, die Eltern über die Entstehung der Symptome ihrer Kinder zu informieren und ihnen zu helfen, ihre Kinder besser zu verstehen. Wir zeigen, wie Angstspiralen entstehen und wir vermitteln

entwicklungspsychologische Grundlagen zu den Themen Bindungstheorie, Selbstwert oder kindliches Spiel. Dabei berücksichtigen wir das Interesse der Eltern.

Wenn sie wissen, was mit ihrem Kind los ist, suchen sie die Ursache für dessen Verhalten nicht nur bei sich selbst. Sie werden ruhiger, reagieren gelassener und können ihrem Kind besser beistehen.

Zusammenfassung und Ausblick

Therapeutische Gruppenangebote eignen sich zur Behandlung der sozialen Ängstlichkeit des Kindesalters besonders gut. Faktoren wie die Gruppenzusammensetzung und leitung sind gut zu planen, die Rolle der Therapeut:innen ist fortwährend zu reflektieren. Die angestrebten Ziele fokussieren nicht nur unsere professionellen Überlegungen, sondern vor allem die Aufträge der Eltern und nicht zuletzt die der Kinder.

Die Methodenauswahl sollte an den Entwicklungsstand der Kinder angepasst sein und jederzeit bedürfnisorientiert adaptiert werden, ohne das Behandlungskonzept aus den Augen zu verlieren. Die Balance aus fixen Ritualen, klaren Strukturen und zugleich einer hohen Feinfühligkeit, Flexibilität und Kreativität ist eine große Herausforderung, die sich lohnt.

Der Blick auf das gesamte System erfordert neben der Kindergruppenarbeit das Einbeziehen des Umfelds, wofür sich begleitende Elterngruppen und bei Bedarf Familiensitzungen bewährt haben. Das gemeinsame Feiern des Therapieerfolgs durch die Überreichung einer Urkunde am Ende des Prozesses macht sowohl die Eltern als auch die Kinder stolz auf das Erreichte.

Interdisziplinäre Zusammenarbeit stärkt, bietet (methodische) Synergien und einen großen Handlungsspielraum. Nachdem in unserem Beitrag nur ein kleiner Ausschnitt unserer Ideen beleuchtet werden konnte, wären weiterführende Diskussionen und Forschungsansätze zur Kombination von systemischer Psychotherapie und Musiktherapie in der Kindergruppenarbeit wünschenswert.

20 Zuerst Familientherapie, dann Gruppentherapie – Systemische Behandlungen für Jugendliche mit Essstörungen

Dagmar Pauli

Grundlagen: Symptomatik und Verlauf von Essstörungen

Essstörungen sind schwere Erkrankungen, welche im Jugendalter eine der höchsten Mortalitätsraten aufweisen und großes Leid für die Betroffenen und ihre Familien verursachen (Fichter et al. 2017). Junge Menschen in der Adoleszenz weisen häufig ein noch instabiles Selbstwertgefühl und ein negatives Körperbild auf, welches durch das in sozialen Medien ubiquitär präsente überschlanke Körperideal genährt wird (Pauli 2018). Nach einer Diät – häufig als Versuch, das Selbstwertgefühlt zu verbessern und Anerkennung durch Optimierung der eigenen Figur zu gewinnen – geraten Jugendliche in einen ersten rasanten Gewichtsverlust. Über einen komplexen neurophysiologischen Teufelskreis verstärken die Symptome der Unterernährung die sich entwickelnden kognitiven Symptome der Essstörung: verzerrte Körperwahrnehmung, massive Angst vor Gewichtszunahme, Depression und sozialer Rückzug sowie kognitive Verzerrungen über Kalorien, Gewicht und Körper. Es etablieren sich Verhaltensmuster, welche durch eine starke Einschränkung kalorienreicher Ernährung, übermäßige sportliche Betätigung, übertrieben häufiges Wiegen und weitere Auffälligkeiten gekennzeichnet sind. Die körperlichen Veränderungen des Gewichtsverlustes verstärken die neurokognitiven Symptome und die Depressivität, was zu restriktiverem Essverhalten führt. Dieses wiederum befördert den Gewichtsverlust weiter (Herpertz-Dahlmann, Seitz u. Konrad 2011). Dieser Teufelskreis der Essstörung ist in Abbildung 11 dargestellt.

Essstörungen tendieren im Verlauf der Erkrankung zu einer Chronifizierung und viele der betroffenen Menschen wechseln im Laufe ihres Lebens die Diagnose. Nicht selten kippt die zuvor restriktiv-anorektische Symptomatik in eine Bulimia nervosa oder ein Binge-Eating (Fairburn a. Harrison 2003).

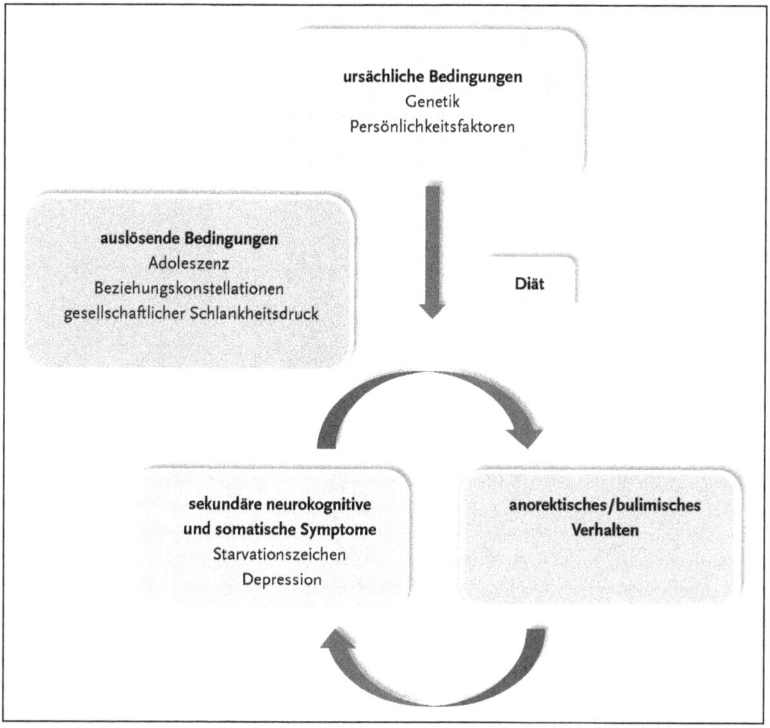

Abb. 11: Teufelskreis der Essstörung modifiziert nach Herpertz-Dahlmann 2013

Es ist entscheidend, in welcher Phase sich die jungen Menschen mit Essstörungen befinden, wenn wir sie für eine Gruppentherapie gewinnen möchten. Häufig ist das erste Stadium gekennzeichnet von Gewichtsverlust, gekoppelt mit wenig Krankheitseinsicht und einem hohen sekundären Krankheitsgewinn. Als Behandelnde müssen wir uns bewusst sein, dass die Behandlungsmotivation und Störungseinsicht am Anfang meist eher gering ist und der Motivationsaufbau im Vordergrund stehen muss. Die Thematik von Schlankheitsdruck und Körperoptimierung spielt bei Jugendlichen mit Essstörungen meist eine größere Rolle als bei Menschen, die schon länger in der Essstörung gefangen sind. In späteren Krankheitsphasen gerät der ursprüngliche Wunsch nach Schönheit und Schlanksein häufig in den Hintergrund und die Betroffenen beginnen, eine Einsicht in ihre Krankheit zu entwickeln. Zu diesem Zeitpunkt haben sich die neurokognitiven

Symptome der Essstörung wie die verzerrte Körperwahrnehmung, die Fixierung auf die Vermeidung von Nahrungsaufnahme und überwertige Ideen über Figur und Nahrungsmittel jedoch häufig bereits sehr verfestigt und sind schwer zu behandeln. Zusätzlich resultiert bei chronischer Essstörung oft eine allgemeine Detailfokussierung und Rigidität im Denken (schematische Darstellung der Phasen bei Essstörungen siehe Abb. 12).

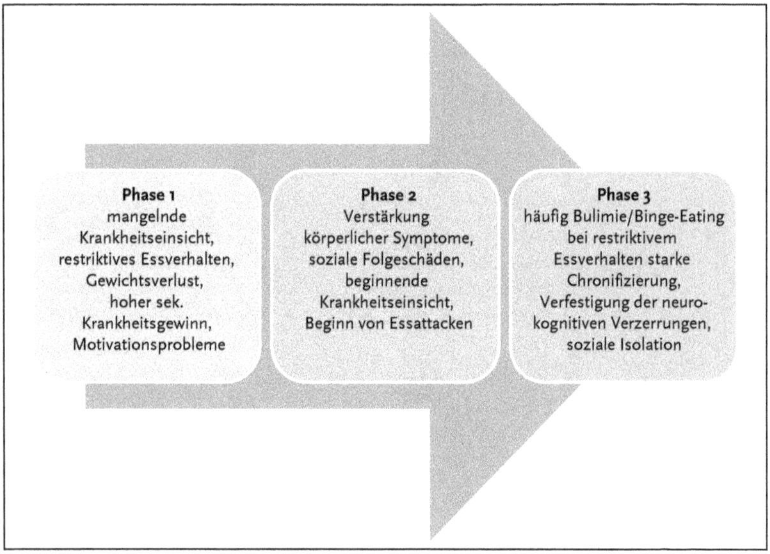

Abb. 12: Phasen der Essstörung im Verlauf

Evidenzbasierte Behandlung von Jugendlichen mit Essstörungen

Nach heutigem Forschungsstand ist die familienbasierte Therapie gemäß einem am Maudsley Hospital in London entwickelten Modell die am beste evidenzbasierte Methode für die Behandlung junger Menschen mit Anorexia nervosa (Lock et al. 2001). In dieser Phase ist die Behandlungsmotivation der Betroffenen meist noch gering und es gilt, die Ressourcen der Eltern zu nutzen, um den Ernährungsaufbau wieder zu etablieren. Die Eltern werden nicht als verantwortlich für die Essstörung gesehen, sondern in erster Linie als Verbündete im Kampf gegen die Krankheit. Sie werden in der ersten Therapiephase befähigt, die Mahlzeiten zu Hause wieder zu etablieren, um die Jugendlichen aus dem Hungerzustand herauszuholen. Diese Methode ist in der Frühphase einer anorektischen Erkrankung wirksamer als andere Therapieformen (Zipfel et al. 2011). In einem ersten Schritt bei Neuerkrankung von Jugendlichen mit Anorexie nimmt die Familientherapie einen zentralen Stellenwert ein und weitere Behandlungsbausteine wie die Einzel- oder Gruppentherapie dienen als Ergänzung oder in einer späteren Phase als Methode der Wahl.

In der Behandlung von Bulimia nervosa bei Jugendlichen gibt es eine weniger klare Überlegenheit der familienbasierten Therapie und die Behandlungsmotivation der Betroffenen ist häufig bereits besser etabliert. Als Methode der Wahl gelten evidenzbasierte kognitiv-verhaltenstherapeutische Therapieprogramme, die einzeln oder in Gruppen angeboten werden können. Der Einsatz von Gruppentherapien kann bereits in der ersten Behandlungsphase empfohlen werden, sofern nicht eine eskalierende Zunahme der Frequenz der Essattacken intensivere Maßnahmen erfordern.

In der ambulanten Behandlung wird Gruppentherapie bei Jugendlichen mit Essstörungen vor allem als Zusatz zu Einzel- oder Familientherapie durchgeführt (Hannemann et al. 2011). Es gibt kaum Modelle von Gruppentherapien, welche die ambulante Behandlung einer Essstörung im Jugendalter abdecken. Da Essstörungen im Jugendalter häufig akut eskalieren, sollte die Behandlung zunächst individuell und intensiv unter Einbezug der Familie erfolgen, um den neurophysiologischen Teufelskreis des Gewichtsverlustes oder einer zunehmenden Frequenz von Essattacken mit Erbrechen so rasch wie möglich zu durchbrechen. Zudem ist sowohl ambulant als auch stationär die somatische Kontrolle und Betreuung in dieser Phase der Essstörung unabdingbar. Eine Gruppentherapie genügt nicht als alleinige Methode bei Jugendlichen in einer Akutphase der Essstörung.

Es empfiehlt sich, für die Gruppentherapie vor allem Jugendliche einzuladen, die sich in der zweiten Phase des in Abbildung 12 dargestellten Krankheitsentwicklungsmodells befinden. In stationären und tagesklinischen Angeboten für junge Menschen mit Essstörungen ist die Gruppentherapie ein wichtiger und wertvoller Bestandteil der multimodalen Behandlung, der in den meisten Kliniken angeboten wird. Im ambulanten Bereich ergeben sich häufig Probleme, eine passende Gruppe zu einem bestimmten Zeitpunkt zusammenzustellen.

Transdiagnostische Betrachtungsweise

Viele Menschen durchleben im Laufe ihres Lebens verschiedene Phasen von Essstörungen (Fairburn a. Harrison 2003). Zudem gibt es viele Mischformen der klassischen Essstörungen Anorexia nervosa, Bulimia nervosa und Binge-Eating (Fairburn a. Cooper 2011). Den verschiedenen Essstörungen liegen häufig ähnliche Grundeinstellungen und verzerrte Kognitionen zu Grunde: hoher Perfektionismus, Rigidität im Denken, Tendenz zu Zwanghaftigkeit, übertriebenes Schlankheitsstreben, Angst vor Gewichtszunahme und übermäßige Verknüpfung des Selbstwerts mit Schönheit und Figur. Während bei Menschen mit Anorexia nervosa der »Erfolg« des Verzichts und der Selbstdisziplin zu einem hohen sekundären Krankheitsgewinn führen, erleben Betroffene von Bulimie die Kontrollverluste der Essattacken als schambesetzt im Sinne eines »Versagens«. Die zugrunde liegende Einstellung ist häufig dieselbe: Nur wenn ich nicht esse, das heißt mich kontrollieren und beherrschen kann, bin ich etwas wert. Nicht selten kippt die Anorexie nach Monaten bis Jahren in eine Bulimie, ohne dass die verzerrten Kognitionen und Grundeinstellungen sich verändern. Aufgrund der Überlappungen der Diagnosen und der verschiedenen Krankheitsphasen sowie der kognitiven Symptome und ähnlicher Beziehungsmuster ist die Einteilung in distinguierte Krankheitsbilder mit separaten Behandlungsangeboten gerade bei Essstörungen im Verlauf nicht immer sinnvoll. In der Behandlung von Essstörungen gibt es daher immer mehr transdiagnostische Therapieformen, welche auf die zugrunde liegenden Mechanismen der Essstörungen abzielen. Die kognitive Verhaltenstherapie formulierte diese Praxis explizit in der für Essstörungen speziell erweiterten kognitiven Verhaltenstherapie von Christopher Fairburn (CBT-E nach Fairburn 2003). In dieser Behandlung, die auch in Gruppen angeboten werden kann, wird in der Anfangsphase großer Wert auf eine Motivationsphase gelegt (Wayde, Byrne u. Allen 2017). Auch in ambulanten Gruppentherapien anderer Behandlungsformen sowie in den meisten stationären und tagesklinischen Gruppen für Menschen mit Essstörungen, werden Betroffene von Anorexie und Bulimie in der Regel gemeinsam in einer Gruppe behandelt. Hierbei können die zugrunde liegenden Mechanismen von Denken, Fühlen und Verhalten bei Essstörungen sowie für alle Betroffenen relevante Beziehungsaspekte von Essstörungen thematisiert werden. Bei der Auswahl der Teilnehmenden ist darauf zu achten, dass sich nicht zu viele in der anorektischen Anfangsphase der Essstörung befinden, in welcher die Symptomatik ihnen noch als Gewinn erscheint und die Krankheit weitgehend als mit den eigenen persönlichen Wünschen und Zielen im Einklang erscheint. Bei transdiagnostischen Gruppentherapien sollte die Mehrheit der Betroffenen eine Grundmotivation mitbringen, die Essstörung überwinden zu wollen. Auch bei Essstörungen im Jugendalter ist es durchaus möglich, solche Gruppen zusammenzustellen. In diesen können die Mitglieder, die die Nachteile der Essstörung bereits erkennen und die Krankheit daher als nicht mehr positiv für sich selbst erleben, die akut Erkrankten mit geringerer Motivation positiv beeinflussen.

Forschungsstand von Gruppentherapien bei Essstörungen

Es gibt einige Studien, die die Wirksamkeit der Gruppentherapie bei Essstörungen untersuchen, wobei sich die meisten auf die Krankheitsbilder Bulimia nervosa und Binge-Eating beziehen. In Metaanalysen konnte die Wirksamkeit von Gruppenpsychotherapie bei Essstörungen grundsätzlich bewiesen werden, insbesondere in der Reduktion von Essattacken und Gegenmaßnahmen, aber auch in der Reduktion der psychischen Symptome der Essstörung und begleitender Depressionen. In Studien, die die Wirksamkeit von Gruppentherapien mit einzeltherapeutischen Verfahren verglichen oder wo die Wirksamkeit unterschiedlicher Formen von Psychotherapien verglichen wurde, konnten keine Unterschiede festgestellt werden (Grenon et al. 2017).

Es gibt einige manualisierte Formen von Gruppentherapien bei Essstörungen, wovon die meisten verhaltenstherapeutisch orientiert sind, teilweise aber systemische Elemente aufweisen. So beinhaltet das Manual *Gruppentherapie bei Jugendlichen mit Essstörungen* von Hannemann et al. von 2011 sowohl verhaltenstherapeutische als auch zwei systemisch orientierte Module. Im ersten systemischen Modul mit dem Titel *Familientisch* werden Mechanismen von Interaktionen am Familientisch der Gruppenmitglieder angeschaut und dargestellt. Zudem werden die Jugendlichen angeregt, Werte und Normen, die am Familientisch vermittelt werden, kritisch zu hinterfragen. Zunächst werden Familienkommentare gesammelt, an die die Gruppenmitglieder sich erinnern, welche mit dem Thema Essen, Körper und Ernährung zusammenhängen. Durch die Diskussion wird die Einsicht in die eigenen Normen und Werte gefördert und das Verständnis darüber, wie diese entstanden sind. Anschließend werden Szenen des Familientischs rekonstruiert und im Rollenspiel nachgespielt. Die Betroffenen beschreiben die Szene genau und lassen sie durch die anderen Gruppenmitglieder nachspielen. Durch die Befragung der Darstellenden im Anschluss an die Szene von Seiten der Gruppenleitenden werden Einsichten in die Perspektiven der verschiedenen Familienmitglieder gefördert. Das Verständnis vertieft sich insbesondere für die/den Betroffene:n, deren Familie dargestellt wurde, aber auch für die anderen Jugendlichen. Eine in der Gruppentherapie unserer Klinik entwickelte Variante vom Familienrollenspiel beinhaltet zusätzlich das Spiel mit vertauschten Rollen. So können Betroffenen zum Beispiel die Position ihrer Eltern einnehmen und erleben, wie sich die Szene aus deren Perspektive darstellt. Diese Variante empfiehlt sich vor allem auch für die weiter unten beschriebene Durchführung von Mehrfamiliengruppen. Im zweiten systemischen Modul des Manuals von Hannemann, mit dem Titel *Familienkonstellation*, geht es um die Darstellung der Familienkonstellation und das Verständnis des Zusammenhangs dieser Konstellation mit der Essstörung. Das Modul beginnt mit der Betrachtung von Familienfotos. Dann wird die Familie durch die Gruppenmitglieder im Raum aufgestellt, wobei die/der Betroffene die Regie für die Darstellung ihrer/seiner eigenen Familie übernimmt. Anschließend schlüpft die/der Betroffene in die eigene Rolle, um diese genauer zu spüren. Sie wird zu Zusammenhängen der Konstellation ihrer Familie und der Essstörung befragt und kann Veränderungswünsche thematisieren. In der Gruppe werden konkrete Möglichkeiten diskutiert, wie die Jugendlichen diese Veränderungswünsche in der eigenen Familie umsetzen könnten.

Emotionen und Beziehungen bei Menschen mit Essstörungen

Menschen mit Essstörungen zeigen häufig bestimmte Muster in Emotionen und Beziehungen, wobei diese teilweise vorbestehend sein können, häufig aber eher ein Ausdruck des Teufelskreises von

Essstörungssymptomatik und daraus resultierender sozialer Isolation und Verzweiflung sind. Perfektionismus, negative Affektivität, hohe Ansprüche an sich selbst und eine gewisse Inflexibilität in Denken und Verhalten wurden u. a. als Persönlichkeitsfaktoren von Jugendlichen mit Essstörungen identifiziert (Dufresne et al. 2019). Besonders häufig geraten Jugendliche mit Essstörungen in das Gefühl, dass sie von niemandem verstanden werden, da sie sich an ihre Essstörung klammern und alle Bezugspersonen ihnen dies ausreden wollen. Sie äußern, dass sie von den anderen »nur als Essstörung« und nicht mehr als Person wahrgenommen werden. Die Gruppentherapie bietet eine Chance, die typischen emotionalen Themen und das Beziehungserleben von Jugendlichen mit Essstörungen aufzugreifen, neu zu rahmen und durch die Interaktion in der Gruppe einen Perspektivenwechsel und neue Beziehungserlebnisse zu ermöglichen. Durch die Ähnlichkeit des Erlebens und der Beziehungsmuster kann eine Vertrauensbasis aufgebaut werden und die Solidarität und das Sharing dem Einsamkeitsgefühl der jungen Menschen mit Essstörung entgegenwirken. Gleichzeitig bietet sich die Möglichkeit, Individuation und Abgrenzung zu üben (»Das ist anders als bei mir, ich erlebe es so: …«). Es ist wichtig, dass die Gruppenatmosphäre sowohl Solidarität als auch Abgrenzung ermöglicht. Jugendliche mit Essstörungen erleben sich häufig als nicht selbstwirksam und berichten über einen negativen Selbstwert. Die Gruppe bietet die Chance von korrigierenden Rückmeldungen durch die Gleichaltrigen. Im Hintergrund verschiedener Essstörungen stehen häufig ähnliche emotionale Themen und Beziehungsmuster, welche in Gruppen aktualisiert und bearbeitet werden können.

Eine weitere Thematik ist die Frage der Autonomie. Heranwachsende mit Essstörungen geraten über das Nichtessen häufig in eine massive Verstrickung mit den Eltern. Das Hungern ist einerseits Ausdruck eines Autonomiebestrebens (»Ich entscheide selbst, was ich esse, ihr könnt mich nicht zwingen«), führt aber andererseits über die Essstörung in eine Regression, welche ein intensiveres Engagement der Eltern und anderer Erwachsenen erfordert und so die Entwicklung der Selbständigkeit bremst. Nicht selten geraten länger erkrankte Jugendliche durch Klinikaufenthalte und soziale Isolation, aber auch durch die körperliche Pubertätsblockade aufgrund des hungerinduzierten Hormonmangels, in einen großen Entwicklungsrückstand. Die Essstörungsgruppe bietet ein Feld, in dem innerhalb der Peergruppe eine Auseinandersetzung sowohl über die Frage der Motivation zur Gesundung als auch über sozial und entwicklungspsychologisch altersentsprechende Themen stattfinden kann. Die Gruppe kann eine Chance sein, dass bei Jugendlichen, die sich in einer Verweigerungsspirale gegenüber den Erwachsenen befinden, durch den Kontakt mit Gleichaltrigen ein entwicklungsfördernder Lernprozess initiiert werden kann.

Fallbeispiel Linda

Die 15-JÄHRIGE LINDA erhält seit zwei Monaten Familientherapie aufgrund einer anorektischen Episode mit rasantem Gewichtsverlust. Sie verweigert den Nahrungsaufbau und der Gewichtsaufbau stagniert nach einer marginalen Gewichtszunahme. Eine stationäre Aufnahme erscheint unumgänglich, wird von Linda jedoch strikt abgelehnt. Die Therapeutin berichtet, dass Linda in den Familiensitzungen jeweils vollkommen blockiert ist und mehrmals vor Wut weinend aus dem Raum lief. Einzelsitzungen verweigert sie vollkommen. Die kognitiven Symptome der Essstörung sind ausgeprägt. Linda hat panische Angst vor der geringsten Gewichtszunahme und sehr eingeschränkte Vorstellungen davon, was sie noch essen kann. Während der Wartezeit für einen stationären Behandlungsplatz beginnt eine neue Gruppentherapie im Ambulatorium. Da die Gruppe überwiegend aus motivierten Patientinnen zusammengesetzt ist, wird der Versuch gemacht, Linda in diesem Stadium bereits in eine Gruppe zu integrieren. Linda nimmt an einigen Gruppensitzungen teil, wobei sie sich jedoch an den lebhaften Gesprächen der anderen kaum beteiligt. Sie beobachtet genau, wechselt aber innerhalb der ersten Wochen von einer misstrauisch-ablehnenden in eine vorsichtig-aufmerksame Haltung. Die Therapeutin bemerkt, dass Linda durch die Konfrontation mit der Realität anderer Patientinnen mit Essstörungen langsam offener wird und ihre eigene Essstörung mehr infrage stellen kann. So kann schließlich der Eintritt in die Station im Einverständnis mit ihr erfolgen und sie besucht auch aus dem stationären Setting die Gruppe weiter.

Die wichtigsten emotions- und beziehungsbasierten Themen und Wirkfaktoren sind in Tabelle 2 dargestellt.

emotionale Thematik/ Beziehungsmuster	Wirkfaktor in der Gruppentherapie
niedriger Selbstwert, negatives Selbstbild	korrigierende Rückmeldungen durch Gruppenmitglieder
geringe Selbstwirksamkeit	Erfahrung, durch Verständnis und Unterstützung für andere hilfreich zu sein
Isolation durch erlebtes Unverständnis der Umwelt für Essstörungssymptomatik, Einsamkeitsgefühl	Erlebnis nicht alleine dazustehen, Solidarität mit anderen Betroffenen, gegenseitiges Verständnis
negative Beziehungserwartungen	Korrektur durch positive Erfahrungen
Verweigerung als Ausdruck blockierter Autonomiewünsche mit dem Effekt der Regression	(Hilfe, Verständnis)
Probleme mit Individuation und Abgrenzung	Lösen der Entwicklungsblockade durch Lernen von Gleichaltrigen
Verleugnung von Symptomen und von Krankheitswert der Essstörung	Validierung unterschiedlicher Erlebenswelten
Entwicklungsblockade durch Essstörung	korrigierende Sichtweise anderer Gruppenmitglieder, Möglichkeit eigene Probleme in anderen wiederzuerkennen und dadurch bei sich anzuerkennen
	Entwicklungsschub durch Diskussion altersentsprechender Themen mit Gleichaltrigen

Tab. 2: Wirkfaktoren von Gruppentherapie bei Essstörungen auf Emotions- und Beziehungsebene (modifiziert nach Zeek 2013)

Systemische und störungsspezifische Elemente der Gruppentherapie für Jugendliche mit Essstörungen

Eine Gruppentherapie von Jugendlichen mit Essstörungen ist insofern eine systemische Gruppe, als sie Beziehungserleben aktiv thematisiert und korrigierende Beziehungserfahrungen im Multipersonen-Setting ermöglicht. Ein zusätzliches systemisches Element kann die direkte Auseinandersetzung mit Themen der Familie sein. Hier empfiehlt es sich, die einzelnen Teilnehmerinnen zunächst in strukturierter Form zur Auseinandersetzung mit der Rolle der eigenen Familie in der Entstehung oder Aufrechterhaltung der Essstörung anzuregen (z. B. mit einem Arbeitsblatt). Es ist darauf zu achten, dass im interaktiven Teil jede:r Teilnehmende selbst entscheiden kann, welche Aspekte aus ihrer oder seiner Familiensituation mit den anderen geteilt werden darf.

Jugendliche mit Essstörungen können in transdiagnostische Gruppen integriert werden, in denen altersentsprechende Themen bearbeitet und soziale Kompetenzen gefördert werden. In essstörungsspezifischen Gruppen empfiehlt es sich, neben diesen Aspekten auch störungsspezifische Inhalte zu bearbeiten, um das Krankheitsverständnis zu fördern und eine kritische Auseinandersetzung mit den Dynamiken der Symptome zu ermöglichen. Mögliche Themen sind: Vor- und Nachteile der Essstörung, Auswirkung von Essstörungen auf das Selbst und die Beziehungen, gesellschaftliche Schönheitsideale, kognitive Verzerrungen in Bezug auf Ernährung und Körper, der Einfluss der Essstörung auf mein Leben, die Entwicklung der eigenen Essstörung im Lebenslauf oder Essstörung und Partnerschaft. Im störungsspezifischen Teil geht es im Wesentlichen darum, dass die Betroffenen die in den Abbildungen 11 und 12 dargestellten Mechanismen verstehen und auf ihre eigene Erkrankung anwenden können. Anregungen für den Aufbau einer solchen Gruppentherapie mit störungsspezifischen und systemischen Elementen finden sich zum Beispiel im Manual für Gruppentherapie bei Jugendlichen mit Essstörungen von Hannemann et al. 2011.

Vor- und Nachteile von Gruppentherapie bei jungen Menschen mit Essstörungen – eine Frage der Gruppendynamik

Die Entwicklung eines entwicklungs- und gesundheitsfördernden Klimas in einer Essstörungsgruppe mit Jugendlichen kann durch die Gruppenleitung mithilfe der Steuerung der Gruppendynamik beeinflusst werden. In Essstörungsgruppen kann sich mithilfe der Therapeut:innen ein positives und wertschätzendes Klima etablieren. Meist führt dies dazu, dass der Aspekt des Teilens von Erfahrungen und der gegenseitigen Hilfe einen wichtigen Stellenwert in der Gruppenentwicklung einnimmt. Die Gruppenleitung versucht, die Konkurrenz von nicht hilfreichen Themen (Wer ist am dünnsten?) zu hilfreichen Bereichen zu lenken (Wer kann andere gut verstehen? Wer kann die Mechanismen der Essstörung »entlarven«?). Essstörungsgruppen sollten in jeder Sitzung aus einer Mischung psychoedukativer Inhalte und einem ausführlichen interaktiven Teil bestehen.

Der *psychoedukative Teil* bietet einen von der Gruppenleitung vorbereiteten Input. Die meisten Patient:innen mit Essstörungen wissen bereits viel Theoretisches über die Krankheit, es gelingt ihnen aber nicht, dies für ihre Gesundung umzusetzen. Daher geht es nicht vornehmlich um reine Wissensvermittlung, sondern um eine Förderung der kritischen Reflexion. So ermöglicht beispielsweise die Auseinandersetzung mit dem gesellschaftlichen Nährboden für Essstörungen eine Infragestellung der eigenen Schlankheitsideale.

Fallbeispiel Sarah

Die 16-JÄHRIGE SARAH leidet bereits seit zwei Jahren an einer anorektischen Essstörung mit bulimischen Phasen. Sie ist immer noch leicht untergewichtig und wehrt sich mit Händen und Füßen gegen das Erreichen eines Normalgewichts. In der Gruppentherapie schneiden alle Teilnehmerinnen aus Zeitschriften Frauenkörper aus, die ihnen gefallen. Die Mehrheit der Gruppenmitglieder wählt normalgewichtige Frauen aus, während die Bilder von Sarah alle deutlich untergewichtige Models zeigen. Mehrere Mädchen sagen, dass sie zwar gegenüber sich selbst übertrieben schlankheitsbewusst sind, bei anderen aber auch weiblichere Körperformen schön finden. In der Diskussion äußern viele Teilnehmerinnen eine heftige Wut gegen die Modebranche, die solche Models für uns als Vorbilder in Zeitschriften abbildet. Sarah erlebt, dass die anderen sich versuchen, von übertriebenen Schlankheitsidealen zu lösen, während sie noch daran festhält. Sie wirkt nachdenklich.

In dem *interaktiven Teil* wird die gegenseitige Unterstützung gefördert. Die Gruppenleitung ermutigt die einzelnen Teilnehmer:innen aktiv dazu, ihre Probleme im Umgang mit den besprochenen Inhalten darzustellen. Meist springen die anderen sofort ein und versuchen beispielsweise, die negative Selbsterfahrung durch positive Stellungnahmen oder Realitätsbezug zu korrigieren. Indem sie es den anderen Gruppenmitgliedern erklären, erklären sie es sich selbst. Es empfiehlt sich, Elemente aus sozialen Kompetenzgruppen in die Essstörungsgruppe zu übernehmen. Soziale Skills sind bei jungen Menschen mit Essstörungen zwar häufig vorhanden, da sie sensible Menschen sind. Negative Selbstwahrnehmung und Probleme in der Abgrenzung sowie Beziehungsängste nehmen jedoch Einfluss auf das Gruppengeschehen und können aktiv zum Gegenstand gemacht werden.

In der Regel kann durch eine nach Motivationsstadium gemischte Gruppe ein positives Klima erzeugt werden, in dem die motivierten und aktiven Mitglieder der Gruppe diejenigen mitreißen, die noch mehr an der Krankheit festhalten. Droht eine Gruppe jedoch in die Bestätigung des Werts der Krankheit bzw. der übertriebenen Schönheitsideale zu kippen, muss die Gruppenleitung gegensteuern. Dies kann passieren, wenn sich zu viele Gruppenteilnehmerinnen in Phase 1 der Essstörung (Abb. 12) befinden. Die Gruppenleitung kann in diesem Fall den psychoedukativen Inhalten aus der Motivationsphase (z. B. Arbeit an Vor- und Nachteilen der Essstörung, Arbeit an Werten und Beziehungen und welchen Stellenwert die Essstörung darin einnimmt) einen größeren Raum geben. Die Gruppenleitung wirkt zudem als Modell für positive Bestätigung und für die Betonung der Wichtigkeit und Validierung von kleinen Schritten, damit die Gruppe nicht zu hohe Ansprüche an die einzelnen Mitglieder stellt. Zusammenfassend kann festgehalten werden: Eine Essstörungsgruppe für Jugendliche sollte systemische und störungsspezifische Anteile haben. Im psychoedukativen Teil geht es nicht vornehmlich um Wissensvermittlung, sondern um kritische Reflexion. Der interaktive Teil vermittelt korrigierende Beziehungserfahrungen.

Auswahl der Teilnehmenden und Aufbau der Gruppentherapie für junge Menschen mit Essstörungen

Gruppen für Jugendliche mit Essstörungen können störungsübergreifend durchgeführt werden. Es ergibt sich daraus eine Gesamtschau auf die zugrunde liegenden Themen und den Entwicklungsverlauf der Essstörung, was für die Teilnehmenden sehr hilfreich sein kann. Es sollen Betroffene verschiedener Motivations- und Krankheitsstadien integriert werden. Die meisten Fachpersonen raten davon ab, Jugendliche mit Adipositas in einer Gruppe zu integrieren, da diese in der Regel nicht dieselben kognitiven Symptome aufweisen und eine negative Gruppendynamik mit Abwertung der jungen Menschen mit Übergewicht entstehen kann. Die meisten Gruppen werden mit 15–20 Sitzungen in einem geschlossenen Gruppensetting angeboten, damit Vertrauen entsteht und ein gemeinsamer Lernprozess stattfinden kann. Die optimale Teilnehmer:innenzahl wird meist mit 7–10 angegeben (Zeek 2018).

Multifamilientherapie und Multifamiliengruppen bei Jugendlichen mit Essstörungen

Die Multifamilientherapie hat sich bei Jugendlichen mit Essstörungen etabliert und als ebenso wirksam erwiesen wie die Familientherapie (Eisler et al. 2016). Die Prinzipien der Multifamilientherapie sind in diesem Buchs beschrieben (siehe Beitrag von Scholz). Die gute Wirksamkeit in Bezug auf Jugendliche mit Essstörungen hängt mit der besonderen Familiendynamik zusammen, die sich im Rahmen von anorektischen Essstörungen typischerweise entwickelt. Es ergibt sich ein Teufelskreis aus Druck aufgrund der großen Sorge der Eltern und der Verweigerung der Jugendlichen, die sich unverstanden fühlen. Im Multifamiliensetting ergibt sich die Gelegenheit, dass die Jugendlichen mit Essstörungen die Sorge anderer Eltern und deren Bemühungen wahrnehmen und die Eltern erkennen, dass sich bei den anderen Jugendlichen ähnliche Mechanismen entwickelt haben wie bei ihrem eigenen Kind. Hierdurch kann die Krankheitseinsicht und Motivation der Jugendlichen gesteigert werden und die Eltern können erkennen, dass sie mit der Problematik nicht allein dastehen. Die Familien lernen voneinander. Es kann ein gemeinsames Bündnis gegen die Krankheit entstehen anstelle des Kampfes der Jugendlichen gegen die Eltern und die Behandler. Da die klassische Multifamilientherapie nach Eisler aufwändig und in vielen Kliniken nicht realisierbar ist, wurde an unserer Klinik ein Modell für Mehrfamilienabende entwickelt, die auf denselben Wirkmechanismen aufbauen. Bei diesen Abenden werden psychoedukative Inputs im Mehrfamiliensetting diskutiert. Im Vordergrund steht das Thema des Teufelskreises der Essstörung in der Familie und wie ein gemeinsames Bündnis gegen die Krankheit entstehen kann. Es geht nicht vornehmlich um Wissensvermittlung, sondern um die Entwicklung einer neuen Interaktionsebene in der Familie, die hilfreich für die Unterstützung beim Gesundungsprozess der Jugendlichen ist. Die Inhalte der fünf Abende gliedern sich wie folgt, wobei eine genauere Beschreibung bei Pauli 2018 zu finden ist:

1) den Essstörungskreislauf in Beziehungen erkennen und durchbrechen
2) Hilfe, die Essstörung frisst uns auf – Wie können wir den Fokus erweitern?
3) Einfühlung und Verbesserung der Kommunikation innerhalb der Familie

4) Sorge, emotionale Nähe und Verantwortung – die richtige Balance finden
5) Diskussion mit ehemaligen Betroffenen. Am letzten Abend wird ein zusätzliches hilfreiches Element integriert: Die Diskussion mit jungen Erwachsenen, die die Essstörung hinter sich gelassen haben, vermittelt sowohl für die Betroffenen als auch die Eltern Hoffnung und wirkt motivierend.

Fazit

Zusammenfassend lässt sich festhalten, dass Gruppentherapien für junge Menschen mit Essstörungen ein wichtiger Baustein sind, um Mechanismen der Essstörung und zugrundeliegende Themen gemeinsam mit anderen Betroffenen bearbeiten zu können. Als hauptsächliche Wirkungsfaktoren lassen sich psychoedukative Elemente in Kombination mit korrigierenden Beziehungserfahrungen festhalten. Die Gruppenmitglieder lernen miteinander und voneinander. Systemische Elemente beinhalten sowohl die Bearbeitung von Familienthemen in der Gruppe als auch die Förderung der bestärkenden sozialen Interaktion innerhalb der Gruppe.

21 Das Problem als Lösung – Gruppentherapie mit drogenabhängigen Menschen

Nina Schöninkle

»Speck. Pico. Aufkochen. Besteck. Braunes. Weißes. Tiefes. Krachen. Schießen. Fadln. E's. Jolly. Ofen. Giftig. Substi. Benzos. Einstellung. Wachn. Junkie. Pumpe. Gun. Ballern. Trickern. Fetzn. Guster. Gift. Welle. Drücken. Gierig.« Die Sprache der Drogenabnhängigen ist, wie man unschwer erkennen kann, eine ganz eigene. Für den Aufbau einer gut funktionierenden, therapeutischen Beziehung ist es notwendig, diese zu kennen und zu sprechen. Ist man neu auf diesem Gebiet, empfiehlt es sich, nicht so zu tun, als wüsste man, wovon die Klient:in spricht, wenn dem nicht so ist. Sich zum Beispiel das Wort »giftig« (= Suchtdruck) erklären zu lassen, hat den Vorteil, dass die Klient:in sich mit dem nochmals auseinandersetzen muss und gut erläutern kann, wie genau es ihr/ihm dabei geht.

Widerstand gegen die Therapie

Die wenigsten Klient:innen sind von Beginn an »Kund:innen«, viele sind »Besucher:innen« und einige »Klagende« (nach Steve de Shazer). Sie kommen nicht aus freien Stücken, sondern aufgrund richterlicher Weisung oder aufgrund des Drucks der Familie, der Partner:in, der Arbeitgeber:in. Sie sind in vielen Fällen sehr skeptisch, oft ist es nicht ihr erster Therapieversuch.

Suchtkranke haben mit ihrem Konsum viel dafür getan, sich nicht mit ihrer Gefühlswelt auseinanderzusetzen. Die Versuchung, binnen weniger Minuten in einer Welt zu sein, die genau so ist, wie sie sie haben möchten, ist groß. Therapeut:innen aber zielen darauf ab, dass süchtige Menschen sich spüren, ihre Emotionen wahrnehmen. Das braucht viel Geduld von Seiten der Therapeut:innen. Wenn wir mit dieser Klientel arbeiten, sind wir mit Rückfällen bzw. Vorfällen konfrontiert, mit Widerstand der Therapie gegenüber, mit zahlreichen versäumten Terminen und manchmal auch mit Abwertungen (»Was verstehst du schon davon … dir geht's ja gut …«). Manche fordern auch den Therapieabbruch heraus. Dieses ambivalente Verhalten von Klient:innen stellt sich am Ende einer Therapie oft als eine Art Hoffnungslosigkeit heraus.

Das Problem als Lösung

Drogensucht ist in der Mehrzahl der Versuch einer Selbstmedikation, was über weite Strecken gut funktioniert hat. Erst wenn die Begleiterscheinungen, wie das ständige Bewegen in der Kriminalität, die finanziellen Sorgen, die gesellschaftliche Isolation sowie die somatischen Folgen ihres Konsums deutlich spürbar werden, wagen Betroffene sich an eine Therapie. Dennoch ist auch das keine Garantie dafür, dass diese beim ersten Anlauf zielführend ist. In Wahrheit habe ich nach 15 Jahren Erfahrung im Suchtbereich wenige Beispiele, die nach dem ersten Therapieanlauf ihr Ziel erreicht haben. Meistens ist dies die Abstinenz. Es gibt mittlerweile aber auch diverse Angebote in der Therapielandschaft, die einen kontrollierten Konsum anpeilen. Klient:innen so zu stärken, dass sie jederzeit, ohne das Gefühl des Versagens im Falle eines Rückfalls wiederkommen können, ist mir immer ein großes Anliegen. Da Menschen dazu tendieren, in extremen Situationen extrem zu reagieren, ist es niemals ausgeschlossen, dass diese Klient:innen wieder an einen Punkt in ihrem Leben geraten, an welchem ihnen die Sucht erfolgreich vermittelt, eine gute Lösung zu sein.

Da dieser Lösungsweg lange funktioniert hat, ist es unentbehrlich, sich behutsam darauf zu konzentrieren, wo die Lösungsstrategie hilfreich war. Oft liegt dem Versuch der Selbstmedikation ein Trauma in der Kindheit wie Gewalterfahrungen oder Missbrauch, Vernachlässigungen, frühkindliche Beziehungsabbrüche und damit verbunden fehlende Resilienz zugrunde. Die Frage, wie sehr und in welchen Situationen Suchtkranke ihr Problem auch wertschätzen, ist wichtig. Sie brauchen, bevor sie sich von der Sucht verabschieden können, individuell erarbeitete Strategien, um die Emotionen, die sie im nüchternen Zustand überfordern, auszuhalten. Nichts hilft so schnell und zielsicher wie die Substanz, die meine Klient:innen konsumiert haben.

Therapeutische Haltung

Entsprechend der systemischen Haltung sind die Klient:innen die Expert:innen, deren Lösungsversuche wir wertschätzen. Wir arbeiten ressourcenorientiert, sind offen, neutral und neugierig. Manchmal ist eine konfrontative Vorgehensweise gefragt, eine gute Portion Humor und Ironie helfen, wenn die therapeutische Beziehung passt.

In überdurchschnittlich vielen Fällen sind wir in der Suchtarbeit mit sexuellem Missbrauch oder Gewalterfahrungen, sowohl psychisch als auch physisch, in der Kindheit konfrontiert. Dabei wurden psychische und auch physische Grenzen so massiv verletzt, dass die Klient:innen selbst in vielen Fällen grenzenlos sind – sei es im Konsumieren oder in ihrem sozialen Verhalten. Eigene Grenzen wahrzunehmen, ist ein wichtiger Aspekt in der therapeutischen Arbeit.

Grundsätzlich bestimmt der Klient das Tempo der Veränderung. Wenn er sich erst mal für eine Therapie entschieden hat, dann muss sie schnell Wirkung zeigen. Suchtkranke machen oft Druck, sie wollen schnelle Lösungen, die dauerhaft funktionieren sollen. Hat er erst mal das Gefühl, dass die Richtung stimmt, in die er geht, fängt er gerne an zu laufen, übersieht dabei viele Dinge, die ihm im Weg stehen, über die er stolpern könnte und die ihm das Wieder-Aufstehen erschweren. Man darf sich aber hier nicht hinreißen lassen, diesem Tempo zu folgen. Oft ist es sinnvoller, in Verhandlung mit der Klient:in das Tempo zu reduzieren, über Grenzen und Überforderung zu sprechen.

Wozu Gruppentherapie?

Die gemeinsam vereinbarten Regeln und Rahmenbedingungen müssen eingehalten werden, um die Voraussetzungen für ein gutes Klima zu schaffen. Das funktioniert nur, wenn wir uns regelmäßig darum bemühen. Schimpf und Börsch (2006) beschreiben den Anfang einer Gruppentherapie als dringend strukturbedürftig. Ein »aktives Intervenieren« wechselt sich dann ab mit dem »Vertrauen auf die Selbstorganisationskräfte der Gruppe« (Schimpf u. Börsch 2006, S. 90). Es gibt Zeiten, in welchen man mit steuernden Fragen mehr eingreifen muss als in anderen. »Um Lust am Experimentieren und am Austausch mit anderen zu erzeugen, braucht es Sicherheit für jeden und Fehlerfreundlichkeit« (Schimpf u. Börsch 2006, S. 89).

Die Wahrscheinlichkeit in einer Gruppe mit Kränkungen, abwertenden Kommentaren oder tiefgreifenden Emotionen, die etwas triggern, konfrontiert zu werden, ist ungleich höher als in der Einzeltherapie. Mattke und Streeck beziehen sich darauf, wenn sie schreiben: »Wenn man mit dem Gedanken spielt eine Gruppentherapie zu beginnen, macht man sich vielleicht Sorgen, dass man von anderen Gruppenmitgliedern zurückgewiesen oder ausgegrenzt werden könnte« (Mattke u. Streeck 2015, S. 42).

Gerade Drogenabhängige haben oft eine schambesetzte Vergangenheit, die den Teilnehmer:innen, wenn sie nüchtern oder stabil substituiert sind, erst richtig bewusst wird. Bringen einzelne Teilnehmende emotionale Themen in die Gruppe ein, ist die Zuwendung und Aufmerksamkeit der Therapeut:innen zu hundert Prozent gefordert. Eine gute Gruppenkohärenz ist förderlich und systemische Methoden bieten viele Möglichkeiten, diese positiv zu beeinflussen. In einer Gruppe mit Drogenabhängigen, die sich mit ihrer hochemotionalen Vergangenheit auseinandersetzen und dabei mit ihren Emotionen kämpfen, lässt es sich kaum vermeiden, sich auch einmal länger mit einer Person zu beschäftigen. Die Möglichkeiten, wie die anderen Gruppenmitglieder darauf reagieren, sind vielfältig, in der Regel aber wird ein intensives Eingehen auf ein vorgebrachtes Thema eher als positiv gesehen. Somit fühlen sich auch andere Mitglieder sicher, in emotional überfordernden Situationen die gleiche Aufmerksamkeit des Therapeuten zu bekommen. Der Faktor Zeit ist dabei immer wieder eine Herausforderung. Oft ist es schwierig, alle Anliegen in einer Gruppensitzung unterzubringen.

In offenen Gruppen können immer wieder neu hinzugekommene Mitglieder von den schon erfahrenen Teilnehmer:innen profitieren. Diese wiederum werden von den neuen Mitgliedern immer wieder an ihre eigene Ursprungsthematik erinnert, die Suchtkranke gerne vergessen. Man muss sie wohlwollend, konfrontativ immer wieder an das Thema »Sucht« heranführen, da sie, wie kaum eine andere Klientel, dazu tendieren, sich selbst etwas vorzumachen und entscheidende Dinge zu beschwichtigen. Diese intensive Hinwendung zu einzelnen Teilnehmer:innen durchbreche ich stets mit einer Frage an die Gruppe. Das Einbeziehen der anderen Gruppenmitglieder ist im systemischen Gruppenprozess unabdingbar. Die Methode des zirkulären Fragens kann wunderbar dazu beitragen, dass sich die Teilnehmer:innen selbst aus anderen Perspektiven sehen und Erfahrungen sammeln können, wie sie auf andere wirken. Auch Petzold, Schay und Scheiblich (2007, S. 54) weisen auf die Bedeutsamkeit von Gruppentherapie gerade bei dieser Klientel hin:

> »Die Gruppentherapie mit ihren reichen Lernmöglichkeiten, Wirkungen der Neu- und Nachsozialisation des Erlebens intensiver zwischenmenschlicher Beziehungen, einer Matrix von Identitätsprozessen etc., ist in der Regel Zentrum des Behandlungsplans für Drogenabhängige.«

Grenzen und Chancen systemischer Gruppentherapie

Egal ob in Justizanstalten, im stationären oder im ambulanten Setting – ich habe immer wieder die Erfahrung gemacht, dass Gruppenteilnehmer:innen mit ihren Themen irgendwann an ihre Grenzen oder die der anderen stoßen. An diesem Punkt ist häufig eine weiterführende Einzeltherapie indiziert. Suchtkranke haben oft Lebensgeschichten, die – wie bereits erwähnt – sehr schambesetzt sind. Auf diese Themen gehen sie in Gruppen ungern oder nur schwer ein. Wenn sie es tun, muss gut beobachtet werden, wie die anderen Teilnehmende damit umgehen.

Bedingt durch ihr Umfeld, welches ihnen immer wieder vor Augen führt, was sie alles nicht können oder nicht erreicht haben, erleben sich Suchtkranke als defizitär. In der Gruppentherapie können sie andere, positive Erfahrungen machen. Es liegen

> »[…] Hinweise vor, nach denen bestimmte Klienten von einer Gruppentherapie sogar noch stärker profitieren als von anderen Therapieformen und ansätzen; dies gilt besonders für Klienten, die unter Stigmatisierung oder sozialer Isolation leiden« (Yalom 2012, S. 80).

Natürlich sind sie bei all den positiven Aspekten auch mit negativen konfrontiert, die wir als Therapeut:innen verantwortungsvoll begleiten müssen. Konfrontationen untereinander sind nicht immer wohlwollend und nicht immer sind die Teilnehmer:innen darauf bedacht, das Gegenüber nicht zu verletzen. Hier das Mittelmaß zwischen Zulassen und Unterbinden zu finden, ist wichtig für den Gruppenprozess. Erfahren zu haben, dass man nicht allein ist mit der Angst zu scheitern, wird oft als Bereicherung erlebt, die man in einer Einzeltherapie nicht machen kann.

Offene versus geschlossene Gruppen

Beide Varianten finden wir im Suchtbereich, beide haben Vor- und Nachteile, auf die ich hier kurz eingehen möchte. Irvin D. Yalom hebt die Vorteile einer Gruppentherapie hervor, indem der schreibt:

> »Aus einer bestimmten Perspektive betrachtet, ist eine Gruppe ein künstliches Gebilde: Die Gruppenmitglieder suchen sich ihre Freunde nicht in der Gruppe; sie haben füreinander eine zentrale Bedeutung; sie

> wohnen, arbeiten und essen nicht zusammen; […] außerdem sind die Beziehungen zwischen den Gruppenmitgliedern vorübergehend – ihr Ende ist im Therapievertrag festgelegt« (Yalom 2012, S. 72).

Im stationären Setting ist aber genau das der Fall: Die Gruppenmitglieder leben in einer therapeutischen Gemeinschaft. Sie leben, essen und wohnen gemeinsam und dennoch ist das nicht als geschlossene Gruppe zu betrachten. Die stationären Therapien basieren auf einem Kommen und Gehen der Klient:innen, es ist ein Arbeiten mit Therapieabbrüchen und Therapieabschlüssen. Im stationären Setting geht man auf aktuell belastende Themen ein und von Themen aus, die aus der Einzeltherapie mitgenommen werden. In diesem Sinne gibt es keine klar definierte Anfangs-, Mittel-, und Abschlussphase.

Die offenen Gruppen sind mittlerweile in nahezu jeder Einrichtung für Suchtkranke zu finden. Sie haben den Vorteil, dass keine oder nur sehr kurze Wartezeiten für Klient:innen entstehen.

Ambulante Gruppen arbeiten häufig themenbezogen, mit einer stabilen Teilnehmer:innenzahl, was ein besseres Kennenlernen der Teilnehmenden und somit eine vertrautere Atmosphäre ermöglicht. Dies erlaubt ihnen, emotional in die Tiefe zu gehen.

Das breite Spektrum an hoch- und niederschwelligen Gruppen- und Einzeltherapieangeboten trägt dazu bei, dass möglichst viele Bedürfnisse der unterschiedlichen Klient:innen abgedeckt werden. Aus fachlicher Sicht sind weder geschlossene noch offene Gruppe besser oder schlechter, da beide Varianten oft unterschiedliche Bedürfnisse der Klient:innen ansprechen.

Als systemische Gruppenpsychotherapeutin, die gerne Entwicklungen beobachtet, reflektiert und miterlebt, sind mir geschlossene Gruppen lieber, da die Vertrautheit in der Gruppe mehr Offenheit und mehr Emotionalität zulässt. Offene Gruppen hingegen haben den Vorteil, dass sie oft dynamischer sind, aber auch herausfordernder.

Vernetzung der Teilnehmer:innen

Im stationären Setting, lebend in einer therapeutischen Gemeinschaft, lernen die Teilnehmer:innen einander oft schnell näher kennen. Dennoch ist die Vernetzung, egal in welchem Setting, wichtigster Teil für eine gut funktionierende Gruppe.

Zunächst sind Gruppenteilnehmende sehr vorsichtig, gerade weil sie alle ein Suchtproblem haben. Die Gefahr, dass sie sich gegenseitig gierig auf diverse Substanzen machen, ist hoch und von der Therapeut:in unbedingt zu erkennen und einzudämmen. Das gegenseitige Vertrauen basiert auf dem Gefühl von Sicherheit. In erster Linie liegt es am Therapeuten, diese Sicherheit durch klare Gruppenregeln und durch das Eindämmen von sogenannten »Giftgesprächen« zu garantieren. Natürlich spricht man in Drogengruppen auch über die Erfahrungen mit Substanzen, aber jede Form von Verherrlichung der Drogen sollte gestoppt werden. Wenn wir das versäumen, folgen belastende Gruppenerfahrungen die zu Rückfällen und Therapieabbrüchen führen.

Drogenabhängige sind oft durch ihre negativen Erfahrungen in der Gesellschaft skeptisch. Diese Vorsicht macht sich auch in der Gruppentherapie bemerkbar, sie sind anfangs oft sehr zurückhaltend. Manche bleiben es bis zum Schluss und binden sich nur dann in Themen ein, wenn man sie gezielt fragt. Sie kommen nicht aus freien Stücken in die Gruppentherapie, die Compliance ist anfangs mehr »gespielt« als wirklich gelebt. Den besten Zugang zu dieser Klientel – so meine Erfahrung – bekommen wir, wenn wir so authentisch wie nur möglich sind. Ich antworte auf persönliche Fragen der Teilnehmer:innen, stoppe aber, wenn sie zu sehr ins Private gehen und nicht zum Thema passen. Yalom bestätigt mein Vorgehen:

> »Indem der Gruppenleiter als Vorbild für eine von Nichtverurteilen und Akzeptieren und vor der Würdigung der Stärken und Probleme anderer Menschen geprägten Haltung fungiert, trägt er zur Entwicklung einer gesunden Gruppenkultur erheblich bei« (Yalom 2012, S. 157).

Vernetzung passiert durch gegenseitiges Kennenlernen. Haben wir viele neue Teilnehmende in unserer Gruppe, starten wir oft mit ausgiebigen Einstiegsrunden, die mit Skalierungen oder Stimmungsbildern anhand einer Beschreibung des persönlichen Wetters, einer ausgesuchten Farbe oder Ähnlichem einhergehen. Skalierungen sind eine Methode, die sich für Einstiegsrunden immer gut anwenden lassen, um einen Überblick zu bekommen. An darauffolgenden Terminen arbeite ich gerne mit Fragekarten (Beifuß 2008). Jeder zieht eine Karte und stellt einem Gruppenmitglied die Frage. Das gegenseitige Erzählen, das Nachfragen anderer oder der Therapeut:in fördern das Kennenlernen. Die Verschwiegenheitspflicht, die nicht nur für uns Therapeut:innen, sondern auch für andere Teilnehmende gilt, ist wichtig und bei neuen Teilnehmer:innen immer wieder zu erwähnen.

Mit kreativen Mitgliedern arbeite ich gerne mit dem Externalisieren der Sucht. Michael White weist auf einen wesentlichen Vorteil dieser Vorgehensweise hin:

> »Doch wenn das Verhältnis der Person zu ihrem Problem klar und deutlich definiert wird, wie das bei der Externalisierung von Problemen der Fall ist, dann ergeben sich viele Möglichkeiten, dieses Verhältnis zu überdenken« (White 2010, S. 33).

Das klassische Externalisieren würde zu lange dauern und sich zu sehr auf eine Person konzentrieren. In einer abgewandelten Form aber, dem Externalisieren »light«, wie ich es nenne, ist das gut machbar. Dabei stelle ich einer Gruppenteilnehmer:in Fragen zur Gestalt der Sucht: »Ist sie männlich oder weiblich?« »Ist sie groß oder klein?« »Hat sie einen Namen?« »Sprichts sie leise oder laut?« »Verändert sie sich?« »Womit hängt dies zusammen?« Weiters interessiert mich, wie sie erlebt wird: als übergriffig oder als verführerisch? Beim Nachfragen halte ich mich zurück, die Aufmerksamkeit auf eine Person muss gut ausgewogen sein. In vielen Fällen ist das ausreichend, um eine Idee davon zu bekommen, dass die Sucht etwas ist, mit dem man in Kontakt treten kann. Somit wird sie nicht mehr als symbiotischer Teil einer Person wahrgenommen. Das ist vor allem deshalb wichtig, weil es darum geht Hoffnung zu wecken. Auch Hoffnung vernetzt eine Gruppe besser: Sitzen in einer Gruppe Mitglieder, die noch Hoffnung haben ihr Leben irgendwann ohne Sucht zu bewältigen, wirken sie positiv auf die Gruppenkohäsion ein.

Substanzgemischte oder substanzgetrennte Gruppen

Substanzgemischte Gruppen funktionieren ähnlich gut wie substanzgetrennte – so ist zumindest meine Erfahrung. Allerdings stellen wir immer wieder Abgrenzungstendenzen in der Klientel fest. Alkoholiker:innen grenzen sich häufig von Drogenabhängigen ab. Selbst Drogenabhängige untereinander treffen noch gerne Unterscheidungen, z. B. wenn es um die Konsumart geht. Der klassische »Junkie«, der sich Heroin spritzt, findet sich ganz unten in der Rangordnung.

Substanzgetrennte Gruppen haben einen großen Vorteil. Sie machen das Arbeiten leichter, da von Beginn an Verständnis untereinander für den jeweiligen Substanzkonsum, vorhanden ist. Wichtig in substanzgemischten Gruppen ist die Vermittlung der Idee, dass zwar unterschiedliche Substanzen konsumiert werden, die Sucht jedoch alle verbindet. Gemeinsamkeiten gibt es bei allen Suchtkranken, egal ob wir eine Alkoholikerin vor uns haben, die nach dem Aufwachen in der Früh schon zitternd nach Alkohol Ausschau hält oder einen Drogenabhängigen, der früh am Morgen mit Entzugserscheinungen überlegt, wo er seine nächste Dosis herbekommt. Die Auswirkungen sind die gleichen, egal ob es um Kriminalität, den drohenden Kontaktabbruch zur Familie, eventuelle Haftstrafen oder die Verzweiflung geht. Das zu vermitteln kann bedeuten, bei aller Neutralität in einer Gruppentherapie eventuell doch Partei zu ergreifen und damit untereinander das Verständnis zu fördern. Ich habe erlebt, dass genau dieses Eingehen auf Gemeinsamkeiten in den Auswirkungen der Sucht zu großem gegenseitigen Verständnis beiträgt. Zugegeben: Dieser Prozess kann unterschiedlich lange und mitunter recht herausfordernd sein. Ist es jedoch gelungen, fördert es das Interesse untereinander und den Wunsch, das Gegenüber ein bisschen besser zu verstehen. Wenn ein Alkoholiker einer Drogenabhängigen erklären muss, wie es ihm geht, wenn er nüchtern wird, wann der Punkt da ist, an dem er sich das nächste Glas einschenken möchte, in welchen Situationen er am meisten mit sich kämpft, reflektieren beide über Punkte, die Therapeut:innen gerne zum Thema machen. In Gruppentherapien explizit für Drogenabhängige muss der eine dem anderen nicht mehr erklären, was ihn an Heroin fasziniert. Die Tatsache einem »Nicht-Wissenden« zu erklären, warum genau die Substanz konsumiert wird, was das Motiv ist, wird in einer substanzgetrennten Gruppe eher ein untergeordnetes Thema sein. Hier gehen oft alle Teilnehmer:innen davon aus zu wissen, wieso diese Substanz konsumiert wird. Diesen Umstand aber zu erklären, kann dazu führen, sich vermehrt mit Lösungen auseinanderzusetzen.

Geschlechterspezifische oder geschlechtergemischte Gruppen

Geschlechtlich getrennte und gemischte Gruppen findet man sowohl im stationären als auch im ambulanten Setting. (Ehemalig) Konsumierende Frauen bringen oft Themen mit, die sie ungern in einer gemischten Gruppe besprechen. Keine Frau will in einer gemischten Gruppe darüber reden, dass sie sich prostituiert hat, dass sie konsumiert hat, während sie schwanger war oder dass sie von ihrer Dealer:in regelmäßig missbraucht und vergewaltigt wurde. Es gilt als immer noch »besser«, mit Beschaffungskriminalität seine Sucht zu finanzieren, als seinen Körper zu verkaufen. Aus diesen Gründen kann eine gemischte Gruppe nicht das einzige Therapieangebot sein, wenn es um konsumierende Frauen geht. Eine gemischtgeschlechtliche Gruppe als Ergänzung zu einer Einzeltherapie oder einer frauenspezifischen Gruppe finde ich aber sehr wertvoll für beide Geschlechter.

In einer Männergruppe fällt es den Teilnehmern oft nicht leicht sich darüber auszutauschen, wie es ihnen gerade geht. Sie haben Schwierigkeiten zu ihren Emotionen zu stehen. Frauen hingehen fällt das leichter. Diese Emotionalität färbt sich positiv auf das Gruppenklima ab. Gemischtgeschlechtlicher Gruppen zeigen eine gute Mischung an unterschiedlichen Erfahrungen, die optimal genützt werden können, um Probleme aus verschiedenen Perspektiven zu beleuchten.

Nach jahrelanger Erfahrung weiß ich, dass die Themen Missbrauch, Gewalt und Prostitution bei beiden Geschlechtern existieren, diese aber in Gruppen selten zum Thema gemacht werden. Es stellt sich die Frage, wie produktiv derartige Themen in einer Gruppe bearbeitet werden können und wie umzugehen ist mit einzelnen Teilnehmer:innen, die dadurch überfordert sind oder bei denen eigene Erfahrungen getriggert werden. Das stationäre Setting bietet hier Möglichkeiten, wenn es um diese heftigen Themen geht. Eine eventuelle Überforderung kann durch weitere Therapieangebote auf der Station gut abgefangen werden.

In jeder Gruppe wird es Konflikte geben, von denen die einzelnen Teilnehmer:innen aber viel lernen können, sofern diese gut moderiert und geklärt werden. »Zu lernen, wie man mit Konflikten effizient umgehen kann, ist ein wichtiger Schritt in der Therapie, der die individuelle Reifung und die emotionale Resilienz fördert«, weiß Yalom (Yalom 2012, S. 404). Zusammenfassend lässt sich sagen, dass geschlechtlich gemischte Gruppen eine wichtige Ressource darstellen, dennoch sehe ich diese als Erweiterung zur Einzeltherapie oder zur geschlechterspezifischen Gruppe.

Wiederkehrende Themen

Ein gemeinsames Thema in allen Gruppen sind Rückfälle, die zum Therapieverlauf gehören und für den Prozess hilfreich sein können, sofern richtig damit umgegangen wird. Durch Rückfälle können Klient:innen herausfinden, was ihre Auslöser und wo ihre Grenzen sind. Durch Fragen von der Therapeut:in reflektiert die Klient:in einerseits, was zum Griff der Droge geführt hat und andererseits unterstützen die Gruppenmitglieder die Suche nach alternativen Möglichkeiten: »Hat jemand Ideen, was Herr XY das nächste Mal stattdessen versuchen könnte? Kennt hier noch jemand solche Situationen?«

Die gemeinsame Suche nach Ausnahmen und nach Lösungswegen finde ich immer sehr wertvoll, egal ob in Gruppen oder in der Einzeltherapie, weil Drogenabhängige äußerst selten mit ihren Stärken gesehen werden. Bereits Insoo Kim Berg und ihre Kolleg:innen wussten:

> »Es ist effektiver, Lösungen zu erschaffen, statt Probleme zu lösen. Das liegt daran, dass ›Lösungen-erschaffen‹ auf die Ressourcen und Erfolge von Klienten fokussiert, während sich ›Problemlösen‹ auf die Schwächen und Defizite konzentriert« (Berg u. Reuss 1999, S. 15).

Sind die Teilnehmenden gut miteinander vernetzt, kann man beobachten, dass sie sich wichtige Fragen gegenseitig stellen. Wenn das Vertrauen zueinander vorhanden ist, sind sie in der Lage sich ernsthaft Gedanken zu machen über Fragen wie: »Warum hast du am Tag X auf Drogen verzichten können und am Tag Y hingegen nicht?« Die anderen Teilnehmer:innen wollen verstehen, wieso ein Gruppenmitglied nicht auf sein bisheriges »Patentrezept« zurückgreifen musste, was zu Lernerfahrungen auf beiden Seiten führt.

Ein weiteres gemeinsames Thema ist das ständige Denken an die Substanz und die Beschäftigung mit der Frage, was sich verändern muss in ihrem Leben, um ohne Drogen zurechtzukommen. In der Theorie gibt es viele Ansätze, die ich infrage stelle. Es sind Sätze, die manche Therapeut:innen vielleicht sogar gerne hören, die aber mit der Realität der Klient:innen nicht viel zu tun haben. Es sind Aussagen wie: »Nach meiner Entlassung reicht mir meine Familie, ausgehen muss ich nicht mehr, ich habe so viel Zeit aufzuholen. Alte Freunde sind kein Thema mehr.« Der Wunsch dahinter ist ehrlich und nachvollziehbar. Sie sehnen sich nach ihrer Familie, sofern diese noch hinter ihnen steht, und sie sind der Ansicht, nie wieder etwas anderes zu brauchen. In dem Moment ist es schwer für sie vorstellbar, dass das Ende eines stationären Aufenthalts nicht nur Freude, sondern auch Versuchung bedeutet. Erwartungen der Familie an den oder die Klient:in, teils viel zu hohe Ansprüche an sich selbst, bevorstehende Konflikte mit den Kindern oder den Partner:innen, Arbeitslosigkeit und finanzielle Probleme werden gerne ausgeblendet. Mit Fragen wie: »Kennen andere diese Gedanken auch? Wer von Ihnen kennt zu hohe Erwartungen an die Zeit nach dem stationären Aufenthalt?«, bekommen die Teilnehmer:innen direktes Feedback von anderen, die in einer ähnlichen Lage waren. Möglichkeiten zu reflektieren und hinzuspüren, ob der Weg realistisch umzusetzen ist, sind sehr wertvoll.

Wir Therapeut:innen bringen eine Frage immer wieder ein: »Was soll so bleiben wie es ist?« (Berg u. Reuss 1999, S. 20). Die Antwort zeigt Bereiche, die über die Jahre, trotz Konsums, gut funktioniert haben. Den Fokus auf Ressourcen zu legen ist umso wichtiger, da die Betroffenen selbst und ihr Umfeld das Augenmerk meist darauf legen, was nicht funktioniert, was verändert werden soll. Die große Anzahl an Makeln und Defiziten, lässt den Anfang schwer werden, sie scheinen unüberwindbar und führen zum Abbruch der Therapie. Aber befasst man sich mit den Lebensgeschichten der Klient:innen, entdecken wir bei allen vergessene Ressourcen.

Die Frage nach neuen Freundschaften ist eines der größten Themen. Die Angst davor, dass neue Sozialkontakte mit der Vergangenheit von Klient:innen nicht umgehen können, oder die Frage, was sie erzählen sollen, wenn es um ihre Vergangenheit geht, sind immer wieder aufs Neue Thema. Sie haben in der Regel die letzten Jahre ihres Lebens am Rande der Gesellschaft gelebt – dort wollen sie nicht mehr hin –, dennoch ist ihnen das vertrauter als die Mitte der Gesellschaft. Auch hier sind Ressourcenarbeit und Ressourcenorientierung angesagt. Ihnen zu zeigen und selbst zu sehen, dass jeder Einzelne von ihnen viele unerkannte Stärken und Ressourcen hat, zu helfen, diese zu erkennen und ihnen damit das Gefühl zu geben, sich nicht über die Drogensucht definieren zu müssen, betrachte ich als eines der Kernstücke in der Arbeit mit Drogenabhängigen.

Zusammenfassend lässt sich feststellen, dass Gruppentherapien für Drogenabhängige äußert wertvoll sind, aber nur als Ergänzung zur Einzeltherapie. Aufgrund schambesetzer und/oder traumatisierender Themen ist Letztere unbedingt erforderlich. Die Arbeit mit Drogenabhängigen löst bei vielen Psychotherapeut:innen ein tiefes Seufzen aus: Und nun auch noch Gruppen? Für viele ist dies nur schwer vorstellbar. Ich empfinde es jedes Mal als eine therapeutisch interessante, herausfordernde und emotional berührende Reise, die ich gerne weiterempfehlen möchte. Ich hoffe, ich habe darstellen können, dass man mit dem systemischen Ansatz und den dazugehörigen Methoden sehr wertvolle Mittel zur Hand hat, um therapeutisch gut mit Drogenabhängigen (auch) in Gruppentherapien arbeiten zu können.

22 Experimentierfeld zu autonomem Denken und Handeln – Systemische Gruppentherapie mit alkoholsüchtigen Menschen

Patrick Burkard

Eine Verortung

Zum Verständnis der gegenwärtigen Landschaft gruppentherapeutischer Praxis mit alkoholsüchtigen Menschen trägt bei, sich die Entwicklung institutionalisierter professioneller Suchthilfeangebote über die letzten Jahrzehnte zu vergegenwärtigen. Entscheidend war in Deutschland die Anerkennung von »Sucht« als Krankheit durch das Bundessozialgericht am 18. Juni 1968. Erst damit war die sozialrechtliche Grundlage für eine professionelle Behandlung von Sucht im Kontext des Gesundheitssystems geschaffen. Lediglich der Selbsthilfe war es bis zu diesem Zeitpunkt gelungen, ein systematisches Hilfsangebot aufzubauen. Die erste Gruppe der Anonymen Alkoholiker (AA) im deutschsprachigen Raum wurde 1953 in München gegründet. Erst Anfang der 70er-Jahre entstanden nach und nach ambulante und stationäre Angebote der Suchttherapie, deren therapeutisches Personal sich überwiegend aus Ärzt:innen sowie selbst Betroffenen rekrutierte. Die Blaupause für Struktur und Inhalt gruppentherapeutischer Sitzungen mit alkoholabhängigen Menschen in institutionellen Settings entstammte noch dem Konzept der AA. Bis heute fokussiert die konzeptionelle Ausrichtung in der Suchttherapie überwiegend auf gruppenbezogene Strukturmodelle, was sich auch in den Vorgaben der Leistungs- und Kostenträger spiegelt. Die therapeutischen Konzepte wurden in der Folge sukzessive durch Impulse aus unterschiedlichen therapeutischen Schulen (z. B. interaktionelle Gruppenpsychotherapie), Elementen aus Encounter-Gruppen und T-Gruppen ergänzt. Diese therapeutische Landschaft änderte sich nochmals ab den frühen 1980er-Jahren, als die ersten universitär ausgebildeten Psycholog:innen in den Kliniken verhaltens- und familientherapeutische Impulse einbrachten. Als in dieser Zeit im gesellschaftlichen wie wissenschaftlichen Diskurs die Auswirkungen von Suchtverhalten innerhalb von Beziehungskontexten thematisiert wurden, gewannen familientherapeutische Theorien, Methoden und Interventionen an

Akzeptanz und Bedeutung. Gruppenpsychotherapie bildet auch heute noch in stationären Einrichtungen zur Suchtbehandlung das zentrale therapeutische Setting. Systemische Konzepte, Methoden und Interventionen, eine konstruktivistische Grundhaltung und Sichtweise bieten sich insbesondere für Suchtprobleme als Vorgehen der Wahl an. Dennoch, eine Systematisierung und Konzeptualisierung systemischer Theorien, Methodik und Interventionen für die suchtbezogene Anwendung in gruppentherapeutischen Kontexten ist bislang, auch im Zuge der Anerkennung der Systemischen Therapie im Jahr 2008 in Deutschland als wissenschaftliches Verfahren, noch nicht zu verzeichnen (Wittmund u. Schötz 1999).

Strukturelle Aspekte

Gruppentherapie mit alkoholsüchtigen Menschen als komplexes Interaktionsgeschehen impliziert therapeutisches Arbeiten auf mehreren Systemebenen gleichzeitig, unter Berücksichtigung der wechselseitigen Interaktionen der Systemebenen und Subsysteme und mit der permanenten, imaginären Anwesenheit des Suchtmittels als Teil des Gesamtsystems. Voraussetzungen für gelingende Gruppentherapie sind das Gewahrsein, die Reflektion und gezielte Nutzung dieser Systemaspekte durch die Therapeut:in: Diese:r und die Patient:innen nehmen an den Gruppeninteraktionen als *Individuen* teil. Sie bringen ihre individuellen biologischen und kognitiven Voraussetzungen ein, sind zu Selbstreflexion in der Lage und beteiligen sich an sozialen Interaktionen. Therapeut:in und Patient:innen sind in ihrer Aufmerksamkeitssteuerung, ihren Wahrnehmungen, ihren spezifischen kognitiven Verarbeitungsmustern von ihren jeweiligen biografischen Erfahrungen geprägt.

Mit der formalen Bildung einer *Gruppe* kommen zwangsläufig gruppendynamische Entwicklungen wie die Bildung von Subgruppen, Koalitionen und einer Gruppenidentität zustande. Rollen und Aufgaben müssen vergeben, Konflikte bearbeitet und Meinungen, Einstellungen und Haltungen verhandelt werden. Explizit oder implizit vereinbarte Gruppenregeln kommen zum Tragen.

Inhaltlich geht es um die Berücksichtigung von Themen und das Verfolgen von Zielen. Die verschiedenen Stakeholder Gruppe, Therapeut:in, Auftraggeber:innen wie Klinikleitung, Kooperationspartner:innen und Leistungsträger:innen verfolgen dabei nicht zwangsläufig gemeinsame Interessen. Aber je größer die Übereinstimmung, desto günstiger für die Zielerreichung. Die Therapeut:in ist nun gefordert, dieses Gesamtgefüge im Hinblick auf die angestrebten Ziele zu steuern.

Daraus lassen sich zentrale und elementare therapeutische Aufgaben ableiten:

Auftragsklärung und Zielbestimmung: Im Gruppentherapiesetting mit Suchtpatient:innen ist eine Klärung der Aufträge verschiedener Interessensvertretungen unerlässlich. Therapeut:innen sind gut beraten, Aufträge unterschiedlicher Kontraktpartner:innen mit den Patient:innen transparent zu besprechen und bei der Erarbeitung und Vereinbarung von Zielen Ambivalenzen auf Seiten der Patient:innen, aber auch eigene Unklarheiten zu berücksichtigen.

Kontinuierliche Motivationsförderung: Ziele wie das Erreichen einer abstinenzorientierten Lebensweise sind für Suchtpatient:innen oft ambivalent besetzt. Situationen, mit denen Suchtmittelkonsum im subjektiven Empfinden als kurzfristig realisierbare und leicht verfügbare scheinbare Lösungsoption eng verknüpft ist, besitzen vor allem zu Beginn einer Therapie noch eine hohe Valenz. Der Wert therapeutisch angestrebter Ziele ist demgegenüber noch abstrakt und theoretisch. Motivation, therapeutisch vertretene Ziele zu erreichen, muss also zunächst aufgebaut und dann kontinuierlich aufrechterhalten bzw. gestärkt und erweitert werden.

Kooperation fördern: Ausgrenzung und Mobbing, Abwertung, Demütigung, Vertrauensbrüche, Bloßstellung sind Beispiele für belastende Beziehungs- und Interaktionserfahrungen, die erfolgreiche Gruppentherapieprozesse behindern und stören. Zu berücksichtigen sind auch bisherige, problematisch erlebte Gruppenerfahrungen. Suchtpatient:innen neigen häufig zum defensiven Umgang mit solchen Erfahrungen, gerade angesichts mangelnder sozialer Ressourcen und Kompetenzen und fehlender interpersoneller Unterstützung, gekoppelt mit einer defizitorientierten Selbstbeschreibung. Die Therapeut:in kann demgegenüber den besonderen Nutzen einer aktiven Partizipation am Gruppengeschehen deutlich machen und zur Kooperation einladen.

Häufig kommen biografisch relevante suchtbezogene Erfahrungen und Dynamiken zum Tragen: Fehlt die gewohnte Möglichkeit zur Selbstwerterhöhung im alkoholischen Rausch, bleiben als Selbstschutz im nüchternen Zustand oft nur sozialer Rückzug, Vermeidung und oberflächliche Anpassung. Im Gruppenkontext versuchen solche Patient:innen, nicht aufzufallen, sich »unsichtbar« zu machen. Weiterhin ist bekannt, dass ein hoher Anteil der Suchtpatient:innen selbst mindestens einen suchtmittelabhängigen Elternteil aufweist. Zu den prägenden Erfahrungen von Kindern alkoholkranker Eltern gehören z. B. Mangel an emotionaler Grundversorgung, Unberechenbarkeit, Parentifizierung, Fehlen positiver Rituale, häufige Konflikte, Gewalterleben. Als kognitive Bewältigungsstrategien entstehen bei betroffenen Kindern Erwartungsmuster und Grundannahmen wie: »Man spricht nicht über Probleme«, »Man muss seine Gefühle unterdrücken«, »Man muss sich ganz kontrollieren«, »Traue niemandem«, »Sei nicht egoistisch«, »Alles muss so bleiben, wie es ist« (Black 2020; Lambrou 2010). Liegen solche Grundannahmen vor, wird die Gruppensituation initial eher als bedrohlich erlebt, zumal, wenn Patient:innen sich mit der Forderung konfrontiert sehen, als sozial erwünschtes Verhalten das Gegenteil dessen zu zeigen, was sich bei ihnen als protektiv eingeprägt hat. Therapeutische Gruppensituationen können von solchen Patient:innen als hoch Stress auslösend erlebt werden. Neben einer begleitenden Aufarbeitung im Einzelsetting sollte im Gruppensetting deshalb durch vertrauensbildende Interventionen eine kooperative, wertschätzende und respektvolle Arbeitsatmosphäre hergestellt werden, um subjektiv empfundene Stressreaktionen zu verhindern bzw. zu minimieren.

Gruppenprozess und Gruppendynamik

Man kann zwei paradoxe Konstellationen erkennen, wenn man die Ausgangssituation von alkoholabhängigen Patient:innen zu Beginn einer stationären Therapie betrachtet:

1) Das stationäre Setting, in dem das Einhalten der Abstinenz Voraussetzung für die Behandlung darstellt, verlangt von der Patient:in, genau jenes Verhalten bereits erfolgreich zu zeigen, das er/sie mithilfe der Behandlung eigentlich erst erlernen soll. Süchtige Patient:innen sollen sich also so verhalten, als wären sie bereits erfolgreich behandelt. Gleichzeitig erwartet das Setting von ihnen, dass sie sich als krank bzw. gestört definieren und ihre Behandlungsbedürftigkeit demonstrieren.
2) Für viele Patient:innen stellt die konzeptionell zentrale Bedeutung der Gruppentherapie zunächst eher eine potenzielle

> Bedrohung dar, aufgrund subjektiv negativer Vorerfahrungen, Misstrauen und mangelnder Erfahrung mit dem Setting »Gruppe«. Sie zeigen Vorsicht, Zurückhaltung und Rückzug, während das therapeutische Setting von ihnen das Gegenteil erwartet, nämlich Offenheit, Kommunikation, aktive Beteiligung, und das Patient:innenverhalten diesbezüglich auch qualitativ bewertet. In einer solchen Konstellation liegen als Lösungsversuche drei Verhaltensweisen nahe: Sich unauffällig zu zeigen, sich anzupassen oder den Konflikt einzugehen. Im Hinblick auf erfolgreiche Transformationsprozesse sollte das therapeutische System in der Lage sein, an den jeweils individuellen Kompensationsversuch anzukoppeln.

Dazu bieten zwei Modelle Orientierung, die sich auch miteinander kombinieren lassen:

Das »Transtheoretische Modell der Veränderung« (DiClemente a. Prochaska 1998) postuliert sechs Stadien des Veränderungsprozesses: Absichtslosigkeit, Absichtsbildung, Vorbereitung, Handlung, Aufrechterhaltung und Abschluss. Aktuelle Ziele und daraus resultierende Aufträge eines Menschen in Bezug auf ein Problem entsprechen ihrer jeweiligen Verortung innerhalb eines der Stadien. Nach Steve de Shazer (1999) lassen sich Patient:innen als »Besucher:innen«, »Klagende« und »Kund:innen« beschreiben. Kombiniert man beide Modelle, lässt sich folgende Zuordnung vornehmen: Patient:innen im Stadium der Absichtslosigkeit können als »Besucher« betrachtet werden. Sie kommen eher anderen zuliebe in die Therapie, z. B. Partner:innen oder Arbeitgeber:in, die sie dazu gedrängt haben. Patient:innen in den Stadien der Absichtsbildung und Vorbereitung beginnen, ihre eigene Situation als problematisch zu verstehen und zu akzeptieren. Dabei erleben sie diese jedoch noch eher als »Klagende«, indem sie Verantwortung anderen zuschreiben. Erst im Stadium der Handlung werden Patient:innen dann zu »Kunden«, indem sie selbst Verantwortung für die Veränderung ihrer Probleme bzw. Situation übernehmen und initiativ werden. In diesem Stadium sind Patient:innen nun eher bereit und in der Lage, therapeutische Unterstützung im Hinblick auf die konkrete Veränderung eigener Einstellungs- und Verhaltensmuster zu nutzen.

Das gesamte therapeutische Wirken sollte immer auf die jeweilige Phase bzw. Rolle abgestimmt sein, in der sich ein:e Patient:in gerade befindet. Dann kann der Gruppenkontext in einer halboffenen Gruppe ein einzigartiges Lernumfeld für Patient:innen darstellen, wenn sich mehrere Patient:innen in unterschiedlichen Stadien befinden. Diskrepanzwahrnehmungen zwischen dem Erleben verschiedener Phasen können als wertvolle Informationen für gegenseitige Lernerfahrungen genutzt werden.

Therapeutischer Erstkontakt und Aufnahme als Gruppenmitglied sollten gezielt so gestaltet werden, dass die Bestätigung negativer Erwartungsmuster verhindert wird und neue, möglichkeitsorientierte Erwartungsmuster gebildet werden können. Der Einstiegsprozess kann auch ritualisiert werden, was der Gruppe Prozess- und Struktursicherheit im Sinne von Antizipierbarkeit verleiht. Zu empfehlen sind zunächst Kennenlernen und Informationsgespräch im Einzelsetting. Gruppenbezogene Erwartungen und Befürchtungen sollten exploriert, besonderer Wert auf die bisherigen Gruppenerfahrungen gelegt werden. Frühe Gruppenerfahrungen können sich prägend ausgewirkt haben, wenn keine späteren Korrekturen erfolgten. Erfahrene Gruppenmitglieder können neue Teilnehmer:innen in der Integrationsphase gezielt unterstützen. Dabei geht es sowohl darum, mit den Klinikabläufen vertraut zu machen und in organisatorischen und infrastrukturellen Aspekten Orientierung zu geben, als auch, in die formellen und informellen Gruppenaspekte einzuführen. Besondere Bedeutung kommt den ersten therapeutischen Gruppensitzungen zu, da diese die Wahrnehmungs- und Erwartungsmuster des neuen Gruppenmitglieds initial prägen.

Gruppenbezogenen Befürchtungen und Ängsten kann effektiv entgegengewirkt werden, wenn von Beginn an eine auf Wertschätzung und Respekt basierende Kommunikations- und Interaktionskultur gefördert wird, die von Offenheit und Neugierde geprägt ist und Beiträge nicht wertet. Hilfreich ist, wenn sich alle Gruppenmitglieder auf gemeinsame Interaktions- und Kommunikationsregeln einigen und deren Einhaltung verbindlich miteinander vereinbaren. Kommunikation und Interaktion sollen auf gemeinsam abgestimmte Ziele ausgerichtet werden. Feedback zu Beiträgen kann sich darauf beziehen, ob ein Beitrag für die Erreichung eines Ziels als hilfreich betrachtet wird und ob der Beitrag die vereinbarten Regeln berücksichtigt. Dadurch lernen die Gruppenmitglieder, in eigener Verantwortung ihre Kommunikations- und Interaktionsprozesse zu regulieren.

Suchtpatient:innen neigen dazu, Selbst- und Fremdbeschreibungen entsprechend ihrer Lernerfahrungen defizit- und problemorientiert zu strukturieren und zu gestalten. Die Art der Beschreibung hängt dabei auch mit einer spezifischen Aufmerksamkeitsfokussierung und Wahrnehmungsorganisation zusammen, die negativistische und problemorientierte Tendenzen fördert. In gewisser Weise haben wir es mit einem System zu tun, das sich autonom immer wieder neu erschafft. Diese Tendenz wirkt sich gleichzeitig problemerhaltend und symptomförderlich aus. Die Art und Weise, wie Beschreibungen vorgenommen werden, ist demnach gleichzeitig Ausdruck und Teil der Problemdefinition und -konstruktion. Um eine Musterveränderung einzuleiten, bedarf es einer Verstörung und Modifikation von Aufmerksamkeitsfokussierung, Wahrnehmungsorganisation und Beschreibung. Dies lässt sich am ehesten über Sprache realisieren. Sprachgestaltung und sprachbezogene Bedeutungsgebungen vermögen subjektive, selbstabwertende Realitätsbeschreibungen zu dekonstruieren und kompetenz- und lösungsorientierte Interpretationen anzubieten. Therapeuten können sich z. B. als »Realitätenkellner:innen« (Leeb, Trenkle u. Weckenmann 2017) verstehen, die unterschiedliche Wirklichkeitskonstruktionen anbieten. Dafür bieten sich »positives Konnotieren« (siehe auch Beitrag Hennecke und Schmidt in diesem Buch) und »Reframing« als systemische Techniken an, wodurch Patient:innen eine neue Sichtweise auf Situationen und auf die eigene Person gewinnen können. Hypnosystemisch-linguistische Minimalinterventionen wie die »Minimax-Interventionen« nach Manfred Prior (2002) können durch kontinuierlichen Einsatz einen erheblichen Impact erzeugen. Sie »stärken die therapeutische Beziehung und bauen Motivation und Kooperationsbereitschaft auf«. Vor allem sind sie bei jedem Gebrauch Einladung an den Patienten, eine problem- bzw. defizitorientierte (Selbst-)Wahrnehmung durch eine lösungs- bzw. kompetenzorientierte zu ersetzen.

Ziele und Zielkonflikte in der stationären Suchttherapie

Unter Berücksichtigung der Stadien des Veränderungsprozesses und der jeweils individuellen Motivationslage sind auch die Ziele, mit denen Patient:innen in die Gruppentherapie kommen, sehr unterschiedlich. Manche sind entschieden, ihren Alkoholkonsum vorerst oder dauerhaft einzustellen, andere sind ambivalent, wiederum andere möchten gerne weiterhin konsumieren, vielleicht reduziert und kontrolliert, andere möchten an ihrem Konsumverhalten nichts ändern. Gleichzeitig existieren Vorgaben seitens des Behandlungssettings, z. B. als Auftrag des Leistungsträgers, eine »Abstinenzfähigkeit« anzustreben. Compliance und Kooperationsbereitschaft lassen sich am ehesten mithilfe eines transparenten Vorgehens im Umgang mit zielbezogenen Diskrepanzen aufbauen. Wenn in der Gruppentherapie verschiedene Zieldefinitionen offengelegt werden, lassen sich diese im weiteren Prozess thematisieren und abgleichen. Gleichzeitig sind gewisse Festlegungen erforderlich, damit überhaupt im gegebenen Kontext gearbeitet werden kann. Wenn Therapeut:innen die verschiedenen Auftragslagen offenlegen, auch ihre eigenen, können nun entsprechende Ziele erarbeitet werden, wie der bestehende Behandlungsrahmen für jede Patient:in subjektiv sinnvoll genutzt werden kann. Therapeut:innen sind den Aufträgen ihrer Arbeitgeber:innen und der Leistungsträger:innen verpflichtet, neben denen der Patient:innen und der Zuweisenden. Wenn Patient:innen z. B. als Ziel formulieren, langfristig »kontrolliert« trinken zu wollen, entstehen Diskrepanzen. So konfligiert dieses Ziel mit den Vorgaben der Leistungsträger:innen, der Klinik als Arbeitgeber:innen, meist auch der zuweisenden Stellen. Eindimensionale Lösungsversuche bedingen oft symmetrische Eskalationen, die Widerstand auslösen und zum Behandlungsabbruch führen können. Stattdessen können Vereinbarungen getroffen werden, die die Ziele der Patient:in respektieren, aber auch den Forderungen des Settings genügen und die die Diskrepanzen offen behandeln. So kann man beschließen, dass die Patient:in sich über den Verlauf der Therapie zur Einhaltung der Klinikvorgaben (z. B. kein Alkoholkonsum über die Dauer der Therapie) verpflichtet und sich in der Gruppentherapie mit den Vor- und Nachteilen seiner Zielvorstellung und alternativer Optionen auseinandersetzt. Dabei wird er nicht gedrängt, seine Zielvorstellung korrigieren zu müssen, wenn er das nicht selbst will. Die Therapeut:in wird ihrem Auftrag gerecht, der Patient:in bleibt die Wahlfreiheit erhalten. Die übliche Heterogenität halboffener Therapiegruppen stellt eine ganz wesentliche Bereicherung im Sinne vielfältiger Informationsquellen über verschiedene Stadien und Phasen des Suchtverlaufs wie auch erfolgreiche oder gescheiterte Lösungsversuche dar. »Therapieerfahrenere« Patient:innen können durch ihre Erzählungen weniger erfahrene Patient:innen zum Nachdenken über eigene Haltungen anregen. Mit zirkulären Fragen lassen sich Gruppengespräche anregen, die Suchprozesse auslösen und einladen, eigene Haltungen und Einstellungen zu hinterfragen.

Ambivalenzmanagement

Gruppentherapie mit alkoholabhängigen Patient:innen ist durch immer wieder auftretende Ambivalenzkonflikte gekennzeichnet. Um diese Konflikte zu managen bzw. aufzulösen, eignet sich zum einen der narrative systemische Ansatz. Wenn es darum geht, sich der eigenen Haltung gegenüber dem Einsatz des Suchtmittels bewusster zu werden, empfiehlt sich das Schreiben therapeutischer Briefe, z. B. in der Form eines »Abschiedsbriefs an das Suchtmittel«. Grossmann (2000) zufolge können therapeutischen Briefen drei Funktionen zugeordnet werden: die »intentionale«, die »positionale« und die »performative« Funktion. Demnach geht es um die Erfassung eines Problems, um die Haltung zu einem Problem sowie um mögliche Handlungen zur Lösung eines Problems. Patient:innen die Aufgabe zu geben, einen Abschiedsbrief an das Suchtmittel zu verfassen, gibt im Hinblick auf die drei Funktionen nützliche diagnostische Informationen und zeigt auf, in welcher Phase der Auseinandersetzung sich ein:e Patient:in gerade befindet. Auch die Funktionalität des Konsums kann sehr anschaulich zutage treten, woraus sich wiederum Ansätze für weitere Interventionen zum Umgang mit Ambivalenzen ableiten lassen.

Um ambivalente Patient:innen in diesen initialen Suchprozessen bezüglich der weiteren Perspektive im Umgang mit Alkohol zu unterstützen, bieten sich zum anderen Strukturaufstellungen an, hier besonders die Tetralemma-Aufstellung zur Problemlösung nach Varga von Kibéd und Sparrer (2005). In der Tetralemma-Aufstellung werden vier Positionen zu einem Sachverhalt aufgestellt und als fünfte Position seine Negation. Um es an einem konkreten Beispiel zu erläutern:

Tetralemma-Aufstellung

Herr Müller möchte gern nach der Therapie weiter Alkohol konsumieren. Für ihn ist diese Vorstellung die »richtige« Position, in der Aufstellung »das Eine«. Demgegenüber steht, was andere denken, was für ihn »gut« bzw. »besser« wäre, eben eine dauerhafte Abstinenz, »das Andere«. Diese Positionen werden nun in zwei gegenüberliegenden Ecken des Raumes markiert. Der dritte Standpunkt, »Beides«, bedeutet nun, sowohl im »Einen« als auch im »Anderen«

wertvolle Optionen zu sehen und weder den einen noch den anderen Standpunkt a priori zu exkludieren. Dieser Standpunkt hilft, wichtige Bedürfnisse beider Seiten anzuerkennen (hier z. B. die Sorge der Partnerin und der Kinder um seine Gesundheit, die Bedeutung seines Arbeitsplatzes für die Familie, ...) und gleichwertig nebeneinander stehen zu lassen (Funktionalität des Alkohols zur Entspannung und Kompensation bei Sorgen und Stress, soziale Funktion). Der vierte Standpunkt, »Keines von beidem«, könnte bedeuten, eine innere Distanz zu dem Konflikt zwischen den beiden kontroversen Standpunkten einzunehmen. Diese Position bezieht sich z. B. auf andere zeitliche Kontexte als den, in dem das Problem existiert, z. B. einen zeitlichen Kontext davor (»Wie war die Situation, bevor das Problem entstand?«) oder danach (»Wenn Sie später zurückschauen werden auf die Zeit heute, wozu wird dieses Problem möglicherweise nützlich gewesen sein?«). Optional kann dann noch eine fünfte Position eingeführt werden, »All dies – und selbst das nicht«, diese Position ist gleichermaßen die »Nicht-Position«, die sich vom Entscheidungsdilemma löst und eine Transformation in etwas »Neues« ermöglicht. Die »Nicht-Position« kann im Übrigen ganz konkret auch ein Synonym für den Klinikaufenthalt bedeuten. Alle Positionen können im Prozess der Aufstellungsarbeit zunächst mit Stellvertretern besetzt werden, die zu ihren Gedanken, Empfindungen und Reaktionen befragt werden, ehe dann abschließend Herr Müller jede Position einnehmen und erspüren kann und dazu ebenfalls vom Therapeuten befragt wird. Der Aufstellungsprozess kann anschließend in der Gruppe reflektiert und ausgewertet werden. Eine solche Intervention stimuliert auf eine kreative und Autonomie wahrende Art Suchprozesse, nicht nur bei der Hauptperson, sondern bei allen Beteiligten.

Als ein besonderer Ausdruck von Ambivalenz können sogenannte Rückfälle gesehen werden. Kriterium für die Bedeutungszuschreibung »Rückfall« ist, dass zuvor eine Abstinenzvereinbarung getroffen worden war. Maßgeblich für den weiteren Verlauf wird nun sein, welche inhaltlichen, sozialen und therapeutisch relevanten Konstruktionen zu dieser Bedeutungszuschreibung aktualisiert, entwickelt oder modifiziert werden, und mit welchen Handlungsaufforderungen diese verbunden sind (vgl. Gergen 2002). Dabei stellt die stationäre Entwöhnungsbehandlung einen eigenständigen Rahmen dar, innerhalb dessen vielschichtige Dynamiken zu berücksichtigen sind. Anders als in einer ambulanten Therapie wirken sich Rückfälle, die sich im Verlauf einer stationären Entwöhnungsbehandlung ereignen, in unterschiedlichen Kontexten aus, deren Interessenlagen divergieren können. Es handelt sich deshalb um ein hochkomplexes Geschehen, was die inhaltlichen Aspekte, die Anforderungen an die therapeutischen Reaktionen wie auch die Auswirkungen auf interaktionaler bzw. sozialer Ebene betrifft.

Abschluss – Vorbereitung auf die Zeit danach

Die Entwicklung des eigenen Trinkverhaltens zu einer Abhängigkeit folgt einer ganz bestimmten Choreografie. Sämtliche Aspekte dieser Choreografie wirken als potenzielle Trigger, die das Verlangen zu trinken auslösen bzw. verstärken können. Flankierend zu den zuvor beschriebenen, eher existenzielle Fragen fokussierenden Interventionen gilt es, die Choreografie des eigenen Trinkvorgangs möglichst exakt zu rekonstruieren und durch Musterunterbrechungen zu verstören. Durch Veränderungen im Ablauf eines Rituals verliert das Ritual seine Bedeutung und seine sich selbst erhaltende Macht. Der Austausch in einer Patient:innengruppe eignet sich bestens, um gemeinsam Anregungen für solche neuen Handlungselemente zu (er)finden.

Nach mehreren Wochen stationärer Therapie geht es um einen gelingenden Übergang aus der Therapie ins Leben danach. Dieser Übergang gelingt gut, wenn Patient:innen mit genügend Zuversicht und Selbstvertrauen ausgestattet sind, Risiken und Gefahren realistisch einschätzen, ihre Möglichkeiten, ihr Potenzial, ihre Kompetenzen und Grenzen kennen, und wenn sie in der Lage sind, sich aktiv Unterstützung zu holen. Rechtzeitig vor dem Ende der stationären Behandlung sollten diese Themen in der Gruppentherapie bearbeitet werden.

Alkoholabhängige Patient:innen sind Expert:innen in eigener Sache – ihnen sind konsumförderliche Denk- und Verhaltensmuster bestens vertraut. In Therapiegruppen summieren sich die Erfahrungen der Gruppenmitglieder. Gleichzeitig haben sie den zu verabschiedenden Mitpatient:innen über einen gewissen Zeitraum näher kennengelernt und begleitet und können mögliche Rückfallgefahren identifizieren. Rückmeldungen in Therapiegruppen können somit als potenziell wertvolle rückfallpräventive Beiträge genutzt werden. Gunther Schmidt (2004) spricht von der therapeutischen Gruppe als »Treibhaus für Kompetenzentwicklung« und somit für potenzielle Lösungsansätze. Dazu eignet sich zum Beispiel die Technik des Reflecting Teams: Nachdem die zu verabschiedende Patient:in von ihren

Plänen und Vorhaben nach der Therapie, potenziellen Rückfallrisiken, Strategien und Maßnahmen zur Prävention erzählt hat, tauscht sich die übrige Gruppe als Reflecting Team darüber aus. Die Therapeut:in kann dazu ggf. einen inhaltlichen Fokus benennen.

Anschließend interviewt sie die zu verabschiedende Patient:in dazu, welche Aussagen für sie besonders bedeutsam waren, sie nachdenklich gestimmt, sie emotional berührt haben und welche der Anregungen sie in ihrem zukünftigen Leben umsetzen möchte. Aber auch, ob es Aspekte gibt, die sie noch einmal intensiver beleuchten möchte, z. B. in der Klinik in der verbleibenden Therapiezeit oder nach der Entlassung in der ambulanten Nachsorge, der Selbsthilfegruppe etc.

Der Abschied aus der stationären Therapie ist oft höchst ambivalent besetzt. Er ist mit Selbstzweifeln, Befürchtungen, Ängsten, Sorge, manchmal aber auch Freude auf das, was danach kommt, verbunden. So steht an, Entscheidungen für Veränderungen zu treffen bzw. getroffene Entscheidungen nun konsequent umzusetzen. Die ersten drei Monate nach Beendigung einer Therapie beinhalten statistisch betrachtet das höchste Rückfallrisiko. Therapeut:innen können dazu eine kraftvolle, aktive, gestaltende und zuversichtliche Haltung vermitteln, indem sie die Patient:in in ihren kompetenzorientierten Anteilen unterstützen (z. B. damit, eine »Schatztruhe« mit positiv formulierten, kompetenzstärkenden, ressourcenorientierten (Selbst-)Botschaften zu füllen). Damit verbunden ist die Option, in problematischen Lebenssituationen bzw. Phasen die Schatztruhe zu »öffnen« und die Botschaften zum Zweck der Selbstaffirmation zu lesen. Empfehlenswert ist dazu der Einsatz von Symbolen oder auch Techniken aus der Narrativen Therapie (White u. Epston 1998) wie z. B. Briefe, Urkunden etc. Zudem kann mit jeder Patient:in, auch mithilfe der Unterstützung der Gruppe, eine individuelle Notfallkarte erarbeitet werden, z. B. mit wenigen, aber klaren Handlungsanweisungen zur Rückfallprophylaxe oder nach erfolgtem Rückfall, auch mit Telefonnummern hilfreicher Menschen, die zur Unterstützung erreichbar sind.

Systemische Grundhaltungen, Konzepte und Interventionen sind ressourcen-, lösungs- und kompetenzorientiert ausgerichtet und stellen die Wertschätzung, Autonomie und Selbstbestimmung der Patient:innen in den Vordergrund. Sie sind allparteilich, wertneutral, respektvoll gegenüber dem Menschen, respektlos gegenüber Konstrukten. Sie richten sich an der Zielsetzung der Patient:in aus, sie sollen funktionieren, alltagstauglich und praktikabel sein. All diese

Kriterien eignen sich hervorragend für die Behandlung von alkoholsüchtigen Menschen in institutionellen Settings und mit dem Fokus auf Gruppen. Systemische Therapie stellt zudem Möglichkeiten der Auseinandersetzung mit existenziellen Lebensthemen und -fragen bereit. Sie kann humorvoll, kreativ und spielerisch gestaltet werden und Leichtigkeit in schwere Themen bringen. Ihre Anwendung in der Gruppentherapie erhöht Motivation, Kooperation und Partizipation.

23 Geschlechtsidentitäten erkunden, lebbare Geschlechtsrolle finden – Multifamilientherapie für geschlechtsdysphorische Kinder, Jugendliche und ihre Familien

Esther Strittmatter

Die Konzeption der Multifamilientherapie für geschlechtsdysphorische Kinder, Jugendliche und ihre Familien (MFT-Trans) erfolgte in einer Zeit des gesellschaftlichen, rechtlichen und medizinisch-psychologischen Paradigmenwandels. Die Ablösung der langjährigen Konzepte des Behandlungsparadigmas des Transsexualismus (Becker et al. 1997, MDS 2009) wurden durch die siebte Version der Versorgungsempfehlungen (Standards of Care (SOC-7) for the Health of Transsexual, Transgender and Gender Nonconforming People) der World Professional Association for Transgender Health eingeleitet und 2018 durch die Veröffentlichung der evidenz- und konsensbasierten S3-Leitlinie, »Geschlechtsinkongruenz, Geschlechtsdysphorie und Transgesundheit«, für das Erwachsenenalter fortgeführt (AWMF 2019). Bereits in den SOC-7 wurde unterstrichen, dass Geschlechtsinkongruenz ein Ausdruck von Vielfalt (nicht Pathologie) und ein heterogenes Phänomen mit ganz unterschiedlichen Verlaufsformen darstellt (Coleman et al. 2012). In der Folge wurde die medizinisch-pathologisierende Terminologie (»Störungen der Geschlechtsidentität« und »Transsexualität«) schrittweise ersetzt. In dem amerikanischen Klassifikationssystem (DSM-5, APA 2013) wurde die Bezeichnung »Geschlechtsdysphorie« eingeführt, die betont, dass nicht die Geschlechtsidentität, sondern das Leiden an der erlebten Geschlechtsinkongruenz die Krankheit darstellt. Die neue Klassifikation der Weltgesundheitsorganisation (WHO, ICD-11) geht noch einen Schritt weiter und ermöglicht, die Diagnose »Geschlechtsinkongruenz« bereits bei antizipiertem Leidensdruck zu vergeben. Außerdem wird die Diagnose (nicht mehr bei den psychischen Erkrankungen, sondern) im Kapitel »Zustände, die die sexuelle Gesundheit betreffen« verortet (Drescher et al. 2016). Heute wird der Begriff »Trans« häufig im Sinne eines inklusiven Oberbegriffs für Menschen gewählt, deren »Geschlecht nicht (bzw. nicht komplett und/ oder dauerhaft) mit ihren körperlichen Merkmalen übereinstimmt«

(AWMF 2019, S. 4). Betroffene sprechen im sozialen Kontext von »Transidentität«, um zu unterstreichen, dass es sich um ein Thema der Identität und nicht der Sexualität handelt.

Erste Konzeption der MFT-Trans

Zum Zeitpunkt der Konzeption der MFT-Trans standen Diskriminierungen in der Gesellschaft und Benachteiligungen in Medizin und Recht im Vordergrund (BMFSFJ 2015). Das »Gesundheitssystem« wurde von Betroffenen als der zweitbelastendste aller Bereiche erlebt (Güldenring 2009, Hamm u. Sauer 2014). Außerdem berichteten eine Vielzahl der Kinder und Jugendlichen über Herausforderungen in der Beziehung zu den Eltern. Da ein glückliches und erfülltes Leben in der individuellen geschlechtlichen Identität insbesondere dann gelingt, wenn die Heranwachsenden vorbehaltlos in tragenden familiären und sozialen Beziehungen angenommen werden (Güldenring u. Sauer 2017), entstand die Idee, Multifamilientherapie (MFT) als Methode zu nutzen. Mit der Grundhaltung von nichtwertender Akzeptanz, Wertschätzung, Allparteilichkeit und Neugierde auf Entwicklungsmöglichkeiten und dank der Möglichkeit, sich mit anderen Betroffenen auszutauschen, zu verständigen und zu vernetzen, kann die MFT einen geeigneten therapeutischen Rahmen eröffnen, um die eigene Geschlechtsidentität zu erkunden, eine lebbare Geschlechtsrolle zu finden und die gesamte Entwicklung auch in verschiedenen Lebensbereichen im Blick zu behalten.

Setting

Konzipiert ist die MFT komplementär zu den anderen Diagnostik-, Beratungs- und Therapieangeboten der Spezialsprechstunde für geschlechtsvariante und geschlechtsdysphorische Kinder und Jugendliche. Die geschlossene Gruppe besteht aus bis zu acht Familien, von denen ein Heranwachsender eine Geschlechtsdysphorie aufweist. Die Gruppe findet über ein halbes Jahr lang für insgesamt sechs Sitzungen, immer an einem Nachmittag für jeweils drei Stunden statt und wird danach in eine Selbsthilfephase überführt. Sie wird von zwei Therapeut:innen geleitet. Da die psychotherapeutische und psychiatrische Versorgung für die Betroffenen unzureichend ist, werden Patient:innen aus einem überregionalen Einzugsgebiet betreut.

Themen in der MFT-Trans

Auf der Grundlage der nationalen und internationalen Empfehlungen und Leitlinien für transidente Menschen (Coleman et al. 2012, AWMF-S3-Leitlinie 2018) werden folgende Ziele für die MFT formuliert:

- Akzeptanz und Anerkennung des individuellen Geschlechtsidentitätserlebens
- Erweiterung der Perspektive von einem binären Verständnis der Geschlechter (männlich, weiblich) zu einer Diversität des Ausdrucks der Geschlechtsidentität
- Versuch, die verschiedenen Probleme rund um das Geschlechtsidentitätserleben in ihrer Komplexität zu erfassen
- Berücksichtigung aller altersabhängigen Entwicklungsbereiche bzw. -aufgaben (Schule, Beziehung zu Gleichaltrigen, Ablösung etc.)
- Überwindung von Isolation und Stigmatisierung durch Vernetzung und Empowerment
- Erkenntnis, nicht allein betroffen zu sein, und Solidarisierung
- wechselseitige Unterstützung der Familien untereinander
- Teilen von Erfahrungen und Erweiterung des Verständnisses
- Reflexion der Entwicklung des Geschlechtsinkongruenzerlebens und der Geschlechtsdysphorie im bisherigen Entwicklungsverlauf, Bezug zu anderen wichtigen Lebensereignissen und Entwicklungsthemen aus den unterschiedlichen Perspektiven
- Anerkennung der mit der Transidentität verbundenen schmerzlichen Erfahrungen (Ausgrenzung, Stigmatisierung, Mobbing, ambivalente Gefühle der Eltern)
- Suche nach Strategien zum Schutz des Kindes/Jugendlichen vor negativen sozialen Reaktionen bzw. Trost spenden
- Unterstützung des Kindes/Jugendlichen, den besten möglichen Weg zu finden, sich mit dem individuellen Geschlechtsidentitätserleben wohlzufühlen und individuelle Lösungen zu finden
- Stärkung der Eltern bzw. der Familien, eine akzeptierende und unterstützende Haltung zu entwickeln und eine Umgebung zu schaffen, die es dem Kind ermöglicht, sich zu entwickeln
- Unterstützung der Familien, Unsicherheiten und Ängste im Hinblick auf die Entwicklung des Geschlechtsidentitätserlebens auszuhalten

- Erhöhung des allgemeinen Wohlbefindens und Möglichkeit zur Selbstverwirklichung durch Unterstützung anderer betroffener Familien
- Information zu dem verfügbaren Wissen über Behandlungsmöglichkeiten
- Begleitung der Kinder/Jugendlichen und ihrer Familien in dem Prozess der Entscheidungsfindung
- Besprechung der Frage des Öffentlich-Machens (»coming-out and going-public«) im familiären und sozialen Umfeld sowie beim Wechsel der Geschlechtsrolle und der damit verbundenen Dilemmata (Schutz vor Anfeindungen, Mobbing und Übergriffen versus Behinderung in der Exploration der Identität, Kontrolle versus Gewähren-Lassen, Geschlechtsinkongruenz versus pubertäre Reifungskrise, Assimilation versus Akkommodation)
- Trans-Positivität: Schöpfen von Hoffnung und Zuversicht durch gelungene Lebensentwürfe Betroffener, durch Vernetzung mit transidenten Erwachsenen, die ein zufriedenes Leben führen.

Vorgehensweisen und Rolle der Gruppentherapeut:innen

In der MFT-Trans wird kombiniert inhalts- und prozessorientiert gearbeitet. Über verschiedene Übungen, Lebendigkeit und Kreativität der Methoden, gesundes Neugierverhalten, wohlwollende aufmerksame Grundhaltung, die alle im Blick behält, wird ein Kontext eröffnet, in dem nichtwertende Akzeptanz, multiple Sichtweisen, Reflexion und Entwicklung möglich werden. Die Therapeut:innen strukturieren das Geschehen anfangs aktiv, gepaart mit Umsicht und Feinfühligkeit. Sie sind die Kontextgestalter, deren Aufgabe es ist, eine Gruppenkohäsion herzustellen, die Familien untereinander in einen angeregten Austausch zu bringen und auf spezifische Themen zu fokussieren. Die Familien werden unterstützt, eigene Erwartungen, Befürchtungen und Fragen einzubringen, respektvoll miteinander zu diskutieren und Nachdenklichkeit und Zweifel Raum zu geben. Die Therapeut:innen sind dabei gefordert, Flexibilität in wechselnden sprachlichen und körperlichen Aktivitätsniveaus zu zeigen, sowohl Nähe als auch Distanz herstellen zu können und sich – sobald möglich – zurückzuziehen (Asen u. Scholz 2012). Beide arbeiten gleichberechtigt und flexibel miteinander, wobei einer die Gruppe und einer den Inhalt im Blick behält. Als Modell für die Familien gehen sie wohlwollend, loyal, aber auch kritisch transparent miteinander um. Die Einladung von erwachsenen Transmenschen, von Akteuren der Selbsthilfegruppen oder LGBTQ+-Jugendtreffs ermöglicht den Familien, von persönlichem Erfahrungswissen zu profitieren. Am Ende der Gruppe erfolgt eine Reflexion und Integration der Erfahrungen und Wünsche sowie der aufgenommenen Anregungen für den eigenen gewünschten weiteren Weg.

Strukturell beginnt jeder Termin mit einer Aufwärmübung, wird von einer Pause mit Getränken, Obst und Keksen unterbrochen und endet mit einer Abschlussreflexion (z. B. mittels Reflecting Team mit wechselndem Innen- und Außenkreis). Die Methode erlaubt es je nach Prozess mit unterschiedlichen Subgruppen zu arbeiten (Kinder- und Jugendgruppe, Elterngruppe, einzelne Familien miteinander, alle Familien), Rollentausch oder Adoptivverfahren einzubauen und so das vorhandene Erfahrungswissen zu utilisieren. Es werden grundlegende systemische Techniken (5-Schritte-Modell, mentalisierungsfördernde Techniken, zirkuläres Fragen, Externalisierungen, »Columbo«-Technik, Videofeedback) angewendet (siehe ausführlich: Asen u. Scholz 2012, von Schlippe u. Schweitzer 2007).

Kurz zusammengefasst dient der erste MFT-Nachmittag der Einführung in die Multifamilienarbeit, dem gegenseitigen *Kennenlernen und der Herstellung einer positiven Gruppenkohäsion.* Zum »Anwärmen« und zur gleichzeitigen Vernetzung eigenen sich Speeddating und Aufstellungen im Raum, z. B. zu den Themen: Wohnort, zeitliche Dimension der Auseinandersetzung mit der Transidentität, dimensionale (statt binäre) Betrachtung des Geschlechts: Einordnung auf einem Kontinuum mit den Polen weiblich/männlich bzw. außerhalb. Nach der Pause ermöglichen Kleingruppen (Kinder-, Jugendlichen- und Erwachsenengruppe) eine vertiefte Auseinandersetzung mit den drängenden mit der Transidentität assoziierten Themen, u. a. inneres Gewahr-Werden (durch eigene Auseinandersetzung, Freunde, Mitschüler, Internet), Outing (Gegenüber wem?) sozialer Rollenwechsel (In welchem Lebensbereich?), Akzeptanz (Selbst, Eltern, Freunde), Leidensdruck (Wie stark aktuell/jemals?), Behandlungswünsche (Beratung, Psychotherapie, pubertätsunterdrückende Hormone, geschlechtsangleichende Hormone, geschlechtsangleichende Operationen). Abschließend erfolgt eine Reflexion des Erlebten in der Großgruppe.

Am zweiten MFT-Nachmittag interviewen sich die Teilnehmenden in Kleingruppen mit drei Personen (über weitere persönliche identitätsstiftende Aspekte wie Familie, Alter, Schule/Beruf, Hobbys, Interessen etc.) und stellen dann ein anderes Mitglied ihrer Kleingruppe in der Großgruppe vor. Im Anschluss werden in Kinder-, Jugendlichen- bzw. Bezugspersonenkleingruppen die Fragen, Erwartungen und Befürchtungen bezüglich der Multifamiliengruppe gesammelt, im Plenum vorgestellt und gemeinsame Ziele vereinbart. Nach der Pause wird im Familiensetting gearbeitet: Die Bezugspersonen erstellen gemeinsam mit ihrem Kind eine Zeitlinie (Timeline), um wichtige Lebensereignisse, Entwicklungsthemen und die *Geschlechtsdysphorie im Entwicklungsverlauf* darzustellen.

Am dritten MFT-Nachmittag werden die Zeitlinien als Vernissage in der Großgruppe vorgestellt und von der Gruppe gewürdigt. Danach erfolgt im Innen- und Außenkreis eine Reflexion, welche Herausforderungen sich aufgrund der Transidentität ergeben und welche Bedeutung alterstypische Entwicklungsaufgaben haben. Nach der Pause wird die Großgruppe erneut in eine Bezugspersonen- und eine Kinder- bzw. Jugendlichen-Gruppe getrennt. Den *Eltern* wird dadurch die Gelegenheit gegeben, sich über ihre Sorgen, Ängste und *ambivalenten Gefühle* in Bezug auf ihre Kinder auszutauschen. Währenddessen gestalten die *Kinder und Jugendlichen* zu den eingangs von den Eltern gesammelten Fragen eine *Expertenkonferenz* als Video.

Bevor das subjektive *Expertenwissen der Heranwachsenden* beim vierten MFT-Nachmittag den Bezugspersonen als Video präsentiert wird, erheben die Erwachsenen Mutmaßungen zur Beantwortung ihrer Fragen. Im Anschluss an das Expertenvideo wird an das zuvor Mentalisierte angeknüpft und Raum für die Reflexion und Diskussion des Gesehenen gegeben. Nach der Pause werden die von den Familien und Therapeut:innen mitgebrachten Beispiele für *Diversitäten des Ausdrucks der Geschlechtsidentität* ausgelegt. Jede Teilnehmer:in sucht sich ein Beispiel einer Person aus, welches dem eigenen Geschlechtsidentitätserleben oder dem eigenen Wunsch sich auszudrücken am nächsten kommt. Damit wandern die Teilnehmer:innen durch den Raum und kommen mit anderen ins Gespräch. Dann erfolgt im Fisch-Bowl eine Reflexion geschlechtstypischer Rollen, Einschränkungen, Erwartungen und möglicher Befreiung aus dem Konstrukt der Heteronormativität.

Beim fünften MFT-Treffen werden die Teilnehmenden gebeten, *typische Konfliktsituationen und Dilemmata* auf Karteikarten zu schreiben. Häufig werden folgende Themen benannt:

- Wer sollte was wann über die Geschlechtsinkongruenz wissen (Geheimnisse, Privatsphäre, öffentliches Leben)? Wer nicht?
- Wie kann das Kind / der Jugendliche vor Anfeindungen, Mobbing und Übergriffen geschützt werden, ohne in der Exploration der Identität bzw. der Transentwicklung behindert zu werden? (Kontrolle versus Gewähren-Lassen)
- Wie können pubertäre Reifungsthemen von persistierender Geschlechtsdysphorie unterschieden werden?
- Welche Strategie sollte (wann) verfolgt werden: Assimilation (eigene Anpassung an gesellschaftliche Erwartungen) versus Akkommodation (sich eine passende Umgebung – soweit wie möglich – gestalten)
- Was bedeutet die Transidentität für Liebe, Partnerschaft, Sexualität, Fertiliät und Familienplanung?

Typische Dilemmata werden aus dem Karteikartenstapel gezogen und in Subgruppen bearbeitet, sodass die Heranwachsenden jeweils mit anderen Eltern in einer Gruppe sind (Adoptivverfahren). Jede Subgruppe bekommt den Auftrag, eine typische Situation als Improvisationstheater mit vertauschten Rollen aufzuführen: Eltern spielen das Kind/den Jugendlichen, Kinder bzw. Jugendliche spielen die Eltern. Der erste Akt beinhaltet die Problemsituation, der zweite Akt ein mögliches Lösungsszenario. Nach einer Pause wird durch die Einladung von externen Expert:innen (je nach Zusammensetzung der MFT-Gruppe: pädiatrische Endokrinolog:innen, Mitglieder von Selbsthilfegruppen, erwachsene Transmenschen mit gelingenden Lebensverläufen, Menschen, die sich zu einer Re-Transition entschieden haben) Raum für die Vernetzung mit der Außenwelt und weitere Informationsgewinnung eröffnet.

Das letzte und sechste MFT-Treffen steht im Licht der Reflexion und *Integration* der Erfahrungen und Wünsche sowie der aufgenommenen Anregungen für den eigenen gewünschten weiteren Weg. Zur Erarbeitung einer *Vision von der Zukunft* suchen sich die Kinder und Jugendlichen Masken aus und spielen ein Wiedersehen in 30 Jahren, bei dem sie auf den – in der Zwischenzeit zurückgelegten – Weg zurückblicken und sich über das Erreichte austauschen. Dabei beantworten sie folgende Fragen: Wo wohnen sie mittlerweile? Als wer? Mit wem? Welche Beziehungen sind ihnen wichtig? Welcher Beschäftigung gehen sie nach? Gibt es eigene Kinder? Wie geht es den Eltern? Wer und was hat ihnen auf dem Weg geholfen? Was waren wichtige Stationen? Die Bezugspersonen hören ihnen dabei zu. Abschließend gestalten alle Familien Zielebäume mit nahen und fernen, großen und kleinen Lebenszielen der einzelnen Familienmitglieder. Alle Familien werden gebeten, für die jeweils anderen Familien Komplimente oder gute Wünsche auf Äpfel o. Ä. zu schreiben, diese persönlich zu übergeben und sie als »Ernte« in einen vorbereiteten Korb unter dem Baum zu kleben. Zuletzt erfolgt eine Abschlussreflexion der Familien über den gesamten MFT-Prozess. Die Therapeut:innen geben Anregungen zum *Übergang in die Selbsthilfephase.* Zur weiteren Vernetzung zwischen den Teilnehmer:innen der unterschiedlichen MFT-Gruppen wird halbjährlich ein »Trans-Café« im Gesundheitszentrum angeboten. Bezüglich einer detaillierteren Beschreibung der Inhalte der sechs Sitzungen der MFT-Trans sei auf das Handbuch der Multifamilientherapie verwiesen (Strittmatter 2017).

Veränderungen von Kontext, Trans-Identitäten und der MFT-Trans

In den letzten fünf Jahren ist die Zahl der Kinder und Jugendlichen, die ihre gefühlte Geschlechtsidentität im Widerspruch zu der ihnen zugewiesenen Geschlechtszugehörigkeit erleben und sich als »trans« outen, deutlich gestiegen (Arcelus et al. 2015). Zusätzlich wird eine Inversion des Geschlechterverhältnisses berichtet, mit mehr Jugendlichen, denen bei Geburt das weibliche Geschlecht zugewiesen wurde und die sich als trans-männlich bezeichnen (Aitken et al. 2015). Sowohl national als auch international gibt es in der Populärwissenschaft und in den Fachzeitschriften eine Kontroverse über die zugrundeliegenden Ursachen wie auch über den Umgang mit der Herausforderung (Strittmatter u. Holtmann 2020). Uneinigkeit unter Expert:innen besteht insbesondere bezüglich der Frage einer pubertätsunterdrückenden und/oder geschlechtsangleichenden Hormonbehandlung, da insbesondere in der Pubertät sowohl aktives medizinisch-therapeutisches Eingreifen als auch das Unterlassen schwerwiegende irreversible Folgen haben kann. Die empirische Datenlage ist zum gegenwärtigen Zeitpunkt nicht ausreichend, um Voraussagen über den Verlauf der individuellen geschlechtlichen Entwicklung treffen zu können, sodass sich komplexe und schwerwiegende Herausforderungen für die betroffenen Familien und ihre Behandler ergeben (Deutscher Ethikrat 2020).

Aufgrund der geschilderten Veränderungen des Kontextes und der Menschen, welche Trans-Spezialsprechstunden aufsuchen, ergab sich auch die Notwendigkeit, die Haltung und z. T. die Inhalte der MFT zu überdenken und anzupassen. Familien sollen unterstützt werden, zu Expertinnen über das gesamte verfügbare Wissen zu werden, um informierte Entscheidungen zum Wohle des Kindes treffen zu können. Laut Ad-hoc-Entscheidung des Deutschen Ethikrates (2020) sind Behandelnde aufgefordert, ausgewogen zu informieren. Damit ist eine – in vorherigen Leitlinien (SOC-7, AWMF S3 Leitlinie Erwachsene) empfohlene – rein transaffirmative Haltung im Kindes- und Jugendalter nicht möglich. Ebenso verbietet sich eine Konversionstherapie (BMG 2019). Um ergebnisoffen begleiten zu können, wird in der MFT-Trans mit einer therapeutischen Haltung gearbeitet, die geprägt ist von Anerkennung und Respekt vor vielfältigen geschlechtlichen Lebensformen und die gleichsam neutral und abwartend ist, um Zeit und Raum für den Prozess der inneren Auseinandersetzung schaffen zu können. Nach Erdheim (2002) haben Strukturwandel in der Adoleszenz und Psychotherapie drei Gemeinsamkeiten, deren Berücksichtigung auch für die psychotherapeutische Begleitung von Transjugendlichen hilfreich erscheinen: die Schaffung innerer Räume, die dem Individuum die Möglichkeit der Reflexion und inneren Distanz ermöglichen; die Befähigung zu neuen Erfahrungen, die dem Individuum gestatten, sich zu verändern; das Prinzip der Nachhaltigkeit. Therapeutisch leitend sollte die Frage sein, mit welchen Behandlungselementen der Leidensdruck signifikant und nachhaltig gemildert und ein Höchstmaß an geschlechtskongruenter Selbstwahrnehmung erreicht werden kann, sodass die Betroffenen auch *langfristig* möglichst gesund und mit einer guten gesundheitsbezogenen Lebensqualität leben können.

Die Therapeut:innen sind dafür verantwortlich, die Teilnehmenden ergebnisoffen über den aktuellen Wissensstand zu informieren. Daher werden zu Beginn der Sitzungen psychoedukative Impulsreferate (u. a. durch Therapeut:innen, erfahrene Eltern von in der Transition fortgeschrittenen oder wieder ausgestiegenen Kindern, durch Mitglieder der Selbsthilfegruppen und Peerberatung, pädiatrische Endokrinolog:innen, Vertreter:innen der queer-feministischen Szene, erwachsene Transmenschen) zu den genannten Themen integriert, um einen umfassenderen Überblick zu gewährleisten und dadurch die gemeinsame Diskussion und Reflexion der Bedeutung für den individuellen Weg anzuregen.

Welche Fähigkeiten werden in der MFT-Trans erworben?

Das übergeordnete Ziel bleibt ein emanzipatorisches. Die Teilnehmenden sollen unterstützt werden, eine positive Identifizierung im individuellen Geschlecht zu finden, um mit möglichst viel geschlechtlicher Freiheit und Toleranz an der Gesellschaft diskriminierungsfrei teilhaben zu können und sozial bestmöglich integriert zu sein. Im Rahmen der MFT-Trans setzen sich die Kinder, Jugendlichen und ihre Eltern mit den verschiedenen Facetten des Begriffes »Geschlecht« auseinander. Die Teilnehmenden erfahren, dass körperliches Geschlecht und geschlechtliche Identitäten endlos vielfältig und individuell sind. Sie lernen die Begriffe sexuelle Orientierung, biologisch-körperliches Geschlecht, Geschlechtsrolle und Geschlechtsidentität zu unterscheiden. Die Familien erfahren, dass Geschlechtsidentität eine verinnerlichte, tief gefühlte Gewissheit über das eigene Geschlechtserleben bezeichnet, die nicht objektiv festgestellt werden kann und auch nonbinär und fluide sein kann (AWMF 2018, Güldenring 2015). Sie lernen, soziale Einflussfaktoren der kulturspezifisch zugewiesenen Geschlechtsrollenerwartungen und binär-geschlechtlicher Gesellschaften sowie die Bedeutung der Heteronormativität und ihre Implikationen kritisch zu bewerten. Sie reflektieren die Möglichkeiten der Diversität des Ausdrucks der Geschlechtsidentität und die eigene geschlechtliche Prägung und Entwicklung. Alle erhalten die Möglichkeit, sich mit der Frage zu beschäftigen, welche männlichen und weiblichen Anteile sie ausmachen und was für ein Mensch sie sein möchten. Somit erwerben sie die Fähigkeit ihre Selbstreflexion zu vertiefen und ihr Kohärenzgefühl zu stärken. Die Familien erhalten ferner einen Überblick über den (verfügbaren) Wissensstand über die Beständigkeit (Persistenz) und Unbeständigkeit (Desistenz) des Geschlechtsinkongruenz-Erlebens, zu den vorhandenen nationalen und internationalen Leitlinien (u. a. SOC-7, MDS 2020, AWMF S3-Leitlinie Erwachsene, Stand der Leitlinienentwicklung bei Kindern und Jugendlichen, Ad-hoc-Empfehlungen des Deutschen Ethikrates), über mögliche Hilfsmittel (z. B. Binder, Penis-Hoden-Epithesen), rechtliche Informationen (z. B. zur Möglichkeit der Namens- und Personenstandsänderung nach dem »Transsexuellengesetz« bzw. Selbstbestimmungsgesetz) sowie über Selbsthilfe, Peerberatung und Empowerment-Projekte wie beispielsweise »Trans* – ja und?!« (Bundesverband Trans* e. V. 2020).

Da keine übergeordnete Perspektive möglich ist, die es Fachpersonen erlaubt, mit größerer Autorität über das Geschlechtsidentitätserleben eines Menschen zu sprechen als die betroffene Person selbst (Deutscher Ethikrat 2020), und Geschlechtsidentität einen zentralen Aspekt von Würde und Selbstbestimmung darstellt (Yogyakarta Principles 2006), sollen die Familien im Verlauf durch Transparenz, Autonomie und Partizipation die Fähigkeit erwerben, informierte Entscheidungen im Sinne der geschlechtlichen Selbstbestimmung treffen zu können. Hierzu brauchen die Heranwachsenden einen Rahmen, sich mit der eigenen geschlechtlichen Entwicklung, der Besetzung des eigenen Körpers sowie den bisherigen sexuellen Erfahrungen auseinanderzusetzen. Dazu gehören auch Grundkenntnisse in der Anatomie der Geschlechtsorgane sowie der hormonellen Regelkreise. Die Familien müssen sich mit der medizinisch-psychologischen Kontroverse, der Uneinheitlichkeit der Expert:innenmeinungen bezüglich einer (pubertätsunterdrückenden und/oder geschlechtsangleichenden) Hormonbehandlung und Mastektomie im Jugendalter sowie der unterschiedlichen ethischen Auslegung der Problematik auseinandersetzen. Mit Hilfe von Videos und Erfahrungsbeiträgen werden sie unterstützt, sich mit der Nichtvorhersagbarkeit des weiteren Verlaufes zu beschäftigen. Auf dieser Wissensbasis können sie Chancen und Risiken, Wirkmechanismen und Nebenwirkungen pubertätsunterdrückender und/oder geschlechtsangleichender Hormonbehandlung sowie Möglichkeiten und Grenzen geschlechtsangleichender Operationen bewerten lernen. Gleichsam wird versucht, in Abhängigkeit von Reife und Alter die Informationen anzupassen. Therapeut:innen und Eltern sind gefragt, die Heranwachsenden bestmöglich zu begleiten und sie auf folgenschwere Entscheidungen vorzubereiten. Urteils- und Einwilligungsfähigkeit zu erwerben erfordert Zeit und einen Prozess intensiver Auseinandersetzung mit Wesen, Tragweite und Bedeutung von Behandlungen, die auch Fragen der Fertilität miteinschließen. Dieser Prozess wird i. d. R. nicht im Rahmen der MFT abgeschlossen sein, sondern erfordert häufig eine weitere ambulante Begleitung und Vertiefung in einzeltherapeutischen Terminen.

Was ist an der Multifamilientherapie für transidente Kinder, Jugendliche und ihre Familien systemisch?

Die therapeutische Haltung ist geprägt durch Neugier, einer Position der wissenden Unwissenheit, Wertschätzung, Respekt, Allparteilichkeit und Neutralität. Auch die vielfältigen eingesetzten, im Text beschriebenen Methoden weisen auf ein systemisches Grundverständnis hin (Asen u. Scholz 2012, von Schlippe u. Schweitzer 2007). Die Therapeut:innen sind nicht die Expert:innen für das Geschlechtsidentitätserleben der Patient:innen, denn niemand kennt das eigene innere Erleben besser als die Kinder und Jugendlichen selbst. Jedoch können die Therapeut:innen helfen, Prozesse in Gang zu setzen, indem sie neugierig auf die Wahrnehmung der einzelnen Familienmitglieder sind, Dialoge anregen, die Auseinandersetzung mit unterschiedlichen Wirklichkeitskonstruktionen fördern und (noch fehlende) Informationen ergänzen. Da eine zielgerichtete Beeinflussung nicht möglich ist und Entwicklung autopoietisch verläuft (Maturana u. Varela 1990), wird Therapie als Anregung verstanden, wobei »Irreverenz« (Respektlosigkeit gegenüber Ideen und Gewissheiten bei gleichzeitigem Respekt gegenüber den Menschen; von Schlippe u. Schweitzer 2007, S. 122) besteht. Die verschiedenen individuellen, familiären, schulischen, sozialen, gesellschaftlichen und systembezogenen Perspektiven werden integriert, da nur eine Vielfalt der Perspektiven eine Annäherung an die Komplexität psychosozialer Wirklichkeit ermöglichen kann. Gleichsam dürfen Konzepte, die konstruiert werden, um Verständigung zu ermöglichen, nicht mit der Wirklichkeit verwechselt werden (»radikaler Konstruktivismus«; von Foerster u. Pörksen 1998). Die Familien werden angeregt, sich mit der Frage zu beschäftigen, wie in den verschiedenen sozialen Systemen (Familie, Schule, Freundeskreis, digitale Welt) Wirklichkeiten konstruiert werden, welche Prämissen ihrem eigenen Denken und Erleben zugrunde liegen und ob sie bereit sind, ihre Prämissen kritisch zu prüfen.

Die beschriebene Veränderung des gesellschaftlichen Kontextes spiegelt sich auch in einem Perspektivenwechsel in der Spezialambulanz und in der Gestaltung der Multifamiliengruppen wider. Ein systemischer Denkansatz erfordert auch immer, die eigene Beteiligung an der Erzeugung von Problemen zu reflektieren. Beispielsweise stellt sich die Frage, ob eine Trans-Spezialsprechstunde hilfreich ist oder nicht. Einerseits ermöglicht sie Behandlungssuchenden an ihren Gesundheitsbedarf angepasste Beratungs- und Behandlungsangebote zu finden. Andererseits besteht die Gefahr, dass mit dem Aufsuchen der Ambulanz implizierte »Dienstleistungserwartungen« (z. B. einer schnellen Hormonbehandlung) verknüpft sind und dass die Anregung zur kritischen Prüfung des eigenen Leidensdruckes als »Gatekeeping« wahrgenommen wird. Die Verknüpfung von Indikationsstellung und psychotherapeutischer Behandlung erscheint problematisch, da durch die Abhängigkeit der Patient:in von der Indikationsstellung der Therapeut:in eine hierarchische Therapiebeziehung entsteht, in der es nicht mehr möglich ist, Zweifel und Bedenken zu äußern, da sie zum Ausschluss von einer Indikation führen könnten. Da es essenziell wichtig ist, einen Raum für ggf. vorhandene Ängste zur Verfügung zu stellen, um mit ausreichender Sicherheit den eigenen Weg prüfen zu können und nicht nachträglich schwere Enttäuschungen zu erfahren, und Psychotherapie nur sinnvoll sein kann, wenn sie von den Betroffenen auch gewünscht wird (AWMF 2018, Colemann et al. 2012), wurde in der Spezialsprechstunde entschieden, das Konzept von »verteilten Behandlungen« anzuwenden (Preuss 2019, S. 192). Insbesondere im Bereich von therapeutischen Dilemmata, die auf beiden Seiten (falsch positiv, falsch negativ) mit schwerwiegenden, irreversiblen Folgen assoziiert sein können, geht es nicht (nur) um die Frage, was richtig oder falsch ist, (da sich dies erst nach Jahren wird retrospektiv beantworten lässt), sondern (auch) um die Frage, welche Entscheidungen zum gegenwärtigen Zeitpunkt mit höchstmöglicher Sicherheit angemessen und für alle Beteiligten ethisch vertretbar erscheinen. Die Therapeut:innen übernehmen die Verantwortung, alle verfügbaren Perspektiven mittels Impulsreferaten mit einzubringen. Systemisches Denken soll ermutigen, sich selbst im Spannungsfeld von gesellschaftlichen Geschlechtsrollenerwartungen, biografischer Erfahrungen, körperlicher Gegebenheiten und der eigenen Geschlechtsidentität zu verorten. Laut Born (2016) kann geschlechtliche Autonomie unter Wahrung der körperlichen Integrität aus einer Überschreitung des Konzepts der Zweigeschlechtlichkeit und Anerkennung der Geschlechterdiversität als Reichtum einer Gesellschaft erlangt werden. Die Bezeichnung »MFT-Trans« soll auch auf das »Überschreiten« (»trans«, Duden: »über … hinaus«) rigider Geschlechtsrollenzuschreibungen hinweisen, um eine kreative Vielfalt von Lebensweisen zu ermöglichen. Denn nicht vergessen werden sollte in dem ganzen Diskurs, dass alle Menschen (mit ihrer sehr individuellen biologischen Anlage) sehr unterschiedliche Persönlichkeitsanteile haben, die nicht notwendigerweise entsprechend den kulturspezifischen Rollenerwartungen als männlich oder weiblich eingeordnet werden müssen.

Teil 6: Forschung

24 Meist signifikante positive Effekte: Forschung zur Wirksamkeit systemischer Gruppentherapie

Kirsten von Sydow

Hintergrund

In der Systemischen Therapie wird nicht nur mit Einzelnen, Paaren, Familien und größeren Beziehungs- und Behandlungssystemen gearbeitet, sondern auch mit »klassischen« Gruppen von Indexpatient:innen sowie mit Multifamilien- oder Multipaargruppen. Die Wirksamkeit von Psychotherapie im Allgemeinen und von systemischer Gruppentherapie im Besonderen ist von zentraler Bedeutung für die Klient:innen/Patient:innen und ihre Angehörigen, die hoffen durch Therapie die Probleme loszuwerden oder zumindest reduzieren zu können. Ebenso hoffen auch Therapeut:innen, mit ihrer Arbeit wirksam sein zu können. Darüber hinaus orientieren sich die Gesundheitssysteme und die medizin- und psychotherapiebezogenen Regularien der meisten Länder weltweit an empirischer Evidenz, also der empirischen Forschung zur Wirksamkeit von Interventionen (»evidence-based medicine/psychotherapy«). Als »Goldstandard« gelten dabei randomisierte, kontrollierte Studien (»randomized controlled trials, RCT«) und Metaanalysen, die die Effekte mehrerer RCTs statistisch zusammenfassen. Vor diesem Hintergrund konzentrieren sich meine Ausführungen zum Forschungsstand zur Wirksamkeit von systemischer Gruppentherapie bei Störungen Erwachsener sowie bei Störungen von Kindern und Jugendlichen auf RCTs und Metaanalysen. Auf das Setting Multifamilientherapie wird gesondert eingegangen.

Wirksamkeit von systemischer Gruppentherapie bei Störungen Erwachsener

Primärstudien (RCTs)

Auf dem Hintergrund von mehreren systematischen Reviews zur Wirksamkeit von Systemischer Therapie (Einzel-, Paar-, Familien-, Gruppen-, Multifamiliengruppentherapie) bei Störungen erwachsener Indexpatient:innen (IQWiG 2017, Carr 2019a, Sydow et al. 2007, Sydow et al. 2010, Sydow 2015 u. 2018) sowie weitergehenden Literaturrecherchen lassen sich folgende neun RCTs zum Thema identifizieren:

Gemischte Störungen:

- *Persönlichkeits- und andere Traumafolgestörungen nach innerfamiliärem sexuellem Missbrauch:* Ein RCT mit Patient:innen, die zu 91 % die Kriterien mindestens einer Persönlichkeitsstörung und z. T. weiterer psychischer Störungen wie Posttraumatischer Belastungsstörung (und vermutlich oft auch die neue ICD-11-Diagnose »komplexe Traumafolgestörung«) erfüllten, belegt signifikante Verbesserungen durch systemische Gruppentherapie und durch psychodynamische Gruppentherapie bei Interventionsende. Die Veränderungen erfolgten in der systemischen Gruppe noch früher als in der analytischen Gruppe bzgl. sozialer Situation, allgemeinen Symptomatik, PTSD-Symptomatik und relationaler Probleme. Im 1-Jahres- und 5-Jahres-Follow-up waren die PTSD-Symptome in beiden Gruppen gleichermaßen gebessert, es bestand dann jedoch keine Überlegenheit der systemischen Gruppe mehr (Lau a. Kristensen 2007, Elkjær et al. 2012/2013 u. 2014; siehe auch Sydow u. Lau 2018).

Depressionen:

- In dieser belgischen Studie wurden Patient:innen (zu 80 % Männer, der Rest Frauen) mit »Major Depressive Disorder« (DSM-IV), die mit einer Partner:in lebten, zufällig einer von drei Gruppen zugeteilt: Multifamilientherapie (MFT) plus »Treatment As Usual (TAU)« (stationäre Behandlung) oder »Single Family Therapy« plus TAU, oder nur TAU. Während nach drei Monaten noch keine signifikanten Gruppenunterschiede bestanden, ergab sich nach 15 Monaten, dass in der »MFT-plus-TAU«-Gruppe signifikant mehr »treatment responders« mit deutlich gebesserten Depressions-Scores gefunden wurden. Der tendenziell bestehende Unterschied bzgl. einer Remission erreichte keine Signifikanz (Lemmens et al. 2009).

Bipolare Störungen:

- In einer großen US-Studie wurden Patient:innen mit akuter bipolarer Störung (DSM-III-R) und ihre Angehörigen

randomisiert drei Gruppen zugeteilt: 1. »Problem-centered Systems Family Therapy« (McMasters Model) plus Pharmakotherapie oder 2. Multifamiliengruppentherapie (MFT) plus Pharmakotherapie oder 3. Pharmakotherapie allein. Im 28-Monats-Follow-up bestanden in Bezug auf die Remission zwar deutliche Gruppenunterschiede (Gruppe 2: 70 %, Gruppe 3: 55 %, Gruppe 1: 48 % »recovered«), doch diese waren nicht signifikant. Ähnlich waren auch die Ergebnisse bzgl. »time to recovery« oder »recurrence«. Doch es bestand ein signifikanter Unterschied bzgl. der Hospitalisierung: Nach 28 Monaten waren nur 5 % der Indexpatient:innen aus Gruppe 2 – MFT – hospitalisiert worden, jedoch 31 % aus Gruppe 1 und 38 % aus Gruppe 3 (Miller et al. 2004 u. 2008, Solomon et al. 2008).
- Auf eine weitere Studie zu bipolaren Störungen, bei der ebenfalls MFT plus Pharmakotherapie mit Familientherapie plus Pharmakotherapie und purer Pharmakotherapie verglichen wurde, gehe ich nicht näher ein, da nur die Bezugspersonen, nicht aber die Indexpatient:innen psychotherapeutisch behandelt wurden, was mir nicht sehr systemisch zu sein scheint (siehe Madigan et al. 2012).

Somatische Krankheiten:
- *Chronische Hepatitis:* Bei Patient:innen mit Hepatitis, die z. T. auch unter Depressionen litten, führte »Solution Focused Group Therapy« plus Medikation verglichen mit rein medikamentöser Behandlung bei Interventionsende zu einer geringeren Depressivität der Teilnehmer:innen und einer signifikant höheren Quote beendeter medizinischer Behandlungen (Arvand et al. 2012).
- *Rheumathoide Arthritis:* Ein RCT verglich hier die Wirkung von »Internal Family Systems Therapy« (12 Gruppen- und 15 Einzelsitzungen) kombiniert mit medizinischer Routinebehandlung (»Medical Routine Treatment, MRT«) mit einer erweiterten MRT (zusätzlich: ein Gruppentreffen, zugemailte Informationen über die Erkrankung und Telefongespräche). Sowohl bei Interventionsende als auch im 1-Jahres-Follow-up war das Schmerzempfinden in der Interventionsgruppe signifikant geringer als in der MRT-Gruppe. Im Follow-up

war auch die Depressivität der Interventionsgruppe signifikant geringer, allerdings bestanden keine Unterschiede bzgl. Angst und Krankheitsaktivität (Shadick et al. 2013).

Substanzstörungen:

- *Substanzstörungen:* Bei Paaren, die bereits eine substanzbezogene Vorbehandlung erhalten hatten, führte sowohl Multipaargruppentherapie als auch Paartherapie zu symptomatischen Verbesserungen im 6-Monats-Follow-up. Die Partnerschaft (»Dyadic Adjustment Scale«) verbesserte sich bei den Männern beider Gruppen und den Frauen der Paartherapie-Gruppe – nicht aber bei den Frauen in der Multipaargruppe (Li, Armstrong, Chaim et al. 2007).
- *Opiatabhängige in Methadon-Substitution:* In der Interventionsgruppe mit Multifamilientherapie (MFT) plus Methadon ergaben sich signifikant mehr positive Effekte als in der puren Methadon-Gruppe bzgl. »employment«, sozialer Unterstützung, psychiatrischer Symptomatik, Drogenkonsum und der benötigten Methadondosis. Allerdings stieg in beiden Gruppen gleichermaßen der Alkoholkonsum und es ergaben sich durch die MFT keine positiven Effekte auf die Familienbeziehungen (Garrido-Fernandez et al. 2017).
- *Substanzstörungen:* Beim Vergleich der Wirksamkeit von »Solution-Focused Group Therapy« mit problemfokussierter, psychoedukativer Gruppentherapie ergaben sich in beiden Gruppen positive Effekte bzgl. des Substanzkonsums und der Depressivität. Im »Outcome Questionnaire« war der lösungsorientierte Ansatz überlegen (Smock et al. 2008).

Psychosen:

- *Chronische Schizophrenie:* In diesem chinesischen RCT wurde stationäre Behandlung plus systemisch-strukturelle Gruppentherapie verglichen mit »Treatment As Usual (TAU)« (stationäre Behandlung). Bei Therapieende waren die positiven und negativen Symptome in der Gruppentherapie-Gruppe signifikant geringer als in der TAU-Gruppe, ebenso war auch die Einsamkeit der Patient:innen nach Gruppentherapie geringer. Im 3-Monats-Follow-up wurden dieselben Effekte gefunden für negative Symptomatik und Einsamkeit (Zhao, Chen, Su et al. 2010).

Fokus meiner Ausführungen sind die für das Gesundheitssystem zentralen psychische Störungen im Sinn der »International Classification of Diseases« (ICD-10, ICD-11). Doch ergänzend möchte ich anmerken, dass systemisch-verhaltenstherapeutisch-integrative Paargruppenprogramme auch bei anderen klinisch bedeutsamen Indikationen, die bisher nur im Anhang des ICD abgebildet werden, wirksam sind. So kann Paargruppentherapie bei sorgfältig ausgewählten Paaren mit einem meist männlichen gewalttätigen Partner die Aggression vermindern, die Kommunikation und Partnerschaftszufriedenheit verringern und zu einer geringeren Rückfallrate führen als Gruppen nur für Täter:innen individuelle Paartherapie oder Kontrollgruppen ohne Behandlung (s. Sydow u. Seiferth 2015, Kap. 5.8.1).

Metaanalysen

Es existierten mehrere Metaanalysen/Cochrane-Reviews zur Wirksamkeit von Systemischer Therapie bei Störungen des Erwachsenenalters, in die auch Primärstudien zur Gruppentherapie und Multipaar-/Multifamiliengruppentherapie eingegangen sind (z. B. Pinquart, Oslejsek a. Teubert 2014, IQWiG 2017). Übersichten über vorliegende Metaanalysen liegen von unterschiedlichen Autoren vor (z. B. Carr 2019a, von Sydow et al. 2007 u. 2010, von Sydow 2015 u. 2018). Doch mir ist keine Metaanalyse bekannt, die allein auf systemische Gruppentherapie bei erwachsenen Patient:innen fokussiert.

Wirksamkeit von systemischer Gruppentherapie bei Störungen von Kindern und Jugendlichen

Primärstudien (RCTs)

Für einen systematischen Review zur Wirksamkeit Systemischer Therapie konnten bis 2011 bereits N = 85 »randomized controlled trials« (RCT) zur systemischen Familientherapie bei Störungen (ICD-10, DSM-IV) kindlicher und jugendlicher Indexpatient:innen identifiziert werden (Retzlaff et al. 2013, von Sydow et al. 2013). Vor diesem Hintergrund sowie durch weitere Reviews (Carr 2019b), Metaanalysen (Riedinger et al. 2017) und neue Literaturrecherchen lassen sich folgende relevanten Primärstudien identifizieren:

Depressionen:

- Bei Jugendlichen mit depressiven Störungen (DSM-IV) wurde systemische Multifamilientherapie (MFT) (4 Doppelstunden nur mit den Eltern und 4 Doppelstunden mit Indexpatient:innen, Eltern und Geschwistern) mit einem psychoedukativen Gruppenprogramm für die Eltern verglichen. Bei Interventionsende waren beide Interventionen gleichermaßen wirksam bzgl. der Depressionen der jugendlichen Indexpatient:innen und der elterlichen Ängste, MFT war jedoch signifikant wirksamer bzgl. der elterlichen (!) Depressivität und der Reduktion des elterlichen Stresses. Ähnliche Befunde ergaben sich im 3-Monats-Follow-up (Lewis et al. 2013, Poole et al. 2018).

Essstörungen:

- *Anorexia nervosa:* Beim Vergleich von Multifamilientherapie und »Single Family Therapy« mit Familien, deren 13- bis 20-jähriges Kind unter einer Anorexie oder einer anderen restriktiven Essstörung litt, erwiesen sich beide Interventionen bei Interventionsende als wirksam – MFT war jedoch noch signifikant wirksamer. Im Follow-up 18 Monate nach der Basiserhebung wurden die Verbesserungen größtenteils aufrechterhalten, allerdings war der Unterschied zwischen beiden Interventionsgruppen nicht mehr signifikant (Eisler et al. 2016).

Metaanalysen

Eine Reihe von Metaanalysen und Cochrane-Reviews belegt die Wirksamkeit von Familientherapie bei Kindern und Jugendlichen bei bestimmten Störungen. Hier gehen auch RCTs zur systemischen Gruppentherapie mit ein (z. B. Riedinger et al. 2015, Überblick: Carr 2019b, Retzlaff et al. 2013, von Sydow et al. 2007 u. 2013, von Sydow 2015 u. 2018). Doch auch bzgl. der systemischen Gruppentherapie bei Störungen von Kindern und Jugendlichen sind mir keine spezifischen Metaanalysen bekannt.

Exkurs zur Multifamilien(paar)gruppentherapie (MFT)

Der neue systemisch-integrative Ansatz der Multifamiliengruppentherapie (MFT) kombiniert Paar-/Familientherapie mit Gruppentherapie und Selbsthilfeansätzen (siehe Beitrag von Scholz in diesem Buch). Zwei Therapeut:innen arbeiten mit einer Gruppe von Familien oder

Paaren, die alle ein ähnliches Problem haben (z. B. Familien mit einem magersüchtigen Kind, Paare mit gewalttätigem Mann) (Asen 2018, Asen u. Scholz 2015 u. 2017).

Die Wirksamkeit von MFT in allen Altersgruppen (Erwachsene, Kinder und Jugendliche) bei verschiedenen psychischen, somatischen und Beziehungsstörungen, bei Erziehungs- und sozialen Problemen wird durch eine Reihe von RCTs und andere Studien belegt (Gelin et al. 2017). Es liegen mehrere randomisierte kontrollierte Studien (RCT) zu Effekten von MFT auf Klient:innen mit Schizophrenie oder anderen Psychosen und ihre Familien vor. William McFarlane (1993) und seine Kolleg:innen haben in den USA einen wichtigen Beitrag zur Entwicklung der MFT und ihrer empirischen Bestätigung geleistet. Ähnliche psychoedukative Formen von MFT erwiesen sich auch bei Depressionen und bipolaren Störungen langfristig als wirksam und steigern die Remissionsraten deutlich (Anderson et al. 1986). Auch Multipaargruppenarbeit hat sich bei depressiven Erkrankungen sehr bewährt (Lemmens et al. 2009, siehe oben). Es liegen auch immer mehr Belege für die Wirksamkeit von MFT bei Essstörungen, Alkohol-/Substanzkonsumstörungen und bei somatischen Erkrankungen vor. Darüber hinaus liegen Hinweise vor, dass MFT auch bei weiteren psychischen Störungen und in anderen Kontexten von Nutzen sein kann, wie z. B. bei Zwangsstörungen, Posttraumatischen Belastungsstörungen, Störungen des Sozialverhaltens, Aufmerksamkeitsdefizit-/Hyperaktivitätsstörungen (ADHS), Autismus sowie Kindesmisshandlung (Asen 2018, Asen u. Scholz 2015 u. 2017).

Da Multifamilientherapie oft auf einem Kontinuum zwischen Gruppenpsychoedukation und systemischer Psychotherapie angesiedelt ist, wurden – orientiert an Auswahlkriterien, die andernorts genauer dargestellt werden (IQWiG 2017, Sydow et al. 2007, WBP 2018) – nur die RCTs in den Abschnitten 2 und 3 berücksichtigt, in denen systemisch-therapeutische MFT-Interventionen realisiert wurden, die über Psychoedukation hinausgingen.

Zusammenfassung und Ausblick

Auf dem Hintergrund vorliegender Reviews (Carr 2019a u. 2019b, Retzlaff et al. 2013, Sydow et al. 2007, Sydow et al. 2010 u. 2013, Sydow 2015 u. 2018) und Metaanalysen (IQWiG 2017, Pinquart et al. 2014, Riedinger et al. 2017) sowie weiterer Literaturrecherchen in psychologischen und medizinischen Datenbanken wurden insgesamt 11 RCTs zur Wirksamkeit von systemischer Gruppentherapie identifiziert.

Die neun RCTs zu Störungen des Erwachsenenalters belegen, dass systemische Gruppentherapie wirksam ist bei Persönlichkeits- und (komplexen) Traumafolgestörungen nach innerfamiliärem sexuellem Missbrauch, bei Depressionen, bipolaren Störungen, somatischen Krankheiten wie chronischer Hepatitis und rheumathoider Arthritis und bei Substanzstörungen sowie chronischer Schizophrenie. Allerdings wurden unterschiedliche Varianten von systemischer Gruppentherapie in unterschiedlicher »Dosierung« mit unterschiedlichen ergänzenden Behandlungen mit unterschiedlichen Vergleichs- und Kontrollgruppen verglichen.

Es konnten nur zwei RCTs zur Gruppentherapie bei Störungen des Kindes- und Jugendalters identifiziert werden. Die zwei Studien belegen, dass systemische Multifamiliengruppentherapie (MFT) wirksam bei Depressionen und Essstörungen von jugendlichen Indexpatient:innen sowie bei ihren Familienangehörigen ist.

Bemerkenswert erscheint, dass Multipaargruppentherapie/Multifamilientherapie (MFT) beim direkten Vergleich mit »Single Family (Couple) Therapy« oftmals überlegen erscheint, sowohl bei Störungen Erwachsener wie Depressionen (Lemmens et al. 2009) oder bipolaren Störungen (Miller et al. 2004 u. 2008, Solomon et al. 2008) – hier ergab sich durch MFT eine bemerkenswerte Reduktion des Rückfallrisikos – als auch bei Störungen Jugendlicher wie Depressionen (Lewis et al. 2013, Poole et al. 2018) oder Anorexie (Eisler et al. 2016). Das könnte darauf hindeuten, dass der vermutlich kosteneffektivere MFT-Ansatz sogar noch wirksamer sein könnte als die Therapie einzelner Paare oder Familien.

Allerdings gilt das auch nicht immer: Bei Paaren mit Substanzstörungen führte MFT ebenso wie klassische Paartherapie zu symptomatischen Verbesserungen, die Partnerschaftszufriedenheit verbesserte sich jedoch nur bei den Männern beider Gruppen und den Frauen in der klassischen Paartherapie – nicht aber bei den Frauen in MFT (Li et al. 2007). Hier ist viel mehr Forschung nötig, um zu klären, ob dafür z. B. Merkmale der Intervention, der Klient:innen oder der Therapeut:innen bedeutsam sind.

Der Fokus dieses Kapitels ist die Wirksamkeit systemischer Gruppentherapie bei spezifischen Störungen. Daneben sind auch in der Systemischen Therapie verfahrensübergreifende Kompetenzen

(»common factors«) wie eine gute Arbeitsbeziehung/Allianz, ein strukturiertes zielorientiertes Vorgehen und aufseiten der Therapeut:innen gute interpersonelle Fähigkeiten, gute Gefühlsregulation, Wärme und Akzeptanz sowie die Fähigkeit, gerade mit kritischem Feedback von Patienten konstruktiv umzugehen, wichtig (s. Sydow u. Borst 2018, Sexton et al. 2011, Wampold et al. 2018).

Gerade in der Gruppentherapie sind auch Klient:innen- und Therapeut:innen- sowie Prozessvariablen von hoher Bedeutung, auf die hier nicht näher eingegangen werden konnte. Bedeutsame Fragen sind auch diejenigen nach der hinreichenden »Therapiedosis« auch bei systemischer Gruppentherapie oder MFT. Die vorliegenden Befunde deuten darauf hin, dass sich meist signifikante positive Effekte einstellen. Fraglich aber bleibt z. T., ob diese Effekte klinisch relevant sind, hinreichend für die Betroffenen und vor allem ob diese auch langfristig über Jahre stabil bleiben. Auch Supervisions- und Intervisionsgruppen für angehende und fertig ausgebildete Systemische Therapeut:innen sollten stärker beforscht werden (s. z. B. Sydow 2006).

25 Wirkfaktoren systemisch »revised« – Welche Wirkfaktoren sind für die systemische Gruppentherapie relevant?

Herbert Gröger, Carmen C. Unterholzer

Was macht systemische Gruppenpsychotherapie wirksam? Im folgenden Beitrag beschäftigen wir uns zuerst mit dem Forschungsstand zu psychotherapeutischen Wirkfaktoren im Allgemeinen und stellen dann Erkenntnisse zu den Wirkfaktoren von Gruppenpsychotherapie dar. Wir gehen den Fragen nach, ob in unterschiedlichen Arten von Gruppen verschiedene Wirkfaktoren zum Tragen kommen und wie die Faktoren von Gruppentherapie aus systemischer Sicht erfasst werden können. Wir ergänzen die etablierten Wirkfaktoren auf Basis unserer Erfahrungen mit der Leitung von Gruppen. Es ist ein Versuch damit zu zeigen, wie die Wirksamkeit systemischer Gruppenpsychotherapie hilfreich fokussiert werden kann.

Therapeutische Wirkfaktoren

In der Regel wird in der Fachliteratur zwischen allgemeinen Wirkfaktoren *(common factors)* und spezifischen Wirkfaktoren unterschieden.

Allgemeine Faktoren, die therapeutische Veränderungen bewirken, sind nicht explizit einem Psychotherapiemodell zugeordnet, nicht spezifisch für bestimmte Psychotherapiemethoden und nicht spezifisch wirksam bei bestimmten psychischen Störungen. Sie beschreiben Aspekte, die allen Therapien gemein sind (Wampold, Imel u. Flückinger 2018, S. 63).

Allgemeine Wirkfaktoren beziehen sich auf

- die Beziehung zu den Therapeut:innen (z. B. Wertschätzung, Zielübereinstimmung, Kooperation),
- die intrapersonelle Ebene der Klient:innen wie Erwartungen (z. B. Besserungs- und Selbstwirksamkeitserwartungen) oder wie Motivation (z. B. Veränderungsbereitschaft und Engagement)
- und die Veränderungsprozesse bei Klient:innen (z. B. korrektive Erfahrungen, Klärungen, Aufbau von Bewältigungs- und

Verhaltenskompetenzen) (Pfammatter, Junghan u. Tschacher 2012).

Die Kategorien aus den teilweise sehr unterschiedlichen etablierten Modellen (einige zentrale Autor:innen sind: Frank, Weinberger, Grawe und Jorgensen) lassen sich beispielsweise vier übergeordneten Bereichen zuordnen: kognitive Prozesse, emotionale Prozesse, therapeutische Aktivitäten sowie therapeutische Rahmenbedingungen. Doch selbst der Begriff der allgemeinen Wirkfaktoren ist nicht unumstritten, es werden auch andere mehr oder weniger synonyme Begriffe in der diesbezüglichen Fachliteratur verwendet (Pfammatter, Junghan u. Tschacher 2012, S. 17–22).

Spezifische Wirkfaktoren sind Techniken, die zum einen explizit mit einem bestimmten Psychotherapieansatz verbunden sind (z. B. Exposition in der Verhaltenstherapie, zirkuläre Fragen in der systemischen Psychotherapie), zum anderen störungsspezifische psychotherapeutische Vorgehensweisen darstellen (z. B. Führen eines Esstagebuchs bei der Behandlung von Bulimie, Achtsamkeitstraining bei Burn-out-Klient:innen) (Pfammatter, Junghan u. Tschacher 2012, S. 19).

Bis heute fehlen eindeutige Kenntnisse darüber, welche Wirkfaktoren bei welchen Klient:innen mit welchen Eigenschaften welche therapeutischen Veränderungen erzielen und wodurch die jeweilige Veränderung aktiviert wird. Antworten auf die Frage, welche allgemeinen Wirkfaktoren im Zusammenspiel mit welchen spezifischen Techniken auf welche Störung wie wirken, sind in einzelnen Aspekten erforscht, aber jedenfalls nicht restlos geklärt.

> »Techniken und allgemeine Wirkfaktoren stehen sich [...] nicht als feste Größen gegenüber. Sie hängen untrennbar zusammen und können nicht unabhängig voneinander umgesetzt werden« (Pfammatter, Junghan u. Tschacher 2012, S. 24).

Es ist allerdings für Psychotherapieverfahren beispielweise im Zusammenhang mit der Anerkennung für Kostenrückvergütung durch Krankenkassen wichtig, die Wirksamkeit des eigenen Verfahrens belegen zu können. Für die systemische Psychotherapie bietet Kirsten von Sydow ein Beispiel, für welche Anwendungsbereiche die Wirksamkeit in Studien nachgewiesen wurde (von Sydow et al. 2007, S. 94; siehe auch Herr, Schmidt u. Schweitzer 2018, S. 161).

Wampold schlägt ein »kontextuelles Metamodell« vor, um den Nutzen von Psychotherapie zu klären:

> »Die grundlegende Prämisse des Modells ist, dass der Nutzen der Psychotherapie durch soziale Informationsverarbeitungsprozesse und damit verbundenes persönliches Engagement des Patienten entsteht und dass Interaktions- und Kommunikationsprozesse die Grundlage der Wirksamkeit der Psychotherapie darstellen« (Wampold, Imel u. Flückinger 2018, S 84).

Das Modell fokussiert drei Wirkmechanismen:

1) Echte Beziehung: Zwischen Therapeut:in und Klient:in besteht eine vertrauliche und emotionale Beziehung, sie ist »natürlich, ungekünstelt und zugewandt« und »authentisch, offen und ehrlich« (Wampold, Imel u. Flückinger 2018, S. 89).
2) Erwartungen: Allein die Tatsache, einen Termin bei einer Psychotherapeut:in vereinbart zu haben, führt häufig zur Verbesserung des Wohlbefindens von Klient:innen.

> »Der Patient ist der Auffassung, dass die Durchführung und der erfolgreiche Abschluss der Therapie hilfreich dabei sein werden, seine Probleme besser zu bewältigen« (Wampold, Imel u. Flückinger 2018, S. 93).

Durch die Behandlung hofft die Klient:in, die dafür nötigen Fähigkeiten zu erwerben, was sich wiederum positiv auf die Selbstwirksamkeit auswirkt.

3) Behandlungsdurchführung: Die therapeutischen Vorgehensweisen veranlassen Klient:innen dazu, »etwas allgemein Heilsames zu tun« (Wampold, Imel u. Flückinger 2018, S. 95). Sie ergreifen oder reaktivieren gesundheitsförderliche Maßnahmen, was zur Lösung von Problemen, zur Linderung oder zur Auflösung von Symptomen führen kann.

Wirkfaktoren in Zusammenhang mit Gruppentherapie

Gruppentherapie hilft Klient:innen, das ist belegt. Aber wie hilft sie? Denken wir über Wirkfaktoren der psychotherapeutischen Arbeit mit Gruppen nach, kommen wir um Irvin D. Yalom nicht herum. Er hat in seinem Standardwerk zu Gruppenpsychotherapie Primärfaktoren herausgearbeitet, die auf seiner klinischen Erfahrung, auf jener von weiteren Gruppentherapeut:innen, auf Aussagen von Gruppenmitgliedern und auf systematischen Untersuchungen basieren (Yalom 2010, S. 24). Es sind elf Faktoren, die jedoch nicht trennscharf sind (zum Beispiel die Faktoren »interpersonales Lernen« und »Techniken des mitmenschlichen Umgangs«) und auf deren Basis von Yalom auch ein Fragebogen-Instrumentarium entwickelt wurde.[8]

Nachfolgend einige Beispiele für Wirkfaktoren nach Yalom und dazu passende Erfahrungen mit systemischen Psychotherapiegruppen der Autor:innen dieses Beitrags. Die erwähnten von uns geleiteten Gruppen sind geschlossene Kleingruppen in einem ambulanten Setting in freier Praxis. Sie sind als Jahresgruppen mit monatlichen Terminen organisiert. Es handelt sich um störungsunspezifische Gruppen, die Teilnehmer:innen kommen mit unterschiedlichen Anliegen, die Ausrichtung ist eher anliegenorientiert als gruppendynamisch. Die Vielfalt ist ein wichtiger Faktor dieser Gruppen, beispielsweise variiert das Alter der Teilnehmer:innen stark: Die jüngsten Teilnehmer:innen waren bisher junge Erwachsene Mitte zwanzig, die ältesten über 60 Jahre alt.

Wirkfaktor Altruismus: Das gute Gefühl, anderen etwas geben zu können, für andere wichtig zu sein, stärkt das Selbstwertgefühl. In der Gruppentherapie erleben Klient:innen, dass sie für andere Gruppenteilnehmer:innen nützlich sind, dass sie gebraucht werden. Ein Beispiel aus den Gruppen der Autor:innen dieses Beitrags: Menschen, die sich einsam fühlen und wenig Sozialkontakte haben, konnten sich durch Interaktionen während der Gruppe und in manchen Fällen auch außerhalb der Gruppe als hilfreich erleben.

> In unserer Gruppe »Muster durchbrechen, Stärken wiederentdecken« klagt Frau A. immer wieder von der Schwierigkeit, sich aus der destruktiven Beziehung zu ihrem Mann zu lösen. Frau S. erzählt in der Gruppe, wie lange sie gebraucht hat, sich von ihrem cholerischen Mann zu trennen, erst nach dem Auszug der jüngsten Tochter sei es ihr gelungen. Frau A. bedankt sich bei Frau S. für das Erzählen dieser Erfahrung. Eine andere Teilnehmerin, Frau M., erwähnt am Ende des Gruppentermins, wie gut ihr es täte, dass ihre Erfahrung Frau A. entlasten würde. Es sei schön, dass sie helfen konnte.

---

8 Zum Unterschied zwischen Primärfaktoren und Q-Sort-Faktoren bei Yalom siehe Eckert 1996b, S. 104–105.

Wirkfaktor Korrigierende Rekapitulation des Geschehens in der primären Familiengruppe: Gruppentherapie bietet den Rahmen, familiäre Situationen unbewusst zu wiederholen. Wichtig ist dabei, sie in korrigierender Form zu erleben, ihnen neue Bedeutungen zuzuordnen.

> »Viele Gruppenmitglieder bringen durch die Auseinandersetzung mit den Problemen, die sie im Umgang mit ihren Therapeuten und mit anderen Gruppenmitgliedern haben, auch bisher ungelöste Probleme aus wesentlich früheren Zeiten zum Abschluss« (Yalom 2010, S. 40).

Frau B. ist in ihrer Herkunftsfamilie das älteste von vier Geschwistern und klagt über Überforderung und mangelndes Abgrenzungsvermögen. In der Psychotherapiegruppe übernimmt sie sehr schnell Verantwortung. Sie fotografiert die Flipcharts und verschickt sie an alle Gruppenmitglieder, sie fühlt sich verantwortlich für Arbeitsmaterialien wie Stifte und Papier. Wir, die Gruppenleiter:innen, weisen sie auf die »alten Muster« hin und schlagen ihr vor, auszuprobieren, wie es wäre, aus ihnen auszusteigen. Bei den nächsten Terminen lehnt sich Frau B., wenn es um das Abfotografieren der beschrifteten Flipcharts geht, entspannt zurück. Sie korrigiert ihre familiäre Erfahrung und merkt, dass sie an Stellenwert in der Gruppe dadurch nichts verliert.

Wirkfaktor Universalität des Leidens: Menschen, die in Gruppentherapie kommen, wissen oft nicht, dass andere mit ähnlichen Problemen konfrontiert sind, dass andere ähnliche Gefühle haben. Zu erfahren und zu erleben, dass sie nicht die einzigen sind, die leiden, sondern dass auch andere Menschen Schwächen, Probleme und Krisen haben, entlastet.

Wir Systemiker:innen sprechen von Normalisierung: Beispielsweise kennen wohl alle Menschen Gefühle von Überforderung und Überlastung. Davon zu hören, wie es anderen mit diesem Thema geht, normalisiert und verringert dadurch Selbstabwertungen und zusätzlichen Stress. Ein Zitat aus einer unserer Gruppen:

> »Wir sind so unterschiedlich, haben aber ähnliche Themen«.

Wirkfaktor Mitteilen von Informationen: Die psychoedukative Komponente des Teilens von Informationen über Krankheitsbilder hilft oft, dysfunktionale Muster zu verändern. Es erweist sich als sinnvoll und wirksam, wenn Informationen mit konkreten Erfahrungen gekoppelt werden. Tschuschke zählt Hilfestellungen, Anweisungen und Ratschläge dazu, ebenso wie Hausübungen (Tschuschke 2010a, S. 14). Für ihn ist dieser Faktor nicht notwendigerweise ein gruppenspezifischer. Wenn man jedoch berücksichtigt, dass Ratschläge oder Hilfestellungen nicht nur von den Therapeut:innen, sondern auch von anderen Gruppenteilnehmer:innen hilfreich sein können, spielt er durchaus eine wesentliche Rolle in der Gruppentherapie. Gunther Schmidts Konzept von der »Gruppe als co-therapeutischem Hilfssystem« (zwei Beiträge Schmidt 2022 im vorliegenden Buch) fußt ganz wesentlich auf dem Wissen und auf der Weisheit der Gruppe.

Beispiele aus den Gruppen der Autor:innen dieses Beitrags: Zur Verfügung stellen von hilfreichem Wissen über das Unterbrechen von Teufelskreisen oder als negativ wahrgenommenen Mustern (z. B. Angstspiralen), das Vermitteln von Trauerphasen mit dem Wissen, dass Wut Teil eines sinnvollen Trauerprozesses ist, Wissen über burnout-fördernde Faktoren und deren Wechselwirkungen. Wir Leiter:innen der Gruppe bereiten einen Input vor, der diskutiert und zuvor oder danach mit Übungen bearbeitet wird. Beispielsweise können persönliche Teufelskreise und Ausstiegsmöglichkeiten aufgezeichnet und in der Gruppe vorgestellt werden.

Wirkfaktor Hoffnung wecken: Wie wichtig der Faktor Hoffnung ist, hat beispielweise Lambert bereits in den 1990er-Jahren eindrücklich belegt (Lambert 1992). Er weist auf die signifikante Relation zwischen Hoffnung und Therapieerfolg hin: Zu fünfzehn Prozent sei eine positive Erwartungshaltung am Therapieerfolg beteiligt. Dieser Wirkfaktor ist ebenfalls nicht nur in Gruppentherapien, sondern auch in der Einzel-, Paar- oder Familientherapie wirksam. Wenn wir aber davon ausgehen, dass Fortschritte von Gruppenmitgliedern bei anderen in der Gruppe Hoffnung auf eigene Veränderung verstärken, spielt auch dieser Faktor eine ganz wesentliche Rolle in der Gruppentherapie, wenngleich er nicht gruppenspezifisch ist.

Gruppentherapeut:innen können Hoffnung wecken, indem sie den Glauben der Klient:innen an die Wirksamkeit gruppentherapeutischer Behandlung stärken und eine positive Erwartungshaltung forcieren. Sie können Erfolge hervorheben und würdigen, Gelingendes thematisieren und dadurch Zeugenschaft von positiver Veränderung fördern. Hoffnung wird auch geweckt durch die anderen Teilnehmer:innen, sie seien »lebender Ansporn« (Yalom 2010, S. 28). Sie befinden sich in unterschiedlichen Stadien der Problembewältigung (Prohaska 2001) und erzeugen durch ihre Fortschritte Hoffnung für andere – vor allem, wenn die sich in einem früheren oder gleichen Stadium der Problembewältigung befinden. Wir geben viel Raum für die Erfolgsgeschichten der Teilnehmer:innen:

> Herr J. beispielsweise erzählte zu Beginn, dass er nicht über seine Gefühle sprechen könne. Dies werfe ihm seine Frau immer wieder vor, für sie ist seine »Emotionslosigkeit« Ursache für die distanzierte Paarbeziehung. Immer wenn es Herrn J. gelungen ist, seine Befindlichkeit in der Gruppe auszudrücken, immer, wenn er einer Teilnehmer:in ein emotional getöntes Feedback gab, weisen wir ihn darauf hin und fragen nach, wie ihm dies gelungen sei. Dadurch lenken wir den Fokus auf die bereits eingetretene Veränderung und nähren seine Hoffnung, seiner Frau wieder emotional näher zu kommen.

Tschuschke (2010a) hat Yaloms Wirkfaktoren unterteilt in interpersonale – also gruppenspezifische – Wirkfaktoren, in nicht notwendigerweise gruppenspezifische Wirkfaktoren und in solche, die seiner Meinung nach auch in Einzeltherapien ihre Wirkung entfalten. Er weist darauf hin, dass ein wesentlicher, grundsätzlicher Unterschied zwischen Einzel- und Gruppentherapie bestehe. Die Tatsache, dass mehrere Teilnehmer:innen interagieren, verändere »alle Ingredienzen radikal«. Es kämen sozialen Gesetze zum Tragen, andere Dynamiken und andere Ängste. Selbstöffnung stelle im Gruppensetting beispielsweise ein gänzlich anderes, höheres Risiko dar als im Einzelsetting (Tschuschke 2010a, S. 13). Die Komplexität wird im Gruppensetting erhöht:

> »Es gibt keinen Wirkfaktor in der Einzeltherapie, der nicht auch im Gruppensetting zum Tragen kommen könnte. Umgekehrt gilt dies nicht für die Wirkfaktoren der Gruppentherapie« (Tschuschke 2010a, S. 14).

Aufgrund von Studien mit knapp über 1 000 Befragten aus über 100 Gruppen könne eine Rangfolge von subjektiven Faktoren, was Klient:innen als wichtig einschätzen, festgemacht werden (Tschuschke 2010a, S. 14):

1) Katharsis
2) Kohäsion
3) Interpersonales Lernen – Input (Feedback erhalten)
4) Einsicht

Katharsis und Kohäsion seien somit für die Befragten von vorrangiger Bedeutung. Die »therapeutische Gruppe [...] stellt ein kathartisches Vehikel dar, in dem Gefühle auf intensivere Weise ausgedrückt werden können, als dies vermutlich in der Einzelbehandlung der Fall ist. Und dies wird als ›hilfreich‹ erlebt« (Tschuschke 2010a, S. 15). Aus unseren eigenen Erfahrungen mit Feedbacksystemen in der systemischen Gruppenpsychotherapie können wir die vorrangige Bedeutung von Katharsis als Wirkfaktor jedoch nicht bestätigen. Die therapeutische Ausrichtung der Leiter:innen und das Design der Gruppe beeinflussen, was Klient:innen als hilfreich im Therapieprozess angeben. Insofern ist es nicht überraschend, dass die Klient:innen der Autor:innen dieses Beitrags die Zielorientierung der Therapiegruppe als hilfreich empfanden und weniger die Katharsis (Unterholzer u. Gröger 2017).

Auch Tschuschke weist darauf hin, dass Erhebungen, die nicht auf den Einschätzungen der Klient:innen beruhen, ein anderes Bild ergäben (Tschuschke 1996, S. 53). Sie zeigen eine »günstige – und unverzichtbare – Abfolge von Wirkfaktoren, die einen therapeutischen Erfolg ermöglicht« (Tschuschke 2010a, S. 16): Gelingt es, eine gute Gruppenkohäsion herzustellen, erhöht dies die Bereitschaft eigene Probleme zu thematisieren. Dem Willen zur Selbstöffnung folgt das Feedback aus der Gruppe. Das kann wiederum zu diskrepanten Eindrücken und somit zu Aha-Erlebnissen und zu Verhaltensänderungen führen. Daraus folgen Hinweise für den Fokus beim Leiten von Psychotherapiegruppen:

In den ersten zehn Sitzungen sollte die Aufmerksamkeit der Leiter:innen auf hohe Kohäsion gerichtet sein. Eine gute Vertrauensbasis und eine gute Beziehungsqualität zwischen allen Gruppenmitgliedern sind sehr wichtig. Wenn das gelingt, besteht in der frühen Therapiephase eine hohe Bereitschaft der Teilnehmer:innen sich zu öffnen. In der ersten Therapiehälfte ist viel Feedback hilfreich. Circa ab Mitte des Therapieverlaufs bringt es dann auf Basis des bisher Erreichten gute Ergebnisse, Korrekturen intrapsychischer Selbst- und Fremdwahrnehmungen bzw. Verhaltensveränderungen zu fokussieren.

Offen bleibt für Tschuschke dabei, ob es Eignungsmerkmale der Klient:innen als Voraussetzung für einen Gruppentherapieerfolg gibt. Er nennt als mögliche Beispiele: ausreichende objektale Beziehungs- sowie Mentalisierungsfähigkeit (Tschuschke 2010a, S. 16). In diesem Zusammenhang wies Eckert bereits 1996 darauf hin, dass meist nur darüber geschrieben wird, für welche Klient:innen Gruppentherapie nicht sinnvoll ist, und nicht umgekehrt, für welche Klient:innen Gruppentherapie indiziert ist (Eckert 1996a).

Was wurde darüber hinaus zu Wirkfaktoren in Gruppenpsychotherapien bisher geforscht bzw. konzipiert? Nachfolgend weitere Modelle und Forschungsergebnisse zur Wirksamkeit von Gruppenpsychotherapie und zur Analyse von Therapiegruppen:

Mattke und Weber (2020) fassen – in Anlehnung an MacKenzie – die von Yalom beschriebenen Wirkfaktoren zu vier Faktoren zusammen:

1) Supportiver Faktor: Dazu zählen die therapeutische Beziehung, die Gruppenkohäsion, der Altruismus und das Initiieren von Hoffnung.
2) Selbstöffnung und Katharsis: Voraussetzungen dafür sind das Gefühl von Sicherheit und die Erfahrung, dass emotionale Öffnung mit Respekt und verständnisvoller und geduldiger Sorgfalt begleitet werden. Deshalb ist die Einigung auf Gruppenregeln wichtig.
3) Interpersonelles Lernen: Imitationslernen – also wie handeln die anderen Gruppenteilnehmer:innen in ähnlichen Situationen – und Lernen in Gruppen zählen dazu. Im »Saal voller Spiegel«, eine Metapher des Psychiaters und Gruppenpsychoanalytikers Siegmund H. Foulkes für Gruppentherapieprozesse, können Klient:innen kontinuierlich Aspekte von sich und anderen beobachten. Sie erfahren und lernen, wie andere in vergleichbaren Umständen agieren, sie erleben sich selbst in anderen Gruppenmitgliedern wieder. Sie wagen aber auch, neues Verhalten auszuprobieren, sie probehandeln. Lernen bedeutet für Klient:innen beispielsweise auch herauszufinden, wie sie die Gruppe für sich am besten nutzen können (Mattke u. Weber 2020, S. 27).
4) Psychologisches Arbeiten im Sinne des »Durcharbeitens«: Gelingt es Klient:innen, kognitives Verstehen und emotionale Erfahrungen zu integrieren, ist – so Mattke und Weber – das Optimum an psychologischer Arbeit in einer Gruppentherapie erreicht.

Mattke und Weber vertreten die Auffassung, dass es sich bei den Wirkfaktoren nicht um universelle Faktoren oder Kategorien handelt, sondern um Dimensionen, »die je nach Patientengruppe, Zusammenstellung der Gruppe und Setting (ambulant vs. stationär, geschlossene vs. offene Gruppen) unterschiedliche Bedeutung für den Gruppenprozess aufweisen« (Mattke u. Weber 2020, S. 25).

Zu den wichtigsten Faktoren, wenn es um eine positive, therapeutisch hilfreiche Arbeitsatmosphäre geht, zählen (Bormann u. Strauß 2012, S. 71):

- Gruppenklima – die Atmosphäre innerhalb der Gruppe und die Verhaltensweisen ihrer Mitglieder
- Kohäsion – die Bindung der Gruppenmitglieder untereinander, zur Leitung und zur Gruppe insgesamt
- Allianz – die affektive Bindung zwischen Gruppenmitgliedern und der Gruppentherapeut:in
- Einigkeit über Sinn und Zweck der Gruppe und über zu erreichende Ziele
- Empathie – das Einfühlungsvermögen und das Mitgefühl.

Evidenzbasierte Studien zeigen, dass die Kohäsion einer Gruppe und positive Therapieergebnisse eng miteinander verbunden sind. Eine generell höhere Korrelation konnte in Gruppen beobachtet werden, in denen Leiter:innen besonders auf die Interaktion innerhalb der Gruppe achteten und in Gruppen, die länger dauerten. Höhere Korrelationen fanden sich auch in Gruppen mit interpersonalen Aspekten und mit dem Thema Selbstwert (Strauß 2020, S. 21). Wir finden, dass diese Ergebnisse *für* systemische Gruppentherapie sprechen, da Systemische Therapeut:innen u. a. im Vernetzen der einzelnen Kommunikationsbeiträge und im Anregen von Gruppenaktionen trainiert sind, ebenso im Beachten und Beobachten von Wechselwirkungen.

Wedekind und Georgi schlagen das Konzept ILDIKO vor, um fortlaufende Prozesse in Gruppen auszuwerten. Es fokussiert auf vier dynamische Parameter, »die sich sowohl auf die makroskopische interaktionelle als auch auf die individuelle intrapsychische Musterebene beziehen« (Wedekind u. Georgi 2010, S. 304). Es geht um Identitätssicherung – dafür steht das »I« – einzelner Teilnehmer:innen und darum, ob sie sich gesehen und akzeptiert fühlen. Nur wer sich gut gesichert fühlt, wird sich in einer Gruppe auch öffnen. »L« steht für die Lokomotion, für die Aufgabenorientierung der Gruppe. Nach Luhmann sind soziale Systeme »sinnforciert«, sie brauchen eine Aufgabe, sie brauchen Sinn, um nicht ihre Plausibilität zu verlieren. »DI« steht für die Distanz- und Nähe-Relation in der Gruppe und zu den ablaufenden Prozessen. Manchmal ist Nähe gefragt, z. B. wenn es um Vertrauensaufbau geht, manchmal ist Distanz notwendig, z. B. dann, wenn es um das Erkennen von Mustern oder von Gruppendynamiken geht. »KO« steht für die Kohäsion in der Gruppe, für ihre Verbindlichkeit und den Zusammenhalt. Dieses Modell ist gerade bei systemischen Gruppenpsychotherapeut:innen relativ bekannt und wird für die Praxis genutzt (Obendiek 2020).

Burlingame spricht sich dafür aus, dass auch die sozialpsychologische und gruppendynamische Forschung bezüglich der Wirkungen, die Gruppen auf Menschen ausüben, in die Wirkungsforschung von Gruppenpsychotherapie einbezogen werden sollte (Burlingame, Strauss a. Joyce 2013). Das erscheint logisch und vielversprechend, kann aber in der Praxis wohl schwer in ein gut verständliches, handhabbares interdisziplinäres Modell zusammengefasst werden, da jeder Forschungsbereich eine eigene Terminologie aufweist, und die dahinterliegenden hochkomplexen Modelle nur sehr schwer und nur mit dem Fachwissen aller daran beteiligten Disziplinen zusammengefügt werden können.

Für die Wirksamkeit von Psychotherapie ist auch die Untersuchung von Therapieabbrüchen relevant, um im Umkehrschluss durch Vermeidung von Abbrüchen die Wirksamkeit zu erhöhen. Bischof und Kollegen (2021) kommen in einer Pilotstudie zu interessanten Ergebnissen für die Eingangsphase ambulanter Gruppentherapien. Die Sinnhaftigkeit des Interaktionsgeschehens für Klient:innen beispielsweise durch nachvollziehbare Strukturierung durch die Therapeut:innen sei ein wichtiger Erfolgsfaktor (vergleiche »Produktinformationen« für Klient:innen, Schmidt 2022 in diesem Buch). Und für den Spezialfall einer offenen Gruppe sei die Integration neuer Mitglieder durch die Gruppe, etwa durch das Fördern des Teilens von Erfahrungen durch bereits integrierte Klient:innen, sehr hilfreich bzw. könne Abbrüche verhindern (Bischof et al. 2021, S. 67 ff.).

Versuch einer Ausdifferenzierung: Kommen in verschiedenen Arten von Gruppen unterschiedliche Wirkfaktoren zum Tragen?

Wirkfaktoren sind in der Regel nicht klar und trennscharf definiert. Bormann und Strauß weisen beispielsweise auf die definitorische Vielfalt und Unschärfe beziehungsorientierter Gruppenwirkfaktoren hin, so wird etwa Kohäsion sehr unterschiedlich definiert (Bormann u. Strauß 2012, S. 70). Mal gilt sie als Synonym für das Gruppenklima, mal ist sie, wie bei Bormann und Strauß, beschränkt auf die therapeutischen Beziehungen zur Gruppenleitung, zu Einzelnen in der Gruppe und zur Gruppe insgesamt. Wirkfaktoren werden unterschiedlich kategorisiert (siehe Yalom 2010, Johnson et al. 2008, Mattke u. Weber 2020, Tschuschke 2010a) und die Untersuchungsergebnisse bzgl. Wirkfaktoren in der Gruppentherapie sind uneinheitlich und nur beschränkt aussagekräftig (Mattke u. Weber 2020).

Bereits Yalom (Yalom 2010, S. 106 ff.) weist, so wie Mattke und Weber, darauf hin, dass Wirkfaktoren keine universellen Kategorien sind, sondern dass es sich dabei um Dimensionen handelt, »die je nach Patientengruppe, Zusammenstellung der Gruppe und Setting (ambulant vs. stationär, geschlossene vs. offene Gruppen) unterschiedliche Bedeutung für den Gruppenprozess aufweisen« (Mattke u. Weber 2020, S. 25). Insofern sind die einzelnen Wirkfaktoren kein »Entweder-oder«, sondern ein »Weniger-oder-mehr«.

Je mehr Beteiligte im Spiel sind, desto komplexer wird der Untersuchungsgegenstand, desto schwieriger werden klare und eindeutige Antworten. Und die einzelnen Wirkfaktoren beeinflussen einander gegenseitig: Wenn die Kohäsion gut ist, gelingt die Selbstoffenbarung. Wenn das Gruppenklima ein wohlwollendes ist, werden auch Faktoren wie Imitationsverhalten oder interpersonales Lernen wirksamer (Eckert 1996a, S. 24).

Nichtsdestotrotz hat uns interessiert, welches Wissen, welche verallgemeinerbaren Erfahrungen es bereits gibt, die uns einerseits bei der Frage nach Vor- und Nachteilen verschiedener Gruppenzusammensetzungen und andererseits bei der Frage weiterhelfen könnten: »Welche Wirkfaktoren spielen bei welcher Art von Gruppe eine wichtige Rolle?«.

Eine Gruppe kann nach unterschiedlichen Kriterien zusammengesetzt werden:

den Zugang zur Gruppe betreffend:	offen, halboffen, geschlossen
die Art der Behandlung betreffend:	stationär, teilstationär, ambulant
die Gruppenzusammensetzung betreffend:	störungsspezifisch, störungsunspezifisch
die Gruppengröße betreffend:	Klein-, Großgruppe
den Zeitrahmen betreffend:	Kurzzeit-, Langzeitgruppentherapie
die Vorgehensweise betreffend:	anliegenorientiert oder gruppendynamisch
die Therapierichtung betreffend:	verhaltenstherapeutisch, psychodynamisch, systemisch u. v. a. m.

Tab. 3: Kriterien für das Zusammenstellen von Gruppen

Dies sind nur einige – und vielleicht die häufigsten – Formen von Unterschieden bei der Gruppenbildung.

Geschlossen – halboffen – offen?

Bei geschlossenen Gruppen fangen Teilnehmer:innen gemeinsam an und hören gemeinsam auf. Die Gruppenmitglieder bleiben gleich, es sei denn, es kommt zu Therapieabbrüchen. Meist sind diese Gruppen zeitlich limitiert, oft sind es Kurzzeitgruppen. Tschuschke spricht von der geschlossenen Gruppe als einem »hochpotenten Mittel«, das – so seine Einschätzung – selten im ambulanten Bereich vorkommt, da das Zustandekommen schwierig sei (Tschuschke 2010b, S. 152). Melicherova und Köllner betonen, dass gemeinhin angenommen wird, geschlossene Gruppen seien die beste Variante, dass diese Annahme jedoch Annahme bleibt, solange dies keine Untersuchungen, die einen direkten Vergleich durchführen, bestätigen (Melicherova u. Köllner 2020, S. 77).

Hochpotent ist es deshalb, weil durch den geschlossenen Rahmen die Kohäsionsbildung sehr schnell vonstattengeht. Sehr schnell stellt sich in dieser Art von Gruppe Vertrauen und Sicherheit ein, wodurch es Gruppenmitgliedern erleichtert wird, sich zu öffnen (Melicherova u. Köllner 2020, S. 76). Selbstöffnung und Katharsis sind in diesen Gruppen sicher relevante Wirkfaktoren.

Aus der Erfahrung der Autor:innen lässt sich Folgendes anmerken: Wir – das Institut für Systemische Therapie in Wien – organisieren seit vielen Jahren geschlossene Gruppen – also auch im ambulanten Bereich sind sie machbar. Immer wieder stellen wir fest, wie schnell durch die Geschlossenheit ein sehr intensiver und intimer Austausch unter den Teilnehmer:innen möglich ist und wie sehr sie voneinander profitieren. Melicherova und Köllner weisen aber auch auf einen weiteren Nachteil – neben der schwierigen Organisation – hin: Die Rollenverteilung ist relativ starr und wer mal zur Außenseiter:in geworden ist, hat es schwer, sich wieder zu integrieren (Melicherova u. Köllner 2020, S. 77).

Halboffene Gruppen finden sich – da organisatorisch leichter zu handhaben und ökonomisch günstiger – sowohl im stationären wie im ambulanten Kontext. Zu einem bestimmten Zeitpunkt steigen Teilnehmer:innen aus, neue kommen hinzu. Es sind meist »ewige Gruppen« (Melicherova u. Köllner 2020, S. 76) oder: niemals endende Gruppen (Tschuschke 2010b, S. 154). Nach Tschuschke sind halboffene Gruppen in der ambulanten Praxis die Regel, selten sind sie in der Zusammensetzung homogen. Sind sie kurzzeitig angelegt – bei bis zu 25 Sitzungen spricht man von Kurzzeitgruppen –, wird es schwierig für die Gruppenkohäsion. Als Vorteil erweist sich die halboffene Gruppe dann, wenn es gelingt, Neulinge gut zu integrieren. Sie lernen von den »alten Gruppenmitgliedern«. Das erleichtert – so Wilms (2014, S. 212) – selbstorganisiertes Arbeiten innerhalb der Gruppe. Neuankömmlinge profitieren von den anderen Mitgliedern, indem sie feststellen: »Ich bin nicht allein mit meinem Problem«. Zu erleben, dass die »Alten« in ihrer Entwicklung weitergekommen sind, lässt die Motivation und die Hoffnung auf Fortschritte steigen (Melicherova u. Köllner 2020, S. 77). Die beiden Autor:innen weisen darauf hin, dass halboffene Gruppen die ideale Basis für das Modelllernen seien. Neue Mitglieder lernen neue Verhaltens- und Denkweisen kennen und können für sich etwas übernehmen. Sie verweisen auf weitere Vorteile: Alte Gruppenmitglieder festigen durch die Weitergabe an die Neuen das Gelernte. Dies wiederum steigert die Selbstwirksamkeit, die Selbstverantwortung und den Selbstwert (Melicherova u. Köllner 2020, S. 78). Festgefahrene und ungünstige Gruppendynamiken werden durch neue Mitglieder leichter aufgebrochen.

Offene Gruppen finden wir hauptsächlich im niederschwelligen Versorgungsbereich. Wer kommen mag, darf kommen, wer nicht mag, kann wegbleiben. Wenn viele Klient:innen zu versorgen sind und dafür wenig Therapeut:innen zur Verfügung stehen, sind offene Gruppen das Mittel der Wahl. Sie sind eine Anlaufstation und eine gute Variante für chronisch Kranke. Die therapeutischen Möglichkeiten sind allerdings durch den ständigen Wechsel sehr eingeschränkt (Tschuschke 2010b, S. 152). Kontinuität – sowohl bei den Teilnehmer:innen als auch auf der inhaltlichen Ebene – ist nicht gegeben und die Gruppe befindet sich »dauernd in der Orientierungsphase« (Melicherova u. Köllner 2020, S. 78). Themen, die viel Vertrauen, Nähe und Sicherheit brauchen, können in offenen Gruppen selten bearbeitet werden, berichtet Wilms (2014, S. 212), eine Gruppenkohäsion ist kaum erreichbar. Wilms weist darauf hin, dass bei offenen Gruppen die Arbeit der Therapeut:innen mit Einzelnen Vorrang hat, während bei geschlossenen Gruppen stärker das Potenzial der Gruppe genutzt werden kann.

Kurz oder lang?

Kurzzeitgruppen treffen sich bis zu 25-mal. Sie sind meist fokusorientiert und optimal für Klient:innen mit guter Beziehungsfähigkeit und hoher Motivation. Von Kurzzeitgruppen profitieren auch Menschen mit akuten Problemen, die schnell und fokussiert Unterstützung brauchen (Tschuschke 2010b, S. 151). Tschuschke betont: Je kürzer die Zeit, desto homogener und geschlossener sollte die Gruppe sein.

Langzeitgruppen – von 25 bis weit über 80 Sitzungen – haben selten einen spezifischen Fokus und sind geeignet für »schwere, chronische Klient:innen« (Tschuschke 2010b, S. 156), aber auch für solche mit »niedrigem Funktionsniveau und mit Persönlichkeitspathologien«. Die Gruppenzusammensetzung ist meist heterogen, was für die Teilnehmer:innen einen großen Nutzen darstellt, da sie auf viele unterschiedliche Ressourcen der Gruppenmitglieder zugreifen können. Allerdings darf die Gruppe nicht zu groß sein, je kleiner sie ist, desto mehr profitieren die Teilnehmer:innen von der Gruppe (Tschuschke 2010b, S. 150).

Klein oder groß?

Bei kleineren Gruppen (laut Wilms unter 20 Teilnehmer:innen) ist ein Arbeiten mit der Gruppe noch gut möglich, bei Großgruppen ist die gruppentherapeutische Arbeit sehr häufig eine Einzeltherapie in Anwesenheit der Gruppe (Wilms 2014, S. 212).

Störungsspezifisch oder unspezifisch?

Störungsspezifische Gruppen sind meist geschlossene Gruppen mit begrenzter Dauer. Bewährt haben sie sich bei sozialen Phobien, Panik- und Zwangsstörungen, bei Bulimie und Binge-Eating. Bei diesen Störungsbildern zeigt sich eine gute bis exzellente Evidenz für die Wirksamkeit von Gruppentherapie, vielversprechend ist auch die Evidenz bei affektiven Störungen (Strauß 2020, S. 18).

Tschuschke hebt hervor, dass in störungsspezifischen Gruppen der Wirkfaktor »Universalität des Leidens« sehr schnell zum Tragen kommt. Je ähnlicher einander Gruppenmitglieder seien, desto schneller gelingt die Kohäsion und desto besser ist die Arbeitsfähigkeit (Tschuschke 2010b, S. 150). Als Nachteil zeigen sich die geringen neuen Anregungen durch die Gleichheit der Störung.

Aus systemsicher Perspektive ist hinzuzufügen, dass bei störungsspezifischen Gruppen die Gefahr der Verfestigung von Diagnosen besteht. Unser Bestreben geht in die gegenteilige Richtung, wir bemühen uns um die Auflösung und Verflüssigung von Diagnosen (siehe auch Poncioni-Rusnov, Daimel u. Bischof 2022 im vorliegenden Buch). Bei störungsspezifischen Gruppen besteht die Gefahr der »Ansteckung« und damit das Entstehen negativer Dynamiken. Magersüchtige Klient:innen »füttern« sich beispielsweise mit Ideen, wie sie noch mehr Gewicht verlieren können, substanzabhängige Gruppenmitglieder raten einander, wie sie das Drogenverbot umgehen können. Pauli weist in ihrem Beitrag (Pauli 2022 in diesem Buch) darauf hin, wie diese negativen Auswirkungen störungsspezifischer Gruppen verhindert werden können.

Störungsunspezifische Gruppen finden sich häufig im ambulanten Kontext, sie sind halboffen und langfristig organisiert.

Ambulant – teilstationär – stationär?

94,4 % aller Patient:innen werden in Deutschland im ambulanten Setting einzeltherapeutisch behandelt (Dahm-Mory, Stein u. Köllner 2020, S. 13), Gruppenpsychotherapie ist nach wie vor im ambulanten Kontext deutlich unterrepräsentiert. Ambulante Gruppen sind meist niederfrequent, wodurch sie – so Wilms – mehr Zeit für die Gruppenkohäsion brauchen und mehr methodische Unterstützung (Wilms 2014, S. 212).

In stationären und in teilstationären Bereichen ist die Gruppentherapie das Setting der Wahl, wobei in stationären Einrichtungen oft störungs- und methodenspezifische Gruppen angeboten werden (Strauß 2010, S. 125). Da in stationären Kontexten Gruppentherapie meist hochfrequent ist und die Gruppenteilnehmer:innen auch außerhalb der Gruppentherapie in Kontakt sind, ist von einer schnellen Gruppenkohäsion auszugehen.

So viel zur Ausdifferenzierung unterschiedlicher Arten von Gruppen. In jedem Fall wird im Vergleich zu einer Einzeltherapie das »Zusatzelement« der Kommunikation zwischen Gruppenteilnehmer:innen wirksam, was nach unserer Erfahrung einen großen Mehrwert darstellt. Die systemische Psychotherapie bietet eine gute Basis, die noch viel Potenzial für die Weiterentwicklung von Gruppenpsychotherapie bietet. Viele Fragebögen wie etwa jener von Yalom beziehen sich auf allgemeine Wirkfaktoren. Würden wir nach spezifischen, also therapiespezifischen Wirkfaktoren fragen, müssten wir von ganz anderen Items ausgehen.

Wirkfaktoren aus der Sicht systemischer Psychotherapie

Wie können Wirkfaktoren aus systemischer Sicht gesehen bzw. ergänzt werden? Cormann entwickelt fünf Wirkfaktoren seines systemisch-integrativen Ansatzes: Die Therapeut:innenpersönlichkeit, das Setting, die Therapie- und Beratungsschleife, die Methoden und die Mitverantwortung der Klient:innen (Cormann 2014). In die Überlegungen zu allen fünf Faktoren fließt systemisch-psychotherapeutisches Denken ein, wobei die Methoden wohl am meisten spezifisch systemisch sind, im konkreten Fall integrativ erweitert durch Methoden aus anderen Therapierichtungen. Er unterscheidet bei den Methoden drei Untergruppen: 1. Metamethoden (z. B. das Arbeiten im Hier und Jetzt), 2. systemische Sprache als Basisintervention (z. B. therapeutisches Umdeuten) sowie 3. visualisierende und erlebnisaktivierende Methoden nach Phasen der Therapieschleife. Diese Schleife besteht aus: Kontaktphase, Informationsgewinnungsphase, Aktions- und Integrationsphase sowie Zukunftsankerphase. Das Modell beschreibt sowohl einzel-, als auch gruppentherapeutisches systemisches Arbeiten. Das Praxisbeispiel einer gruppentherapeutischen Sequenz stellt eine einzeltherapeutische Arbeit im Rahmen einer Gruppe vor, in der die anderen Mitglieder am Ende eingeladen werden ihre Eindrücke zu teilen. Die spezifische Wirkung des Einbeziehens der Gruppenmitglieder auf alle Beteiligten wird von Cormann nicht auf einer Metaebene beschrieben, erschließt sich aber aus den protokollierten Wortmeldungen wie z. B.: »Also, ich konnte da auch einen persönlichen Bezug herstellen zu dem Thema. […] Und ich kann sagen, dass ich das sicher auch versuchen werde anzuwenden in den Situationen« (Cormann 2014, S. 197).

Aus hypnosystemischer Sicht schlägt Schmidt vor, Yaloms Faktoren um weitere Punkte zu ergänzen. Er meint: »Yaloms Faktoren sind sehr ›traditionelle‹ Items«. Für Therapiegruppen könnten Items gelten wie: »Fokussierung auf wertschätzbare Kompetenzen, auf Ausnahmen von Problemen, auf Unterschiede zwischen Problem- und Lösungsmustern, auf Klärung der Probleme als sinnhafte Lösungsversuche im Beziehungssystem oder auf optimale Problem-Lösungs-Balance« (Schmidt, persönliche Mitteilung des Autors 2019, siehe auch Schmidt 2008).

Analog dazu könnten Wirkfaktoren unter einer narrativen systemischen Perspektive zum Beispiel erweitert werden, um Aufmerksamkeit auf die Entwicklung alternativer Geschichten, auf »Unique Outcomes« als Bausteine für diese alternativen Geschichten, auf das Verdichten von alternativen Geschichten, auf »Sparkling Moments« oder auf gelingendes Wieder-Eingliedern und Wieder-Erinnern (vgl. z. B. Denborough 2017).

Es scheint also lohnend, sich auf die Suche nach Ergänzungen der traditionell beschriebenen Wirkfaktoren zu machen. Wobei »traditionelle« Begriffe den Vorteil haben, zumindest teilweise empirisch abgesichert zu sein und von Klient:innen sowie schulenübergreifend von Psychotherapeut:innen gut verstanden zu werden. Fachbegriffe, die spezifisch aus einer Psychotherapierichtung wie im konkreten Fall der hypnosystemischen oder der narrativen Psychotherapie stammen, sind diesbezüglich weniger leicht intersubjektiv nachvollziehbar. Aus dem Jahr 1990 stammt beispielsweise ein Versuch, Wirkfaktoren von Gruppenpsychotherapie spezifisch aus psychoanalytischer und systemischer Perspektive zu beschreiben (Kreische 1990). Die richtige Balance zwischen Stabilität und Flexibilität sowie zwischen Störung und Stabilisierung sind als Faktoren für die positive Wirkung von Gruppenpsychotherapie auch schulenübergreifend gut nachvollziehbar. Einen für Kreische zentralen Wirkfaktor stellt das »optimale Widerstandsniveau« dar, das durch die Zusammensetzung der Gruppe und die Interventionen der Therapeut:in erreicht werden soll. Dieses Beispiel macht die Schwierigkeit von Wirkfaktoren deutlich, die auf dem Theoriemodell einer bestimmten psychotherapeutischen Schule begründet sind. Obwohl das Modell analytische und systemische Elemente verbindet, ruft »Widerstand« als psychoanalytischer Fachbegriff bei systemisch orientierten Leser:innen möglicherweise seinerseits inneren Widerstand hervor bzw. muss das Fachwissen dazu vielleicht erst arbeitet werden (zu psychoanalytischen Modellen vergleiche auch Strauß 1996).

Trotz dieser Einschränkungen wollen wir einige Gedanken dazu vorstellen, wie aus unserer Erfahrung die Wirksamkeit systemischer Gruppenpsychotherapie hilfreich fokussiert werden könnte. Wie auch bei Yalom (z. B. bei den Faktoren Entwicklung von sozialer Kompetenz und Interpersonales Lernen) sind die vorgeschlagenen Faktoren keineswegs trennscharf, sondern überlappen einander teilweise bzw. gehen graduell ineinander über. Sie sind nicht spezifisch auf Gruppen ausgerichtet, können jedoch in Gruppen vielfältiger genutzt werden als im Einzelsetting. Und es sind spezifisch systemische Wirkfaktoren, insofern stellen sie (wie am Anfang des Artikels dargestellt) eine

Ergänzung zu allgemeinen Wirkfaktoren dar und keinen Ersatz. Den Begriff »Wirkfaktoren« verstehen wir in diesem Zusammenhang weit gefasst im Sinn von »Wirksamkeitsbestandteile[n], die eine gewisse Ausschließlichkeit [in Bezug zu anderen Therapieschulen] aufweisen und für die Wirksamkeit der Therapien [mit]verantwortlich sind« (Wampold, Imel u. Flückinger 2018, S. 159). Sie könnten daher auf unterschiedlichen Abstraktionsniveaus angesetzt werden, beispielsweise eine bestimmte Intervention oder andere Komponente einer Psychotherapie, oder ein Überbegriff, der mehrere Komponenten umfasst. Wir haben jedoch versucht, das Abstraktions- oder Verallgemeinerungsniveau der angeführten Punkte in etwa gleich zu halten. Sie werden durch Methoden deutlich, betreffen aber auch andere Bereiche, wie z. B. die Überlegungen zur Therapeut:innenpersönlichkeit (ein Wirkfaktor bei Cormann, dazu als Beispiel: »begegnet dem Klienten auf Augenhöhe«, Cormann 2014, S. 13).

Kontextualisierung

Kontextualisierung bedeutet zum Beispiel, weg vom Individualisieren eines Problems, hin zu einer systemischen Betrachtungsweise zu gelangen. Statt darauf zu fokussieren, wie Menschen oder Dinge »sind«, steht Interaktionsorientierung im Mittelpunkt. So können Muster sichtbar und die Veränderung von Mustern möglich gemacht werden. Reframing stellt eine konkrete mögliche Intervention dazu dar, um für ein Verhalten einen anderen Kontext und damit eine andere Bedeutung zu erarbeiten. Ein Beispiel aus den Gruppen der Autor:innen dieses Beitrags:

> Frau Z. erzählt, dass ihr Lebensgefährte unter ihrer »Härte« litt, wenn er zum Beispiel über etwas verzweifelt ist und sie ihm sagt, dass er sich zusammenreißen soll. Gemeinsam mit den anderen Gruppenmitgliedern kann die Klientin erfahren, dass dieses Verhalten einen sinnvollen Lösungsversuch aus ihrer Kindheit angesichts einer sie häufig abwertenden Mutter darstellte, aber in der Gegenwart oft nicht hilfreich für andere und sie selbst ist.

Perspektivenerweiterung

Zur Perspektivenerweiterung ist es hilfreich, Unterschiede zu fokussieren, Sachverhalte genauer zu differenzieren, Ausnahmen herausarbeiten oder auch eine veränderte Wahrnehmung (z. B. assoziiert oder dissoziiert) anzuregen. Erweiterte Perspektiven schaffen neue Informationen und Kreativität für neue Handlungsmöglichkeiten. Ein Beispiel aus den Gruppen der Autor:innen dieses Beitrags:

> Frau B. hatte als »dominante Geschichte« über sich selbst viele Zuschreibungen von Unzulänglichkeit und Unfähigkeit internalisiert. Die Gruppe unterstützt sie dabei, eine alternative Geschichte von sich selbst zu entwickeln, indem sie auf ihre Kompetenzen und Erfolge fokussiert.

Selbstwirksamkeits- und Autonomiestärkung

Ein wichtiges Element der Selbstwirksamkeits- und Autonomiestärkung in der systemischen Psychotherapie stellt die »Begegnung auf Augenhöhe« dar (Schmidt 2022 in diesem Buch). Die Klient:in wird als kompetente Expert:in für ihr eigenes Leben begriffen, die Therapeut:in als Expert:in für die dialogische Gestaltung von psychotherapeutischen Prozessen.

Ressourcenorientierung

Die Selbstwirksamkeit von Klient:innen stellt ein Beispiel für eine wichtige Ressource dar, die im psychotherapeutischen Prozess gefördert werden kann. In ganz unterschiedlichen Bereichen ist ein Fokus auf aktuell wirksame und potenzielle Ressourcen hilfreich. Das können Eigenschaften, Verhaltensweisen oder Fähigkeiten von Klient:innen sein oder Kontakte der Klient:innen zu anderen Menschen und vieles andere mehr.

Lösungsorientierung

Gerade in der Gruppenpsychotherapie, aber auch in der Einzeltherapie kann die ausführliche Beschäftigung mit Problemen zu einer regelrechten Problemtrance aller Beteiligten führen. Das Beschreiben und Würdigen von leidvollen Zuständen ist wichtig, sollte jedoch in einem passenden zeitlichen und emotionalen Ausmaß erfolgen. Lösungsorientierung etwa im Sinn von Erweiterung von Wahlmöglichkeiten für die Zukunft unterstützt therapeutische Fortschritte. Sie kann helfen, dass Klient:innen ihre Aufmerksamkeit von Schwierigkeiten der Vergangenheit und Gegenwart hin zu für sie besseren Optionen für die Zukunft lenken können.

Ergebnisoffenheit

Last, but not least stellt der Faktor Ergebnisoffenheit (oder Lösungsneutralität) keinen Widerspruch zur Lösungsorientierung dar. Die Klient:in ist Expert:in dafür, was eine gute Lösung für sie ist. Insofern ist die Haltung der Ergebnisoffenheit wichtig für Therapeut:innen und für Gruppenteilnehmer:innen. Ergebnisoffenheit stärkt die Selbstwirksamkeit der Klient:innen, um zum Abschuss dieser Aufzählung eine Verbindung zu einem zuvor genannten Faktor zu erwähnen.

Wie weiter oben angeführt, sind diese Wirkfaktoren nicht empirisch gewonnen, sondern sollen auf Basis der gruppentherapeutischen Erfahrungen der Autor:innen dieses Artikels dazu anregen, Wirkfaktoren systemisch weiterzudenken. Beispielsweise lässt sich bei der Analyse einer abgeschlossenen systemischen Gruppentherapieeinheit und der Planung des nächsten Termins überlegen, wie sehr diese Wirkfaktoren zur Anwendung kamen und wie sie in der kommenden Sitzung fokussiert werden könnten.

Als Conclusio dieses Beitrags halten wir fest, dass die Wirksamkeit von Gruppenpsychotherapie nicht nur allgemein, sondern auch aufgeschlüsselt nach spezifischen Störungsbildern und Patient:innengruppen gut belegt ist (beispielsweise Strauß 2020). Wie genau Gruppenpsychotherapie positiv wirkt, was diesbezüglich Spezifika des systemischen Ansatzes sind und wie die bisher beschriebenen Wirkfaktoren systemisch erweitert werden können, stellen (auf der Basis der Ergebnisse, die es bereits dazu gibt) lohnende Forschungsfragen für weitere Arbeiten dar.

Zu guter Letzt – Schlussbemerkungen und Anregungen

Carmen C. Unterholzer, Herbert Gröger

Wir sind am Ziel einer langen Reise angelangt. In diesem Buch steht einiges über theoretische Voraussetzungen systemischer Gruppentherapie. Die Zugänge der verschiedenen systemischen Therapierichtungen zeigen Schwerpunkte, Methodisches fand seinen Niederschlag, ebenso die Herausforderungen, die verschiedene Zielgruppen mit unterschiedlichen Störungsbildern darstellen. Die Autor:innen zeigen, wie vielfältig systemische Gruppentherapie ist, wie viel praktisches Wissen, wie viel therapeutische Pragmatik vorhanden ist. Vieles wurde thematisiert, einiges aber auch nicht berücksichtigt. So fehlen, trotz Bemühungen unsererseits Autor:innen dafür zu finden, Beiträge zur Gruppentherapie mit Menschen, bei denen eine Persönlichkeitsstörung diagnostiziert wurde, und Beiträge zur Gruppentherapie mit Menschen, die an Traumafolgestörungen leiden.

Auffallend war bei der Suche nach Autor:innen für dieses Buch: Sehr schnell gab es Bereitschaft, über konkrete Themen wie Zielgruppen oder Störungsbilder zu schreiben. Rar hingegen sind Autor:innen, die sich mit theoretischen Themen befassen. Wir könnten es kurz zusammenfassen: viel Erfahrung, viel Praxis, weniger Theorie und wenig Forschung.

Was auch deutlich wurde im Laufe der Arbeit an diesem Buch: Theoretische Fundierung systemischer Gruppentherapie kommt vor allem aus der hypnosystemischen Ecke.

Einiges steht noch aus, z. B. die theoretische Reflexion des Methodentransfers von der Familien-, Paar- oder Einzeltherapie in die Gruppentherapie. Es gibt Forschungsdefizite – die Forschungslandschaft zeigt noch viele weiße Flecken, neugierige Haltung zum Entdecken von noch Unerforschtem ist gefragt. Z. B. wissen wir bisher wenig darüber, welche Faktoren bei welcher Art von Gruppe wie wirken. Welche Wirkfaktoren wirken in welcher Phase des Gruppenprozesses?

Auffallend ist, dass in der Fachliteratur mehr über Kontraindikationen zu lesen ist als über Indikationen. Mehr diskutieren Gruppenpsychotherapeut:innen, wer als »nicht gruppenfähig« gilt, weniger, für wen Gruppenpsychotherapie angeraten wäre. Wer beispielsweise über soziale Defizite klagt, für den/die könnte eine Gruppe passend sein. Allerdings sind gerade Menschen, von denen ihr Umfeld oder eine Einzeltherapeut:in meint, dass sie von einer Gruppe profitieren könnten, oft schwer für Gruppentherapie zu motivieren. Wer unter verengter Wahrnehmung leidet, für den/die kann die Erweiterung der Perspektive durch andere Gruppenteilnehmer:innen hilfreich sein.

Die systemische Gruppentherapie profitiert von zwei Trends: Einerseits ist in vielen Therapierichtungen eine Integration von Modellen und Interventionen aus anderen Schulen und Disziplinen zu beobachten, was das Repertoire an Vorgehensweisen erweitert. Andererseits fokussierte die systemische Gruppentherapie in den letzten Jahren verstärkt Themen wie Emotionen und Körper, was die Arbeit mit Gruppen erfahrungsintensiver, also lebendiger und vielgestaltiger, macht.

Viele Kolleg:innen klagen darüber, dass Familien seltener in unsere Praxen kommen. Vielleicht ist in Zeiten, in denen sich Familien immer häufiger auflösen und Menschen zu vereinzeln drohen, systemische Gruppentherapie ein zeitgemäßes Format.

Literatur

Adler, N., T. Boyce, M. A. Chesney, S. Cohen, S. Folkman, R. Kahn a. S. L. Syme (1994): Socioeconomic status and health. The challenge of the gradient. *American Psychologist* 49 (1): 15–24.

Ahlers, C. (1996): Setting als Intervention in der Einzel-, Paar- und Familientherapie: Erfahrungen aus dem klinischen Alltag. *Zeitschrift für systemische Therapie* 14 (4): 250–262.

Aitken, M. A., T. D. Steensma, R. Blanchard, D. P. VanderLaan, H. Wood, A. Fuentes, C. Spegg, L. Wasserman, M. Ames, C. L. Fitzsimmons, J. H. Leef, V. Lishak, E. Reim, A. Takagi, J. Vinik, J. Wreford, P. T. Cohen-Kettenis, A. L. C. de Vries, B. P. C. Kreukels a. K. J. Zucker (2015): Evidence for an altered sex ratio in clinic-referred adolescents with gender dysphoria. *The Journal of Sexual Medicine* 12 (3): 756–763.

Anderson, H. (1999): Das therapeutische Gespräch. Stuttgart (Klett-Cotta).

Anderson, H. (2000): Kollaborative Sprachsysteme und Beziehungen. Ein postmoderner Ansatz für Therapie und Beratungspraxis. In: K. G. Deissler u. S. McNamee (Hrsg.): Phil und Sophie auf der Couch. Heidelberg (Carl-Auer), S. 83–96.

Anderson, H. u. H. Goolishian (1992): Der Klient ist Experte: Ein therapeutischer Ansatz des Nicht-Wissens. *Zeitschrift für systemische Therapie* 10 (3): 176 – 189.

Anderson, H. u. H. Goolishian (2008): Menschliche Systeme als sprachliche Systeme. Vorläufige und weiter zu entwickelnde Ideen über Folgerungen für die klinische Theorie. In: U. Boorst u. H. R. Fischer (Hrsg.): 33 Jahre Familiendynamik. Sonderheft. Ein Streifzug durch die Geschichte der Familiendynamik. Stuttgart (Klett-Cotta), S. 109–140.

Andersen, T. (Hrsg.) (1990): Das Reflektierende Team. Dialoge und Dialoge über die Dialoge. Dortmund (Modernes Lernen).

Angermaier, M. J. W. (1994): Gruppenpsychotherapie: lösungsorientiert statt problemhypnotisiert. Weinheim (Psychologie Verlags Union).

Angermaier, M. J. W. (2010): Lösungsorientierte Gruppenpsychotherapie. Weinheim (Beltz), 2., überarb. Aufl.

APA (American Psychiatric Association) (2013): Diagnostisches und Statistisches Manual Psychischer Störungen DSM-5: Deutsche Ausgabe. Falkei, P. u. H.-U. Wittchen (Hrsg.). Göttingen (Hogrefe).

Arcelus, J., W. P. Bouman, W. Van Den Noortgate, L. Claes, G. Witcomp, F. Fernandez-Aranda (2015): Systematic review and meta-analysis of prevalance studies in transsexualism. *European Psychiatry* 30 (6): 807–815.

Arvand J., A. Shafiabadi, M. R. Falsafinejad a. M. R. Zali (2012): The effects of group solution-focused therapy on depression and completion of treatment in patients with chronic hepatitis B. *HealthMED* 6 (3): 925–929.

Asen, E. (2018): Multifamilien- und Paargruppentherapien. In: K. von Sydow u. U. Borst (Hrsg.): Systemische Therapie in der Praxis. Weinheim (Beltz), S. 385–393.

Asen, E. u. M. Scholz (2009): Praxis der Multifamilientherapie. Heidelberg (Carl-Auer), 2., vollst. überarb. u. erw. Aufl. 2012, 3. Aufl. 2015.

Asen, E. u. M. Scholz (Hrsg.) (2017): Handbuch der Multifamilientherapie. Heidelberg (Carl-Auer).

Assmann, A. (2018): Erinnerungsräume. Formen und Wandlungen des kulturellen Gedächtnisses. München (C. H. Beck).

AWMF (2019): Geschlechtsinkongruenz, Geschlechtsdysphorie und Trans-Gesundheit: S3-Leitlinie zur Diagnostik, Beratung und Behandlung. AWMF-Register-Nr.138/001. Version 1.1. Verfügbar unter https://www.awmf.org/leitlinien/detail/ll/138-001.html [29.05.2022].

Bachmeier. R., S. Bick-Dresen, W. Funke, D. Kemmann, S. Kersting, T. Klein, V. Weissinger, J. Medenwaldt, V. Premper, F. Reger, H. Teigeler, A. Wagner u. M. Granowski (2020): Effektivität der stationären Suchtrehabilitation. *SuchtAktuell* 27 (1): 51–65.

Baecker, D. (2007): Form und Formen der Kommunikation. Frankfurt a. M. (Suhrkamp).

Bargh, J. A. (2018): Vor dem Denken: Wie das Unbewusste uns steuert. München (Droemer).

Bargh, J. A., M. Chen a. L. Burrows (1996): Automaticity of social behavior: direct effects of trait construct and stereotype priming on action. *Journal of Personality and Social Psychology* 71 (2): 230–244.

Bargh, J. A., A. Lee-Chai, K. Barndollar, P. M. Gollwitzer a. R. Trötschel (2001): The automated will: nonconscious activation and pursuit of behavioral goals. *Journal of Personality and Social Psychology* 81 (6): 1014–1027.

Basaglia, F. (Hrsg.) (1974): Was ist Psychiatrie? Frankfurt a. M. (Suhrkamp).

Bateson, G. (1985): Ökologie des Geistes. anthropologische, psychologische, biologische und epistemologische Perspektiven (Suhrkamp-Taschenbuch Wissenschaft, Bd. 571). Frankfurt a. M. (Suhrkamp). [Orig. (1972: Steps to an ecology of mind. Collected Essays in Anthropology, Psychiatry, Evolution and Epistemology. New York (Ballentine).]

Bauer, J. (2019): Wie wir werden, wer wir sind. Die Entstehung des menschlichen Selbst durch Resonanz. München (Blessing).

Baumgarten, I. (2013): Lautes Lesen: im Dialog mit dem eigenen Text. Die Stimme als Ressource der Selbstvergewisserung. In: S. Heimes, P. Rechenberg-Winter u. R. Haußmann (Hrsg.): Praxisfelder des kreativen und therapeutischen Schreibens. Göttingen (Vandenhoeck & Ruprecht), S. 217–234.

Bay, T., E. Waller, P. Scheib u. M. Wirsching (2007): Familienrekonstruktion als systemisches Gruppenverfahren bei stationärer Psychotherapie.

Gruppenpsychotherapie und Gruppendynamik: Zeitschrift für Theorie und Praxis der Gruppenanalyse 43 (1): 34–54.

Becker, S., H. A. G. Bosinski, U. Clement, W. Eicher, T. M. Goerlich, U. Hartmann, G. Kockott, D. Langer, W. F. Preuss, G. Schmidt, A. Springer u. R. Wille (1997): Standards der Behandlung und Begutachtung von Transsexuellen der Deutschen Gesellschaft für Sexualforschung, der Akademie für Sexualmedizin und der Gesellschaft für Sexualwissenschaft. *Zeitschrift für Sexualforschung* 10 (2): 147–156.

Becker-Textor, I. (1994): Hilf mir, es selbst zu tun! – Montessoris Entwicklungspädagogik. *Kinderzeit* 45 (4): 16–22.

Behme-Matthiesen, U. u. T. Pletsch (2020): Lehrbuch der Multifamilientherapie. Berlin (Springer).

Behrendt, B. u. A. Schaub (Hrsg.) (2005): Handbuch Psychoedukation und Selbstmanagement. Verhaltenstherapeutische Ansätze für die klinische Praxis. Tübingen (DGVT).

Beilfuß, C. (2008): Fragen können wie Küsse schmecken. Heidelberg (Carl-Auer), 3. Aufl.

Berg, I. K. u. N. H. Reuss (1999): Lösungen – Schritt für Schritt. Dortmund (Borgmann).

Bergknapp, A. (2016): Systemische Haltung zwischen Theorie und Praxis. *Systhema* 30 (1): 5–19.

Bindernagel, D., E. Krüger, T. Rentel u. P. Winkler (Hrsg.) (2010): Schlüsselworte. Idiolektische Gesprächsführung in Therapie, Beratung und Coaching. Heidelberg (Carl-Auer).

Bion, W. (1961): Experiences in Groups and other papers. London (Tavistock).

Bischkopf, J., B. Wittmund u. M. C. Angermeyer (2002): Alltag mit der Depression des Partners. *Der Psychotherapeut* 47 (1): 11–15.

Bischof, H., A. Przyborski, G. Dietrich, V. Poncioni-Rusnov u. R. Agner (2021): Die Eingangsphase in der ambulanten Gruppenpsychotherapie – eine Pilotstudie. *Psychotherapie Forum* 25 (4): 62–71.

Black, C. (2020): It will never happen to me. Las Vegas (Central Recovery).

Bleckwedel, J. (2011): Systemische Therapie in Aktion. Göttingen (Vandenhoeck & Ruprecht), 3. Aufl.

BMFSFJ (Bundesminsterium für Familien, Senioren, Frauen und Jugend) (2015): Geschlechtliche Vielfalt. Begrifflichkeiten, Definitionen und disziplinäre Zugänge zu Trans- und Intergeschlechtlichkeiten. Begleitforschung zur Interministeriellen Arbeitsgruppe Inter- & Transsexualität. Bd. 1. Berlin. Verfügbar unter https://www.bmfsfj.de/blob/93956/ba3f7d5070103da9f2b62d08b23b2bac/imag-band-1-gutachten-begrifflichkeiten-data.pdf [21.03.2020].

BMG (Bundesgesundheitsministerium, Hrsg.) (2019): Kabinett beschließt weitreichendes Verbot von sogenannten Konversionstherapien. Verfügbar unter https://www.bundesgesundheitsministerium.de/presse/pres-

semitteilungen/2019/4-quartal/konversionstherapien.html#c16888 [21.03.2020].
Bock, T., K. Dörner u. D. Naber (2004): Anstöße zu einer antropologischen Psychiatrie. Bonn (Psychiatrie-Verlag).
Boeckhorst, F. (1994): Narrative Systemtherapie. In: *Systhema* 8 (2): 2–22.
Bohne, M., M. Ohler, G. Schmidt u. B. Trenkle (Hrsg.) (2016): Reden reicht nicht!? Bifokal-multisensorische Interventionsstrategien für Therapie und Beratung. Heidelberg (Carl-Auer).
Bördlein, C. (2001): Das »Neurolinguistische Programmieren« (NLP) – Hochwirksame Techniken oder haltlose Behauptungen? In: E. Ribolits u. J. Zuber (Hrsg.): Karma und Aura statt Tafel und Kreide. Der Vormarsch der Esoterik im Bildungsbereich (Schulheft Bd. 103). Innsbruck (Studien), S. 117–129.
Borgmann, D. (Hrsg.) (2013): *Zeitschrift für systemische Therapie und Beratung* 19 (4). Dortmund (Modernes Lernen).
Bormann, B. u. B. Strauß (2012): Therapeutische Beziehungen in Gruppen. In: B. Strauß u. D. Mattke (Hrsg.): Gruppenpsychotherapie. Lehrbuch für die Praxis. Berlin, Heidelberg (Springer), S. 69–84.
Born, J. (2016): Free Gender. Ein autobiographisch gefärbter Essay von Jaqueline Born. In: U. Rauchfleisch: Transsexualität – Transidentität. Begutachtung, Begleitung, Therapie. Göttingen (Vandenhoeck & Ruprecht), S. 179–194.
Borst, U. (2020): Systemische Therapietheorie und Fallkonzeption. *Familiendynamik* 45 (2): 96–106.
Borst, U., H. R. Fischer u. A. von Schlippe (Hrsg.) (2010): *Familiendynamik. Systemische Praxis und Forschung* 47 (4). Stuttgart (Klett-Cotta).
Böse, R. u. G. Schiepek (2000): Systemische Theorie und Therapie. Ein Handwörterbuch. Heidelberg (Asanger), 3. Aufl.
Bossinger, W. (2006): Die heilende Kraft des Singens. Battweiler (Traumzeit).
Boysen, G. (1987): Über den Körper die Seele heilen. Kösel (München).
Brächter, W. u. B. Fleming (2009): Die Mutmachgruppe – ein systemisches Therapiekonzept für Kinder mit Ängsten. In: M. Vogt u. F. Caby (Hrsg.): Ressourcenorientierte Gruppentherapie mit Kindern und Jugendlichen. Dortmund (Borgmann), S. 111–120.
Brandl-Nebehay, A., B. Rauscher-Gföhler u. J. Kleibel-Arbeithuber (Hrsg.) (1998): Systemische Familientherapie. Grundlagen, Methoden und aktuelle Trends. Wien (Facultas).
Broch, M. (2015): Jesus – Arzt und Therapeut. Anstöße SWR1 BW / Morgengedanken SWR4 BW, vom 01.09.2015. Manuskript verfügbar unter https://www.kirche-im-swr.de/beitraege/?id=20458 [19.07.2022].
Bundesverband Trans* e. V. (2020): Trans* – ja und?! Projekt für Empowerment und gegen Diskriminierung von jungen Trans*. Verfügbar unter https://www.transjaund.de/ [07.06.2020].

Büntig, W. (2007): Das Werk von Wilhelm Reich. In: G. Marlock u. H. Weiss (Hrsg.): Handbuch der Körperpsychotherapie. Stuttgart (Schattauer), S. 41–60.
Burlingame, G. M. u. S. Baldwin (2012): Eine kleine Geschichte der Gruppentherapie. In: B. Strauß u. D. Mattke (Hrsg.): Gruppenpsychotherapie. Lehrbuch für die Praxis. Berlin/Heidelberg (Springer), S. 9–20.
Burlingame, G. M., B. Strauss a. A. Joyce (2013): Change mechanisms and effectiveness of small group treatment. In: M. J. Lambert (ed.): Bergin and Garfield´s handbook of psychotherapy and behavior change. Hoboken (Wiley), pp. 640–690.
Caby, F. (2002a): Aspekte einer systemischen Gruppentherapie. In: W. Rotthaus (Hrsg.): Systemische Kinder- und Jugendlichenpsychotherapie. Heidelberg (Carl-Auer), 2. Aufl., S. 360–371.
Caby, F. (2002b): Die Gruppe als System – systemische Gruppentherapie mit Kindern und Jugendlichen in der Kinder- und Jugendpsychiatrie. In: M. Vogt-Hillmann u. W. Burr (Hrsg.): Lösungen im Jugendstil – Systemisch-lösungsorientierte kreative Kinder- und Jugendlichentherapie. Dortmund (Modernes Lernen), S. 361–371.
Caby, F. (2009): Therapie in der Schule oder »Wenn die Maus nicht zum Berge kommt …«. In: M. Vogt u. F. Caby (Hrsg.): Ressourcenorientierte Gruppentherapie mit Kindern und Jugendlichen. Dortmund (Borgmann), S. 61–72.
Carr, A. (2019a): Couple therapy, family therapy and systemic interventions for adult-focused problems: the current evidence base. *Journal of Family Therapy* 41 (4): 492-536. DOI: 10.1111/1467–6427.12225.
Carr, A. (2019b): Family therapy and systemic interventions for child-focused problems: the current evidence base. *Journal of Family Therapy* 41 (2): 153-213. DOI: 10.1111/1467–6427.12226.
Cecchin, G. (1993): Respektlosigkeit. Heidelberg (Carl-Auer), 6. Aufl. 2021.
Cheek, D. a. E. Rossi (1994): Mind-Body Therapy: Methods of ideodynamic healing in hypnosis. New York/London (W. W. Norton).
Cohn, R. C. (1975): Von der Psychoanalyse zur themenzentrierten Interaktion. Von der Behandlung einzelner zu einer Pädagogik für alle. Stuttgart (Klett-Cotta).
Coleman, E., W. Bockting, M. Botzer, P. Cohen-Kettenis, G. DeCuypere a. J. Feldman (2012): Standards of care, for health of transsexuals, transgender, and gender nonconforming people. *International Journal of Transgenderism* 13 (4): 165–232.
Combs, G. a. G. Freedmann (2012): Narrative, poststructuralism, and social justice. Current practices in narrative therapy. *The counselling psychologist* 40 (7): 1033–1060.
Cormann, W. (2014): Die 5 Wirkfaktoren der systemisch-integrativen Therapie und Beratung (Leben lernen, Bd. 268). Stuttgart (Klett-Cotta).

Crone, I. (2018): Das vorige Jetzt. Familienrekonstruktion in der Praxis. Heidelberg (Carl-Auer).

Dahm-Mory, C., B. Stein u. V. Köllner (2020): Gruppenpsychotherapie. Editorial. In: *Psychotherapie im Dialog* 21 (2): 13–14.

Damasio, A. R. (2000): Ich fühle, also bin ich. Die Entschlüsselung des Bewusstseins. München (List).

Damasio, A. R. (2004): Descartes' Irrtum. Fühlen, Denken und das menschliche Gehirn. München (dtv).

de Shazer, S. (1992a): Aus der Sprache gibt es kein Entrinnen. In: Schweitzer J., A. Retzer u. H. R. Fischer (Hrsg.): Systemische Praxis und Postmoderne. Frankfurt a. M. (Fischer), S. 64–77.

de Shazer, S. (1992b): Das Spiel mit Unterschieden. Wie therapeutische Lösungen lösen. Heidelberg (Carl-Auer), 6. Aufl. 2009.

de Shazer, S. (1996): Worte waren ursprünglich Zauber. Dortmund (Modernes Lernen), 4. Aufl. 2017.

de Shazer, S. (1999): Der Dreh. Heidelberg (Carl-Auer), 6. Aufl.

de Shazer, S. (2014): Wege der erfolgreichen Kurztherapie. Stuttgart (Klett-Cotta).

de Shazer, S. u. Y. Dolan (2008): Mehr als ein Wunder. Lösungsfokussierte Kurztherapie heute. Heidelberg (Carl-Auer), 2. Aufl. 2011.

Deetz, U. u. A. Dithmer (2000): Entwicklung eines Konzeptes zur ambulanten systemischen Gruppentherapie. *Systhema* 14 (1): 35–41.

Deissler, K. G. (2000): Die soziale Poesie therapeutischer Gespräche. In: K. G. Deissler u. S. McNamee (Hrsg.): Phil und Sophie auf der Couch. Heidelberg (Carl-Auer), S. 18–36.

Deissler, K. G. (Hrsg.) (2001): *Zeitschrift für systemische Therapie und Beratung* 19 (1). Dortmund (Modernes Lernen).

Dell, P. (1986): Über Homöostase hinaus: Auf dem Weg zu einem Konzept der Kohärenz. In: P. Dell (Hrsg.): Klinische Erkenntnis. Dortmund (Modernes Lernen), S. 46–77.

Demmerling, C. (2013): Sprache, Gründe, Handeln. Sprachphilosophie in anthropologischer Perspektive. In: S. Rödl u. H. Tegtmeyer (Hrsg.): Sinnkritisches Philosophieren. Berlin (de Gruyter), S. 252–269.

Denborough, D. (2017): Geschichten des Lebens neu gestalten: Grundlagen und Praxis der narrativen Therapie. Göttingen (Vandenhoeck & Ruprecht).

Deutscher Ethikrat (2020): Trans-Identität bei Kindern und Jugendlichen: Therapeutische Kontroversen – ethische Orientierungen. Ad-hoc-Empfehlung. Berlin. Verfügbar unter https://www.ethikrat.org/mitteilungen/2020/deutscher-ethikrat-veroeffentlicht-ad-hoc-empfehlung-zu-trans-identitaet-bei-kindern-und-jugendlichen/ [21.03.2020].

Dick, R. van u. M. West (2013): Teamwork, Teamdiagnose, Teamentwicklung. Göttingen (Hogrefe), 2., überarb. und erw. Aufl.

DiClemente, C. C. a. J. O. Prochaska (1998): Toward a comprehensive, transtheoretical model of change: Stages of change and addictive behaviors. In: W. R. Miller a. S. Rollnick (eds.): Treating addictive behaviors. New York (Plenum), pp. 3–24.

Dijksterhuis, A. (2010): Das kluge Unbewusste: Denken mit Gefühl und Intuition. Stuttgart (Klett-Cotta).

Dilts, R. (1993): Die Veränderung von Glaubenssystemen. Paderborn (Junfermann).

Doidge, N. (2009): Neustart im Kopf. Wie sich unser Gehirn selbst repariert. Frankfurt a. M. (Campus).

Drescher, J., P. T. Cohen-Kettenis a. G. M. Reed (2016): Gender incongruence of childhood in the ICD-11: controversies, proposal, and rational. *The Lancet Psychiatry* 3 (3): 297–304.

Dufresne, L., E. Bussières, A. Bédard, N. Gingras, A. Blanchette-Sarrasin a. C. Bégin (2019): Personality traits in adolescents with eating disorder: A meta-analytic review. *International Journal of Eating Disorders* 53 (2): 157–173.

Eckert, J. (1996a): Indikation und Prognose. In: B. Strauß, J. Eckert, V. Tschuschke (Hrsg.): Methoden der empirischen Gruppentherapieforschung. Ein Handbuch. Opladen (Westdeutscher Verlag), S. 16–29.

Eckert, J. (1996b): Das Gruppenwirkfaktoren-Q-Sort nach Yalom. In: B. Strauß, J. Eckert, V. Tschuschke (Hrsg.): Methoden der empirischen Gruppentherapieforschung. Ein Handbuch. Opladen (Westdeutscher Verlag), S. 104–115.

Eisler I., M. Simic, J. Hodsoll, E. Asen, M. Berelowitz, F. Connan, G. Ellis, P. Hugo, U. Schmidt, J. Treasure, I. Yi a. S. Landau (2016): A pragmatic randomised multi-centre trial of multifamily and single family therapy for adolescent anorexia nervosa. *BMC Psychiatry* 16 (1): 422. DOI: 10.1186/s12888–016–1129–6.

Elkjær, H. K., E. Kristensen, E. L. Mortensen, S. Poulsen a. M. Lau (2014): Analytic versus systemic group therapy for women with a history of child sexual abuse: 1-year follow-up of a randomized controlled trial. *Psychology and Psychotherapy: Theory, Research and Practice* 87 (2): 191–208. DOI: 10.1111/papt.12011.

Elkjær, H. K., M. Lau, E. L. Mortensen, E. Kristensen a. S. Poulsen (2021): Psychodynamic and systemic group treatment for women with a history of childhood sexual abuse: five-year follow-up of a randomized controlled trial. *European journal of psychotraumatology* 12 (1): 1855887. DOI: 10.1080/20008198.2020.1855887.

Ellerkamp, T., T. Marfilius u. L. Goldbeck (2009): Musiktherapeutisches Training für ängstliche und unsichere Kinder. Manual 2009. Verfügbar unter http://sozialephobie.info/wp-content/uploads/2015/06/musik.pdf [19.12.2019].

Erdheim, M. (2002): Die Veränderung der bedeutungsgebenden Struktur durch Adoleszenz und Therapie. *Psychotherapie* 7 (1): 88–91.

Erickson, M. H. (1954): Pseudo-orientation in time as a hypnotherapeutic procedure. *Journal of Clinical and Experimental Hypnosis* 2 (4): 261–283.

Erickson, M. H. (1959): Further clinical techniques of hypnosis: utilization techniques. *The American Journal of Clinical Hypnosis* 2 (1): 3-21 (Reprint 2009: *The American Journal of Clinical Hypnosis* 51 (4): 341-362).

Erickson, M. H. (1966): The interspersal hypnotic technique for symptom correction and pain control. *The American Journal of Clinical Hypnosis* 8 (3): 198–209.

Erickson, M. H. (2015): Gesammelte Schriften von M. H. Erickson. Studienausgabe. Hrsg. von E. Rossi. Heidelberg (Carl-Auer).

Erickson, M. H. u. E. Rossi (2016): Hypnose. Induktion, therapeutische Anwendung, Beispiele (Leben lernen, Bd. 35). Stuttgart (Klett-Cotta), 9. Aufl.

Erickson, M. H. u. E. Rossi (2020): Hypnotherapie. Aufbau, Beispiele, Forschungen (Leben lernen, Bd. 49). Stuttgart (Klett-Cotta), 13. Aufl.

Fairburn, C. G. (2008): Cognitive behavior therapy and eating disorders. Chichester (Guilford).

Fairburn, C. G. a. Z. Cooper (2011): Eating disorders, DSM–5 and clinical reality. *The British journal of psychiatry* 198 (1): 8–10.

Fairburn C. G. a. P. J. Harrison (2003): Eating disorders. *The Lancet* 361 (9355): 407–416.

Fehlinger, M. (1994): Modelle der Gruppenpsychotherapie aus systemischer Sicht. In: M. Hochgerner u. E. Wildberger (Hrsg.): Die Gruppe in der Psychotherapie: Beiträge aus der Sicht sieben psychotherapeutischer Methoden und spezifische Anwendungsweisen. Wien (Facultas), S. 71–78.

Fichter, M. M., N. Quadflieg, R. D. Crosby a. S. Koch (2017): Long-term outcome of anorexia nervosa: Results from a large clinical longitudinal study. *International Journal of Eating Disorders* 50 (9): 1018–1030.

Fischer, M. u. R. Menn (1994): Möglichkeiten systemischen Arbeitens mit Gruppen, oder woran würde ein »Weiser aus dem Morgenland« erkennen, dass die Gruppentherapie systemisch ist? *Systema* 8 (1): 51–58.

Fliegel, S. u. A. von Schlippe (2001): Editorial. *Psychotherapie im Dialog* 2 (1): 1–2.

Foerster, H. von (1985): Sicht und Einsicht. Versuche zu einer operativen Erkenntnistheorie (Wissenschaftstheorie, Wissenschaft und Philosophie, Bd. 21). Braunschweig/Wiesbaden (Vieweg).

Foerster, H. von u. B. Pörksen (1998): Wahrheit ist die Erfindung eines Lügners. Gespräche für Skeptiker. Heidelberg (Carl-Auer), 2. Aufl., 11. Aufl. 2016.

Foucault, M. (1969): Wahnsinn und Gesellschaft. Frankfurt a. M. (Suhrkamp).

Foucault, M. (1974): Die Ordnung des Diskurses. Frankfurt a. M. (Fischer).

Foulkes, S. H. (2017): Gruppenanalytische Psychotherapie. Hohenwarsleben (Westarp).

Freedman J. a. G. Combs (1996): Narrative therapy. The social construction of preferred realities. New York/London (Norton Professional Book).

Freedman, J. a. G. Combs (2009): Narrative ideas for consulting with communities and organisations: Ripples from the gathering. *Family Process* 48 (3): 347–362.

Friedrichs, I. (2009): Familiensalat und Gefühlsbrühe – Gruppenangebot für Kinder in Trennungs- und Scheidungssituationen. In: M. Vogt u. F. Caby (Hrsg.): Ressourcenorientierte Gruppentherapie mit Kindern und Jugendlichen. Dortmund (Borgmann), S. 97–110.

Fritzsche, K. (2014): Praxis der Ego-State-Therapie. Heidelberg (Carl-Auer).

Fürst, J. (2003): Das Leben und Wirken J. L. Morenos und die Entwicklung des Psychodramas. In: J. Fürst, K. Ottomeyer u. H. Pruckner (Hrsg.): Psychodramatherapie. Ein Handbuch. Wien (Facultas), S. 15–29.

Gadamer, H. (1990): Wahrheit und Methode – Grundzüge einer philosophischen Hermeneutik. Tübingen (J. C. B. Mohr), 3., erw. Aufl.

Gardner, R. A. (1973): The Talking Feeling Doing Game. New Jersey (Creative Therapeutics). [Dt. Ausgabe (1995/2002): Das Reden-Fühlen-Handeln-Spiel. Bremen (Manfred Vogt Spieleverlag).]

Garrido-Fernández, M., J. A. Marcos-Sierra, A. López-Jiménez, a. I. Ochoa de Alda (2017): Multi-Family therapy with a reflecting team: a preliminary study on efficacy among opiate addicts in methadone maintenance treatment. *Journal of Marital and Family Therapy* 43 (2): 338– 351. DOI: 10.1111/jmft.12195.

Gelin, Z., S. Cook-Darzens u. S. Hendrick (2017): Evidenzbasis. In: Asen, E. u. M. Scholz (Hrsg.): Handbuch der Multifamilientherapie. Heidelberg (Carl-Auer), S. 354–375.

Georgi, H., E. Wedekind u. T. Levold (1990): Im Bauch des Walfisches – Zur Verdaulichkeit psychoanalytisch-systemischer Ansätze im stationären Psychiatriealltag. *Zeitschrift für systemische Therapie und Beratung* 8 (4): 225–237.

Gergen, K. (1994): Realities and relationships. Soundings in social construction. Cambridge (Harvard University Press).

Gergen, K. J. (1998): Narrative, moral identity and historical consciousness: A social constructionist account. Verfügbar unter https://www.swarthmore.edu/academics/kenneth-j-gergen/available-manuscripts.xml [03.10.2021].

Gergen, K. J. (2002): Konstruierte Wirklichkeiten. Eine Hinführung zum sozialen Konstruktionismus. Stuttgart (Kohlhammer).

Gerland, A. (2006): Narrative Gruppentherapie. Theorie und Praxis eines systemischen Modells. Dortmund (Borgmann).

Gerland, A. (2009): Konzeptionelle Grundlagen narrativer Gruppentherapie. In: M. Vogt u. F. Caby (Hrsg.): Ressourcenorientierte Gruppentherapie mit Kindern und Jugendlichen. Dortmund (Borgmann), S. 97–10.

Geyerhofer, S., M. Ritsch u. C. Thoma (2018): Systemische Haltung und störungsspezifisches Wissen. Vom Entweder-oder zum Sowohl-als-auch. *Systeme* 32 (10): 61–89.

Girrulat, H. (Hrsg.) (2007): Systemische Erinnerungs- und Biografiearbeit. Tübingen (Systemischer Verlag).

Glasersfeld, E. von (1997): Radikaler Konstruktivismus: Ideen, Ergebnisse, Probleme (Suhrkamp-Taschenbuch Wissenschaft, Bd. 1326). Frankfurt a. M. (Suhrkamp).

Goolishian, H. A. u. H. Anderson (1988): Menschliche Systeme. Vor welche Probleme sie uns stellen und wie wir mit ihnen arbeiten. In: L. Reiter, E. J. Brunner u. S. Reiter-Theil (Hrsg.): Von der Familientherapie zur systemischen Perspektive. Berlin/Heidelberg (Springer), S. 189–216.

Goolishian, H. u. H. Anderson (1997): Menschliche Systeme. In: L. Reiter, E. Brunner u. S. Reiter-Theil (Hrsg.): Von der Familientherapie zur systemischen Perspektive. Berlin (Springer), S. 253–287.

Grawe, K. (1998): Psychologische Therapie. Göttingen (Hogrefe).

Grawe, K. (2005): Neuropsychotherapie. Göttingen (Hogrefe).

Grenon, R., D. Schwartze, N. Hammond, I. Ivanova, N. Mcquaid, G. Proulx a. G. A. Tasca (2017): Group psychotherapy for eating disorders: A meta-analysis. *International Journal of Eating Disorders* 50 (9): 997–1013.

Greve, N. (2001): Ein spätes, zartes Pflänzchen: systemische Arbeit mit Gruppen. *Zeitschrift für systemische Therapie* 19 (1): 3.

Greve, N., K. Herder u. C. Schuchardt-Hain (2004): »Psychose hin – Psychose her«: Systemische Gruppenarbeit und Evaluationsgespräch mit psychoseerfahrenen Klienten. *Systema* 8 (1): 70–83.

Groddeck, V. von (2012): Struktur. In: O. Jahraus u. A. Nassehi (Hrsg.): Luhmann-Handbuch. Leben – Werk – Wirkung. Stuttgart/Weimer (J. B. Metzler), S. 119–121.

Gröger, H. u. C. Unterholzer (2017): Systemische Gruppentherapie im Gespräch. *Netzwerke. Zeitschrift der Österreichischen Arbeitsgemeinschaft für Systemische Therapie und Systemische Studien* 2: 9–13.

Grossmann, K. P. (2000): Der Fluss des Erzählens. Narrative Formen der Therapie. Heidelberg (Carl-Auer).

Grossmann, K. P. (2018): Wenn Kinder größer werden: Familientherapie mit älteren Kindern und Jugendlichen. Heidelberg (Carl-Auer).

Güldenring, A. (2009): Phasenspezifische Konfliktthemen eines transsexuellen Entwicklungsweges. *Psychotherapie im Dialog* 10 (1): 25–31.

Güldenring, A. (2015): A critical view of transgender health care in Germany: psychopathologizing gender identity. Symptom of »disordered« psychiatric/psychological diagnostics? *International Review of Psychiatry* 27 (5): 427–434.

Güldenring, A. u. A. Sauer (2017): Trans*...inklusiv? Geschlechtsidentitäten in Medizin, Recht und Gesellschaft. In: D. Elke (Hrsg.): Teilhabe für alle?! Bonn (Bundeszentrale für politische Bildung), S. 231–257.

Habermas, J. (1999): Wahrheit und Rechtfertigung. Frankfurt a. M. (Suhrkamp).

Hahn, U. (2011): Ohne Titel. In: Zehn Gebote des Schreibens. München (Deutsche Verlagsanstalt), S. 40–41.

Haken, H. u. G. Schiepek (2006): Synergetik in der Psychologie. Göttingen (Hogrefe).

Haley, J. (2010): Die Psychotherapie Milton H. Ericksons. Stuttgart (Klett-Cotta).

Hamm, J. u. A. Sauer (2014): Perspektivenwechsel: Vorschläge für eine menschenrechts- und bedürfnisorientierte Trans*-Gesundheitsversorgung. *Zeitschrift für Sexualforschung* 27 (1): 4–30.

Hannemann, K., A. Arnegger, D. Hoehne u. R. Schepker (2011): Gruppentherapie bei Jugendlichen mit Essstörungen: Ein Manual zur ambulanten Behandlung von Patienten mit bulimischen und anorektischen Essstörungen. Stuttgart (Kohlhammer).

Hargens, J. (1995): Kurztherapie und Lösungen – Kundigkeit und Respektieren. *Familiendynamik* 20 (1): 32–43.

Hargens, J. (2004): Aller Anfang ist ein Anfang. Göttingen (Vandenhoeck & Ruprecht), 4. Aufl. 2011.

Hebb, D. (2002): The organization of behaviour. Hoboken (Wiley & Sons).

Hegi, F. (1998): Übergänge zwischen Sprache und Musik. Paderborn (Junfermann).

Heimes, S. (2012): Warum Schreiben hilft. Die Wirksamkeitsnachweise zur Poesietherapie. Göttingen (Vandenhoeck & Ruprecht).

Heintel, P. (Hrsg.) (2006): Betrifft: TEAM. Dynamische Prozesse in Gruppen. Wiesbaden (Verlag für Sozialwissenschaften).

Hennecke, C. (2001): Chaos oder Ressourcenerweiterung? – Systemische Gruppenarbeit mit mehreren Familien. *Zeitschrift für systemische Therapie* 19 (1): 11–16.

Hennecke, C. (2005): ... man könnte es systemisch nennen! – Systemisches Arbeiten mit und in Gruppen. In: H. Schindler u. A. von Schlippe (Hrsg.): Anwendungsfelder systemischer Praxis. Ein Handbuch. Dortmund (Borgmann), S. 205–216.

Herpertz-Dahlmann, B., J. Seitz a. K. Konrad (2011): Aetiology of anorexia nervosa: from a »psychosomatic family model« to a neuropsychiatric disorder? *European archives of psychiatry and clinical neuroscience* 261 (2): 177.

Herr, A. (2005): Ziel- und Ressourcenveränderung in der lösungs- und ressourcenorientierten Gruppentherapie. Eine Pilotstudie. Verfügbar unter https://www.archiv.ub.uni-heidelberg.de/volltextserver/6574/ [10.10.2021].

Herr, A., G. Schmidt u. J. Schweitzer (2012): Systemische Gruppenpsychotherapie. In: B. Strauß u. D. Mattke (Hrsg.): Gruppenpsychotherapie. Lehrbuch für die Praxis. Berlin/Heidelberg (Springer), S. 159–169, 2. Aufl. 2018.

Hesse, J. (2002): Aspekte und Fragen zur Systemisch-Lösungsorientierten Gruppentherapie oder: Wie unterschiedliche Aspektwechsel als Ressourcenfeld organisiert werden? In: H. Molter u. J. Hargens (Hrsg.): Ich – du – wir und wer sonst noch dazugehört. Dortmund (Borgmann Verlag), 2. Aufl., S. 9–32.

Hesse, J. (2010): Systemisch-lösungsorientierte Gruppentherapie. In: V. Tschuschke (Hrsg.): Gruppenpsychotherapie. Von der Indikation bis zu Leitungstechniken. Stuttgart/New York (Thieme), S. 316–319.

Hesse, J., T. Friedrich, N. Greve, C. Hennecke, K. Herder, C. Schuchardt-Hain u. B. Wittmund (2001): Systemische Gruppenpsychotherapie. *Psychotherapie im Dialog* 2 (1): 44–50.

Hinsch, J. u. G. Walter (2019): 30 Jahre ÖAS – aufregende Anfänge, beeindruckende Entwicklungen. *Systeme* 33 (2): 139–144.

Hirschberg, R. (2012): Systemisch-lösungsorientierte Gruppentherapie mit Kindern und Jugendlichen. Das AFoG-Konzept. Dortmund (Borgmann).

Höhne, D. (2014): Praxiserfahrungen in der Beratung und Therapie mit älteren Menschen. Auch Therapeuten werden älter. In: T. Friedrich-Hett, N. Artner u. R. A. Ernst (Hrsg.): Systemisches Arbeiten mit älteren Menschen. Konzepte und Praxis für Beratung und Psychotherapie. Heidelberg (Carl-Auer), S. 244–265.

Hubble, M. A., B. L. Duncan u. S. D. Miller (Hrsg.) (2001): So wirkt Psychotherapie. Dortmund (Modernes Lernen), S. 253–286.

Hubert-Schnelle, C. (2020): Reflecting Families. In: M. Vogt (Hrsg.): Einfach kurz und gut 2.0. Dortmund (Modernes Lernen), S. 97–110.

Hunger-Schoppe, C. (2021): Systemische Therapie. Stuttgart (Kohlhammer).

Hüther, G. (2010): Bedienungsanleitung für ein menschliches Gehirn. Göttingen (Vandenhoeck & Ruprecht).

Hüther, G. (2012): Biologie der Angst. Wie aus Stress Gefühle werden. Göttingen (Vandenhoeck & Ruprecht).

Hüther, G. (2014): Die Macht der inneren Bilder: Wie Visionen das Gehirn, den Menschen und die Welt verändern. Göttingen (Vandenhoeck & Ruprecht).

Huxley, A. (1932): Welt – wohin? Ein Roman der Zukunft. Leipzig (Insel).

Institut für Familientherapie (1998) (Hrsg.): Themenschwerpunkt: Zehn Jahre nach dem Tod Virginia Satirs. *Systhema* 12 (2): 118–122.

Institut für Familientherapie (2004) (Hrsg): *Systhema* 18 (1). Weinheim (Institut für Familientherapie).

Institut für Systemische Therapie (2008): Ana Ex. Wie die Magersucht siegt und wie sie scheitert [DVD]. Heidelberg (Carl-Auer).

Institut für Systemische Therapie (2012): Morton Mies. Wie die Depression siegt und wie sie scheitert [DVD]. Heidelberg (Carl-Auer).

Institut für Systemische Therapie (2014): Vreni Shizzo. Wie die Schizophrenie siegt und wie sie scheitert [DVD]. Heidelberg (Carl-Auer).

Institut für Systemische Therapie (2016): Ronni Rocket. Wie ADHS siegt und wie es scheitert [DVD]. Heidelberg (Carl-Auer).

Institut für Systemische Therapie (2020): Paula Panic und Fred Force. Wie die Angst und der Zwang siegen und wie sie scheitern [DVD]. Heidelberg (Carl-Auer).

IQWIG (2017): Systemische Therapie bei Erwachsenen. Abschlussbericht. Verfügbar unter https://www.iqwig.de/download/N14-02_Abschlussbericht_Systemische-Therapie-bei-Erwachsenen_V1-0.pdf [28.08.2017].

Isebaert, L. (2005): Kurzzeittherapie – ein praktisches Handbuch. Stuttgart (Thieme).

Johnson, J. E., G. M. Burlingame, B. Strauß u. B. Bormann (2008): Die therapeutischen Beziehungen in der Gruppenpsychotherapie. *Gruppenpsychotherapie und Gruppendynamik* 44 (1): 52–89.

Jonas, A. D. u. A. Daniels (1993): Was Alltagsgespräche verraten. Verstehen Sie limbisch? Hamburg (Rowohlt).

Jungbauer, J. (2005): Unser Leben ist jetzt anders. Belastungen und Belastungsfolgen bei Angehörigen schizophrener Patienten. Bonn (Psychiatrie-Verlag).

Kaimer, P. (2006): Narrative Ansätze, Nützliche Geschichten als Quelle der Hoffnung und Kraft. In: R. Frank (Hrsg.): Therapieziel Wohlbefinden. Heidelberg (Springer, MS-Version 2006), S. 1–17.

Kantor, D. a. W. Lehr (1975): Inside the family. San Francisco (Jossey-Bass).

Keller, T. (2001): Gibt es eine systemische Gruppentherapie? *Zeitschrift für systemische Therapie und Beratung* 32 (1): 27–29.

Klymenko, I. (2012): Autopoiesis. In: O. Jahraus u. A. Nassehi (Hrsg.): Luhmann-Handbuch. Leben – Werk – Wirkung. Stuttgart (J. B. Metzler), S. 69–71.

Köhler-Ludescher, A. (2014): Paul Watzlawick – die Biografie. Bern (Huber).

König, O. (2010): Familiendynamik und Gruppendynamik. Gegenstand und Verfahren – Konvergenzen und Konkurrenzen. *Familiendynamik. Systemische Praxis und Forschung* 35 (4): 292–300.

König, O. (2012): Gruppendynamische Grundlagen. In: B. Strauß u. D. Mattke (Hrsg.): Gruppenpsychotherapie. Lehrbuch für die Praxis. Berlin/Heidelberg (Springer), S. 21–36.

König, O. u. K. Schattenhofer (2012): Einführung in die Gruppendynamik. Heidelberg (Carl-Auer), 6. Aufl., 8. Aufl. 2016.

Königswieser, R. u. M. Hillebrand (2006): Haltung in der systemischen Beratung. In: N. Tomaschek (Hrsg.): Systemische Organisationsentwicklung und Beratung bei Veränderungsprozessen. Ein Handbuch. Heidelberg (Carl-Auer), S. 74–82.

Königswieser, R., R. Wimmer u. F. B. Simon (2013): Back To The Roots? Die neue Aktualtität der (»systemischen«) Gruppendynamik. *Organisationsentwicklung* 1: 65–73.

Kreische, R. (1990): Stören und Stabilisieren – Zur Frage der Wirkfaktoren in der Gruppenpsychotherapie aus psychoanalytischer und systemtheoretischer Sicht. In: V. Tschuschke u. D. Czogalik (Hrsg.): Psychotherapie – Welche Effekte verändern? Zur Frage der Wirkmechanismen therapeutischer Prozesse. Berlin (Springer), S. 288–297.

Kriz, J. (1990): Erkennen und Handeln. Zum besonderen Verhältnis von konstruktivistisch-systemischer Theorie und Praxis in der klinischen Psychologie. In: V. Riegas u. C. Vetter (Hrsg.): Zur Biologie der Kognition. Ein Gespräch mit Humberto R. Maturana und Beiträge zur Diskussion seines Werkes. Frankfurt a. M. (Suhrkamp), S. 189–204.

Kriz, J. (2014): Personzentrierte Systemtheorie. In: T. Levold u. M. Wirsching (Hrsg): Systemische Therapie und Beratung – das große Lehrbuch. Heidelberg (Carl-Auer), S. 86–90.

Kriz, J. (2017): Subjekt und Lebenswelt. Personzentrierte Systemtheorie für Psychotherapie, Beratung und Coaching. Göttingen (Vandenhoeck & Ruprecht).

Krowatscheck, D. u. G. Krowascheck (2005): Soziales Lernen mit ADS-Kindern. Das ADS-Trainingsbuch, Bd. 2. Marburg (AOL).

Kutter, P. (2010): Vorwort zur deutschen Ausgabe. In: I. D. Yalom: Theorie und Praxis der Gruppenpsychotherapie. Ein Lehrbuch. Stuttgart (Klett-Cotta), S. 21–22.

Lambert, M. J. (1992): Implications of outcome research for psychotherapy integration. In: J. C. Nocross a. M. R. Goldstein (eds.): Handbook of psychotherapy integration. New York (Basic Books), pp. 94–129.

Lambert, M. J. (ed.) (2013): Bergin and Garfield's handbook of psychotherapy and behavior change. Hoboken (Wiley).

Lambrou, U. (2010): Familienkrankheit Alkoholismus. Hamburg (Rowohlt).

Langer, E. (2001): Kluges Lernen. Hamburg (Rowohlt).

Langer, E. (2011): Die Uhr zurückdrehen? Gesund alt werden durch die heilsame Wirkung der Aufmerksamkeit. Paderborn (Junfermann).

Lankton, S. u. C. (2008): Geschichten mit Zauberkraft. München (Pfeiffer).

Lau, M. a. E. Kristensen (2007): Outcome of systemic and analytic group psychotherapy for adult women with history of intrafamilial childhood sexual abuse: a randomized controlled study. *Acta Psychiatrica Scandinavica* 116 (2): 96–104. DOI: 10.1111/j.1600–0447.2006.00977.x.

Leeb, W. A., B. Trenkle u. M. Weckenmann (Hrsg.) (2017): Der Realitätenkellner. Hypnosystemische Konzepte in Beratung, Coaching und Supervision. Heidelberg (Carl-Auer), 2. Aufl.

Lemmens, G. M., I. Eisler, A. Buysse, E. Heene a. K. Demyttenaere (2009): The effects on mood of adjunctive single-family and multi-family group therapy in the treatment of hospitalized patients with major depression: a 15-month follow-up study. *Psychotherapy and Psychosomatics* 78 (2): 98–105. DOI: 10.1159/000201935.

Lévi-Strauss, C. (1967): Strukturale Anthropologie. Frankfurt a. M. (Suhrkamp).

Levold, T. (2011): Von der Behandlung zum Dialog. Tom Levold über den Konstruktivimus in der systemischen Therapie. In: B. Pörksen (Hrsg.): Schlüsselwerke des Konstruktivismus. Wiesbaden (VS), S. 485–505.

Levold, T., W. Loth, A. von Schlippe u. J. Schweitzer (2011): Systemische Therapie und das »störungsspezifische Wissen«. Ein Streitgespräch. *Kontext* 42 (2): 164–179.

Levold, T u. M. Wirsching (Hrsg.) (2014): Systemische Therapie und Beratung – das große Lehrbuch. Heidelberg (Carl-Auer).

Lewin, K. (2012): Feldtheorie in den Sozialwissenschaften. Bern (Huber), 2. Aufl.

Lewis, A. J., M. D. Bertino, J. Skewes, L. Shand, N. Borojevic, T. Knight, D. I. Lubman a. J. W. Toumbourou (2013): Adolescent depressive disorders and family based interventions in the Family Options multicenter evaluation: study protocol for a randomized controlled trial. *Trials* 14 (1): 384. DOI: 10.1186/1745-6215-14-384.

Li, S., M. S. Armstrong, G. Chaim, C. Kelly a. J. Shenfeld (2007): Group and individual couple treatment for substance abuse clients: a pilot study. *The American Journal of Family Therapy* 35 (3): 221–233. DOI: 10.1080/01926180600814585.

Lieb, H. (2014): Störungsspezifische Systemtherapie: Konzepte und Behandlung. Heidelberg (Carl-Auer).

Lock, J., D. le Grange, W. S. Agras a. C. Dare (2001): Treatment manual for anorexia nervosa: A family-based approach. New York (Guilford).

Loth, W. (1998): Spuren hilfreicher Veränderungen. Das Entwickeln Klinischer Kontrakte. Dortmund (Modernes Lernen).

Ludewig, K. (1992): Systemische Therapie: Grundlagen klinischer Theorie und Praxis. Stuttgart (Klett-Cotta).

Luft, J. (1971): Einführung in die Gruppendynamik. Stuttgart (Ernst Klett).

Luhmann, N. (1984): Soziale Systeme: Grundriss einer allgemeinen Theorie. Frankfurt a. M. (Suhrkamp), 15. Aufl. 2012.

Luhmann, N. (1990): Die Wissenschaft der Gesellschaft. Frankfurt a. M. (Suhrkamp).

Luhmann, N. (1992): Die Wissenschaft der Gesellschaft (Suhrkamp-Taschenbuch Wissenschaft, Bd. 1001). Frankfurt a. M. (Suhrkamp).

Luhmann, N. (1995): Soziologische Aufklärungen 6. Die Soziologie und der Mensch. Opladen (VS Verlag für Sozialwissenschaft).

Luhmann, N. (1997): Die Kunst der Gesellschaft (Suhrkamp-Taschenbuch Wissenschaft, Bd. 1303). Frankfurt a. M. (Suhrkamp), 5. Aufl. 2005.

Luhmann, N. (2002): Einführung in die Systemtheorie. Heidelberg (Carl-Auer), 6. Aufl. 2011.

Lutz Hochreutener, S. (2009): Spiel – Musik – Therapie. Methoden der Musiktherapie mit Kindern und Jugendlichen. Göttingen (Hogrefe).

Lyotard, J.-F. (1999): Das postmoderne Wissen. Ein Bericht. Wien (Passagen), 4. Aufl.

Madigan K., P. Egan, D. Brennan, S. Hill, B. Maguire, F. Horgan, C. Flood, A. Kinsella a. E. O'Callaghan (2012): A randomised controlled trial of carer-focussed multi-family group psychoeducation in bipolar disorder. *European Psychiatry* 27 (4): 281–284. DOI: 10.1016/j.eurpsy.2010.12.008.

Mankell, H. (2007): Die italienischen Schuhe. Wien (Zsolnay).

Manne, A. (2018): Down Girl. Die Logik der Misogynie. Berlin (Suhrkamp).

Markowitsch, H. (2009): Dem Gedächtnis auf der Spur: Vom Erinnern und Vergessen. Darmstadt (Wissenschaftliche Buchgesellschaft).

Markowitsch, H.-J. u. H. Welzer (2006): Das autobiographische Gedächtnis. Hirnorganische Grundlagen und biosoziale Entwicklung. Stuttgart (Klett-Cotta).

Marlock, G. (2007): Körperpsychotherapie – eine Traditionslinie der modernen Tiefenpsychologie. In: G. Marlock u. H. Weiss (Hrsg.): Handbuch der Körperpsychotherapie. Stuttgart (Schattauer), S. 61–75.

Marlock, G. u. H. Weiss (2007): Handbuch der Körperpsychotherapie. Stuttgart (Schattauer).

Mattke, D. u. E. Mohnke (2020): Gruppenpsychotherapie – Versorgungsrealität, Rahmenbedingungen und Ablauf. *Psychotherapie im Dialog* 21 (2): 30–34.

Mattke, D., L. Reddemann u. B. Strauß (2011): Keine Angst vor Gruppen. Stuttgart (Klett-Cotta).

Mattke, D. u. B. Strauß (2012): Indikation, Prognose, Vorbereitung und Zusammensetzung von Therapiegruppen. In: B. Strauß u. D. Mattke (Hrsg.): Gruppenpsychotherapie. Lehrbuch für die Praxis. Berlin/Heidelberg (Springer), S. 59–67.

Mattke, D., U. Streeck u. O. König (2015): Praxis stationärer und teilstationärer Gruppen. Stuttgart (Klett-Cotta).

Mattke, D. u. R. Weber (2020): Auf der Suche nach dem Heiligen Gral – Wirkfaktoren der Gruppentherapie. *Psychotherapie im Dialog* 21 (2): 24–29.

Maturana, H. (1982): Erkennen. Die Organisation und Verkörperung von Wirklichkeit (Wissenschaftstheorie, Wissenschaft und Philosophie, Bd. 19). Wiesbaden (Vieweg).

Maturana, H. R. u. F. J. Varela (1987): Der Baum der Erkenntnis. Die biologischen Wurzeln des menschlichen Erkennens. Bern/München/Wien (Scherz).

Maturana, H. R. u. F. J. Varela (1990): Der Baum der Erkenntnis. Die biologischen Wurzeln menschlichen Erkennens. München (Goldmann).
McCloud, S. (1993): Understanding comics. New York (HarperCollins).
McDaniel, S. u. J. Hepworth (2000): Kooperation mit Patienten, ihren Familien und dem Behandlungsteam. Ein neuer Ansatz im Umgang mit Macht und Abhängigkeit. In: F. Kröger, A. Hendrischke u. S. McDaniel (Hrsg.): Familie, System und Gesundheit. Heidelberg (Carl-Auer), S. 184–206.
McFarlane, W. R. (ed.) (1993): Multiple family groups and the treatment of schizophrenia. In: W. R. McFarlane (ed.): Family therapy in schizophrenia. New York (Guilford).
McGoldrick, M. (2013): Wieder heimkommen. Auf Spurensuche in Familiengeschichten. Heidelberg (Carl-Auer), 3. Aufl., 4. Aufl. 2019.
McGoldrick, M. u. R. Gerson (2000): Genogramme in der Familienberatung. Bern (Huber), 2. Aufl. [am. Original (1985): Genograms in family assessment. New York/London (W. W. Norton & Co)].
Mead, G. H. (2013): Geist, Identität und Gesellschaft aus der Sicht des Sozialbehaviorismus. Frankfurt a. M. (Suhrkamp), 17. Aufl. [am Orig. (1934): Mind, Self and Society. Chicago (University Press).]
Medizinischer Dienst des Spitzenverbandes Bund der Krankenkassen e. V. (MDS, 2020): Begutachtungsanleitung. Richtlinie des GKV-Spitzenverbandes nach § 282 SGB V Geschlechtsangleichende Maßnahmen bei Transsexualismus (ICD-10, F64.0). Verfügbar unter https://md-bund.de/fileadmin/dokumente/Publikationen/GKV/Begutachtungsgrundlagen_GKV/BGA_Transsexualismus_201113.pdf [29.05.2022].
Mehta, G., K. Jorniak u. H. Wagner (2006): Gruppenbildungen und Gruppen(auf)lösungen. Dialektisches Ineinanderspiel von Ich und Wir. In: H. Molter u. J. Hargens (Hrsg.): Ich – du – wir und wer sonst noch dazugehört. Systemisches Arbeiten mit und in Gruppen. Dortmund (Borgmann), 2. Aufl., S. 117–155.
Melicherova, U. u. V. Köllner (2020): Offen oder geschlossen? Das ist hier die Frage. *Psychotherapie im Dialog* 21 (2): 76–80.
Mendelssohn de, F. (2003): Zur Funktion der Gruppenleitung. In: A. Pritz u. E. Vykoukal (Hrsg.): Gruppenpsychoanalyse. Wien (Facultas), S. 120–135.
Menzen, K.-H. (2004): Grundlagen der Kunsttherapie. München (Ernst Reinhard).
Merklin, E. u. J. Frost (2018): Multifamilienarbeit – Therapie für den Familienalltag. *SKJP/ASPEA, Psychologie und Erziehung* 44 (1): 40–44.
Metzinger, T. (2009): Der Ego-Tunnel. Eine neue Philosophie des Selbst. Von der Hirnforschung zur Bewusstseinsethik. München (Piper).
Miller I. W., G. I. Keitner, C. E. Ryan, L. A. Uebelacker, S. L. Johnson a. D. A. Solomon (2008): Family treatment for bipolar disorder: family im-

pairment by treatment interactions. *Journal of Clinical Psychiatry* 69 (5): 732–740. DOI: 10.4088/jcp.v69n0506.

Miller I. W., D. A. Solomon, C. E. Ryan a. G. I. Keitner (2004): Does adjunctive family therapy enhance recovery from bipolar I mood episodes? *Journal of Affective Disorders* 82 (3): 431–436. Verfügbar unter https://www.sciencedirect.com/science/article/pii/S0165032704000795 [20.07.2022].

Molter, H. (2000): Systeme zum Singen und Tanzen bringen. Systemisch-lösungsorientierte Supervision im Kontext Gruppe. In: M. Vogt-Hillmann (Hrsg.): Gelöst und los! Systemisch-lösungsorientierte Perspektiven in Supervision und Organisationsberatung. Dortmund (Borgmann), S. 149–169.

Molter, H. (2001): Anmerkungen zu Theorie und Praxis systemischer Gruppentherapie. *Zeitschrift für systemische Therapie und Beratung* 19 (1): 30 –32.

Molter, H. (2002): Vom Organisieren hilfreicher Selbstorganisation. Eine Metastrategie für systemisches Arbeiten mit und in Gruppen. In: H. Molter u. J. Hargens (Hrsg.): Ich – du – wir – und wer sonst noch dazu gehört. Systemisches Arbeiten in und mit Gruppen. Dortmund (Borgmann), 2. Aufl. 2006, S. 205–220.

Molter, H. u. M. Grabbe (2014): Virginia Satir. Das bleibt! *Familiendynamik* 39 (4): 284–294.

Molter H. u. J. Hargens (Hrsg.) (2006): Ich, du, wir und wer sonst noch dazugehört. Dortmund (Modernes Lernen), 2. Aufl.

Molter, H. u. K. Nöcker (2011): Systemisches Denken und Handeln – (k)ein Spaziergang. In: H. Schindler, W. Loth u. A. von Schlippe (Hrsg): Systemische Horizonte. Göttingen (Vandenhoeck & Ruprecht), S. 69–80.

Molter, H. u. K. Nöcker (2018): Systemisch Schule machen. Toolbox für Lehrer. Heidelberg (Carl-Auer), 2. Aufl.

Molter, H., K. Nöcker u. M. El Hachimi (2005): Meta-Stallationen. *Systhema* 19 (3): 267–274.

Molter H. u. G. Osterhold (Hrsg.) (2015): Systemische Suchttherapie. Kröning (Asanger), 5. Aufl.

Molter, H. u. A. von Schlippe (1991/2007): Das Weinheimer Modell – ein Modell der Vielfalt. *Systhema* 5 (2): 14–16 (überarbeitet in der Festschrift zum 32-jährigen Bestehen des Instituts für Familientherapie Weinheim: Vielfalt statt Einfalt. Eine kurze Beschreibung des Weinheimer Modells der Systemischen Therapie und Beratung. *Systhema* 21 [2]: 141–145).

Molter, H. u. J. Strecker (2020): Die Bedeutung von Virginia Satir für die Aufstellungsarbeit. In: C. Stadler u. B. Kress (Hrsg.): Praxishandbuch Aufstellungsarbeit. Grundlagen, Methoden und Anwendungsgebiete. Wiesbaden (Springer).

Molter, H. u. B. Wolter (2016): Diesseits und Jenseits von Ressourcen- und Lösungsorientierung. *Zeitschrift für systemische Therapie und Beratung* 34 (2): 58–63.

Moreno, J. L. (1959): Gruppenpsychotherapie und Psychodrama. Stuttgart (Thieme).

Mücke, K. (2010): Probleme sind Lösungen. Systemische Beratung und Therapie – ein pragmatischer Ansatz, Berlin (ÖkoSysteme).

Nagel, R. u. R. Wimmer (2015): Einführung in die systemische Strategieentwicklung. Heidelberg (Carl-Auer).

Nazarkiewicz, K. u. K. Kuschik (Hrsg.) (2015): Handbuch. Qualität in der Aufstellungsleitung. Göttingen (Vandenhoeck & Ruprecht).

Nöcker, K. u. H. Molter (2012): Luhmann für mich und dich. *Systhema* 26 (1): 19–29.

Nöcker, K. u. H. Molter (2015): Geschichten neu und anders erzählt. Zu neuen Ufern aufbrechen. In: C. Budde (Hrsg.): Mitten ins Herz. Storytelling im Coaching. Die Kraft von Storytelling für Coaching und Beratung nutzen. Bonn (Managerseminare), S. 210–216.

Nocross, J. C. a. M. R. Goldstein (eds.) (1992): Handbook of psychotherapy integration. New York (Basic Books).

Obendiek, J. (2020): Gruppentherapie systemisch gesehen. *Psychotherapie im Dialog* 21 (2): 35–39.

Oerter, R. u. L. Montada (Hrsg.) (2008): Entwicklungspsychologie. Weinheim (Beltz), 6., vollst. überarb. Aufl.

Olthof, J. (2016): Handbook of narrative psychotherapy for children, adults, and families. London (Karnac).

Olthof, J. (2019): Ein gemeinsamer Rahmen für das Therapeutische Vorgehen: Der Ansatz der systemisch-narrativen Therapie. *Familiendynamik* 19 (1): 44–52.

Omer, H. u. E. Lebowitz (2015): Ängstliche Kinder unterstützen. Die elterliche Ankerfunktion. Göttingen (Vandenhoeck & Ruprecht), 2. Aufl.

Özlü-Erkilic, Z. (2015): Ent-Fremdungen – Transkulturelle Aspekte in der psychotherapeutischen Betreuung und Begleitung von türkischsprachigen Migrant_innen in Österreich. In: S. Klar u. L. Trinkl (Hrsg.): Diagnose: Besonderheit. Systemische Psychotherapie an den Rändern der Norm. Göttingen (Vandenhoeck & Ruprecht), S. 30–39.

Pauli, D. (2018): Size Zero. Essstörungen verstehen, erkennen und behandeln. München (C. H.Beck).

Peichl, J. (2018): Einführung in die hypnosystemische Teile-Therapie. Heidelberg (Carl-Auer).

Penn, P. u. M. Frankfurt (1996): Dialogische Räume. Schreiben, Vielstimmigkeit, narrative Vielfalt und Teilnehmertexte. *Familiendynamik* 21 (2): 183–202.

Pennebaker, J. W. a. S. K. Beall (1986): Confronting a traumatic event: Toward an understanding of inhibition and disease. *Journal of Abnormal Psychology* 95 (3): 274–281.

Petzold, H., P. Schay u. W. Scheiblich (2006): Drogentherapie. Entwicklung, Formen, Methoden, Wirkungen und »der Integrative Ansatz«. In: H. Petzold, P. Schay u. W. Scheiblich (Hrsg.): Integrative Suchtarbeit. Wiesbaden (VS Springer), S. 41–94.

Pfammatter, M., U. M. Junghan u. W. Tschacher (2012): Allgemeine Wirkfaktoren der Psychotherapie. Konzepte, Widersprüche und eine Synthese. *Psychotherapie* 17 (1): 17–31.

Phillips, M. u. C. Fredericks (2007): Handbuch der Hypnotherapie bei posttraumatischen und dissoziativen Störungen. Heidelberg (Carl-Auer).

Pierrakos, J. (1999): Core-Energetik. Zentrum deiner Lebenskraft. Essen (Synthesis).

Platsch, A. (2010): Schreiben als Weg. Von der kreativen Kraft des Wortes. München (Theseus).

Poole, L. A., T. Knight, J. W. Toumbourou, D. I. Lubman, M. D. Bertino a. A. J. Lewis (2018): A randomized controlled trial of the impact of a family-based adolescent depression intervention on both youth and parent mental health outcomes. *Journal of Abnormal Child Psychology* 46 (1): 169–181. DOI: 10.1007/s10802-017-0292-7.

Pope, J. a. N. Arthur (2009): Socioeconomic status and class. A challenge for the practice of psychology in canada. *Canadian Psychology* 50 (2): 55–65.

Porges, S. (2019): Die Polyvagal-Theorie und die Suche nach Sicherheit: Traumabehandlung, soziales Engagement und Bindung. Lichtenau (G. W. Probst).

Porges, S. u. D. Dana (2019): Klinische Anwendungen der Polyvagal-Theorie: Ein neues Verständnis des Autonomen Nervensystems und seiner Anwendung in der therapeutischen Praxis. Lichtenau (G. W. Probst).

Preuss, W. F. (2019): Geschlechtsdysphorie, Transidentität und Transsexualität im Kindes- und Jugendalter. München (Ernst Reinhardt), 2., aktual. Aufl.

Prior, M. (2002): Minimax-Interventionen. Heidelberg (Carl-Auer).

Prohaska, J. O. (2001): Wie Menschen es schaffen, sich zu ändern, und wie wir noch mehr Menschen dabei unterstützen können. In: M. A. Hubble, B. L. Duncan u. S. D. Miller (Hrsg.): So wirkt Psychotherapie. Dortmund (Modernes Lernen), S. 253–286.

Rahm, D. (2004): Integrative Gruppentherapie mit Kindern. Göttingen (Vandenhoeck & Ruprecht), Neuaufl.

Rahm, D. (2009): Kindergruppentherapie zur Förderung von Schutzfaktoren und Bindungssicherheit. In: M. Vogt u. F. Caby (Hrsg.): Ressourcenorientierte Gruppentherapie mit Kindern und Jugendlichen. Dortmund (Borgmann), S. 23–42.

Rechenberg-Winter, P. (2015): Leid kreativ wandeln. Biografisches Schreiben in Krisenzeiten. Göttingen (Vandenhoeck & Ruprecht).
Rechenberg-Winter, P. u. R. Haußmann (2015): Arbeitsbuch kreatives und biografisches Schreiben. Gruppen leiten. Göttingen (Vandenhoeck & Ruprecht).
Rechenberg-Winter, P. u. A. Randow-Ruddies (2017): Poesietherapie in der systemischen Praxis. Interventionen für Einzel-, Paar-, Familien- und Gruppentherapie. Göttingen (Vandenhoeck & Ruprecht).
Rechnungshof Österreich (2019): Bericht des Rechnungshofes – Versorgung psychisch Erkrankter durch die Sozialversicherung. Verfügbar unter https://www.rechnungshof.gv.at/rh/home/home/Versorgung_psychisch_Erkrankter_SV.pdf [28.02.2020].
Reddemann, L. (2012): Imagination als heilsame Kraft. Zur Behandlung von Traumafolgen mit ressourcenorientierten verfahren. Stuttgart (Klett-Cotta).
Reich, W. (1933): Charakteranalyse. Köln (K&W).
Remschmidt, H., M. Schmidt u. F. Poustka (Hrsg.) (2017): Multiaxiales Klassifikationsschema für psychische Störungen des Kindes- und Jugendalters nach ICD-10: Mit einem synoptischen Vergleich von ICD-10 und DSM-V. Göttingen (Hogrefe), 7., aktual. Aufl.
Retzlaff, R., M. W. Haun, S. Beher u. K. von Sydow(2017): Systemische Therapie – auf dem Weg zur sozialrechtlichen Anerkennung? *Psychotherapeutenjournal* 6 (4): 355–362. Verfügbar unter https://www.dgsf.org/themen/gesundheitspolitisches/systemische-psychotherapie/systemische-therapie-auf-dem-weg-zur-sozialrechtlichen-anerkennung/view [20.07.2022].
Retzlaff, R., K. von Sydow, S. Beher, M. W. Haun a. J. Schweitzer (2013): The efficacy of systemic therapy for internalizing and other disorders of childhood and adolescence: a systematic review of 38 randomized trials. *Family process* 52 (4): 619–652. DOI: 10.1111/famp.12041.
Reveland, D. (2009): Tricky Teens – ein Selbststrukturierungstraining für Jugendliche mit AD(H)S. In: M. Vogt u. F. Caby (Hrsg.): Ressourcenorientierte Gruppentherapie mit Kindern und Jugendlichen. Dortmund (Borgmann), S. 145–159.
Richter, H. E. (1972): Die Gruppe. Hoffnung auf einen neuen Weg, sich selbst und andere zu befreien. Psychoanalyse in Kooperation mit Gruppeninitiativen. Hamburg (Rowohlt).
Rico, G. (1999): Von der Seele schreiben. Im Prozess des Schreibens den Zugang zu tiefverborgenen Gefühlen finden. Paderborn (Junfermann).
Riedinger, V., M. Pinquart a. D. Teubert (2017): Effects of systemic therapy on mental health of children and adolescents: A meta-analysis. *Journal of Clinical Child & Adolescent Psychology* 46 (6): 880–894. DOI: 10.1080/15374416.2015.1063427.

Röck-Svoboda, W. (1993): »Das rangdynamische Positionsmodell«, nach einem Interview mit Prim. Dr. R. Schindler. Wien (Eigenverlag). Verfügbar unter https://s18290dc988832171.jimcontent.com/download/version/1544380767/module/10946447373/name/DAS%20RANGDYNAMISCHE%20POSITIONSMODELL%20nach%20R.%20Schindler_SKRIPTUM%202014%20.pdf [31.03.2022].

Rosa, H. (2016): Auswege aus der Beschleunigungsgesellschaft. SWR2 Wissen AULA vom 16.09.2016 [Podcast]. Verfügbar unter https://www.swr.de/swr2/wissen/mehr-resonanz-auswege-aus-der-beschleunigungsgesellschaft-102.html [20.05.2018].

Rosa, H. (2016): Resonanz. Eine Soziologie der Weltbeziehung. Berlin (Suhrkamp).

Rosa, H. (2019): Resonanz. Eine Soziologie der Weltbeziehung (Suhrkamp-Taschenbuch Wissenschaft, Bd. 2272). Berlin (Suhrkamp).

Rosen, S. (2009): Die Lehrgeschichten von Milton H. Erickson. Hamburg (Isko).

Roth, G. (1996): Das Gehirn und seine Wirklichkeit. Kognitive Neurobiologie und ihre philosophischen Konsequenzen. Frankfurt a. M. (Suhrkamp).

Roth, G. (2003): Fühlen, Denken, Handeln: Wie das Gehirn unser Verhalten steuert. Frankfurt a. M. (Suhrkamp).

Saß, H., H. Wittchen, M. Zaudig u. I. Houben (2003): Diagnostisches und Statistisches Manual Psychischer Störungen – Textrevision – DSM-IV-TR. Göttingen (Hogrefe).

Satir, V. (1992): Selbstwert und Kommunikation. München (Pfeiffer), 10. Aufl.

Satir, V. (1995): Das Satir-Modell. Familientherapie und ihre Erweiterung. Paderborn (Junfermann).

Satir, V. (2011): Selbstwert und Kommunikation. Stuttgart (Klett-Cotta).

Satir, V. u. M. Baldwin (2004): Familientherapie in Aktion. Paderborn (Junfermann).

Scheible, U. (2015): Dissonanzen in der Psychosomatik. *Musiktherapeutische Umschau* 36 (4): 341.

Schiffmann, M. (2012): Die Kleingruppe unter gruppenpsychologischen Aspekten. München (GRIN). Verfügbar unter https://www.grin.com/document/210258 [10.08.2019].

Schimpf, M., B. Börsch, H. Stahl u. P. Ebel (2006): Systemische Gruppentherapie. In: H. Molter u. J. Hargens (Hrsg.): Ich – du – wir und wer sonst noch dazugehört. Systemisches Arbeiten mit und in Gruppen. Dortmund (borgmann), 2. Aufl., S. 87–116.

Schlippe, A. von (2007): Die Kraft der Geschichten. In: H. Girrulat (Hrsg.): Systemische Erinnerungs- und Biografiearbeit. Tübingen (Systemischer Verlag).

Schlippe, A. von u. J. Schweitzer (1996): Lehrbuch der systemischen Therapie und Beratung. Göttingen (Vandenhoeck & Ruprecht), 10. Aufl. 2007.

Schlippe, A. von u. J. Schweizer (2016): Lehrbuch der systemischen Therapie und Beratung 1: das Grundlagenwissen. Göttingen (Vandenhoeck & Ruprecht), 3. Aufl.

Schlippe, A. von u. J. Schweitzer (2016): Lehrbuch der Systemischen Therapie und Beratung 2: das störungsspezifische Wissen. Das störungsspezifische Wissen. Göttingen (Vandenhoeck & Ruprecht), 6. Aufl.

Schmeer, G. (2003): Kunsttherapie in der Gruppe. Stuttgart (Pfeiffer).

Schmeer, G. (2006): Die Resonanzbildmethode. Visuelles Lernen in der Gruppe. Stuttgart (Klett-Cotta).

Schmidt, A. (1970): KAFF auch Mare Crisium. Frankfurt a. M. (Fischer).

Schmidt, G. (1985): Systemische Familientherapie als zirkuläre Hypnotherapie. *Familiendynamik* 10 (3): 241–264.

Schmidt, G. (1987): Symptome als Trancephänomene. Unveröff. Manuskript f. d. Ausbildung in Klinischer Hypnose. Heidelberg.

Schmidt, G. (1991): Trancephänomene in größeren Organisationen [CD]. Müllheim (Auditorium).

Schmidt, G. (1993): Wer bin ich, und wenn ja, wie viele? [CD]. Müllheim (Auditorium).

Schmidt, G. (2001): Kompetente jugendliche Kunden und Familien als kotherapeutische Helfersysteme. Das Hardberg-Modell einer stationären systemisch-hypnotherapeutischen Jugendlichen-Psychosomatik. In: W. Rotthaus (Hrsg.): Systemische Kinder- und Jugendlichenpsychotherapie. Heidelberg (Carl-Auer), S. 313–360.

Schmidt, G. (2004): Liebesaffären zwischen Problem und Lösung. Hypnosystemisches Arbeiten in schwierigen Kontexten. Heidelberg (Carl-Auer), 8. Aufl. 2019.

Schmidt, G. (2005): Einführung in die hypnosystemische Therapie und Beratung. Heidelberg (Carl-Auer), 2. Aufl. 2008, 8. Aufl. 2018.

Schmidt, G. (2010): Von Zielen, die Probleme machen zu optimalem »polynesischem Segeln«. Erfolgreiche hypnosystemische Zielstrategien für Coaching und Beratung. In: M. Faschingbauer: Wie erfolgreiche Unternehmer denken, entscheiden und handeln. Stuttgart (Schäffer-Poeschel).

Schmidt, G. (2011a): Berater als »Realitätenkellner« und Beratung als koevolutionäres Konstruktionsritual für zieldienliche Netzwerkaktivierungen – Einige hypnosystemische Implikationen. In: W. Leeb, B. Trenkle u. M. Weckenmann (Hrsg.): Der Realitätenkellner – Hypnosystemische Konzepte in Beratung, Coaching und Supervision. Heidelberg (Carl-Auer), S. 18–35.

Schmidt, G. (2011b): Burnout-Kompetenz – Chance für optimale Lebensbalance [DVD]. Bonn (ManagerSeminare).

Schmidt, G. (2013): Psychotherapie und Würde: Multiple Zwickmühlen in der therapeutischen Kooperation und ihre würdigende Nutzung und Lösung. In: A. Lampe u. L. Reddemann (Hrsg.): Mit beiden Augen sehen: Leid und Ressourcen in der Psychotherapie. Stuttgart (Klett-Cotta), S. 31–68.

Schmidt, G. (2014): Die Klinik als ritueller Raum der Kompetenz-Fokussierung: Stationäre hypnosystemische Traumatherapie (Teile 1–3). *Trauma – Zeitschrift für Psychotraumatologie und ihre Anwendungen* 12 (1): 46–61, 12 (2): 90–101, 12 (4): 70–80.

Schmidt, G. (2016): Das Orchester der Sinne nutzen für erfolgreiche »Lösungssinfonien« – hypnosystemische multisensorische Strategien für kraftvolle ganzheitliche Lösungen. In: M. Bohne, M. Ohler, G. Schmidt u. B. Trenkle (Hrsg.): Reden reicht nicht!? Bifokal-multisensorische Interventionsstrategien für Therapie und Beratung. Heidelberg (Carl-Auer), S. 171–216.

Schmidt, G. (2017): Hypnosystemische Konzepte für Konfliktsituationen (interaktionelle und innere) – Konflikte als Chance [DVD]. Müllheim (Auditorium Netzwerk).

Schmidt, G. (2018): Seminar Hypnosystemisch-lösungsorientierte Trauma-Therapie. Wien, 1.–3. Februar. Seminarmitschrift A. Mesensky.

Schmidt, G., A. Dollinger u. B. Müller-Kalthoff (Hrsg.) (2010): Gut beraten in der Krise: Konzepte und Werkzeuge für ganz alltägliche Ausnahmesituationen. Bonn (ManagerSeminare).

Schmidt, K. (2019): Themenschwerpunkt: Humor in der systemischen Praxis. *Systhema* 33 (1).

Schmitmann gen. Pothmann, M. (2010): Kinder brauchen Freunde – Soziale Fertigkeiten fördern. Gruppentherapie bei AD(H)S und anderen Verhaltensauffälligkeiten. Stuttgart (Klett-Cotta).

Scholz, K. u. J. Weiß (2013): Multifamilientherapie bei Patienten mit Essstörungen. *Psychotherapie im Dialog* 14 (4): 28–31.

Schottenloher, G. (Hrsg.) (1994): Wenn Worte fehlen, sprechen Bilder. Teile 1–3. München (Kösel).

Schweitzer, J. u. G. Weber (1982): Beziehung als Metapher: Die Familienskulptur als als diagnostische, therapeutische und Ausbildungstechnik. *Familiendynamik* 7 (2): 113–128.

Schwing, R. u. A. Fryszer (2006): Systemisches Handwerk. Werkzeug für die Praxis. Göttingen (Vandenhoeck & Ruprecht).

Searle, J. R. (2012): Wie wir die soziale Welt machen. Berlin (Suhrkamp).

Selvini Palazzoli, M., L. Boscolo, G. Cecchin u. G. Prata (2011): Paradoxon und Gegenparadoxon. Stuttgart (Klett-Cotta), 12. Aufl.

Sexton, T., K. C. Gordon, A. Gurman, J. Lebow, A. Holtzworth-Munroe a. S. Johnson (2011): Guidelines for classifying evidence-based treatments in couple and family therapy. *Family Process* 50 (3): 377–392. DOI: 10.1111/j.1545–5300.2011.01363.x.

Shadick N. A., N. F. Sowell, M. L. Frits, S. M. Hoffman, S. A. Hartz, F. D. Booth, M. Sweezy, P. R. Rogers, R. L. Dubin, J. C. Atkinson, A. L.

Friedman, F. Augusto, C. K. Iannaccone, A. H. Fossel, G. Quinn, J. Cui, E. Losina a. R. C. Schwartz (2013): A randomized controlled trial of an internal family systems-based psychotherapeutic intervention on outcomes in rheumatoid arthritis: a proof-of-concept study. *The Journal of Rheumatology* 40 (11): 1831–1841. DOI: 10.3899/jrheum.121465.

Shotter, J. (1985): Social accountability and self specification. In: K. J. Gergen a. E. Davis (eds.): The social construction of the person. New York (Springer), S. 167–190.

Simon, F. B. (1993): Unterschiede, die Unterschiede machen. Klinische Epistemologie: Grundlage einer systemischen Psychiatrie und Psychosomatik (Suhrkamp-Taschenbuch Wissenschaft, Bd. 1096). Frankfurt a. M. (Suhrkamp).

Simon, F. B. (2009): Einführung in Systemtheorie und Konstruktivismus. Heidelberg (Carl-Auer), 4. Aufl.

Simon, F. B. u. C. Rech-Simon (2013): Zirkuläres Fragen. Systemische Therapie in Fallbeispielen: Ein Lernbuch. Heidelberg (Carl-Auer), 10. Aufl., 13. Aul. 2018.

Siri, J. (2012): System/Umwelt. In: O. Jahraus u. A. Nassehi (Hrsg.): Luhmann-Handbuch. Leben – Werk – Wirkung. Stuttgart/Weimar (J. B. Metzler), S. 123 f.

Sluzki, C. E. (1996): Die Herausbildung von Erzählungen als Fokus therapeutischer Gespräche. In: T. Keller u. N. Greve (Hrsg.): Systemische Praxis in der Psychiatrie. Bonn (Psychiatrie-Verlag), S. 83–91.

Smock S. A., T. S. Trepper, J. L. Wetchler, E. E. McCollum, R. Ray a. Kent Pierce (2008): Solution-focused group therapy for level 1 substance abusers. *Journal of Marital and Family Therapy* 34 (1): 107–120. DOI: 10.1111/j.1752-0606.2008.00056.x.

Solomon D. A., G. I. Keitner, C. E. Ryan, J. Kelly a. I. W. Miller (2008): Preventing recurrence of bipolar I mood episodes and hospitalizations: family psychotherapy plus pharmacotherapy versus pharmacotherapy alone. *Bipolar Disorders* 10 (7): 798–805. DOI: 10.1111/j.1399-5618.2008.00624.x.

Spangenberg, E. (2015): Behutsame Trauma-Integration (TRIMB). Stuttgart (Klett-Cotta).

Sparrer, I. (2004): Wunder, Lösung und System. Lösungsfokussierte Systemische Strukturaufstellungen für Therapie und Organisationsberatung. Heidelberg (Carl-Auer).

Sparrer, I. u. M. Varga von Kibéd (2010): Klare Sicht im Blindflug. Schriften zur systemischen Strukturaufstellung. Heidelberg (Carl-Auer).

Sperling, K. H. u. L. Mohr (2014): Multifamilientherapie in der stationären Diabetesbehandlung. *Diabetologie und Stoffwechsel* 9 (6): 391–395.

Spierling, H. u. R. Orban (2020): Multifamilientherapie. Der Umgang mit Problemen. Seelische Gesundheit in Familien am Beispiel der Kidstime-

Workshops. In: M. Vogt (Hrsg.): Einfach kurz und gut 2.0. Dortmund (Modernes Lernen), S. 152–163.

Spitzer, M. (1996): Geist im Netz: Modelle für Lernen, Denken und Handeln. Heidelberg (Spektrum).

Steiner, S. u. S. Kupferschmid (2009): Die Elterngruppe für Mütter und Väter von essgestörten Jugendlichen. In: M. Vogt u. F. Caby (Hrsg.): Ressourcenorientierte Gruppentherapie mit Kindern und Jugendlichen. Dortmund (Borgmann), S. 173–184.

Steiner, T. u. I. K. Berg (2006): Handbuch lösungsorientiertes Arbeiten mit Kindern. Heidelberg (Carl-Auer).

Storch, M., B. Cantieni, G. Hüther u. W. Tschacher (2017): Embodiment. Die Wechselwirkung von Körper und Psyche verstehen und nutzen. Göttingen (Hogrefe).

Storch, M. u. F. Krause (2007): Selbstmanagement – ressourcenorientiert. Grundlagen und Trainingsmanual für die Arbeit mit dem Zürcher Ressourcen Modell (ZRM). Bern (Huber).

Storch, M. u. W. Tschacher (2015): Embodied Communication: Kommunikation beginnt im Körper, nicht im Kopf. Bern (Huber).

Strauß, B. (1996): Ergebnisforschung in der Gruppenpsychotherapie. In: B. Strauß, J. Eckert, V. Tschuschke (Hrsg.): Methoden der empirischen Gruppentherapieforschung. Ein Handbuch. Opladen (Westdeutscher Verlag), S. 30–51.

Strauß, B. (2010): Behandlungseffekte: Stationäre Behandlung. In: V. Tschuschke (Hrsg.): Gruppenpsychotherapie. Von der Indikation bis zu Leitungstechniken. Stuttgart/New York (Thieme), S. 132–137.

Strauß, B. (2020): Evidenz der Gruppenpsychotherapie – aktuelle Ergebnisse. *Psychotherapie im Dialog* 21 (2): 17–23.

Strauß, B., J. Eckert u. V. Tschuschke (Hrsg.) (1996): Methoden der empirischen Gruppentherapieforschung. Ein Handbuch. Opladen (Westdeutscher Verlag).

Strauß, B. u. D. Mattke (Hrsg.) (2012): Gruppenpsychotherapie. Lehrbuch für die Praxis. Berlin/Heidelberg (Springer), 2. Aufl. 2018.

Strittmatter, E. (2017): Multifamiliengruppen für transidente Kinder, Jugendliche und ihre Familien. In: Asen E. u. M. Scholz (Hrsg.): Handbuch der Multifamilientherapie. Heidelberg (Carl-Auer), S. 123–133.

Strittmatter, E. u. M. Holtmann (2020): Geschlechtsidentitäten im Wandel. *Zeitschrift für Kinder- und Jugendpsychiatrie und Psychotherapie* 48 (2): 93–102.

Strunk, G. u. G. Schiepek (2014): Therapeutisches Chaos. Eine Einführung in die Welt der Chaostheorie und der Komplexitätswissenschaften. Göttingen (Hogrefe).

Sutter, T. (2012): Sozialisation. In: J. Wirth u. H. Kleve (Hrsg.): Lexikon des systemischen Arbeitens. Grundbegriffe der systemischen Praxis, Methodik und Theorie. Heidelberg (Carl-Auer), S. 385–387.

Suzuki, S. (2009): Zen-Geist, Anfänger-Geist: Unterweisungen in Zen-Meditation. Freiburg im Breisgau (Herder), Neuaufl.

Sydow, K. von (2006): Gruppensupervision in der Aus- und Fortbildung von Familientherapeuten. *Gruppenpsychotherapie und Gruppendynamik* 42 (1): 53–74.

Sydow, K. von (2015): Systemische Psychotherapie (Wege der Psychotherapie). München (Ernst Reinhardt).

Sydow, K. von (2018): Forschungsstand, wissenschaftliche und sozialrechtliche Anerkennung der Systemischen Therapie. In: K. von Sydow u. U. Borst (Hrsg.): Systemische Therapie in der Praxis. Weinheim (Beltz), S. 929–943.

Sydow, K. von, S. Beher, R. Retzlaff u. J. Schweitzer (2007): Die Wirksamkeit der Systemischen Therapie/Familientherapie. Göttingen (Hogrefe).

Sydow, K. von, S. Beher, J. Schweitzer a. R. Retzlaff (2010): The efficacy of systemic therapy with adult patients: A meta-content analysis of 38 randomized controlled trials. *Family Process* 49 (4): 457–485. DOI: 10.1111/j.1545-5300.2010.01334.x.

Sydow, K. von u. U. Borst (Hrsg.) (2018): Systemische Therapie in der Praxis. Weinheim (Beltz).

Sydow, K. von u. M. L. Lau (2018): Systemische Gruppentherapie bei komplexen Traumafolgestörungen – Frauen nach sexuellem Missbrauch (Kopenhagener Manual). In: K. von Sydow u. U. Borst (Hrsg.): Systemische Therapie in der Praxis. Weinheim (Beltz), S. 823–830.

Sydow, K. von R. Retzlaff, S. Beher, M. W. Haun a. J. Schweitzer (2013): The efficacy of systemic therapy for childhood and adolescent externalizing disorders: A systematic review of 47 RCT. *Family Process* 52 (4): 576–618. DOI: 10.1111/famp.12047.

Sydow, K. von u. A. Seiferth (2015): Sexualität in Paarbeziehungen (Praxis der Paar- und Familientherapie). Göttingen (Hogrefe).

Talbot, M. (1992): The Holographic Universe. New York (Harper Perennial).

Thoma, C. (2007): Zutrauen, Zumuten, Zulassen. Systemische Kurztherapie mit Kindern, Jugendlichen & Eltern. Amstetten (ISKAM – Eigenverlag).

Tomm, K. (2004): Die Fragen des Beobachters. Schritte zu einer Kybernetik zweiter Ordnung in der systemischen Therapie. Heidelberg (Carl-Auer), 4. Aufl.

Trautmann-Voigt, S. u. B. Voigt (2019): Mut zur Gruppentherapie! Das Praxisbuch für gruppenaffine Psychotherapeuten. Leitfäden – Interventionstipps – Antragsbeispiele nach der neuen PT-Richtlinie. Stuttgart (Schattauer).

Tretter, F. u. W. Bender (Hrsg.) (1995): Kunsttherapie in der Psychiatrie. Köln (Klaus Richter).

Tschuschke, V. (1996): Prozeß-Ergebnis-Zusammenhänge und Wirkfaktorenforschung. In: B. Strauß, J. Eckert u. V. Tschuschke (Hrsg.): Me-

thoden der empirischen Gruppentherapieforschung. Ein Handbuch. Opladen (Westdeutscher Verlag), S. 52–75.
Tschuschke, V. (2001): Gruppenpsychotherapie – Entwicklungslinien, Diversifikationen, Praxis und Möglichkeiten. *Psychotherapie im Dialog* 2 (1): 3–15.
Tschuschke, V. (2003): Gruppenpsychotherapie. Theorie und Praxis. Wien (Springer).
Tschuschke, V. (2010a): Gruppen- versus Einzeltherapie – Setting und Wirkfaktoren. In: V. Tschuschke (Hrsg.): Gruppenpsychotherapie. Von der Indikation bis zu Leitungstechniken. Stuttgart/New York (Thieme), S. 13–17.
Tschuschke, V. (2010b): Gruppenzusammensetzung: homogen – hetergen, störungsspezifisch – störungsunspezifisch. Gruppenpsychotherapie. Von der Indikation bis zu Leitungstechniken. Stuttgart/New York (Thieme), S. 150–157.
Tschuschke, V. (Hrsg.) (2010): Gruppenpsychotherapie. Von der Indikation bis zu Leitungstechniken. Stuttgart/New York (Thieme).
Tschuschke, V. u. D. Czogalik (Hrsg.) (1990): Psychotherapie – Welche Effekte verändern? Zur Frage der Wirkmechanismen therapeutischer Prozesse. Berlin (Springer).
Tsirigotis, C. (2005): Eigentlich sind wir immer unterwegs – systemische Gruppenarbeit mit Eltern hörgeschädigter Kinder aus unterschiedlichen kulturellen Kontexten. In: H. Schindler u. A. von Schlippe (Hrsg.): Anwendungsfelder systemischer Praxis. Ein Handbuch. Dortmund (Borgmann Media), S. 217–234.
Tsirigotis, C. (2013): Arbeiten in Gruppen – mit systemischem Blickwinkel über den Tellerrand geschaut. *Zeitschrift für systemische Therapie und Beratung* 31 (4): 142–143.
Tuckman, B. W. a. M. A. Jensen (1977): Stages of small group development revisited. *Group and Organizational Studies* 2 (4): 419–427.
Tüpker, R. (2009): Durch Musik zur Sprache. Handbuch. Norderstedt (Books on Demand GmbH).
Tyrell, H. (1983): Zwischen Interaktion und Organisation I: Gruppe als Systemtyp. In: F. Neidhardt (Hrsg.): Gruppensoziologie: Perspektiven und Materialien (*Kölner Zeitschrift für Soziologie und Sozialpsychologie*, Sonderheft 25), S. 75–87.
Ulfert, A.-S. u. J. O. Berndt (2016): Intentionales Vergessen durch Prozess- und Rollengestaltung: Synergien bei interdisziplinärer Kooperation der Psychologie und Wirtschaftsinformatik. Präsentation zur Ringvorlesung »Arbeit 4.0«. Bielefeld (Universität Bielefeld/Universität Paderborn). Oktober 2017.
Ulrich, G. (2006): Das epistemologische Problem in den Neurowissenschaften und die Folgen für die Psychiatrie. *Der Nervenarzt* 77 (11): 1287–1300.

Unterholzer, C. C. (2005): Geschichte(n) meines Lebens. Oder Schreiben in der systemischen Therapie. *systeme. Interdisziplinäre Zeitschrift für systemtheoretisch orientierte Forschung und Praxis in den Humanwissenschaften* 19 (2): 210–233.

Unterholzer, C. C. (2011): Wir wechseln Geschichten nicht wie unsere Kleider oder: Geschichten machen Leute. Narrative Gruppentherapie am Beispiel der »Geschichte(n) meines Lebens«. *systemische notizen* 11 (3): 16–22.

Unterholzer, C. C. (2017): Es lohnt sich, einen Stift zu haben. Schreiben in der systemischen Therapie und Beratung. Heidelberg (Carl-Auer).

Unterholzer, C. C. (2018): Externalisieren von Problemen. In: K. von Sydow u. U. Borst (Hrsg.): Systemische Therapie in der Praxis. Weinheim/Basel (Beltz), S. 302–309.

Unterholzer, C. C. u. H. Gröger (2017): Eigene Stärken wiederentdecken. Systemische Gruppentherapie und der Einsatz von Feedbackinstrumenten am Beispiel einer Jahresgruppe. *systeme. Interdisziplinäre Zeitschrift für systemtheoretisch orientierte Forschung und Praxis in den Humanwissenschaften* 31 (2): 244–264.

Unterholzer, C. C. u. A. Just (Hrsg.) (2019): Wie Symptome siegen und wie sie scheitern. Zur Wirksamkeit und zum Einsatz der DVDs Ana Ex, Morton Mies, Vreni Shizzo und Ronni Rocket – Ein Handbuch. Heidelberg (Carl-Auer).

Varela, F. J. (2000): Imagination als das eigentliche Leben. In: B. M. Baumunk u. M. Kampmeyer-Käding (Hrsg.): Sieben Hügel – Bilder und Zeichnungen des 21. Jahrhunderts. Bd. 7: Träume, Sinne, Spiele, Leidenschaften. Über die subjektive Seite der Vernunft. Berlin (Henschel), S. 56–60.

Varga von Kibéd, M. u. I. Sparrer (2003): Ganz im Gegenteil. Tetralemmaarbeit und andere Grundformen Systemischer Strukturaufstellungen – für Querdenker und solche, die es werden wollen. Heidelberg (Carl-Auer), 4. u. erw. Aufl., 5. Aufl. 2005, 7. Aufl. 2011.

Vogt, M. (2016): Lösungsorientierte Therapie mit Kindern und Jugendlichen. Weinheim (Beltz).

Vogt, M. (2020): Der konzeptionelle Arbeitsraum: Einfach, kurz und gut 2.0. In: M. Vogt (Hrsg.): Einfach kurz und gut 2.0. Dortmund (Modernes Lernen), S. 65–82.

Vogt, M. u. F. Caby (2006): Das Ganze ist mehr als die Summe seiner Teile – systemisch-lösungsorientierte Gruppentherapie mit Kindern und Jugendlichen. In: H. Molter u. J. Hargens: Ich – du – wir – und wer sonst noch dazu gehört. Systemisches Arbeiten in und mit Gruppen. Dortmund (Borgmann), 2. Aufl., S. 33–54.

Vogt, M., J. Herrmann, L. Küpper u. F. Schepper (2020): Psychische Anpassungsreaktionen von Kindern und Jugendlichen bei körperlichen chronischen Erkrankungen. Heidelberg (Carl-Auer).

Vogt, M., A. Loschky u. S. Spratte (2004): »Was war, als es mich noch nicht gab?«. Ressourcenorientierte Biografiearbeit mit Kindern aus psychisch belasteten Familien. *Spielräume Bremen* 28 (11): 40–45.

Vogt, M. u. F. Vogt-Sitzler (2004): Ich-kann-HasenHühnerHunde – Das Ressourcen-Memospiel. Bremen (Manfred Vogt Spieleverlag).

Vollmer, T. (2004): »Himmel, Arsch und Wolkenbruch!« Mit Krebskranken auf der Suche nach dem »Reim auf ihr Schicksal«. Ein ungewöhnliches Handbuch über die Bibliotherapie. München (Herbert Utz).

Wade, S., S. Byrne a. K. Allen (2017): Enhanced cognitive behavioral therapy for eating disorders adapted for a group setting. *International Journal of Eating Disorders* 50 (8): 863–872.

Wagner, E. u. U. Russinger (2016): Emotionsbasierte systemische Therapie. Intrapsychische Prozesse verstehen und behandeln. Stuttgart (Klett-Cotta).

Wagner, E. u. E. Waas (2009): Die Choreographie systemischer Gruppenselbsterfahrung. *systeme. Interdisziplinäre Zeitschrift für systemtheoretisch orientierte Forschung und Praxis in den Humanwissenschaften* 23 (2): 166–193.

Walter, H. u. J. Müller (2015): Der Beitrag der Neurowissenschaften zum psychiatrischen Krankheitsbegriff. *Der Nervenarzt* 86 (1): 22–28.

Wampold, B. E., Z. E. Imel u. C. Flückiger (2018): Die Psychotherapie-Debatte. Was Psychotherapie wirksam macht. Bern (Hogrefe).

Warren, G. B. (1972): Entwicklungsmuster der T-Gruppe. In: L. P. Bradford, W. Krege u. J. R. Gibb (Hrsg.): Gruppentraining. T-Gruppentheorie und Laboratoriumsmethode. Stuttgart (Ernst Klett), S. 270–300.

Watkins, H. u. J. Watkins (2008): Ego-States – Theorie und Therapie: Ein Handbuch. Heidelberg (Carl-Auer).

Weber, G., G. Schmidt u. F. B. Simon (2005): Aufstellungsarbeit revisited … nach Hellinger? Heidelberg (Carl-Auer).

Weber, G. u. F. B. Simon (1987): Systemische Einzeltherapie. *Zeitschrift für systemische Therapie* 5 (3): 192–206.

Wedekind, E. u. H. Georgi (2010): Systemische Orientierungsmöglichkeiten in der Gruppenarbeit. *Familiendynamik* 35 (4): 302–309.

Wedekind, E. u. H. Georgi (2014): Identität und Aufgabe. Gruppen, Teams und Leitungskräfte in der systemischen Werkstatt. Berlin (Xenomoi).

White, M. (1992): Therapie als Dekonstruktion. In: J. Schweitzer, A. Retzer u. H. R. Fischer (Hrsg.): Systemische Praxis und Postmoderne. Frankfurt am Main (Suhrkamp), S. 39–63.

White, M. (2005): Workshop Notes. Verfügbar unter https://www.dulwichcentre.com.au/michael-white-workshop-notes.pdf [03.10.2021].

White, M. (2010): Landkarten der narrativen Therapie. Heidelberg (Carl-Auer).

White, M. a. D. Epston (1990): Narrative means to therapeutic ends. New York (Norton).

White, M. u. D. Epston (1998): Die Zähmung der Monster. Der narrative Ansatz in der Familientherapie. Heidelberg (Carl-Auer), 3. Aufl., 4. Aufl. 2002.
Wienands, A. (2019): Einführung in die körperorientierte systemische Therapie. Heidelberg (Carl-Auer).
Williams, S. K. (1984): Durch Traumarbeit zum eigenen Selbst. Die Jung-Senoi-Methode. Interlaken (Ansata).
Willke, H. (2004): Einführung in das systemische Wissensmanagement. Heidelberg (Carl-Auer).
Wilms, B. (2009): Systemische Gruppentherapie in der Psychiatrie. *Kontext. Zeitschrift für systemische Therapie und Familientherapie* 40 (4): 374–386.
Wilms, B. (2014): Gruppentherapie. In: T. Levold u. M. Wirsching (Hrsg.): Systemische Therapie und Beratung – das große Lehrbuch. Heidelberg (Carl-Auer), S. 210–217.
Wilms, B. (2018): Systemische Gruppentherapie. In: K. von Sydow u. U. Borst (Hrsg.): Systemische Therapie in der Praxis. Weinheim (Beltz), S. 380–384.
Wilms, H.-U., N. Bull, B. Wittmund u. M. C. Angermeyer (2005): Hilfen für Partner psychisch kranker Menschen. Ein Gruppenmanual für Angehörige chronisch psychisch kranker Menschen. Bonn (Psychiatrie-Verlag).
Wilms, H.-U., B. Wittmund u. C. Mory (2004): Ein bisschen Angst hat schließlich jeder. Dortmund (Borgmann).
Wimmer, R. (1992): Die Steuerung komplexer Organisationen. Ein Reformulierungsversuch der Führungsproblematik aus systemischer Sicht. In: K. Sandner (Hrsg.): Politische Prozesse in Unternehmen. Berlin/Heidelberg (Springer).
Wimmer, R. (2007): Die Gruppe – ein eigenständiger Typus sozialer Systembildung? Ein Plädoyer für die Wiederaufnahme einer alten Kontroverse. In: J. Aderhold u. O. Kranz (Hrsg.): Intention und Funktion. Wiesbaden (Springer VS), S. 1–11.
Wimmer, R. (2012a): Die Gruppe. *osb-i Unternehmensberatung* 1: 1–11.
Wimmer, R. (2012b): Gruppe. In: J. Wirth u. H. Klewe (Hrsg): Lexikon des systemischen Arbeitens. Grundbegriffe der systemischen Praxis, Methodik und Therapie. Heidelberg (Carl-Auer), S. 145–149.
Wissenschaftlicher Beirat Psychotherapie (2009): Gutachten zur wissenschaftlichen Anerkennung der Systemischen Therapie. *Deutsches Ärzteblatt* 106 (5): A208-A211. Verfügbar unter https://www.aerzteblatt.de/pdf.asp?id=63232 [29.05.2022].
Wittgenstein, L. (1984): Philosophische Untersuchungen. Frankfurt a. M. (Suhrkamp).
Wittgenstein, L. (1994): Tractatus logico-philosophicus. Frankfurt a. M. (Suhrkamp).
Wittmund, B., N. Bull, M. Musikowski u. M. C. Angermeyer (2005): Wie kommt es, dass belastete Angehörige nur schwer den Weg in Unterstüt-

zungsangebote finden? Zur Inanspruchnahmeentscheidung von Angehörigen psychisch Kranker. In: T. Meynhardt u. E. J. Brunner (Hrsg.): Selbstorganisation managen. Beiträge zur Synergetik der Organisation. Münster (Waxmann), S. 205–220.

Wittmund, B., M. Musikowski u. D. Schötz (2004): Veränderungsprozesse und systemische Gruppentherapie – die Sichtweise der Patienten. *Systhema* 18 (1): 58–69.

Wittmund, B. u. D. Schötz (1999): Gruppenpsychotherapie in einer psychiatrischen Tagesklinik: Eine systemische Antwort. *Systhema* 13 (3): 253–259.

Wittmund, B., D. Schötz u. H. Wilms (2001): Gruppentherapie mit reflektierendem Team im teilstationären und ambulanten Setting einer psychiatrischen Klinik. *Zeitschrift für systemische Therapie* 19 (1): 4–10.

Wittmund, B., H.-U. Wilms, C. Mory a. M. C. Angermeyer (2002): Depressive disorders in spouses of mentally ill patients. *Social Psychiatry and Psychiatric Epidemiology* 37 (4): 177–182.

Wüstenhagen, C. (2016): Tagebuch schreiben. Schreib dich frei. *DIE ZEIT* 14, 23.03.2016, S. 35.

Yalom, I. D. (2001): Theorie und Praxis der Gruppenpsychotherapie. Ein Lehrbuch. München (Pfeiffer b. Klett-Cotta), 6. Aufl., 9., völlig überarb. u. erw. Aufl. 2007, 10. Aufl. 2010, 11. Aufl. 2012, 13. Aufl. 2019.

Yogyakarta Principles (2006): Principles on the application of international human rights law in relation to sexual orientation and gender identity. Verfügbar unter https://yogyakartaprinciples.org [04.01.2020].

Zeeck, A. (2018): Gruppentherapie bei Essstörungen. In: Gruppenpsychotherapie. Lehrbuch für die Praxis. Berlin/Heidelberg (Springer), 2., korr. Aufl., S. 303–318.

Zeig, J. (Hrsg.) (1982): Ericksonian approaches to hypnosis and psychotherapy. New York (Brunner/Mazel).

Zeig, J. (1985): Experiencing Erickson. An introduction to the man and his work. New York (Brunner/Mazel).

Zeig, J. (2006): Meine Stimme begleitet Sie überallhin. Ein Lehrseminar mit Milton Erickson. Stuttgart (Klett-Cotta).

Zeuch, A., M. Hänsel u. H. Jungaberle (Hrsg.) (2004): Systemische Konzepte für die Musiktherapie. Spielend lösen. Heidelberg (Carl-Auer).

Zhao, Z.-H., H.-M. Chen, X.-R. Su, C.-J. Hao, X.-J. Cao, D.-S. Sun, Y.-Z. Chen, C.-S. Li, X.-D. Liu, Y.-L. Liu a. X.-H. Sun (2010): The efficacy of structural group therapy on the loneliness in male patients with chronic schizophrenia. *Chinese Mental Health Journal* 24 (11): 818–822.

Zhong C.-B. u. K. Liljenquist (2006): Washing away your sins: threatened morality and physical cleansing. *Science* 313 (5792): 1451–1452.

Zipfel, S., K. E. Giel, C. M. Bulik, P. Hay a. U. Schmidt (2015): Anorexia nervosa: aetiology, assessment, and treatment. *The Lancet Psychiatry* 2 (12): 1099–1111.

Über die Autor:innen

Corina Ahlers, Doz.in Dr.in phil.; Klinische Psychologin und Gruppendynamikerin, Systemische Psychotherapeutin; Lehrtrainerin für Systemische Therapie bei der Österreichischen Arbeitsgemeinschaft für Systemische Therapie und Systemische Studien (ÖAS) und Dozentin an der Sigmund Freud Privatuniversität (SFU). Schwerpunkte: Arbeit mit Familien als Mehrpersonengruppen nach Trennungen und Neubildung von Fortsetzungsfamilien im Kompetenzzentrum »FamilieNeu« (Wien).

Hannah Bischof, Mag.a; Psychotherapiewissenschaftlerin an der PTA, Psychotherapeutischen Ambulanz des ÖAGG in Wien. Zu ihren Forschungsinteressen zählen Prozess und Outcome der Gruppentherapie, Gender in der Psychotherapie und der Einfluss von Bindungsrepräsentationen auf den therapeutischen Verlauf. Sie ist als klinische Psychologin und systemische Familientherapeutin in eigener Praxis tätig.

Agnes Burghardt-Distl, MMag.a, Musiktherapeutin, Psychologin; Weiterbildung in ressourcenorientierter Eltern-Kind-Interaktionsdiagnostik (APCI); Publikation und langjährige Forschungsmitarbeit im Bereich Musiktherapeutische Diagnostik; derzeit tätig bei den Wiener Sozialdiensten im Zentrum für Entwicklungsförderung Dresdnerstraße und in freier Praxis; langjährige Berufserfahrung im Kinder- und Jugendbereich, Supervisionstätigkeit.

Patrick Burkard, Psychologischer Psychotherapeut; Fort- und Weiterbildungen in Kognitiver Verhaltenstherapie, Systemischer Therapie, Klinischer Hypnose, EMDR. Bereichsleiter Medizin/Therapie/Psychologie in einem Berufsbildungswerk; langjährige Tätigkeit in der stationären Suchtrehabilitation, Vorstandsmitglied Eifeler Verhaltenstherapie-Institut; Dozent, Supervisor, Selbsterfahrungsleiter im Rahmen der Psychotherapieausbildung.

Ilke Crone, Lehrende für systemische Beratung, Therapie und Supervision (SG/DGSF) in Bremen und Osnabrück. Seit mehr als zwanzig

Jahren in eigener Praxis als Systemische Therapeutin, Supervisorin und Coachin tätig. Ihre Schwerpunkte sind Einrichtungen der Kinder- und Jugendhilfe, der Suchtkrankenhilfe und der psychiatrischen Versorgung. Veröffentlichung: *Das vorige Jetzt – Familienrekonstruktion in der Praxis* (2018).

Markus J. Daimel, DSP, Diplom-Pädagoge; Pädagoge und Sozialpädagoge und systemischer Familientherapeut; Gründungsmitglied des Systemischen Instituts für Psychotherapie & Supervision; Er unterrichtet an der Akademie für Psychotherapeutische Medizin und an der FH St. Pölten.

Axel Gerland, Sozialpsychologe und Politologe M.A.; Psychologischer Psychotherapeut, Systemischer Therapeut und Mediator. 1992–2020 Mitarbeiter bzw. Leiter des Evangelischen Beratungszentrums Oskar-Winter-Straße in Hannover; langjährig freiberuflich tätig in der therapeutischen Gruppenarbeit im klinisch-ambulanten Bereich; seit 2021 Psychologischer Fachreferent in der Hauptstelle für Lebensberatung der Hannoverschen Landeskirche.

Cornelia Hennecke, Diplompsychologin; psychologische Psychotherapeutin, Systemische Therapeutin, Supervisorin und Coachin (Systemische Gesellschaft, SG), Lehrtherapeutin; seit 1997 freiberuflich; Mitglied der Praxisgemeinschaft hennecke.hennes.scholz in Berlin; Dozentin am IF Weinheim – Institut für Systemische Ausbildung und Entwicklung. Schwerpunkte: Gestaltung und Balancierung persönlicher und beruflicher Rollen, (Selbst)Mitgefühl, Selbststeuerung und Selbstregulation, systemische Gruppenprozesse.

Björn Enno Hermans, Dr. rer. medic., Diplom-Psychologe; Professor für Klinische Psychologie und Psychotherapie (Schwerpunkt Systemische Psychotherapie) an der MSH Medical School Hamburg; Kinder- und Jugendlichenpsychotherapeut, systemischer Familientherapeut, Multifamilientherapeut, Supervisor und Organisationsentwickler, Lehrtherapeut/Lehrsupervisor (DGSF); freiberuflich als Supervisor, Coach, Berater, Therapeut und Dozent tätig; Mitglied der Institutsleitung des ifs in Essen und dort Ausbildungsleitung für Psychotherapie.

Alexander Herr, Dr. phil., Diplom-Psychologe, Systemischer Therapeut (SG), Hypnotherapeut (MEG), Hypnosystemischer Coach (MEIHEI) und Unitiver/Integrativer Körperpsychotherapeut (ZIKP); Gastdozent am Helm-Stielin-Institut (hsi) und am Weiterbildungsinstitut für systemisch-lösungsorientierte Therapie und Beratung (WILOB) in hypnosystemischer Therapie; seit 2008 als Psychologe, Gruppenpsychotherapeut und seit 2017 in der Geschäftsführung der sysTelios Klinik tätig.

Anika Jaffé, Diplom-Musiktherapeutin; Weiterbildung zur Gestalttherapeutin und in klinischer Hypnose im MeiHei; seit 2016 im sysTelios Gesundheitszentrum tätig. Schwerpunkte: Verbindung von systemischem Denken, Trance und Musiktherapie; Arbeit mit tranceinduzierenden Klängen und Trancephänomenen; Tinnituszentrierte Musiktherapie (TIM).

Christopher Klütmann, Pädagoge Sekundarstufe I; Lehrender für systemische Beratung und Organisationsentwicklung (SG), systemischer Supervisor und Coach; Dozent am IF Weinheim – Institut für systemische Ausbildung und Entwicklung; TRUST Resilienz Trainer und Planungsmoderator; langjährige Erfahrung als Führungskraft und Seniormanager; Partner der Akademie für Entwicklung mit den Schwerpunkten der Organisations- und Führungskräfteentwicklung.

Kornelia Kofler, dipl. Kleinkindpädagogin; Weiterbildung für Kinder- und Jugendlichen-Psychotherapie (LASF); Befugnis zur Lehrtherapie für Einzellehrselbsterfahrung in systemischer Familientherapie (LASF); Psychotherapeutin bei den Wiener Sozialdiensten im Zentrum für Entwicklungsförderung – und in freier Praxis (systemische Einzel-, Paar-, Familien und Gruppenpsychotherapie, Supervision); Referentin in der pädagogischen/psychotherapeutischen Erwachsenenbildung, Trainerin in arbeitsmarktpolitischen Projekten.

Michael Krämer, Physiotherapeut, Körperpsychotherapeut (EABP); Ausbildung in Biodynamischer Körperpsychotherapie (Gerda Boysen), Core-Energetik-Körperpsychotherapie (John Pierrakos); hypnotherapeutische und systemische Weiterbildungen (Gunther Schmidt); seit 1996 als Körperpsychotherapeut in hypnosystemischen Kontexten tätig, seit 2007 in der sysTelios Klinik.

Alexandra Mesensky, Klinische Kunsttherapeutin, Mal- und Gestaltungstherapeutin, Psychotherapeutin (systemische Familientherapie);

Fort- und Weiterbildungsschwerpunkte: Traumatherapie und körperbezogene Verfahren; als Kunsttherapeutin langjährige Leiterin von Gruppen im geriatrischen Bereich sowie in einem psychiatrischen Tageszentrum; derzeit nur mehr in freier Praxis tätig. Arbeitsschwerpunkte: Auseinandersetzung mit Kommunikation, Bildern, Symbolen und Metaphern auf unterschiedlichen Ebenen.

Haja Molter, Diplomsychologe; Psychologischer Psychotherapeut; seit 1983 Lehrtherapeut und Dozent am IF Weinheim – Institut für systemische Ausbildung und Entwicklung; freiberufliche Tätigkeit in Ausbildung, Therapie, Supervision, Coaching und Organisationsberatung (molter nöcker networking). Zahlreiche Veröffentlichungen.

Dagmar Pauli, Fachärztin für Kinder- und Jugendpsychiatrie und Psychotherapie; Chefärztin und stellvertretende Klinikdirektorin an der Klinik für Kinder- und Jugendpsychiatrie der Psychiatrischen Universitätsklinik Zürich. Schwerpunkte: systemische Behandlungsansätze und Motivationsforschung bei Essstörungen von Kindern und Jugendlichen mit Analyse zu gesellschaftlichen und individuellen Entstehungsbedingungen.

Vanja Poncioni-Rusnov, Mag.a, Betriebswirtin; systemische Familientherapeutin; Gründungsmitglied des Systemischen Instituts für Psychotherapie & Supervision.

Petra Rechenberg-Winter, Diplom-Pädagogin; Psychologin, approbierte Kinder-und Jugendlichenpsychotherapeutin, Systemische Therapeutin, Supervisorin, Mediatorin und Coachin, Kommunikationswirtin, Master of Biografical and Creative Writing und Poesietherapeutin; Arbeit in eigener Praxis, in der Lehre des Hamburgischen Instituts für systemische Weiterbildung HISW und an der Alice Salomon Hochschule Berlin; Co-Leiterin von schreibraeume-hamburg.de, Fachbuchautorin und Mitherausgeberin des Fachjournals und der Edition Leidfaden.

Herta Schindler, Diplom-Sozialpädagogin; Systemische Therapeutin und Lehrtherapeutin (SG), systemische Supervisorin und Coachin (DGSF), Systemaufstellerin (DSGF), Heilpraktikerin für Psychotherapie, Poesie- und Bibliotherapie (Fritz Perls Institut), Zusatzausbildung in angewandter Biografie- und Gesprächsarbeit auf Grundlage der Anthroposophie und Psychotraumatologie; Leitung und verantwortlich lehrende Therapeutin im Systemischen Institut Mitte SYIM (SG), Kassel.

Gunther Schmidt, Dr. mesd., Dipl. rer. pol., Facharzt für psychosomatische Medizin/Psychotherapie; ärztl. Direktor der sysTelios Klinik Siedelsbrunn für Psychotherapie und psychosomatische Gesundheitsentwicklung, Leiter des Milton-Erickson-Instituts Heidelberg; Mitbegründer u. a. des Helm-Stierlin-Instituts Heidelberg und des Deutschen Bundesverbands Coaching (DBVC); Ausbilder der MEG, Lehrtherapeut, Lehrender Supervisor der SG und DGSF. Begründer des hypnosystemischen Ansatzes für Kompetenzaktivierung und Lösungsentwicklung.

Katja Scholz, Gründungsmitglied des Multifamilientherapie Institut Dresden, systemische Paar- und Familientherapeutin, Diplom-Sozialpädagogin, Mediatorin, langjährige Multifamilientherapeutin in der Familientagesklinik für Essgestörte des Uniklinikums Dresden.

Nina Schöninkle, Systemische Familientherapeutin und Sozialarbeiterin, tätig im Verein »Grüner Kreis« (Verein zur Rehabilitation und Integration suchtkranker Menschen), zunächst im stationären, dann im ambulanten Setting; seit 2018 psychotherapeutische Leiterin des Ambulanten Beratungs- und Betreuungszentrums in Wien Simmering.

Esther Strittmatter, Dr. med., Fachärztin für Psychiatrie und Psychotherapie des Kindes-, Jugend- und Erwachsenenalters; Chefärztin der Tagesklinik für Familien (TafF) am Gesundheitszentrum Walstedde; daneben in eigener Psychotherapiepraxis in Münster tätig. Schwerpunkte: Verhaltenstherapie, Systemische Therapie, jeweils im Einzel- und Gruppensetting, Multifamilientherapie; Lehrtätigkeit an verschiedenen Therapie-Aus-/-Weiterbildungsinstituten.

Kirsten von Sydow, Prof. Dr. phil., Dipl.-Psych.; Psychologische Psychotherapeutin, Kinder/Jugendpsychotherapeutin mit integrativer Orientierung (systemisch, tiefenpsychologisch, allgemeine Psychotherapie); Professorin für Klinische Psychologie und Psychotherapie,

Schwerpunkt Systemische Psychotherapie, an der Medical School Hamburg (MSH); eigene Psychotherapiepraxis in Hamburg; Lehrtätigkeit an Therapie-Aus- bzw. -Weiterbildungsinstituten; Mitglied des Wissenschaftlichen Beirats Psychotherapie (WBP); umfangreiche Forschungsarbeiten und Buchveröffentlichungen.

Manfred Vogt, Dr. phil., Diplom-Psychologe; Psychologischer Psychotherapeut, Kinder- und Jugendlichenpsychotherapeut und Supervisor (DGSF, SG); seit 1984 in freier Praxis in Bremen tätig; Gründungsmitglied, Trainer und Supervisor des Norddeutschen Instituts für Kurzzeittherapie, NIK (Bremen), Gründungsmitglied der European Brief Therapy Association und der International Alliance of Solution Focused Teaching Institutes. Autor zahlreicher Publikationen sowie Herausgeber psychotherapeutischer Spielmaterialien.

Bettina Wilms, Dr. med., Fachärztin für Psychiatrie und Psychotherapie (systemische Familientherapie/Verhaltenstherapie); Institutions- und Organisationsberaterin; seit 2004 Chefärztin von Kliniken für Psychiatrie, Psychotherapie und Psychosomatik, zunächst in Nordhausen, seit 2016 im Saalekreis am Standort Querfurt; seit 2006 Mitherausgeberin der Zeitschrift *Psychotherapie im Dialog* (PiD). Mitorganisatorin des Netzwerks »Steuerungs- und Anreizsysteme für eine moderne psychiatrische Versorgung«.

Über die Herausgeber:innen

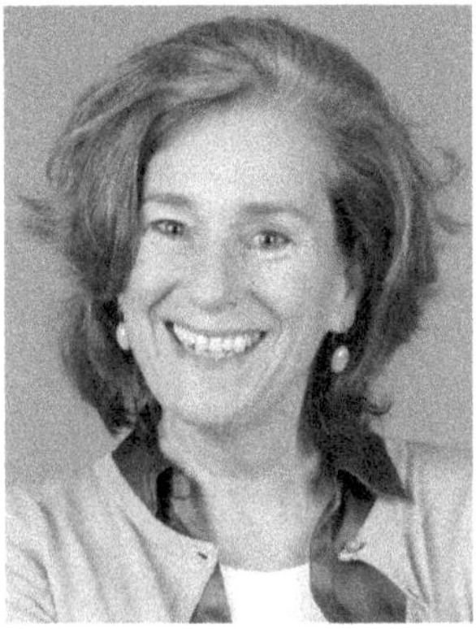

© www.bydominik.com photography

Carmen C. Unterholzer, Dr. phil.; Psychotherapeutin (Systemische Einzel-, Paar-, Familien- und Gruppenpsychotherapie), Supervisorin und Coachin am Institut für Systemische Therapie (IST, Wien), Lehrtherapeutin und Lehrsupervisorin bei der Österreichischen Arbeitsgemeinschaft für Systemische Therapie und Studien (ÖAS, Wien). Weiterbildung in Poesie- und Bibliotherapie sowie Hypnotherapie. Lehrtätigkeit an den Universitäten Innsbruck und Klagenfurt und an verschiedenen pädagogischen Hochschulen. Veröffentlichungen: *Es lohnt sich einen Stift zu haben. Schreiben in der systemischen Therapie und Beratung* (2017) und *Selbstwirksam schreiben. Wege aus der Rat- und Rastlosigkeit* (2021).

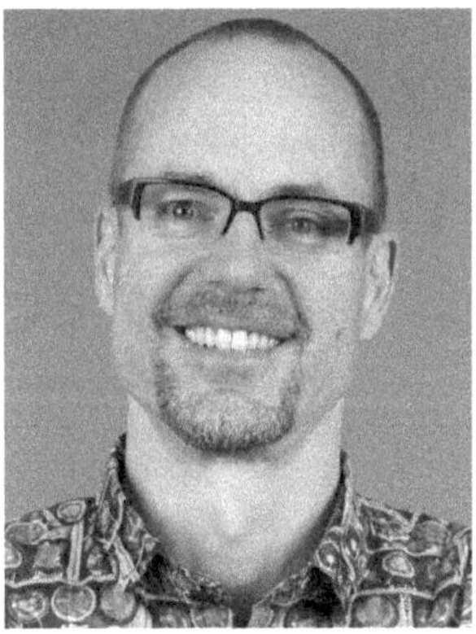

© www.bydominik.com photography

Herbert Gröger, Dr. phil.; Psychotherapeut (Systemische Einzel-, Paar-, Familien- und Gruppenpsychotherapie), Supervisor (ÖVS, ÖBVP, ÖAS) und Coach am Institut für Systemische Therapie (IST, Wien), Kinder- und Jugendlichen-Psychotherapeut (VPA, ÖAS), Lehrbeauftragter für Einzellehrselbsterfahrung in systemischer Familientherapie der Österreichischen Arbeitsgemeinschaft für Systemische Therapie und Studien (ÖAS, Wien) an der Sigmund Freud Privatuniversität (SFU, Wien); langjährige Lehrtätigkeit an Fachhochschulen sowie Gesundheits- und Krankenpflegeschulen, Kommunikationstrainer und Organisationsberater.